"十二五"职业教育国家规划教材
经全国职业教育教材审定委员会审定

国家卫生和计划生育委员会"十二五"规划教材
全国中等卫生职业教育教材

U0276294

供助产、护理专业用　　　　　　　第3版

基 础 护 理

主　编　贾丽萍　宫春梓

副主编　寿　菲　王冬梅　马　英

编　委（以姓氏笔画为序）

马　英（南宁市卫生学校）　　　　　范惠英（江西省九江市卫生学校）

王　蕾（焦作卫生医药学校）　　　　宫春梓（山东省莱阳卫生学校）

王冬梅（成都铁路卫生学校）　　　　袁　征（郑州市卫生学校）

任　静（西安市卫生学校）　　　　　贾丽萍（山西省太原市卫生学校）

刘　齐（广西医科大学附设护士学校）侯焱红（首都铁路卫生学校）

刘晨冰（辽宁中医药大学护理学院）　徐　荣（山东省莱阳卫生学校）

寿　菲（绍兴护士学校）（兼秘书）　潘　燕（珠海市卫生学校）

杨艳红（黑龙江护理高等专科学校）　霍婷照（太原市卫生学校）

沈　珣（贵州省人民医院护士学校）

人民卫生出版社

图书在版编目（CIP）数据

基础护理 / 贾丽萍，宫春梓主编 . —3 版 . —北京：人民
卫生出版社，2015
　ISBN 978-7-117-19922-3

　Ⅰ.①基…　Ⅱ.①贾…②宫…　Ⅲ.①护理学 – 中等专业学
校 – 教材　Ⅳ.①R47

中国版本图书馆 CIP 数据核字（2014）第 269293 号

| 人卫智网 | www.ipmph.com | 医学教育、学术、考试、健康，购书智慧智能综合服务平台 |
| 人卫官网 | www.pmph.com | 人卫官方资讯发布平台 |

基 础 护 理
第 3 版

主　　编：贾丽萍　　宫春梓
出版发行：人民卫生出版社（中继线 010-59780011）
地　　址：北京市朝阳区潘家园南里 19 号
邮　　编：100021
E - mail：pmph @ pmph.com
购书热线：010-59787592　　010-59787584　　010-65264830
印　　刷：北京汇林印务有限公司
经　　销：新华书店
开　　本：787 × 1092　1/16　　印张：25
字　　数：624 千字
版　　次：2002 年 1 月第 1 版　　2015 年 2 月第 3 版
　　　　　2021 年 8 月第 3 版第 4 次印刷（总第 42 次印刷）
标准书号：ISBN 978-7-117-19922-3
定　　价：49.00 元
打击盗版举报电话：010-59787491　　E-mail：WQ @ pmph.com
质量问题联系电话：010-59787234　　E-mail：zhiliang @ pmph.com

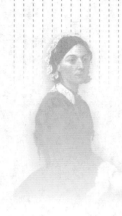

出 版 说 明

为全面贯彻党的十八大和十八届三中、四中全会精神,依据《国务院关于加快发展现代职业教育的决定》要求,更好地服务于现代卫生职业教育快速发展的需要,适应卫生事业改革发展对医药卫生职业人才的需求,贯彻《医药卫生中长期人才发展规划(2011—2020年)》《现代职业教育体系建设规划(2014—2020年)》文件精神,人民卫生出版社在教育部、国家卫生和计划生育委员会的领导和支持下,按照教育部颁布的《中等职业学校专业教学标准(试行)》医药卫生类(第一辑)(简称《标准》),由全国卫生职业教育教学指导委员会(简称卫生行指委)直接指导,经过广泛的调研论证,启动了全国中等卫生职业教育第三轮规划教材修订工作。

本轮规划教材修订的原则:①明确人才培养目标。按照《标准》要求,本轮规划教材坚持立德树人,培养职业素养与专业知识、专业技能并重,德智体美全面发展的技能型卫生专门人才。②强化教材体系建设。紧扣《标准》,各专业设置公共基础课(含公共选修课)、专业技能课(含专业核心课、专业方向课、专业选修课);同时,结合专业岗位与执业资格考试需要,充实完善课程与教材体系,使之更加符合现代职业教育体系发展的需要。在此基础上,组织制订了各专业课程教学大纲并附于教材中,方便教学参考。③贯彻现代职教理念。体现"以就业为导向,以能力为本位,以发展技能为核心"的职教理念。理论知识强调"必需、够用";突出技能培养,提倡"做中学、学中做"的理实一体化思想,在教材中编入实训(实践)指导。④重视传统融合创新。人民卫生出版社医药卫生规划教材经过长时间的实践与积累,其中的优良传统在本轮修订中得到了很好的传承。在广泛调研的基础上,修订教材与新编教材在整体上实现了高度融合与衔接。在教材编写中,产教融合、校企合作理念得到了充分贯彻。⑤突出行业规划特性。本轮修订紧紧依靠卫生行指委,充分发挥行业机构与专家对教材的宏观规划与评审把关作用,体现了国家规划教材一贯的标准性、权威性、规范性。⑥提升服务教学能力。本轮教材修订,在主教材中设置了一系列服务教学的拓展模块;此外,教材立体化建设水平进一步提高,根据专业需要开发了配套教材、网络增值服务等,大量与课程相关的内容围绕教材形成便捷的在线数字化教学资源包,为教师提供教学素材支撑,为学生提供学习资源服务,教材的教学服务能力明显增强。

人民卫生出版社作为国家规划教材出版基地,获得了教育部中等职业教育专业技能课教材选题立项24个专业的立项选题资格。本轮首批启动了护理、助产、农村医学、药剂、制药技术专业教材修订,其他中职相关专业教材也将根据《标准》颁布情况陆续启动修订。

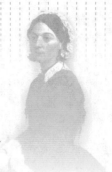

全国卫生职业教育教学指导委员会

全国中等卫生职业教育"十二五"规划教材目录

护理、助产专业

序号	教材名称	版次	主编	课程类别	所供专业	配套教材
1	解剖学基础*	3	任 晖 袁耀华	专业核心课	护理、助产	√
2	生理学基础*	3	朱艳平 卢爱青	专业核心课	护理、助产	
3	药物学基础*	3	姚 宏 黄 刚	专业核心课	护理、助产	√
4	护理学基础*	3	李 玲 蒙雅萍	专业核心课	护理、助产	√
5	健康评估*	2	张淑爱 李学松	专业核心课	护理、助产	√
6	内科护理*	3	林梅英 朱启华	专业核心课	护理、助产	√
7	外科护理*	3	李 勇 俞宝明	专业核心课	护理、助产	√
8	妇产科护理*	3	刘文娜 闫瑞霞	专业核心课	护理、助产	√
9	儿科护理*	3	高 凤 张宝琴	专业核心课	护理、助产	√
10	老年护理*	3	张小燕 王春先	老年护理方向	护理、助产	√
11	老年保健	1	刘 伟	老年护理方向	护理、助产	
12	急救护理技术	3	王为民 来和平	急救护理方向	护理、助产	√
13	重症监护技术	2	刘旭平	急救护理方向	护理、助产	
14	社区护理	3	姜瑞涛 徐国辉	社区护理方向	护理、助产	√
15	健康教育	1	靳 平	社区护理方向	护理、助产	
16	解剖学基础*	3	代加平 安月勇	专业核心课	助产、护理	√
17	生理学基础*	3	张正红 杨汎雯	专业核心课	助产、护理	√
18	药物学基础*	3	张 庆 田卫东	专业核心课	助产、护理	√
19	基础护理*	3	贾丽萍 宫春梓	专业核心课	助产、护理	√
20	健康评估*	2	张 展 迟玉香	专业核心课	助产、护理	√
21	母婴护理*	1	郭玉兰 谭奕华	专业核心课	助产、护理	√

续表

序号	教材名称	版次	主编		课程类别	所供专业	配套教材
22	儿童护理 *	1	董春兰	刘 俐	专业核心课	助产、护理	√
23	成人护理(上册)—内外科护理 *	1	李俊华	曹文元	专业核心课	助产、护理	√
24	成人护理(下册)—妇科护理 *	1	林 珊	郭艳春	专业核心课	助产、护理	√
25	产科学基础 *	3	翟向红	吴晓琴	专业核心课	助产	√
26	助产技术 *	1	闫金凤	韦秀宜	专业核心课	助产	√
27	母婴保健	3	颜丽青		母婴保健方向	助产	√
28	遗传与优生	3	邓鼎森	于全勇	母婴保健方向	助产	
29	病理学基础	3	张军荣	杨怀宝	专业技能课	护理、助产	√
30	病原生物与免疫学基础	3	吕瑞芳	张晓红	专业技能课	护理、助产	√
31	生物化学基础	3	艾旭光	王春梅	专业技能课	护理、助产	
32	心理与精神护理	3	沈丽华		专业技能课	护理、助产	
33	护理技术综合实训	2	黄惠清	高晓梅	专业技能课	护理、助产	√
34	护理礼仪	3	耿 洁	吴 彬	专业技能课	护理、助产	
35	人际沟通	3	张志钢	刘冬梅	专业技能课	护理、助产	
36	中医护理	3	封银曼	马秋平	专业技能课	护理、助产	
37	五官科护理	3	张秀梅	王增源	专业技能课	护理、助产	√
38	营养与膳食	3	王忠福		专业技能课	护理、助产	
39	护士人文修养	1	王 燕		专业技能课	护理、助产	
40	护理伦理	1	钟会亮		专业技能课	护理、助产	
41	卫生法律法规	3	许练光		专业技能课	护理、助产	
42	护理管理基础	1	朱爱军		专业技能课	护理、助产	

农村医学专业

序号	教材名称	版次	主编	课程类别	配套教材
1	解剖学基础 *	1	王怀生　李一忠	专业核心课	
2	生理学基础 *	1	黄莉军　郭明广	专业核心课	
3	药理学基础 *	1	符秀华　覃隶莲	专业核心课	
4	诊断学基础 *	1	夏惠丽　朱建宁	专业核心课	
5	内科疾病防治 *	1	傅一明　闫立安	专业核心课	
6	外科疾病防治 *	1	刘庆国　周雅清	专业核心课	
7	妇产科疾病防治 *	1	黎　梅　周惠珍	专业核心课	
8	儿科疾病防治 *	1	黄力毅　李　卓	专业核心课	
9	公共卫生学基础 *	1	戚　林　王永军	专业核心课	
10	急救医学基础 *	1	魏　蕊　魏　瑛	专业核心课	
11	康复医学基础 *	1	盛幼珍　张　瑾	专业核心课	
12	病原生物与免疫学基础	1	钟禹霖　胡国平	专业技能课	
13	病理学基础	1	贺平则　黄光明	专业技能课	
14	中医药学基础	1	孙治安　李　兵	专业技能课	
15	针灸推拿技术	1	伍利民	专业技能课	
16	常用护理技术	1	马树平　陈清波	专业技能课	
17	农村常用医疗实践技能实训	1	王景舟	专业技能课	
18	精神病学基础	1	汪永君	专业技能课	
19	实用卫生法规	1	菅辉勇　李利斯	专业技能课	
20	五官科疾病防治	1	王增源	专业技能课	
21	医学心理学基础	1	白　杨　田仁礼	专业技能课	
22	生物化学基础	1	张文利	专业技能课	
23	医学伦理学基础	1	刘伟玲　斯钦巴图	专业技能课	
24	传染病防治	1	杨　霖　曹文元	专业技能课	

药剂、制药技术专业

序号	教材名称	版次	主编	课程类别	配套教材
1	基础化学 *	1	石宝珏　宋守正	专业核心课	
2	微生物基础 *	1	熊群英　张晓红	专业核心课	
3	实用医学基础 *	1	曲永松	专业核心课	
4	药事法规 *	1	王蕾	专业核心课	
5	药物分析技术 *	1	戴君武　王军	专业核心课	
6	药物制剂技术 *	1	解玉岭	专业技能课	
7	药物化学 *	1	谢癸亮	专业技能课	
8	会计基础	1	赖玉玲	专业技能课	
9	临床医学概要	1	孟月丽　曹文元	专业技能课	
10	人体解剖生理学基础	1	黄莉军　张楚	专业技能课	
11	天然药物学基础	1	郑小吉	专业技能课	
12	天然药物化学基础	1	刘诗泆　欧绍淑	专业技能课	
13	药品储存与养护技术	1	宫淑秋	专业技能课	
14	中医药基础	1	谭红　李培富	专业核心课	
15	药店零售与服务技术	1	石少婷	专业技能课	
16	医药市场营销技术	1	王顺庆	专业技能课	
17	药品调剂技术	1	区门秀	专业技能课	
18	医院药学概要	1	刘素兰	专业技能课	
19	医药商品基础	1	詹晓如	专业核心课	
20	药理学	1	张庆　陈达林	专业技能课	

注：1. * 为"十二五"职业教育国家规划教材。
　　2. 全套教材配有网络增值服务。

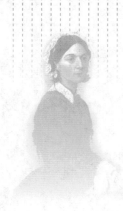

助产专业编写说明

　　根据教育部的统一部署,全国卫生职业教育教学指导委员会组织全国百余所中等卫生职业教育相关院校,进行了全面、深入、细致的助产专业岗位、教育调查研究工作,制订了助产专业教学标准。标准颁布后,全国卫生行指委全力支持人民卫生出版社规划并出版助产专业国家级规划教材。

　　本轮教材的特点是:①体现以学生为主体、"三基五性"的教材建设与服务理念。注重融传授知识、培养能力、提高素质为一体,重视培养学生的创新、获取信息及终身学习的能力,注重对学生人文素质的培养,突出教材的启发性。②满足中等卫生职业教育助产专业的培养目标要求。坚持立德树人,面向医疗和妇幼保健等机构,培养从事临床助产和母婴护理保健等工作,德智体美全面发展的技能型卫生专业人才。③有机衔接高职高专助产专业教材。在深入研究人卫版三年制高职高专助产专业规划教材的基础上确定了本轮教材的内容及结构,为建立中高职衔接的立交桥奠定基础。④凸显助产专业的特色。反映科学的孕娩理念,体现助产专业价值,教材内容与工作岗位需求紧密衔接。⑤把握修订与新编的区别。本轮教材是在"十一五"规划教材基础上的完善,因此继承了上版教材的体系和优点,同时注入了新的教材编写理念、创新教材编写结构、更新陈旧的教材内容。⑥整体优化。本套教材注重不同层次之间、不同教材之间的衔接;同时明确整体规划,要求各教材每章或节设"学习目标""工作情景与任务"模块,章末设"思考题或护考模拟"模块,全书末附该课程的实践指导、教学大纲、参考文献等必要的辅助内容。⑦凸显课程个性。各教材根据课程特点选择性地设置"病案分析""知识窗""课堂讨论""边学边练"等模块,50学时以上课程编写特色鲜明的配套学习辅导教材。⑧立体化建设。全套教材创新性地编制了网络增值服务内容,每本教材可凭封底的唯一识别码进入人卫网教育频道(edu.ipmph.com)得到与该课程相关的大量的图片、教学课件、视频、同步练习、推荐阅读等资源,为学生学习和教师教学提供强有力的支撑。⑨与护士执业资格考试紧密接轨。教材内容涵盖所有执业护士考点,且通过章末护考模拟或配套教材的大量习题帮助学生掌握执业护士考试的考点,提高学习效率和效果。

　　助产专业教材共27种,其中4种仅供助产专业用,其他教材供助产、护理专业共用。全套教材将由人民卫生出版社于2015年7月前分两批出版,供全国各中等卫生职业院校使用。

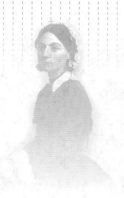

前　言

基础护理是助产、护理专业最重要的专业基础课程之一,是学习其他专业知识的入门课程。

社会在发展,医学在进步,育龄妇女人数在增加,助产、护理教育理念在不断更新,新理论、新知识和新技术相继面世,对高素质技能型助产、护理专业人才的需求日益增长。为了适应社会的发展,提高助产、护理专业人才培养质量,推进助产、护理专业中等职业教育教学标准的有机衔接,我们组织全国 15 所院校教师精心编写了这本规划核心教材,供三年制助产、护理专业学生使用。

本教材以培养学生的助产、护理专业核心能力为主线,参考、借鉴国内外同类教材的先进内容,结合助产、护理岗位群和全国护士执业考试要求,突出其科学性、先进性、创新性、启发性、适用性。

本教材共 18 章,内容包括基础护理理论(1~2 章)、基础护理技术(3~18 章)两大模块。

本教材内容以"必需、够用"为原则,力求精简实用,详略得当,突出五个层面的创新:一是以病人出入院程序为轴线从整体架构上将基础护理知识进行了章节整合,使应用教材的读者更易把握内容主干。二是每章前、后增设学习目标、思考题,以帮助学生了解教学要求及检验学习效果。三是以"工作情景和任务"作为切入点,引领本章节的知识点,增加了感性认识。四是每项护理技术均以目的、操作程序、注意事项三大模块进行阐述,操作程序中按照护理程序的步骤依次说明,实施环节以表格形式分层展现,列有"操作过程""操作流程""要点解析"三部分,注重突出技能。五是增加了 box 的内容,如知识窗、历史长廊、护理警示、临床应用,以提高学生的学习兴趣、拓宽学生的视野、使学生了解护理学前沿知识。此外,本教材还配有网络增值服务内容、配套教材,有助于学生的学习和教师的教学。

本教材不仅是教师"教"的"协助者",更是学生"学"的"指导者",为教学工作的顺利开展,也为培养实用型的助产、护理专业技术人才提供了智力支持。

在整个教材编写过程中,承蒙参编院校领导和同仁们的大力支持以及参编老师的积极努力和通力合作,同时得到全国卫生职业教育护理学专业教材评审委员会专家学者的指导,在此致以诚挚的谢意。

虽然我们在编写过程中付出了许多辛苦和努力,但由于能力和水平有限,书中难免有疏漏和不当之处,恳请使用本教材的师生、读者和护理界同仁谅察并惠以斧正。

贾丽萍　宫春梓

2014 年 10 月

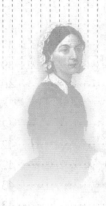

目 录

第一章　护理学概述 …………………………………………………………… 1
　第一节　护理学的发展史 ……………………………………………………… 1
　　一、护理学的形成与发展 …………………………………………………… 1
　　二、中国护理的发展历程 …………………………………………………… 4
　　三、中国护理的发展趋势 …………………………………………………… 6
　第二节　护理学的任务、范畴、工作方式 ……………………………………… 7
　　一、护理学的任务 …………………………………………………………… 7
　　二、护理学的范畴 …………………………………………………………… 8
　　三、护理工作方式 …………………………………………………………… 8
　第三节　护士素质及角色 ……………………………………………………… 9
　　一、护士素质 ………………………………………………………………… 10
　　二、护士角色 ………………………………………………………………… 11
　第四节　护理学的基本概念 …………………………………………………… 13
　　一、人 ………………………………………………………………………… 13
　　二、健康 ……………………………………………………………………… 14
　　三、环境 ……………………………………………………………………… 16
　　四、护理 ……………………………………………………………………… 17
　第五节　护理相关理论 ………………………………………………………… 18
　　一、系统理论 ………………………………………………………………… 18
　　二、需要层次理论 …………………………………………………………… 21
　　三、压力与适应理论 ………………………………………………………… 23

第二章　护理程序 ……………………………………………………………… 28
　第一节　护理程序的概述 ……………………………………………………… 28
　　一、护理程序的概念 ………………………………………………………… 28
　　二、护理程序的发展背景 …………………………………………………… 29
　　三、护理程序的意义 ………………………………………………………… 29
　第二节　护理程序的步骤 ……………………………………………………… 30
　　一、护理评估 ………………………………………………………………… 30

二、护理诊断 ……………………………………………… 33

三、护理计划 ……………………………………………… 37

四、护理实施 ……………………………………………… 39

五、护理评价 ……………………………………………… 40

第三章　医院与住院环境 ……………………………………… 42

第一节　医院 ……………………………………………… 42

一、医院的性质与任务 …………………………………… 42

二、医院的种类 …………………………………………… 43

三、医院的组织机构 ……………………………………… 43

第二节　门诊部 …………………………………………… 44

一、门诊 …………………………………………………… 44

二、急诊 …………………………………………………… 45

第三节　病区 ……………………………………………… 47

一、病区设置与布局 ……………………………………… 47

二、病区环境管理 ………………………………………… 48

三、病床单位及设备 ……………………………………… 50

四、铺床技术 ……………………………………………… 51

第四章　医院感染的预防与控制 ……………………………… 57

第一节　医院感染 ………………………………………… 57

一、医院感染的概念与分类 ……………………………… 57

二、医院感染发生的主要因素 …………………………… 58

三、医院感染的预防与控制 ……………………………… 59

第二节　清洁、消毒、灭菌 ………………………………… 59

一、清洁、消毒、灭菌的概念 …………………………… 59

二、清洁技术 ……………………………………………… 60

三、物理消毒灭菌技术 …………………………………… 60

四、化学消毒灭菌技术 …………………………………… 63

第三节　无菌技术 ………………………………………… 66

一、概念 …………………………………………………… 66

二、无菌技术的操作原则 ………………………………… 66

三、无菌技术的基本操作 ………………………………… 67

第四节　隔离技术 ………………………………………… 77

一、隔离基本知识 ………………………………………… 77

二、隔离原则 ……………………………………………… 78

三、隔离种类及措施 ……………………………………… 79

四、常用隔离技术 ………………………………………… 81

附:消毒供应中心 …………………………………………… 88

第五章　护理安全防范与职业防护 ································ 91

第一节　护理安全防范 ·································· 91

一、概述 ··· 91

二、护理安全的影响因素 ························· 92

三、护理安全的防范原则 ························· 92

第二节　护理职业防护 ·································· 93

一、概述 ··· 93

二、职业损伤的危险因素 ························· 94

三、常见护理职业损伤的防护 ····················· 95

第六章　入院和出院护理 ································· 101

第一节　入院护理 ···································· 101

一、入院程序 ···································· 102

二、入病区后的初步护理 ························· 102

三、分级护理 ···································· 103

第二节　出院护理 ···································· 104

一、出院前护理工作 ····························· 104

二、出院时护理工作 ····························· 104

三、出院后护理工作 ····························· 105

第三节　运送病人技术 ·································· 105

一、轮椅运送技术 ································ 105

二、平车运送技术 ································ 107

三、担架运送技术 ································ 112

第七章　生命体征的评估及护理 ························· 114

第一节　体温的评估及护理 ······························ 114

一、正常体温及生理性变化 ······················· 115

二、异常体温的评估及护理 ······················· 116

三、体温测量的技术 ····························· 118

第二节　脉搏的评估及护理 ······························ 123

一、正常脉搏及生理性变化 ······················· 123

二、异常脉搏的评估及护理 ······················· 124

三、脉搏测量的技术 ····························· 125

第三节　呼吸的评估及护理 ······························ 127

一、正常呼吸及生理性变化 ······················· 128

二、异常呼吸的评估及护理 ······················· 128

三、呼吸测量的技术 ····························· 130

四、促进有效呼吸的护理措施 ····················· 131

第四节　血压的评估及护理 ······························ 132

一、正常血压及生理性变化 ······················· 133

　　二、异常血压的评估及护理 ………………………………………… 133
　　三、血压测量的技术 …………………………………………………… 134

第八章　卧位与安全的护理……………………………………………… 140
　第一节　临床常用卧位 ………………………………………………… 140
　　一、卧位的性质 ……………………………………………………… 140
　　二、卧位的种类 ……………………………………………………… 141
　第二节　协助病人更换卧位 …………………………………………… 145
　　一、协助病人翻身侧卧 ……………………………………………… 145
　　二、协助病人移向床头 ……………………………………………… 149
　第三节　保护具 ………………………………………………………… 151
　　一、适用范围 ………………………………………………………… 151
　　二、保护具的种类 …………………………………………………… 151
　　三、保护具的使用 …………………………………………………… 151
　　四、注意事项 ………………………………………………………… 153

第九章　清洁护理………………………………………………………… 155
　第一节　口腔护理 ……………………………………………………… 155
　　一、口腔护理技术 …………………………………………………… 156
　　二、口腔健康维护 …………………………………………………… 158
　第二节　头发护理 ……………………………………………………… 159
　　一、头发护理技术 …………………………………………………… 159
　　二、头发健康与保养 ………………………………………………… 163
　第三节　皮肤护理 ……………………………………………………… 164
　　一、皮肤护理技术 …………………………………………………… 164
　　二、压疮的预防及护理 ……………………………………………… 167
　　三、会阴部清洁护理 ………………………………………………… 172
　第四节　晨晚间护理 …………………………………………………… 174
　　一、晨间护理 ………………………………………………………… 174
　　二、晚间护理 ………………………………………………………… 175
　　三、卧床病人更换床单技术 ………………………………………… 175

第十章　饮食护理………………………………………………………… 179
　第一节　医院饮食 ……………………………………………………… 179
　　一、基本饮食 ………………………………………………………… 179
　　二、治疗饮食 ………………………………………………………… 180
　　三、试验饮食 ………………………………………………………… 181
　第二节　一般饮食的护理 ……………………………………………… 182
　　一、营养状况评估 …………………………………………………… 182
　　二、病人的饮食护理 ………………………………………………… 183

第三节 特殊饮食的护理 …………………………………………………… 186
　　一、鼻饲技术 ………………………………………………………… 187
　　二、要素饮食 ………………………………………………………… 191

第十一章 排泄护理 ………………………………………………………… 195
第一节 排尿护理 …………………………………………………………… 195
　　一、排尿状况评估 …………………………………………………… 196
　　二、排尿异常的护理 ………………………………………………… 197
　　三、导尿技术 ………………………………………………………… 198
　　四、导尿管留置技术 ………………………………………………… 202
　　五、膀胱冲洗技术 …………………………………………………… 204
第二节 排便护理 …………………………………………………………… 206
　　一、排便状况评估 …………………………………………………… 206
　　二、排便异常的护理 ………………………………………………… 208
　　三、灌肠技术 ………………………………………………………… 209
　　四、排气护理 ………………………………………………………… 215

第十二章 冷热疗技术 ……………………………………………………… 218
第一节 概述 ………………………………………………………………… 218
　　一、冷热疗的作用 …………………………………………………… 218
　　二、冷热疗的禁忌证 ………………………………………………… 219
　　三、影响冷热疗的因素 ……………………………………………… 220
第二节 常用的热疗技术 …………………………………………………… 221
　　一、热水袋的使用 …………………………………………………… 221
　　二、烤灯的使用 ……………………………………………………… 223
　　三、热湿敷 …………………………………………………………… 224
　　四、热水坐浴 ………………………………………………………… 225
　　五、温水浸泡 ………………………………………………………… 227
第三节 常用的冷疗技术 …………………………………………………… 228
　　一、冰袋、冰囊的使用 ……………………………………………… 229
　　二、冰帽、冰槽的使用 ……………………………………………… 230
　　三、冷湿敷 …………………………………………………………… 232
　　四、乙醇拭浴或温水拭浴 …………………………………………… 233
附：化学加热袋、一次性化学致冷袋、化学冰袋的使用 …………………… 235

第十三章 药物疗法 ………………………………………………………… 237
第一节 给药的基本知识 …………………………………………………… 237
　　一、概述 ……………………………………………………………… 237
　　二、给药的原则 ……………………………………………………… 238
　　三、影响药物作用的因素 …………………………………………… 239

　　四、给药常用外文缩写及中文译意 ……………………………………………… 240
第二节　口服给药 ……………………………………………………………………… 241
　　一、安全口服给药指导 …………………………………………………………… 241
　　二、口服给药技术 ………………………………………………………………… 242
第三节　吸入给药 ……………………………………………………………………… 244
　　一、超声波雾化吸入 ……………………………………………………………… 244
　　二、氧气雾化吸入 ………………………………………………………………… 246
　　三、手压式雾化吸入 ……………………………………………………………… 247
第四节　注射给药 ……………………………………………………………………… 248
　　一、注射原则 ……………………………………………………………………… 249
　　二、药液抽吸技术 ………………………………………………………………… 250
　　三、常用注射技术 ………………………………………………………………… 252
第五节　药物过敏试验 ………………………………………………………………… 264
　　一、药物过敏反应的特点 ………………………………………………………… 264
　　二、常用药物过敏试验技术 ……………………………………………………… 264
第六节　局部给药 ……………………………………………………………………… 270
　　一、滴入给药技术 ………………………………………………………………… 270
　　二、栓剂给药技术 ………………………………………………………………… 272
　　三、皮肤给药技术 ………………………………………………………………… 273
　　四、舌下给药技术 ………………………………………………………………… 273
　附:胰岛素注射笔的应用 …………………………………………………………… 274

第十四章　静脉输液与静脉输血 ……………………………………………………… 275
第一节　静脉输液 ……………………………………………………………………… 275
　　一、静脉输液的目的 ……………………………………………………………… 275
　　二、常用溶液与作用 ……………………………………………………………… 276
　　三、静脉输液技术 ………………………………………………………………… 276
　　四、输液故障排除技术 …………………………………………………………… 284
　　五、输液反应与护理 ……………………………………………………………… 284
第二节　静脉输血 ……………………………………………………………………… 287
　　一、静脉输血的目的 ……………………………………………………………… 287
　　二、血液制品的种类 ……………………………………………………………… 287
　　三、静脉输血的技术 ……………………………………………………………… 288
　　四、输血反应与护理 ……………………………………………………………… 291
　附1:颈外静脉插管输液技术 ……………………………………………………… 294
　附2:经外周中心静脉置管(PICC)输液技术 …………………………………… 294

第十五章　标本采集 …………………………………………………………………… 298
第一节　标本采集的意义和原则 ……………………………………………………… 298
　　一、标本采集的意义 ……………………………………………………………… 298

二、标本采集的原则 ……………………………………………………………… 298
第二节　各种标本采集技术 …………………………………………………………… 299
一、血标本采集技术 ……………………………………………………………… 299
二、尿标本采集技术 ……………………………………………………………… 303
三、粪便标本采集技术 …………………………………………………………… 305
四、痰标本采集技术 ……………………………………………………………… 306
五、咽拭子标本采集技术 ………………………………………………………… 308
六、呕吐物标本采集技术 ………………………………………………………… 309

第十六章　危重病人的护理及抢救技术 ……………………………………………… 310
第一节　危重病人的护理 ……………………………………………………………… 310
一、危重病人的病情评估 ………………………………………………………… 310
二、危重病人的支持性护理 ……………………………………………………… 312
第二节　危重病人的抢救技术 ………………………………………………………… 313
一、抢救工作管理 ………………………………………………………………… 313
二、常用抢救技术 ………………………………………………………………… 314

第十七章　临终护理 …………………………………………………………………… 330
第一节　概述 …………………………………………………………………………… 330
一、临终及死亡的定义 …………………………………………………………… 330
二、死亡过程的分期 ……………………………………………………………… 331
三、死亡的标准 …………………………………………………………………… 331
第二节　临终关怀 ……………………………………………………………………… 332
一、临终关怀的概念 ……………………………………………………………… 332
二、临终关怀的内容 ……………………………………………………………… 332
三、临终关怀的基本原则 ………………………………………………………… 332
第三节　临终病人及家属的护理 ……………………………………………………… 333
一、概述 …………………………………………………………………………… 333
二、临终病人的生理变化及护理 ………………………………………………… 333
三、临终病人的心理变化及护理 ………………………………………………… 334
四、临终病人家属的安抚及护理 ………………………………………………… 335
第四节　死亡后的护理 ………………………………………………………………… 335
一、尸体护理 ……………………………………………………………………… 336
二、丧亲者的护理 ………………………………………………………………… 338

第十八章　医疗与护理文件 …………………………………………………………… 339
第一节　概述 …………………………………………………………………………… 339
一、记录的意义 …………………………………………………………………… 340
二、记录的原则 …………………………………………………………………… 340
三、管理的要求 …………………………………………………………………… 340

　　四、病历排列顺序 ………………………………………………… 341
　第二节　常用护理相关文件的记录 ……………………………… 342
　　一、体温单 …………………………………………………… 342
　　二、医嘱单 …………………………………………………… 343
　　三、出入液量记录单 ………………………………………… 346
　　四、护理记录单 ……………………………………………… 348
　　五、病室报告 ………………………………………………… 348
　　六、护理病历 ………………………………………………… 349

附录 ………………………………………………………………… 358
　附录1:护理诊断一览表 ……………………………………… 358
　附录2:临床常用护理诊断 …………………………………… 362
　附录3:人体需要营养素的基本资料 ………………………… 364

教学大纲 …………………………………………………………… 366

中英文名词对照索引 ……………………………………………… 375

参考文献 …………………………………………………………… 378

第一章 护理学概述

学习目标

1. 具有南丁格尔精神、高度的同情心、责任心、爱心。
2. 掌握护理学的任务、护理工作方式、护士素质的概念;护理学四个基本概念之间的关系、护理的概念、护理相关理论。
3. 熟悉中国护理学发展趋势、护理学基本概念、护士角色的功能。
4. 了解护理学的发展史。
5. 学会用南丁格尔的敬业精神指导自己的学习。

护理学(nursing science)是以自然科学与社会科学为理论基础,研究有关预防保健、治疗疾病、恢复健康过程中的护理理论、知识、技术及其发展规律的一门综合性应用科学。其研究内容及范畴涉及影响人类健康的生物、心理、社会等各个方面的因素,通过应用科学的思维方法对护理学现象进行整体的研究,从而揭示护理的本质及其发展规律。

第一节 护理学的发展史

一、护理学的形成与发展

(一)古代护理的孕育

1. **人类早期的护理** 人类在同自然界的生存斗争中,积累了许多生活和生产经验,逐渐形成"自我保护"式的医疗照顾。如用溪水清洗伤口,防止伤口恶化;火的发明促使人类认识到熟食可减少胃肠道疾病;腹部不适时,用手抚摸可减轻疼痛等。在古代母系氏族社会,妇女担负起照顾家中伤病员的任务,形成了原始社会"家庭式"医护合一的照顾方式。在原始社会,由于当时人类对疾病缺乏科学的认识,常把疾病看成是神灵主宰或魔鬼作祟,于是产生迷信和宗教,巫师也应运而生。他们用祷告、念咒、捶打、冷热水浇浸等方法祈求神灵的帮助,以减轻病痛,使医护照顾长期与宗教和迷信活动联系在一起,形成了早期的"宗教护理"。后来,人们在照顾伤病过程中,经过长期实践和思考,一些人开始摒弃了巫术,而采用了原始的医术,使医巫逐渐分开。在一些文明古国如中国、印度、埃及、希腊、罗马等开始运用止血、包扎、伤口缝合、催眠术等方法处理伤痛和疾病,并有了关于疾病治疗、疾病预防、公共卫生等医护活动的记载。

2. **中世纪的护理** 它的发展受到宗教和战争两个方面的影响。

(1)宗教:在中世纪的欧洲,由于政治、经济、宗教的发展,各国先后建立了数以百计的大小医院,作为特定的慈善机构为孤寡、老人、病者和穷人提供照护。其中护理工作主要由修女承担,她们以丰富的经验和良好的道德品质提高了护理工作的社会地位,推动了护理事业的发展。在这一时期,形成了一些为病人提供初步护理的宗教、军队和民俗性的护理社团,使护理服务逐渐由"家庭式"转向了"社会化和组织化服务"。

(2) 战争:12~13 世纪欧洲基督教徒和穆斯林教徒为争夺圣城耶路撒冷,展开了长达 200 年的宗教战争。由于连年战乱,伤病者增多,传染病大肆流行。加之当时的医院设备简陋,床位不足,管理混乱,护理人员不足且缺乏护理知识,病人死亡率很高。此外,宗教的束缚和影响,使有些医院在神职人员控制下,令病人靠祷告和斋戒来拯救灵魂,并不真正致力于提高医疗护理的水平。因此,当时的护理工作多限于简单的生活照料。

3. 文艺复兴时期的护理　文艺复兴时期,西方国家又称之为科学新发现时代,其间建立了许多图书馆、大学、医学院校。医学科学的迅猛发展,涌现出许多著名的先驱者。1543 年,比利时医生安德烈·维萨里出版了第一部《人体的构造》著作,被认为是解剖学的初创。1628 年,英国医生哈维发表了著名的《心血运动论》,对血液循环中心脏与血管的关系进行了科学的描述。但此时护理的发展却与医学的进步极不相称,护理工作停滞不前长达 200 年之久,被称为护理史上的黑暗时代。主要原因是:①由于当时社会重男轻女,妇女得不到良好的教育。②工业革命带来经济繁荣的同时改变了人们的价值观,社会上很少有人愿意参与济贫扶弱的社会福利事业。③教会腐败,战争频发,致使很多教会和修道院被毁。医院停办,男女修士离开医院,导致病人无人照顾。

(二) 近代护理的发展

19 世纪中叶,弗罗伦斯·南丁格尔首创了科学的护理专业,使护理逐步迈上了科学的发展轨道,这是护理学发展的一个重要转折点,也是护理专业化的开始。

1. 南丁格尔(图 1-1)生平事迹

弗罗伦斯·南丁格尔,英国人,1820 年 5 月 12 日出生于父母的旅行地——意大利佛罗伦萨,5 岁随父母返回英国定居。南丁格尔从小接受了良好的教育,精通英、法、德、意、希腊及拉丁语,并擅长数学、哲学、历史与音乐等。少女时代南丁格尔就具有深厚的爱心,逐渐对护理工作产生了浓厚的兴趣。1850 年,她不顾家人的强烈反对和当时社会上鄙视护士的不良风气,冲破重重阻力,毅然前往德国凯塞威尔斯的女执事训练所(德国牧师西奥多·弗里德尔于1836 年建立的护士训练班),接受三个月的短期护士训练,开始了她的护理职业生涯。她深入调查了英、法、德等国护理工作中存在

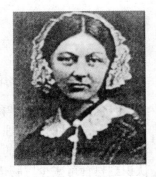

图 1-1　南丁格尔像

的问题,收集了大量的资料,回国后,她被任命为英国伦敦妇女医院的院长。她强调病房必须空气新鲜、条件舒适、环境清洁、利于安静休养等。在她的领导下,医院的护理工作大为改进。

1854—1856 年,英、法等国与俄国爆发了克里米亚战争,当时在前线浴血奋战的英国士兵,由于得不到合理的救护而大批死亡,病死率竟高达 42%。这个消息被英国新闻媒体披露后,英国社会舆论界一片哗然。南丁格尔闻讯后,克服重重困难,率领 38 名护士抵达了战地医院。她组织护士清理垃圾,改善医院环境;设法调整膳食,加强伤兵营养;为伤兵清洗伤口,消毒物品;建立阅览室,活跃伤兵的生活;帮助伤兵书写家信等。她经常手持油灯巡视各个病房,亲自安慰受伤士兵,南丁格尔的献身精神赢得了医护人员的信任和伤兵们的尊敬。士

兵们称颂她为"提灯女神"、"克里米亚天使"。由于南丁格尔夜以继日的辛勤工作,战地医院在短短数月内迅速改观。半年后,英军士兵的死亡率下降到2.2%。这一消息震动了英国朝野,社会改变了对护士的评价,护理工作从此受到人们的重视。

由于南丁格尔功绩卓著,为表彰并支持她的工作,英国国民募捐建立了南丁格尔基金。1907年,英国国王授予她最高国民荣誉勋章,这是英国妇女中第一位受此殊荣者。为纪念这位护理专业的奠基人,英国伦敦和意大利佛罗伦萨都铸造了她的铜像。1912年,国际护士会确定将南丁格尔诞辰日作为国际护士节。同年国际红十字会在华盛顿召开的第九届大会上,首次颁发南丁格尔奖章(图1-2),作为各国护士的最高荣誉奖,每两年颁发一次。我国自1983年开始参加南丁格尔奖评选活动。1983年,我国护士王琇瑛获得第二十九届南丁格尔奖章,到2013年我国已有68名护士荣获南丁格尔奖章,为中国护理界赢得了殊荣。

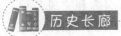

历史长廊

南丁格尔奖章简介

南丁格尔奖章是国际护理学界的最高荣誉奖,1912年,即南丁格尔逝世后第二年,在华盛顿举行的第九届红十字国际大会上,正式确定颁发南丁格尔奖章。这项以护理界楷模弗罗伦斯·南丁格尔命名的国际红十字优秀护士奖章每两年颁发一次,每次最多颁发50枚奖章,奖给在护理学和护理工作中作出杰出贡献的人士,包括以身殉职的护士,表彰她们在战时或和平时为伤、病、残疾人员忘我服务的献身精神。

南丁格尔奖章表面镀银,正面有弗罗伦斯·南丁格尔肖像及"纪念弗罗伦斯·南丁格尔,1820至1910年"的字样。背面周圈刻有"永志人道慈悲之真谛",中间刻有奖章持有者的姓名和颁奖日期,由红白相间的绶带将奖章与中央饰有红十字的荣誉牌连接在一起。同奖章一道颁发的还有一张羊皮纸印制的证书。

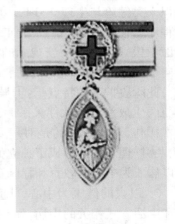

图1-2 南丁格尔奖章

2. 南丁格尔对护理学的伟大贡献

(1) 创建世界上第一所护士学校:1860年,南丁格尔在英国的圣托马斯医院创办了世界上第一所正规的护士学校,为现代护理教育奠定了基础。

(2) 著书立说指导护理工作:南丁格尔一生撰写了大量的笔记、报告及论著,其中《影响英军健康、效率与医院管理问题摘要》的报告被认为是当时医院管理最有价值的文献。1858年在《医院札记》中,她阐述了自己对改革医院管理及建筑方面的构思、意见及建议。1859年撰写的《护理札记》被认为是护士必读的经典著作,曾被译成多种文字。直至今日她的理念和思想对护理实践仍有其指导意义,南丁格尔的论著奠定了近代护理专业的理论基础。

(3) 首创科学的护理专业:南丁格尔认为"护理是一门艺术,需要以组织性、实务性及科学性为基础"。她使护理从医护合一的状态中分离出来,使护理走向科学的专业化轨道。她对护理专业及其理论的概括和精辟论述,形成了护理学知识体系的雏形,奠定了近代护理理论基础,推动护理学成为一门独立的科学。

(4) 创立护理制度:南丁格尔首先提出护理要采用系统化的管理方式,使护士担负起护理病人的责任;并授予护士适当的权利,以充分发挥护士的潜能;同时要求医院设立护理部,由护理部主任负责全院的护理管理工作;此外她还制定了关于医院设备及环境方面的管理要求,促进了护理工作质量和效率的提高。

(三) 现代护理学的发展

1. 以疾病的护理为中心 20世纪前半叶,随着社会的进步,医学科学逐渐摆脱了宗教和神学的影响,生物医学模式形成,揭示了健康与疾病的关系,认为疾病是由于细菌与外伤引起的机体结构改变和功能异常,形成了"以疾病为中心"的医学指导思想,因此,一切医疗活动都围绕着疾病开展,并局限在医院进行,以消除病灶为基本目标。

此阶段护理的特点是:①护理已成为专门的职业,护士从业前须经过专业的培训。②护理从属于医疗,护士被看作是医生的助手。③护理工作的主要内容是执行医嘱和完成各项护理技术操作。④由于护理尚未形成独立的理论体系,因此护理教育类同于医学教育,课程内容涵盖较少的护理内容。

2. 以病人的护理为中心 20世纪中叶,社会科学以及系统科学的发展,促使人们重新认识人类健康与生理、心理、环境的关系。1955年,美国护理学者莉迪亚·海尔首次提出"护理程序",使护理有了科学的工作方法。1977年,美国医学家恩格尔提出了"生物、心理、社会医学模式",在这一新观念的指导下,护理发生了根本性的变革,护理由"以疾病为中心"转向了"以病人为中心"的发展阶段。

此阶段护理的特点是:①强调护理是一门专业,逐步建立了护理的专业理论基础。②护士与医生成为合作伙伴关系。③护理工作内容不再是单纯地、被动地执行医嘱和完成护理技术操作,取而代之的是对病人实施身、心、社会等全方位的整体护理,满足病人的健康需要。④护理学逐渐形成了独立的学科理论知识体系,脱离了类同医学教育的课程设置,建立了以病人为中心的教育和临床实践模式。

3. 以人的健康为中心 随着社会经济快速发展,人民生活水平不断提高,而与人的行为和生活方式相关的疾病,如心脑血管病、恶性肿瘤、糖尿病、意外伤害等逐渐成为当今威胁人类健康的主要问题。疾病谱的改变,进一步促使人们的健康观念发生转变,加深了对健康与疾病关系的认识,主动寻求健康的行为获得人们的积极认同。1977年,WHO提出"2000年人人享有卫生保健"的目标,对护理工作的发展产生了巨大的推动作用,由此护理工作朝着"以人的健康为中心"的方向迈进。

此阶段护理的特点是:①护理学成为现代科学体系中一门独立的、综合自然科学与社会科学的、为人类健康服务的应用科学。②护士角色多元化,使护士不仅是医生的合作伙伴,还是护理计划的制定者、照顾者、教育者、管理者、咨询者以及患者的代言人等。③护理工作场所从医院扩展到家庭和社区。④工作范畴从对病人的护理扩展到对人的生命全过程的护理,护理对象由个体扩展到群体。⑤护理教育方面有完善的教育体制,有雄厚的护理理论基础,有良好的科研体系,并有专业自主性。

二、中国护理的发展历程

(一) 中国古代护理

在祖国医学悠久的发展历史中,护理寓于医药之中,强调"三分治,七分养",其中的"养"即为护理。许多经典医学巨著记载着丰富的护理技术和理论内容。如《黄帝内经》中记载的"肾病勿食盐"、"怒伤肝、喜伤心……"等,阐明了疾病与饮食调节、精神因素的关系;东汉末年名医张仲景发明了灌肠术、人工呼吸和舌下给药法;三国时期一代名医华佗编创"五禽戏",提倡强身健体。唐代杰出医药学家孙思邈所著的《备急千金要方》中提出:"凡衣服、巾、帨、枕、镜不宜与人同之",强调了隔离预防的知识;宋代名医陈自明的《妇人十全良方》中,对孕妇产前、产后护理提供了许多宝贵资料。此外,有关口腔护理的重要性和方法也有记载,如"早漱口,不若将卧而漱,去齿间所积,牙亦坚固"等;明、清时期的胡正心提出用蒸汽消毒法处理传染病人的衣物。当时还流行用燃烧艾叶、喷洒雄黄酒消毒空气和环境;明代巨著《本草纲目》的作者李时珍是我国著名医药学家,他在看病的同时,兼给病人煎药、送药、喂药等。祖国医学是中国历史文化的瑰宝,孕育其中的中医护理虽然没有形成独立的学科,但却为我国护理学的产生与发展奠定了丰富的理论与技术基础。

(二)中国近代、现代护理发展的重大事件

中国近代护理学的形成和发展,在鸦片战争前后,随着各国军队、宗教和西方医学的传入逐渐兴起。

1835年英国传教士巴克尔在广州开设了第一所西医院,两年后,医院即以短训班的方式培训护理人员。

1884年美国妇女联合会派到中国的第一位护士麦克奇尼在上海妇孺医院推行"南丁格尔护理制度"。

1888年美籍约翰逊女士在福建省福州市开办了我国第一所护士学校。

1909年"中华护士会"在江西庐山牯岭正式成立(1937年改为中华护士学会,1964年改为中华护理学会)。学会的主要任务是制定和统一护士学校的课程,编译教材,办理学校注册,组织毕业生会考和颁发护士执照。

1914年担任"中华护士会"副理事长的钟茂芳认为从事护理工作的人员应具有必要的科学知识,故将"nurse"一词译为"护士",一直沿用至今。

1920年《护士季报》创刊,这是我国第一份护理专业报刊。

1922年国际护士会(ICN)正式接纳中华护士会为第11个会员国。

1931年在江西汀州开办了"中央红色护士学校"。

1934年成立中央护士教育委员会,成为中国护士教育的最高行政领导机构。

1941年延安成立了"中华护士学会延安分会"。1941年和1942年毛泽东同志先后为护士题词:"护理工作有很大的政治重要性","尊重护士,爱护护士"。

1949年统计全国共建立护士学校183所,有护士32 800人。

1950年在北京召开了第一届全国卫生工作会议,此次会议对护理专业教育进行统一规划,将中等专业教育确定为培养护士的唯一途径,使护理教育步入国家正规教育体系。

1983年天津医学院率先在国内开设了5年制本科护理专业,学生毕业后获得学士学位,中断了30年的中国高等护理教育从此恢复。

1992年经国务院学位委员会审定,批准北京医科大学(现北京大学医学部)护理系开始招收护理硕士生。

1993年中华护理学会第21届理事会设立了护理科技进步奖,每两年评选一次。这标志着我国护理科研正迈向快速发展的科学轨道。

1995年6月中国举行了首次护士执业考试。凡在我国从事护士工作的人员,都必须通过国家护士执业考试,合格者方可取得护士执业证书,申请注册。

2008年5月12日中国《护士条例》开始实施。

2014年"5·12国际护士节"座谈会在北京召开,会议指出,截至2013年底,中国注册护士达到278.3万,医护比例倒置问题得到扭转。

三、中国护理的发展趋势

(一)护理工作国际化

主要是指专业目标国际化、专业标准国际化、职能范围国际化、教育国际化、管理国际化、人才流动国际化。随着全球经济一体化,护理领域的国际化交流与合作日益扩大,跨国护理援助和护理合作增多,知识和人才的交流日趋频繁。世界性的护理人力资源匮乏,使中国护士有机会迈出国门,进入国际市场就业。面对这种国际化发展趋势,21世纪的护理人才应该是具有国际意识、国际交往能力、国际竞争能力和相应知识与技能的高素质人才。

知识窗

国际护士会简介

国际护士会是各国护士学会的联盟,是独立的非政府性的组织,英文简称ICN。1899年建立,总部设在日内瓦。国际护士会有会员团体101个,代表100多万护士,是世界上历史悠久的医药卫生界的专业性国际组织,其宗旨是促进各国护士学会的发展和壮大,提高护士地位及护理水平,并为各会员团体提供一个媒介平台以表达其利益、需要及关心的问题。国际护士会每4年举行一次大会。出版有双月刊《国际护理综述》和专业性书籍。颁布并定期修订《护士准则》。1922年中华护士会加入国际护士会。2013年5月8日在澳大利亚墨尔本召开的第25届国际护理学大会上恢复中华护理学会加入国际护士会。

(二)护理工作市场化

是指随着我国市场经济的发展和市场竞争越加激烈,护理工作也被推向市场。体现在护理人员的流动和分布由市场来调节,护理范畴和内容也根据市场需求的变化而变化。"服务第一,质量至上"的宗旨成为护理专业在市场竞争中的主要立足点。国家教育行政部门和职业院校务必更多地关注人才市场的需求变化,及时调整专业方向,探索和建立根据人才市场确定用人"订单"来进行教育与培训的机制,力争做到办学专业与社会需求"零距离",学习与岗位需要"零距离",提高学生全面素质和综合职业能力。

(三)护理人员高学历化

随着人们健康需求的日益增加,社会对护理人力资源的水平和教育层次也提出更高的标准。护理人员必须不断学习新的知识和技能来提高自己的能力和水平,护理教育也需依据市场对人才规格的需求,逐步调整护理教育的层次结构。今后护理人员的基本学历将从中专为主逐步转向以大专为主,护理学学士、硕士、博士人数将逐步增多。同时在培养目标上,将以提高护理人员素质作为主导目标,使其在竞争中具有较强的社会适应能力。

(四)护理工作社会化

随着社区卫生保健网络的建立和加强,"小病在社区,疑难病进专科医院"将成为未来发展趋势。必将会有越来越多的护士逐步迈出医院,深入到社区、家庭对人们进行预防保健工作,对老年人和慢性病病人进行家庭护理,充分发挥护理人员在预防疾病、促进和恢复健康中的作用,提高全社会人口的健康水平。

(五) 护理工作法制化

随着我国法制化建设的推进,国家颁布了《医疗事故处理条例》和《护士管理条例》等,以立法的形式,明确各级卫生行政部门、医疗机构在管理方面的责任,保护了病人和医疗机构的合法权益;同时也保障了医护人员的合法权益,维护了医疗秩序。

(六) 中国护理特色化

将中国医学的理论、技术融会贯通于现代护理理论、技术之中,结合腑脏经络,阴阳五行学说为护理对象辨证施护,这将是我国护理学术界在 21 世纪的重要任务之一。

第二节　护理学的任务、范畴、工作方式

一、护理学的任务

(一) 促进健康

促进健康是帮助个体、家庭和社区获取在维持或增进健康时所需要的知识及资源。这类护理实践活动包括:教育人们对自己的健康负责、建立健康的生活方式、提供有关合理营养和平衡膳食方面的咨询、解释加强锻炼的意义、告知吸烟对人体的危害、指导安全有效用药、预防意外伤害和提供健康信息以帮助人们利用健康资源等。促进健康的目标是帮助护理对象维持最佳健康水平或健康状态。

(二) 预防疾病

预防疾病是人们采取行动积极地控制不良行为和健康危险因素,以预防和对抗疾病的过程。预防疾病的护理实践活动包括:开展妇幼保健的健康教育、增强免疫力、预防各种传染病、提供疾病自我监测的技术、临床和社区的保健设施等。预防疾病的目标是通过预防措施帮助护理对象减少或消除不利于健康的因素,避免或延迟疾病的发生,阻止疾病的恶化,限制残疾,促进康复,使之达到最佳的健康状态。

(三) 恢复健康

恢复健康是帮助护理对象在患病或有影响健康的问题后,改善其健康状况,提高健康水平。这类护理实践活动包括:为病人提供直接护理,如执行药物治疗、提供生活护理;进行护理评估,如测量生命体征等;与其他卫生保健专业人员共同协助残障者参与他们力所能及的活动,将残障损害降到最低限度,指导病人进行康复训练活动,使其从活动中得到锻炼、获得自信,以利恢复健康。恢复健康的目标是运用护理学的知识和技能帮助已经出现健康问题的护理对象解决健康问题,改善其健康状况。

(四) 减轻痛苦

减轻痛苦是护士掌握并运用护理知识和技能在临床护理实践中,帮助处于疾病状态的个体解除身心痛苦战胜疾病。这方面的护理实践活动包括:帮助病人尽可能舒适地带病生活;提供必要的支持以帮助其应对功能减退或丧失;对临终病人提供安慰和关怀照护,使其在生命的最后阶段能获得舒适,从而平静、安详、有尊严地走完人生旅程。

二、护理学的范畴

(一) 护理学的理论范畴

护理学理论体系是对护理现象系统的、整体的看法,以描述、解释、预测和控制护理现象。20世纪中叶,护理先驱者们开始摸索并发展了一些护理概念框架和理论模式,如奥瑞姆的自理理论、罗伊的适应理论、纽曼的保健系统模式等。这些理论用科学的方法描述和解释护理现象,从科学角度诠释了护理工作的性质,阐述护理知识的范围和体系,确立护理理念和价值观,指导护理专业的发展方向。随着护理实践新领域的开辟,将会建立和发展更多的护理理论内容,使护理学理论体系日益丰富和完善。

(二) 护理学的实践范畴

1. 临床护理

(1) 基础护理:应用护理学的基本理论、基本知识和基本技能来满足病人的基本生活、心理、治疗和康复的需要,如膳食护理、排泄护理、病情观察、临终关怀等。基础护理是各专科护理的基础。

(2) 专科护理:以护理学及相关学科理论为基础,结合各专科病人的特点及诊疗要求,为病人提供护理。如各专科病人的护理、急救护理等。

2. 社区护理　以临床护理的理论、技能为基础,根据社区的特点,对社区范围内的居民及社会群体开展疾病预防,如妇幼保健、家庭护理、预防接种、卫生宣传、健康教育及防疫灭菌等工作。以帮助人们建立良好的生活方式,促进全民健康水平的提高。目前我国已将发展社区医疗护理列入国家医疗卫生体制改革与发展的重点内容。

3. 护理教育　以护理学和教育学理论为基础,适应现代医学模式的转变和护理学发展的需要,以满足现代护理工作的需求为目标。培养德、智、体、美全面发展的护理人才。护理教育一般划分为基础护理学教育、毕业后护理学教育和继续护理学教育三大类。基础护理学教育分为中专、大专和本科教育;毕业后护理学教育包括岗位培训教育及研究生教育等;继续护理学教育是对从事护理实践的人员提供以学习新理论、新知识、新技术和新方法为目标的终身性的在职教育。

4. 护理管理　运用现代管理学的理论和方法,对护理工作的诸要素——人、财、物、时间、信息等进行科学的计划、组织、人员管理、指导与控制等。系统化管理,以确保护理工作正确、及时、安全、有效的开展,为护理对象提供完善、优质的服务,提高护理工作的效率,提高护理工作质量。

5. 护理科研　运用观察、科学实验、调查分析等方法揭示护理学的内在规律,促进护理理论、知识、技能和管理模式的更新和发展。护理人员有责任通过科学研究的方法推动护理学的发展。

三、护理工作方式

(一) 个案护理

临床上由一名护士护理一位病人,即由专人负责实施个体化护理的方式。适用于危重病人护理或某些特殊病人和临床教学需要。

工作特点:护士负责完成病人全部护理活动,责任明确;且能全面掌握病人情况,及时满足病人的各种护理需要;同时在工作中可以使护士的才能得到充分的发挥,体现个人才能,满足其成就感,并能建立良好的护患关系。但这种工作方法耗费大量人力,且护士只能在班负责,不能实施连续性护理。

(二)功能制护理

是以完成医嘱和执行各项常规的基础护理为主要工作内容,依据工作性质机械性地将护理工作分配给护理人员。护士被分为"办公室护士"、"治疗护士"、"巡回护士"等,是一种流水作业的工作方法。适用于护理人力资源缺乏、工作任务繁重的科室病人的护理。

工作特点:护士分工明确,任务单一,易于组织管理,节省人力。但这种工作方法缺少与病人交流沟通,工作机械重复,易导致护士疲劳厌烦,知识面变窄,忽视病人身心整体护理,难以获得认同与尊重,护士工作满意度下降。

(三)小组制护理

是以分组的形式对病人进行整体护理。小组成员由不同级别的护理人员组成,组长负责制订护理计划和措施,安排小组成员完成工作任务,共同实现护理目标。一般每个小组由7~8名护士组成,每组分管10~15位病人。

工作特点:充分调动护理人力资源的潜能,发挥团队合作精神,共同分享护理工作成果,维系良好的工作氛围,为病人提供综合性护理服务,使护士工作满意度及地位得到提高。但这种护理方式使护士个人责任感相对较弱,小组成员之间需要相当的时间磨合与沟通。

(四)责任制护理

由责任护士和辅助护士按护理程序对病人进行全面、系统的整体护理。方法是以病人为中心,每位病人由一名责任护士负责,对病人实行8小时在岗、24小时负责制的护理。由责任护士全面评估病人情况,确定护理诊断,制订护理计划,实施护理措施,并追踪评价护理效果。责任护士未在岗时,由辅助护士和其他护士按责任护士制订的计划实施护理。

工作特点:护士责任明确,自主性增强,能全面了解病人情况,为病人提供连续、整体、个性化护理。但此种护理方式对责任护士能力水平要求较高,对护理人力资源需求量较大,护士工作心理压力和风险明显增加,而且要求24小时对病人全面负责难以实现。

(五)系统化整体护理

系统化整体护理(systematic approach to holistic nursing care)是一种以护理对象为中心,视护理对象为生物、心理、社会多因素构成的开放性有机整体,根据护理对象的需求和特点,为护理对象提供生理、心理、社会等全面的帮助和照护,以解决护理对象现存或潜在的健康问题,达到恢复和增进健康的目标的护理观和护理实践活动。它是在责任制护理基础上对护理方式的进一步丰富和完善。

工作特点:从本质上摒弃了医嘱加常规的被动局面,护理人员的主动性、积极性和潜能得到充分发挥;护士运用评判性思维、创造性思维,科学地确认问题和解决问题,护士不再是被动地执行医嘱和盲目地完成护理操作,代之以全面评估、科学决策、系统实施、和谐沟通、客观评价的主动调控过程,为病人提供优质的护理服务,显示了护理专业的独立性和护士的自身价值。但其工作方式需要较多的护士,并且对护士的知识架构有着较高的要求。

第三节 护士素质及角色

护士是护理工作的实践者,护理对象千差万别,这要求护士科学地运用知识,为护理对象提供个性化的优质护理服务。由于护理工作的特殊性、科学性和艺术性,因此要求护士必须具备较高的素质修养。

一、护士素质

(一) 素质的概念

素质是指个体完成工作活动与任务所具备的基本条件与潜在能力,是人与生俱来的自然特点与后天获得的一系列稳定的社会特点的有机结合。素质是心理学上的一个专门术语,指人的一种较稳定的心理特征,可分为先天与后天两个方面。先天的自然性的一面,是指人的机体与生俱来的某些特点和原有基础,即机体天生的结构形态、感知器官、神经系统,特别是大脑结构和功能上的一系列特点。后天的社会性的一面是主要的,是指通过不断地培养、教育、自我修养、自我磨炼而获得的一系列知识技能、行为习惯、文化涵养、品质特点的综合。

素质不仅是人的一种心理特征,也是人所特有的一种实力。素质高的人能成功地应对社会的各种需求。提高护士素质,有利于护理人才的成长,有利于护理质量的提高,有利于护理学科的发展。

(二) 护士的素质

护士素质(nursing quality)是在一般素质基础上,结合护理专业特性,对护理工作者提出特殊的职业要求。即护士通过培养、教育和自我锻炼所获得的学识、能力、品德和风格。护士素质的形成和提高是一个终身学习的过程。

1. 思想品德素质 包括政治思想素质和职业道德素质。

(1) 政治思想素质:热爱祖国、热爱人民、热爱护理事业,对护理事业有坚定的信念,深厚的情感。具有崇高的理想、高尚的道德情操及正确的人生观、价值观,能做到自尊、自爱、自立、自强,具有为人类健康服务的奉献精神。

(2) 职业道德素质:具有高尚的情操,崇高的护理道德,诚实的品格和较高的慎独修养;具有高度的社会责任感和同情心,兢兢业业、忠于职守、廉洁奉公,全心全意为人民的健康服务。

2. 科学文化素质

(1) 基础文化知识:护士良好的科学文化素质,必须建立在科学的知识结构基础上。现代护理学发展要求护士必须具备一定的基础文化知识,掌握相应的数、理、化、语文、外语及计算机应用知识。

(2) 人文、社会科学知识:与传统护理实践相比,现代护理学的最大特点之一就是在护理过程中更加尊重"人"以及人的需要。随着医学模式与护理模式的转变,护理学从纯医学范畴转变到自然科学与社会科学相结合的领域。护理学需要人文科学与社会科学知识,如心理学、伦理学、哲学、美学、政治经济学、社会学、法学、统计学等。

3. 专业素质

(1) 扎实的专业理论知识:是决定一个护士能否胜任护理工作的前提。

(2) 规范的实践操作能力:护士规范、精确、娴熟的护理技能对护理安全起着保障作用。如在危重病人的抢救中,呼吸机的使用、心电监护、建立静脉通道、中心静脉压测定等。

(3) 敏锐的洞察能力:护理实践中,病人的病情及心理状况是复杂多变的,有时病人身体或心理的细微变化,恰是某些严重疾病的先兆。护士只有具备敏锐的洞察能力,才能及时发现病人的身心变化,预测及判断护理对象的需要,协助诊断及治疗。

(4) 分析、解决问题的能力:护理学是一门应用性很强的学科,护士面对病人现存的或潜在的健康问题,应当机立断做出决策,采取适当的措施加以解决,这就要求护士在整个护理过程中,有较强的综合分析问题和解决问题的能力。

(5) 评判性思维能力:评判性思维是一种理性思维,是反思和推理的过程。在临床护理实践中应用评判性思维可以帮助护士进行有效的护理决策,是实现认识层次的飞跃,为护理对象提供高质量的护理服务。

(6) 机智灵活的应变能力:通常护士是最早发现病人病情变化的,面对突然发生的意外情况,护士在工作中应做到灵活机智,果断敏捷、针对性强,以最大限度地满足病人的需求。

(7) 独立学习和创新能力:护士在护理实践工作中遇到疑难问题时,能主动查阅资料或请教有关专家以解决问题。护士要不断关注学科新的发展变化,不断地积累经验,及时补充自己知识体系中的欠缺与不足,培养自己更新知识结构的能力,形成一定的专业知识储备。同时要善于发现工作中问题,运用创造性思维加以解决。

4. 心理素质 护士应具有良好的心境,乐观、开朗、稳定的情绪,宽容豁达和较强的自控能力。护理工作的特点要求护士具有良好的心理素质,善于调节自己的情绪,并且以良好的心境影响病人。体现在护士对病人的耐心、爱心、责任心、诚意和善意,尊重病人的人格,做到慎言守密。

5. 身体素质 身体素质是人体活动的一种能力,是指人体在运动、劳动、工作与生活中所表现出来的力量、速度、耐力、灵敏度及柔韧性等。护士应有强健的身体素质,健美的体魄,端庄的举止,工作的魄力和雷厉风行的工作作风。

二、护士角色

(一) 角色的概念

1. 角色(role) 是社会学、社会心理学中的专门术语,原指剧本中的人物。其含义为:处于一定社会地位的个体或群体,在实现与这种地位相联系的权利与义务中,所表现出的符合社会期望的行为和态度的总模式。每个社会角色都代表着一系列有关行为的社会标准,每个人在社会中的一切行为都与各自特定的角色相联系。角色是行为方式,社会角色所具有的行为规范要经过角色的学习过程来形成并指导其行为。例如护士角色是由学生在学校经过不断努力学习才获得的,并且要在护理工作中按护士的行为规范来约束自己的行为。

2. 角色特征

(1) 角色具有多重性:指当多种角色集于某个体一身时,该个体所处的位置,也称复式角色或角色集。如一位女性,在家庭中,对丈夫来说,她是妻子,对孩子而言,她是母亲;在医院里,她是护士,可能同时又是某学术团体的成员;在社会上,她是顾客,是乘客等。该女性集多种社会角色于一身成为一个复式角色。每个社会成员都有角色集,但最主要承担的角色是与职业和家庭相关的。

(2) 角色之间相互依存:任何角色在社会中不是孤立存在的,而是与其他角色相互依存,也就是说一个人要完成某一角色,必须有一个或一些互补的角色存在。如要完成护士的角色,必须有病人角色、医生角色等存在。

(3) 角色行为由个体完成:社会对每一个角色均有"角色期待"。角色期待是指一个人在社会系统中的角色地位,其周围的人也总是要按照社会角色的一般模式对他的态度、行为方式提出合乎身份的要求和寄予的期望。如医护人员应具备良好的医德医风;学生应遵守学校的规章制度。个体根据自身对角色期待的认识,表现出相应的角色行为。个体要充分发挥角色功能,必须对角色的行为规范和自身扮演的角色是否适宜有准确的判断和衡量。若个体或群体的行为符合角色期待,则社会或群体将能和谐共处。反之,则导致角色冲突。

3. 角色转变 是指个体承担并发展一种新角色的过程。每个人的一生都会获得多种角色,而不同角色又有不同的权利义务,当个体承担并发展一种新角色时,便会经历角色转变的过程。例如,一位从学校毕业的护理专业学生通过系统化的学习培训,心理素质、技术水平、独立解决问题能力等不断提高,并逐步适应新环境,通过考试获得了注册护士的资格,成为一名合格的临床护士,即完成了从学生角色到护士角色的转变。角色转变是一种正向的成长,是发展过程中不可避免的。必须通过知识的学习,不断的实践,才能逐步了解社会对角色的期待,并改变自己的情感、行为,以符合社会对个体新角色的要求,完成角色转变。

(二) 护士的角色功能

护士角色(nursing role)是指护士应具有的与职业相适应的社会行为模式。随着护理事业的不断发展,护士角色及功能范围不断扩展。护士作为一种社会角色,在各项医疗、护理及健康教育等活动中发挥着重要的功能,承担着其他角色不可替代的作用。当代护士多元化的角色如下:

1. 照顾者 护士的独特功能就是协助病人或健康人从事有益于健康、恢复健康与安详死亡的活动。它是通过满足人的基本需要来实现的。护士的任务是应用专业知识满足病人生理、心理、社会文化、精神等需求,如食物的摄取、呼吸的维持、感染的预防和控制。

2. 计划者 护士运用护理专业知识和技能,收集护理对象的生理、心理、社会等相关资料,评估护理对象的健康状况,找出其健康问题,为病人制订系统全面、切实可行、针对性强的护理计划。

3. 管理者 在临床护理工作中,护士必须对日常工作中的人、财、物、信息、时间、空间有计划地组织管理。充分发挥护士的管理才能,合理利用资源,以病人为中心,提供人性化、个性化护理,最大限度地满足病人需要。

4. 咨询者 护士运用沟通技巧及自己的知识和技能,解答护理对象及家属的具体问题,提供相关信息、给予情感支持及健康指导,使护理对象清楚地认识自己的健康状况。

5. 协调者 病人所获得的医疗护理照顾是整体性的,它需要健康保健系统中所有成员密切配合才能够完成。护士有责任维持有效的沟通,做好协调。

6. 教育者 护士可以在医院、家庭和社区等各种场所,针对护理对象不同的特点,完成其教育者的职能。改善人们的健康状态和健康行为,达到预防疾病、促进健康的目的。

7. 研究者 护理事业的发展,护理质量的提高与护理科研是密不可分的。护士在实践工作中,要善于发现问题,以系统的方法寻找问题的答案,验证和提炼现有知识及产生新知识,并总结和推广研究成果,从而指导实际工作。

8. 代言人和保护者 护士是病人权益的维护者,有义务反映病人及其家属的要求,为病人解决困难,尽量满足其需求。尤其对无法表达自己意见的病人,护士应保护其不受伤害和威胁。随着医学科学的发展和各种新技术在医疗上的应用,病人入院后所面临的是各种检查手段和电子仪器的使用,以及与医疗有关的各种专业人员组成的复杂环境。在这种环境中,病人的权益可能会受到伤害,护士应保证病人有安全的治疗环境,以预防病人损伤和治疗带来副作用的影响。

当今社会,护士必须加强角色学习,更好地完成角色功能。护士角色学习应将系统的学习和不断的实践相结合,并不断贯穿于基础护理学教育、毕业后护理学教育和继续护理学教育之中。可见,护士角色学习是一种终身行为。

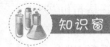

慎　独

慎独是儒家的一个重要概念。《辞海》称:慎独是"在独处无人注意时,自己的行为也要谨慎不苟。"也就是说,不论何时何地,或明或暗,或在人群,或单身独处,都要小心谨慎,不可在思想和言行上稍微离"道"。"道"是衡量好与坏、对与错的标准。

护理工作常常是在病人及家属不知情或病人意识不清时独自进行,如单独值夜班、无菌操作、抽吸药物、昏迷病人护理等。因此"慎独"对护士而言非常重要。

第四节　护理学的基本概念

护理学是生命科学领域的一门独立学科,有其自身独特的理论体系。人、环境、健康和护理四个基本概念构成现代护理理论的基本框架。护理工作的内容、范畴、研究领域等与四个基本概念有着密切关系。

一、人

护理学研究和服务的对象是人,对人的认识是护理理论与实践的核心和基础,它影响着整个护理概念的发展,并决定了护理工作的任务和性质。

(一) 人是统一的整体

人是一个包括生理、心理、精神、社会、文化等方面的独特的有机整体,任何一方面的功能失调都会在一定程度上引起其他方面的功能变化,并对整体造成影响;而人体各方面功能的正常运转,又能促进人体整体功能的发挥。把人视为整体是现代护理理论体系的核心。

1. 人具有双重属性　人具有生物和社会双重属性。生物属性指人是一个生物有机体;社会属性指人在社会发展中担当一定的角色,有思想、有情感、从事创造性劳动、过着社会生活。因此,护士在护理实践中应从护理对象的生理、心理、社会、文化等各方面评估护理对象的健康问题,最大限度地满足个体的需要,以取得最佳的护理效果。

2. 人是一个开放系统　在自然界的生态系统中,人是一个开放系统,不断地同周围的自然环境和社会环境进行着能量、物质、信息的交换。人的健康有赖于机体内部各子系统间的平衡与协调,以及机体与环境间的平衡。护士在帮助护理对象维持内环境平衡的同时,应重视环境中的其他因素(人、家庭、社区等)对机体的影响,努力改善环境条件,提高个体对环境的适应性。

3. 人是护理的服务对象　随着护理学科的发展,护理的服务对象、服务内容在不断扩大和拓展,护士不仅注重病人的康复,更注重维护人的健康。护理的服务对象扩展到全人类,不仅包括病人,还包括健康人;既指个体,又指家庭、社区、社会的群体。护理的最终目标不仅是维持和促进个人的健康,更重要的是达到提高整个人类社会的健康水平。

（二）人有基本需要

人的基本需要是指个体为了维持身心平衡并求得生存、成长与发展，在生理和心理上最低限度的需求。当个体的基本需求得到满足时，就处于一种相对平衡的健康状态；当个体的基本需求得不到满足时，就可能出现机体的失衡进而导致疾病。护理的功能就是帮助护理对象满足其基本需要，以达到最佳的健康状态。人的基本需要可归纳为以下几个方面：

1. 生理方面的需要　是与维持人的正常生理功能有关的需要，如正常的呼吸、进食、休息、睡眠、排泄等。

2. 社会方面的需要　是指个体适应社会的角色期望并与其他人或集体互动的需要，如与他人沟通、交流、交友、被认同、被肯定、被爱等。

3. 情感方面的需要　是指人对外界刺激所产生的心理感受。人有喜、怒、哀、乐等各种情感的需要。

4. 认知方面的需要　指个体在认知、思考和能力方面的需要，如个体需要不断学习、思考问题、寻求解决问题的能力等。

5. 精神方面的需要　是指有关人的精神信仰、精神依托方面的需要，如宗教信仰、祈祷等。其主要作用是寻求心灵上的慰藉。

（三）人的成长与发展

护理工作贯穿于人的生命全过程，护士面对的服务对象处于各个年龄阶段，具有不同的身心特征。因此，护士需要了解人类生命全过程的成长与发展的特点，把握各年龄阶段护理对象特有的身心特征和基本需要，提供有效的个性化的护理服务。

二、健康

（一）健康的概念

随着医学模式的转变以及疾病谱的变化，人类对健康内涵的认识不断深化。在不同的历史条件、文化背景和个体价值观等影响下，人们对健康有着不同的理解和认识。

1. 健康观

（1）传统的健康观：认为没有疾病就是健康，将健康与疾病视为"非此即彼"的关系，忽视了人们的心理特征和社会特征。

（2）现代健康观：世界卫生组织（WHO）于1948年将健康定义为"健康，不仅是没有疾病和身体缺陷，还要有完整的生理、心理状态和良好的社会适应能力。"此定义从人的整体出发，摒弃了生物医学模式下以有机体的生物指标作为评价个体的健康状况的唯一标准，不但重视有机体的生物特征，还强调了人的心理状态和社会适应能力。

（3）健康的概念：是随着人类社会的发展而发展的。1990年，WHO关于健康的概念又有了新的发展，把道德修养纳入了健康的范畴，提出了新概念，即"健康（health）不仅是没有疾病，而且包括躯体健康、心理健康、社会适应良好和道德健康"。

2. 健康的模式

（1）健康-疾病连续体模式（图1-3）：该模式认为健康是相对的概念，是指人在不断适应内外环境变化过程中，维持生理、心理、社会等诸方面动态平衡的过程；疾病则是人的某方面功能较之健康状况处于一种偏移的状态。健康与疾病是个线型连续统一体，最佳的健康状态和死亡是两个极端。健康-疾病连续体上的任何一个点都是个体身、心、社会诸方面功能的综合表现。每个人每时每刻的健康状况都处于这一线型连续体两端之间的某一位点上，

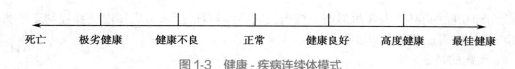

图 1-3 健康 - 疾病连续体模式

并处于动态变化中。个体从健康到疾病或从疾病回到健康的过程中,并不存在一个明确的界限。如某人某天精力充沛、心情舒畅、反应敏捷、办事效率高,其健康状况偏向最佳健康状态;过几天,他不小心感冒了,头痛、乏力、全身不适、注意力无法集中,其健康状况偏向健康不良侧。

(2) 最佳健康模式:该模式认为健康仅仅是"一种没有病的相对稳定状态。在这种状态下,人和环境协调一致,表现出相对的恒定现象"。而人应设法达到最佳健康水平,即在其所处的环境中,使人的各方面功能得以最佳发挥,以发展其最大的潜能。最佳健康模式更多地强调促进健康与预防疾病的保健活动,而非单纯的治疗活动。因此护士可应用最佳健康模式,帮助服务对象进行着眼于发挥机体最大功能和发展潜能的活动,从而帮助其实现最佳健康。如被誉为"当代保尔"的张海迪,面对生理残障的命运挑战,没有沮丧和沉沦,对人生充满了信心,乐观、开朗,充分发挥其尚存的功能,保持正常的社会交往,力所能及地为社会作贡献,使其在自身条件下达到最佳的健康水平。

3. 影响健康状况的因素

(1) 生物因素:是影响人类健康的主要因素,包括遗传、年龄、种族、性别等。如人类的染色体带有各种各样的显性或隐性基因,可造成染色体遗传性疾病,如糖尿病、血友病等。

(2) 心理因素:古人曰:"喜伤心、怒伤肝、思伤脾、忧伤肺、恐伤肾",心理因素主要是通过情绪和情感作用对健康产生影响。人的心理情绪反应可以致病,也可以治病。良好的心理情绪状态不仅有利于疾病的治疗和身体的康复,而且还可发挥药物难以达到的治疗效果。

(3) 环境因素:环境对人类健康影响极大,除一些遗传性疾病外,许多疾病都或多或少与环境有关。住宅、卫生条件、气候、食物、空气、水、土壤等因素均对健康产生影响。

(4) 生活方式:对健康产生着积极或消极的影响。良好的生活方式对健康产生积极的影响,如适当的运动、节制饮食、戒烟限酒、远离毒品、定期体检、生活规律等;不良的生活方式对健康产生消极的影响,如缺乏锻炼、吸烟酗酒、饮食过量、长期静坐等。

(5) 医疗保健:医疗保健网络是否健全、体系是否完善、群体是否容易获得及时有效的卫生保健和医疗护理服务等,均对健康产生较大的影响。

(6) 社会因素:社会政治经济因素、职业环境因素、社会治安等因素影响人们的健康水平和健康意识。如社会经济水平的提高有利于增加卫生资金投入,改善卫生保健服务设施,从而提高人们的健康水平;而职业有害因素可导致从业人员的职业损伤甚至引发职业病。

(二) 疾病的概念

随着人们对健康的深入了解,对疾病的理解也发生了质的改变,疾病不再是由单纯的生物因素(遗传、细菌、病毒、寄生虫等)所引起,而是机体在多种因素的影响下发生的复杂过程。

1. 疾病的概念 现代疾病观对疾病的认识,不仅局限于身体器官的功能与组织结构的损害,还包括人体各器官、系统之间的联系,人的心理因素与躯体因素的联系,以及人体与外界环境之间的联系。疾病(disease)是机体在一定内外因素作用下而引起的某部分的结构形态、代谢和功能的变化,表现为损伤与抗损伤的整体病理过程,是机体内外环境动态平衡的破坏或机体偏离正常状态的过程。

2. 疾病的特征

(1) 是人生命活动中与健康相对应的生命现象,是机体的整体反应过程。

(2) 是机体动态平衡的协调发生障碍,机体对内外环境适应的失败,即机体内部各系统之间和机体与外界环境之间的协调发生障碍。

(3) 是身心因素相互作用和影响的过程。

3. 疾病的影响 疾病是人的重要生活事件,会对机体产生多方面的影响。护士应协助病人找出适应疾病的方法,避免不良的行为及情绪的发生。

(1) 角色的改变:由于疾病的影响,病人可暂时免于承担一些家庭、社会角色,而进入病人角色。

(2) 行为和情绪的改变:它与疾病的性质及严重程度有关。通常短期的、无生命危险的疾病不会引起明显的行为及情绪的改变;而重病尤其是威胁生命的疾病则可引起强烈的行为及情绪反应,如愤怒、恐惧、焦虑、失望、无助感等。

(3) 对个人自主性与生活方式的影响:许多病人为了疾病的康复,愿意放弃自己原有的生活方式和生活习惯,而出现更多的依从或遵医行为。

(4) 对个人形象的影响:有些疾病可引起个体形象的改变,导致病人出现一系列心理反应。如外伤后的截肢、瘫痪、激素治疗后的肥胖、化疗后的脱发等,反应的过程一般包括震惊、否认、逐步承认与接受和配合康复四个阶段。

(5) 对自我概念的影响:尤其是一些久治不愈的疾病以及一些社会上存在一定偏见的疾病如精神病、性病等,常影响病人的自尊心或使其难以回到自己原有的角色。

(6) 对家庭经济的影响:患病后到医院就诊或接受住院治疗,甚至需要手术治疗,都会增加家庭支出,对于经济收入有限的一般家庭来说是一个负担。如果病人本身是家庭生计的主要承担者,患病会使家庭的经济来源出现问题,更加重其家庭的经济负担。

(三) 健康与疾病的关系

1. 健康与疾病在一定条件下可以互相转化 健康与疾病是生命连续统一体中的一对矛盾,这对矛盾随时都在变化,并在一定条件下可以相互转化。如在当今竞争日趋激烈的状态下,人们脑力及体力长期超负荷的付出,身体的主要器官长期处于入不敷出的非正常状态,诱发器官功能的障碍,是导致疾病的不可忽视的原因;相反慢性疾病病人其病情稳定后也可以参加社会活动,逐渐恢复健康。

2. 健康与疾病之间没有明确的分界线 在任何时候,一个人的健康总是相对的,没有完全的健康,二者之间存在"过渡形式",即所谓的"亚健康"状态。健康与疾病是动态的,不是绝对的,如一个人自觉不适,可能是由于疲劳所致,处于亚健康状态,并非是患了某种疾病,但也可能是某些疾病的先兆。一个早期癌症的病人,可能毫无症状,但疾病已潜伏在其体内并在继续发展中。

三、环境

人类赖以生存的周围一切事物称为环境。环境是人类生存的空间,人类的健康与环境状况息息相关。环境包括内环境和外环境,内、外环境之间不断地进行物质、信息、能量的交换,保持动态平衡。

（一）人的内环境

是影响机体的内部因素,由生理环境和心理环境组成。

1. 生理环境　人体各系统之间通过神经、体液的调节维持生理平衡状态。当一个系统出现问题时,其他系统也会随之发生变化而引起机体整体功能变化。如当心脏功能衰竭时,血管内的有效循环血量减少,影响血液和氧气的运送,导致气体交换、营养物质吸收和利用、代谢产物排泄等功能的障碍。

2. 心理环境　心理环境是人的心理状态,对健康影响较大。人们在生活中,时刻接受着来自客观世界的各种刺激,引起人的肯定或者否定的心理反应。尤其是当生活中出现突发事件或意外挫折时,更会引起强烈的心理反应,如果不能经过心理调节产生新的适应,心理长期处于紧张状态,可使机体免疫功能发生改变,导致某些心身疾病的发生。

（二）人的外环境

是影响机体外界因素的总和,由自然环境和社会环境组成。

1. 自然环境　即生态环境,是存在于人类周围的各种自然因素的总和,是人类赖以生存和发展的物质基础。包括空气、阳光、水、土壤等物理环境和动物、植物、微生物等生物环境。在我国随着经济快速增长,环境污染也日渐凸现,影响着人类的健康。

2. 社会环境　影响个体和群体的心理行为,与人类的精神需要密切相关,包括经济条件、政治法律、人际关系、文化教育、宗教信仰、风俗习惯等。人口过度增长、文化教育滞后、人际关系不和谐、医疗保健服务体系尚不够完善等都可影响人类的健康。

（三）健康与环境的关系

人类的一切活动都离不开环境,人类与环境相互依存、相互影响。

1. 环境质量的优劣影响人类的健康　某些疾病完全是由于环境因素导致的,并非人体自身的因素所引起。环境污染问题严重威胁着人类的健康。

2. 人能有意识地改造人类生存的环境　随着危及人类生存的现代环境问题的出现,人类开始反省自己,并作出了一系列的反应,诸如封山、造林、种草、建立自然保护区、重视对资源的控制开发和对环境的治理等,使人类的生存和发展更能适应环境的发展规律。

四、护理

护士只有对护理内涵及护理专业有所认识,才能不断塑造自身的专业特征,培养自己的专业素质,并在护理工作中扮演好自己的角色。

（一）护理的概念

护理的概念是随着护理专业的形成和发展而不断变化和发展的。纵观护理发展历史,其概念和内涵随着其理论研究和临床实践的发展,逐步从简单的"照料、照顾"向纵深方向拓展和延伸。

1980 年美国护士协会将护理定义为:护理(nursing)是诊断和处理人类对现存的或潜在的健康问题所产生的反应。这一定义较好地表达了护理学的科学性和独立性,目前被大多数国家护理界认同和采用。

（二）护理的内涵

尽管护理在近一百年来发展迅猛,变化颇大,但它所具有的基本内涵,即护理的核心始终未变,主要包括:

1. 照顾　是护理永恒的主题。纵观护理发展史,无论在什么时期,亦无论是以什么方式提供护理,照顾病人或护理对象永远是护理的核心。

2. 人道 护士是人道主义忠实的执行者。首先要求护士视每一位护理对象为具有个性特征的个体、有各种需要的人,从而尊重个体,注重人性;同时也要求护士对待护理对象一视同仁,积极救死扶伤,为人类的健康服务。

3. 帮助 是护士用来与护理对象互动以促进健康的手段,这种帮助性关系是双向的。体现在护士以自己特有的专业知识、技能提供帮助与服务,满足护理对象特定的需要,与其建立起良好的帮助性关系;同时护士在帮助护理对象时也从中深化了自身专业知识、积累了工作经验,自身也获益提高。

(三) 护理与健康的关系

护理贯穿于人的生命全过程,通过护理活动,为护理对象创造良好环境,帮助护理对象提高应对和适应能力,以满足多方面需要,促进机体的健康状况向最佳健康方面转化,实现"帮助病人恢复健康,帮助健康人促进健康"的目标。护理在健康服务领域中发挥着无可替代的作用,护士被誉为"健康的天使"、"生命的守护神"。护士在健康促进、健康保护中担当着重要的角色。

第五节 护理相关理论

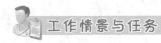 工作情景与任务

导入情景:

某医院来了一位输尿管结石病人张阿姨,女,52 岁。入院时腰部、腹部剧烈疼痛,在床上辗转不安,焦虑、烦躁。

工作任务:

1. 明确张阿姨目前尚未满足的需要。
2. 正确分析威胁张阿姨的压力源。
3. 提供有效的护理措施,帮助病人应对压力。

任何学科的发展都是建立在可用于指导实践的理论知识体系之上,护理学作为一门独立的学科,拥有自己的知识体系,在其发展过程中,运用和借助其他相关学科的理论,包括系统理论、需要层次理论、压力与适应理论等,来丰富和完善护理理论的知识体系,使护理理论作为护理实践的基础和指导,从而促进护理专业的发展。自 20 世纪 50 年代起,护理学独立的理论体系得以形成和发展。

一、系统理论

系统作为一种思想,早在古代就已萌芽,但作为科学概念的使用,却是在现代。1925 年由美籍奥地利生物学家贝塔朗菲(L.V.Bertalanffy)提出将有机体当作一个整体或系统来考虑的观点。1937 年,他首次提出"一般系统论"的概念。20 世纪 60 年代后,系统论得到了广泛的发展,其理论与方法渗透到有关自然和社会的一切科学领域及生产、技术领域,日益发挥重大而深远的影响。

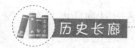

生物学家贝塔朗菲生平

贝塔朗菲1901年9月19日生于奥地利首都维也纳附近的阿茨格斯多夫,1972年6月12日卒于纽约州布法罗。1926年他荣获维也纳大学哲学博士学位,在该校任教。1937年起,先后在美国芝加哥大学、加拿大渥太华大学、阿尔贝塔大学、纽约州立大学等处任教。1937年,提出了一般系统论的初步框架,1945年在《德国哲学周刊》18期上发表《关于一般系统论》的文章,但不久毁于战火,未被人们注意。1947年他在美国讲学时再次提出系统论思想。1950年发表《物理学和生物学中的开放系统理论》。1955年他的专著《一般系统论》,成为该领域的奠基性著作。20世纪60~70年代受到人们的重视。1972年发表《一般系统论的历史和现状》,把一般系统论扩展到系统科学范畴。

(一)系统的概念与分类

1. **系统的概念** 系统(system)是指由若干相互联系、相互作用的要素所组成的具有一定结构和功能的整体。系统可分为两方面:一方面系统是由多个要素(子系统)所组成,各要素之间都是相互联系、相互制约的;另一方面系统中的每一个要素都有自己独特的结构和功能,且这些要素集合起来构成一个整体系统后,它又具有各孤立要素所不具备的整体功能。如消化系统是由多个子系统(口腔、食管、胃、小肠、大肠等)组成的,各子系统都有自己的结构和功能,但这些子系统集合起来成为一个整体系统后,它具有各子系统所没有的整体功能。

2. **系统的分类** 自然界和人类社会都存在着千差万别的各种系统,人们可以从不同角度对它们进行分类。常用的分类方法有以下几种:

(1)按组成系统的要素性质分类:可分为自然系统和人造系统。自然系统是指由自然物所组成的、客观存在的系统,如人体系统、生态系统等。人造系统是指为达到某种目的而人为建立起来的系统,如计算机软件系统等。实际上大多数系统是自然系统与人造系统的结合,也称复合系统,如卫生系统、教育系统等。

(2)按系统与环境的关系分类:可分为封闭系统和开放系统。封闭系统是指不与外界环境进行物质、能量和信息交流的系统。封闭系统是相对的、暂时的,绝对的封闭系统是不存在的。开放系统是指与外界环境不断进行物质、能量和信息交换的系统。开放系统与环境联系是通过输入、转换、输出与反馈(反馈:系统的输出反过来又进入系统并影响系统的功能。)来完成的(图1-4)。

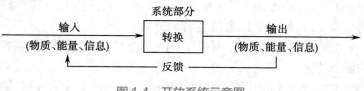

图1-4 开放系统示意图

(3)按系统运动的状态分类:可分为动态系统与静态系统。动态系统指系统状态随着时间的变化而变化,如生物系统。静态系统是指系统状态不随时间变化,具有相对稳定性。静态系统是动态系统的一种暂时的极限状态,绝对静止不变的系统是不存在的。

(4) 按组成系统的内容分类:可分为物质系统和概念系统。物质系统是指以物质实体构成的系统,如动物、仪器等。概念系统是指由非物质实体构成的系统,如科学理论系统、计算机系统等。大多数情况下,物质系统与概念系统是相互结合、密不可分的。物质系统是概念系统的基础,概念系统为物质系统提供指导服务。

（二）系统的基本属性

1. **整体性** 系统功能不是各要素功能的简单相加,当系统将各要素以一定的方式组织构成一个整体后,就产生了孤立要素所不具备的特定功能。因此,系统的整体功能大于各要素功能之和。

2. **目的性** 每个系统的存在都有其特定的目的。系统结构不是盲目形成的,而是根据系统的目的和功能需要,建立系统及各子系统之间的联系。如学校系统的目的是教书育人、培养人才,医院系统的目的是治疗疾病、救死扶伤。

3. **相关性** 系统各要素之间是相互联系、相互制约的,其中任何要素的性质或行为发生变化,都会影响其他要素乃至整体的性质和行为的变化。如一个人的心理压力过大时,就可能引起消化系统和内分泌系统的功能紊乱。

4. **动态性** 指系统随时间的变化而变化。系统要运动和发展必须通过内部各要素的相互作用,物质、能量、信息的转换,内部结构的不断调整以达到最佳功能状态;同时系统总是存在于一定的环境中,不断与环境进行物质、能量和信息的交换,以适应环境,维持自身的生存与发展。

5. **层次性** 任何系统都是有层次的。较简单、低层次的系统称为子系统,较复杂、高层次的系统称超系统。对于一个系统来说,它既是由某些要素(子系统)组成,同时,它自身又是组成更大系统(超系统)的一个要素(子系统)。如学校是各班级的超系统,同时学校又是教育局的子系统(图1-5)。

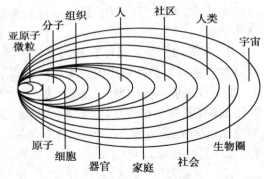

图1-5 一般系统理论示意图

（三）系统理论在护理中的应用

1. **用系统理论的观点看待人** 护理的对象是人,人是一个由多要素组成的系统,具有以下基本特点:

(1) 人是一个自然系统:人的生命活动与健康的基本条件使人体与内外环境保持协调与平衡。

(2) 人是一个开放的、动态的系统:人与外界环境及人体内部,每时每刻都在进行着能量、物质、信息的交换及转换活动,以维持生命和健康。

(3) 人是具有主观能动性的系统:人对自身的功能状态具有意识和监控能力,对自己的活动具有选择和调节能力。

2. **用系统理论的观点看待护理** 护理系统(care system)是由若干要素组成的具有一定组织形式,实现一定护理功能的有机整体。护理系统有以下的基本特点:

(1) 护理系统是一个复杂的系统:护理系统包括临床护理、社区护理、护理教育、护理研究等子系统,各子系统内部又有若干层次的子系统。要发挥护理系统的最大效益,必须运用系统的方法,不断优化护理结构,调整各部分关系,使之协调发展,高效运行。

(2) 护理系统是一个开放系统:护理系统与社会外界环境有着密切的信息、资源、技术等交换,通过不断的输入、输出等功能活动,达到为人类健康服务的目标,并求得自身的稳定和发展。

(3) 护理系统是一个动态的系统:护理系统要适应变化,主动发展,不断调整内部发展机制和运行规律,勇于创新。

(4) 护理系统是一个具有决策和反馈功能的系统:在护理系统中,护士和病人是构成系统的最基本要素,护士在基本要素中起支配、调控作用。病人的康复依赖于护士全面收集资料,正确分析资料、科学的决策和及时评价反馈。因此,要加强对护士的科学分析能力、判断能力及决策能力的培养。

3. 系统理论促进整体护理理念的形成 根据系统理论的观点,护理的服务对象是人。人是一个由生理、心理、社会、文化等多要素组成的统一体,是一个整体,也是一个系统。人的生理、心理、社会等方面相互依存、相互作用,人又要不断地与周围环境进行着物质、能量和信息的交换。当机体的某一器官或组织发生病变时,仅仅提供疾病护理是不够的,还应提供心理、社会等要素的全方位的护理。因此,系统理论促进了整体护理理念的形成。

4. 系统理论构成护理程序的理论框架 护理程序是临床护理中一个完整的工作过程,包括评估、诊断、计划、实施和评价五个步骤,护理程序可以看成是一个开放系统。

二、需要层次理论

(一)需要的概述

1. 需要的概念 需要(need)是人脑对生理与社会要求的反映。如在生理上对食物、水、氧气及避免有害刺激等的需要;在心理上有对情爱、交往、自尊及求知等的需要。需要是一个人最基本的动力所在,人的一切活动都是为了满足需要,但个体在获得需要时,又受到社会生活条件、人类文明及法律法规等因素的制约。虽然人的需要是不断发展而永无止境的,但个体在满足需要而进行各种活动的同时,还可以有意识地调节自己的需要服从大局的需要。

2. 影响需要满足的因素 需要的满足受个体自身内在因素及其所处的外部环境的影响与限制。个体的内在因素包括生理因素、情绪因素、认知因素、个人因素等方面;外在因素包括环境因素、社会因素、文化因素。

(二)需要层次理论

19世纪50年代,许多心理学家、哲学家和护理学家从不同角度探讨了人的基本需要,形成了不同理论。其中影响力最大,应用最广泛的是马斯洛的人类基本需要层次论。马斯洛(Abraham Human Maslow)是美国人本主义心理学家。他发表的文章和著作中,论述了人类基本需要层次理论。马斯洛认为,人的基本需要有不同层次,按其重要性和发生的先后顺序,由低到高分为五个层次,并按"金字塔"形状加以描述。

1. 马斯洛的人类基本需要理论包括五个层次(图1-6):

(1) 生理的需要:是人类最基本的需要,如食物、空气、水、适宜的温度、清洁、休息、睡眠、排泄、避免疼

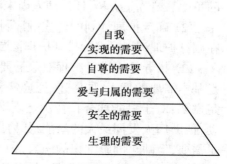

图1-6 马斯洛人类基本需要层次论示意图

21

痛等,是人类最基本、最低层次、最强有力的需要,是其他需要产生的基础。

(2) 安全的需要:指安全感、避免危险、生活稳定、有保障。安全需要普遍存在于各个年龄阶段,特别是婴儿期及危重病人更为明显。

(3) 爱与归属的需要:指个体对家庭、朋友、伙伴的需要,对得到组织、团体认同的需要,希望得到他人的爱和给予他人爱的需要。如果这种需要得不到满足,就会产生孤独、空虚、被遗弃等痛苦。

(4) 自尊的需要:指个体对自己的尊严和价值的追求,包括自尊、被尊重和尊重他人。尊重的需要得到满足,可使人有价值、有力量、有成就感,使人自信,否则就会产生自卑、软弱、无助等感觉。

(5) 自我实现的需要:指一个人需要充分发挥自己的才能与潜力的要求,实现自己在工作、学习及生活上的愿望、理想和抱负,并能从中得到满足。

马斯洛认为,人的基本需要虽然有层次高低之分,但各层次需要之间彼此关联:首先必须满足较低层次的需要,再考虑较高层次的需要;各种需要得到满足的时间不一定相同;一般是较低层次的需要得到满足后,才会出现更高层次的需要;也可发生各层次需要重叠出现或层次顺序发生改变;越高层的需要满足的方式和程度差异越大;基本需要满足的程度与健康密切相关。

2. 凯利希的人类基本需要理论 在马斯洛提出人的基本需要层次理论几年后,美国护理学家理查德·凯利希(Richard Kalish)将这一理论加以修改,认为知识的获取是人类好奇心和探索所致。

因此,在生理和安全需要之间增加一个层次即刺激的需要,包括性、活动、探索、好奇心和操纵(图1-7)。

(三) 需要层次理论在护理中的应用

需要层次理论对护理工作有着重要的指导意义,它能指导护士充分认识各类病人的需要,明确目前尚未满足的需要,预测可能出现的需要,从而提供有效的护理措施,满足病人需要,促进恢复和维护病人健康。

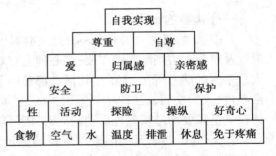

图1-7 凯利希人类基本需要层次论示意图

1. 需要层次理论对护理实践的意义

(1) 帮助护士识别病人未被满足的需要:护士要按照人类基本需要的不同层次,从整体的角度系统收集资料,评估病人尚未满足的需要层次,发现护理问题,立即帮助解决。

(2) 确定护理计划的优先顺序:护士可根据"需要层次理论"判断问题的轻、重、缓、急,在制订护理计划时准确排列护理诊断的先后顺序。

(3) 指导护士满足护理对象需要的方式:①直接满足病人的需要:对于完全无法自行满足基本需要的病人,如昏迷、瘫痪病人和新生儿等,护士应提供全面的帮助。②协助病人满足需要:对于只能部分自行满足基本需要的病人,护士应鼓励病人完成力所能及的自理活动,帮助病人发挥最大的潜能,如协助病人功能锻炼等。③进行健康教育:对于基本能够满足需要,但缺乏健康常识的病人,护士可通过卫生宣教、科普讲座、健康咨询等多种形式,为护理对象提供卫生保健知识,如对孕、产妇进行保健和育儿指导;协助糖尿病病人制定饮食计划等。

2. 应用需要理论满足病人的基本需要 护士应具备全面评估病人需要的能力,明确病人尚未满足的需要,并根据其优先次序制定和实施相应的护理措施,以帮助病人满足需要,恢复机体的平衡稳定。

(1) 生理的需要:疾病常常导致病人各种生理需要无法得到满足,如氧气、水、营养、温度、排泄、休息和睡眠、疼痛的避免等。因此,护士应该运用各种护理技能首先满足病人的生理需要。

(2) 刺激的需要:病人在患病的急性期,对刺激的需要往往不明显,待急性期过后逐渐明显起来。如卧床病人需要翻身、适当的肢体活动,以防止皮肤受损和肌肉萎缩。长期单调的生活不但会引起情绪低落和体力衰退,智能活动也会受影响。所以护士应注意满足病人刺激的需要,美化病区环境,及时做好健康教育,鼓励病人和周围的人建立良好的人际关系,安排适当的娱乐活动。

(3) 安全的需要:人在患病时安全感会降低,特别是对医院环境不熟悉,对医疗技术水平不了解,担心治疗效果和医疗护理技术,对各种检查和治疗感到焦虑、恐惧,担心住院带来的经济问题等。因此,护士应采取各种措施帮助病人提高安全感,用认真的工作态度、娴熟的操作技能、人文的关怀获得病人的信任,从而增加病人战胜疾病的信心。

(4) 爱与归属的需要:人在患病时无助感增强。因此,爱与归属的需要也就变得更加强烈。病人希望得到家人、朋友、周围人的关心、理解和支持。所以,应建立良好的护患关系,允许家属探视并鼓励其参与病人的护理,帮助病人之间建立友谊。

(5) 自尊与被尊重的需要:人在爱与归属的需要得到满足后,才会感到被重视和尊重,这两种需要是相互关联的。患病后病人会因某些方面的能力下降而影响自身价值的判断,往往会感到由于疾病而失去自身价值或成为别人的负担,担心被轻视等而影响其自尊需要的满足。因此,护士在与病人交往中要礼貌称呼病人,认真倾听病人意见,尊重病人的个人习惯、价值观念及宗教信仰等。在进行护理操作时,应注意减少病人肢体的暴露,保护病人的隐私,维护病人的自尊。让其体验到自己是重要的、被别人接受的、受人尊重的和有价值的。

(6) 自我实现的需要:是个体最高层次的需要,自我实现需要的产生和满足程度因人而异。护理的功能是切实保证低层次需要满足的基础上,为自我实现需要的满足创造条件。在满足基本需要的基础上,护士应鼓励病人表达自己的个性和追求,帮助病人认识自己的能力和条件,鼓励病人积极配合治疗及护理,为达到自我实现而努力。

三、压力与适应理论

(一) 压力的概述

1. 压力的概念 "压力"一词来源于拉丁文"stringere",意思是"紧紧捆扎或用力提取"。在现代汉语中被翻译为"压力"、"应激"、"紧张"。压力是个复杂的概念,在不同的时期和不同的学科中有不同的含义。但目前普遍认为,压力(stress)是指个体对作用于自身的内外环境刺激作出认知评价后,引起的一系列非特异性的生理及心理紧张性反应状态的过程。

2. 压力源的概念 压力源(pressure source)又称应激源或紧张源,指任何能使机体产生压力反应的内外环境的刺激,即能引起机体生理及心理状态发生异常的因素。一般按性质可分为四类:

(1) 躯体性:指对个体直接产生刺激作用的各种刺激物,包括各种理化因素、生物因素及生理病理因素的刺激。如冷热刺激、水源污染、细菌、病毒、妊娠、分娩、更年期、外伤、手术等。

(2) 心理性：主要指来自大脑中的紧张信息而产生的压力。如考试、比赛、求职竞聘,考试不理想、工作不顺心等易造成心理挫折感、不祥感和心理冲突。

(3) 社会性：指因各种社会现象及人际关系而产生的刺激。如战争、自然灾害、下岗、失恋、离婚及人际关系紧张等。

(4) 文化性：指文化环境的改变而产生的刺激。如到一个陌生的环境,由于生活习惯、语言、信仰、社会价值观等方面的不适应而引起的心理冲突。

压力源没有绝对的好坏之分,并非所有压力源都会造成机体的影响。一般情况压力可降低个体的抵抗力、判断力和决策力,长期处于压力状态下会引起心身疾病。但对压力的挑战不总是有害的,要取决于个体的特质、处境、压力的强度及个体的能力,如为了适应社会需要而努力学习,这种压力将促进个人的成长。

3. 压力反应　压力反应(stress reaction)是机体对压力源所产生的一系列身心反应。一般分为两类。

(1) 生理反应：常见的生理反应有心率加快、血压升高、呼吸加快、血糖升高、胃肠蠕动减慢、肌张力增加、敏感性增强、免疫力降低等。

(2) 心理反应：常见焦虑、忧郁、否认、怀疑、依赖、自卑、孤独、恐惧、愤怒、敌意、自怜等。

(二) 压力的应对

压力存在于人类社会生活的各个领域,面对压力源时,个体会运用多种多样的应对措施,主动应对压力。但每个人对压力做出的反应,取决于个体对压力的感知及应对压力的能力和条件。

1. 减少压力的刺激　可采取改善人际关系,运用灵活处事的方法,缓解紧张的气氛,以乐观积极的态度对待问题,以轻松幽默方式开展社交活动;科学合理地安排时间,制订有效的行动计划,处理事物当机立断,学会恰当而有艺术性的拒绝,避免压力源的刺激。

2. 正确认识、评价压力　"有效化解压力的关键在于对压力的积极评估"。应对压力首先要提高认知能力,采用正确的认知方式,既看到事物不利方面的影响,同时更应观察其有利方面的因素,增强自信,平衡情绪。这种正确认识自己,正确认识周围事物的理性思维,不仅可以培养个人积极、阳光的社会心态,而且还可有效提高个人应对压力的能力。

3. 减轻压力反应　多数压力是无法避免的,只有提高身心的压力承受力,才能减轻压力反应,从而保持身心健康。方法有:①进行有规律的有氧运动,以减轻压力的刺激。②注意摄入平衡的营养膳食,并运用休息的方式应对压力,使身心充分得以放松。③选择有效缓解压力的技巧,如深呼吸训练、听音乐、渐进性肌肉放松训练、引导想象放松、言语想象暗示放松训练等。④有效调节心理平衡,正确面对自己和他人,不过分苛求自己及他人,正确面对成功与挫折,寻求必要的帮助和可能的支持力量,缓解压力反应对身心的影响。⑤采用积极有效的应对方法,寻求适当的发泄方式,宣泄压力所产生的情感反应。

4. 及时寻求专业帮助　当强烈的压力源导致身心失衡,且无法通过上述方法减轻压力时,容易引发身心疾病。此时必须及时寻求专业人员(医护人员、心理医生、专业咨询师等)的帮助。由他们提供针对性的治疗与护理,促进个体身心健康水平。若寻求专业帮助不及时或不恰当,则会导致病情加重或演变为慢性疾病等,如高血压、胃溃疡、抑郁症、精神分裂症等。

(三) 适应的概述

1. 适应的概念　适应(suit)是生物体促进自己更能适合生存的一个过程,是应对行为的最终目标,是所有生物的特征。事实上,适应是一种长期的应对行为。人在遇到任何压力源时,都要选择一系列应对行为进行适应。若适应成功,身心得以维持或恢复平衡;若适应有误,就会导致疾病。而疾病作为压力源,又会促使人们采取一系列应对行为去适应。主动适应是人的最卓越的特性,是人体维持内外环境平衡和对抗压力的基础。

2. 适应的特点

(1) 适应的目的是最大限度地维持机体内环境的稳定状态,是一种主动的自我调节过程。当人们面对压力源时,会主动地应对或逃避。如人在饥渴时,会主动地寻找食物和水。

(2) 适应是一种涉及生理、心理、社会文化等多个层面的整体性反应过程。

(3) 适应能力具有个体差异性,与个体的应对资源如遗传素质、性格及经历有关。

(4) 适应是有限度的。虽然压力源的作用会使人的一些行为和能力发掘出很大的潜力,但适应不能超过一个人的身体、社会心理及精神的稳定范围。

(5) 适应与时间有关,时间充分可以适应得较好,否则难以适应。

(四) 压力的适应

1. 生理适应

(1) 代偿性适应:指当外环境对人体的需要增加或改变时,人体所作出的反应。

(2) 感觉适应:指人体对某种固定情况的连续刺激而引起的感觉强度的减弱。

2. 心理适应 是指人体感到心理压力时,调整自己的态度去认识压力源,摆脱或消除压力,恢复心理平衡的过程。

3. 社会文化适应 指调整个体的行为举止,以符合社会规范、习惯、信仰,某一特殊文化环境,应对各种团体与家庭的压力,使之符合要求。

4. 技术适应 指通过技术的掌握,改造自然环境,控制环境中的压力源。

(五) 压力与适应理论在护理中的应用

1. 病人面临的压力及护理

(1) 住院病人常见的压力源

1) 环境陌生:住院病人对病室环境不熟悉,对医生和护士不了解,对医院的饮食不习惯,对医院的作息时间不适应等。

2) 疾病威胁:当病人知道自己可能患了疑难病症、不治之症、即将进行的手术有可能致残或影响机体功能、自身形象,也可能是突然生病住院等。

3) 缺少信息:病人对自己所患疾病的诊断、治疗及将采取的护理措施等不清楚,对手术和药物疗效存在疑虑,对医务人员所说的医学术语不明白,或病人所提的问题没能得到满意的答复等。

4) 丧失自尊:病人因患病而失去自我照顾的能力,由他人帮助进食、如厕、洗澡、穿脱衣裤或卧床休息,不能按照自己的意愿行事等。

5) 不被重视:医护人员没有及时地协助病人获得基本需要,忽视了与病人及家属的沟通等。

(2) 帮助病人预防及应对压力的策略

1) 协助病人适应病区环境:护士应为病人创造一个整洁、安静、舒适、安全、人文环境和愉快轻松的康复环境,主动热情地接待病人,介绍医院及病区的环境、规章制度、作息时间及主管医生、责任护士等,使病人消除由于陌生和孤独带来的心理压力。

2) 协助病人适应病人角色:护士对病人要表示接纳、尊重、关心和爱护。护士应主动了解不同病情、来自不同生活背景的病人的心理、生理感受及各方面的需要,及时给予恰当的心理疏导,并在各种护理活动中尽量满足病人需要,降低心理压力。

3）提供有关疾病的信息:护士应将有关疾病方面的信息及时告知病人,并让病人参与治疗和护理计划,减少病人的焦虑及恐惧情绪,增加心理安全感,使病人发挥自己的主观能动性。

4）锻炼病人的自理能力:自理是心理健康的一个标志,也是减少心理压力的一个重要内容。护士应使之尽可能参与自己的治疗及护理,尽量达到最大限度的自理。恢复病人的自尊心、自信心、自我控制感、价值感、意志力,提高战胜疾病的信心。

5）调动病人的各种社会支持系统:社会支持系统的主要功能有提供信息及指导、提供心理支持、提供物质支持及帮助。护士应帮助病人应用这些支持系统,减少压力源给病人带来的压力反应,提高病人的应对能力。

6）心理保健训练:鼓励病人通过各种方式宣泄内心的感受、想法及痛苦。护士应理解病人的情绪变化与疾病造成的心理压力有关,指导病人进行自我心理保健训练,如用暗示法、活动转移法、倾诉法、放松法等来发泄自己的消极情绪。

2. 护士面对的压力与适应

（1）护士常面对的压力源:护理工作的压力源主要表现在专业及工作方面的问题、工作量及时间分配的问题、环境及资源方面的问题、护理病人方面的问题、管理及人际关系方面的问题等。概括如下:

1）工作环境复杂:医院是一个集社会学、医学、生物学和心理学的复杂体系,同时也是一个充满焦虑、变化和沟通障碍的场所。另外,许多有害因素如细菌、病毒、核放射线等,都是护士要应对的环境因素。

2）工作强度偏高:护士工作常要面对诸多的复杂性和紧迫性,护士必须灵活应对,并迅速作出反应,如急症抢救、生死离别、新技术的开展及复杂的病情等。同时,护士要及时满足病人的各种需要,脑力及体力的工作压力,加上频繁倒班,对护士的生理、心理、家庭生活和社交活动都有不同程度的影响。

3）人际关系复杂:护理工作的性质决定了护士必须经常面对复杂环境。护士要面对饱受疾病折磨,心理状态不同,层次不同的病人及家属;护士还必须应对病人的悲伤、恐惧、愤怒等情绪变化,这些必将增加护士的心理压力。

4）职业风险性高:医院环境中有许多职业损伤因素,如细菌和病毒的侵袭、辐射的损害等,使护士在客观上面临感染的危险和其他职业性损伤。另外,担心差错事故等风险因素给护士带来很大的心理压力。

5）自我价值下降:长期紧张的工作使护士产生工作疲乏感,工作热情和责任感受挫,不但影响到个人的身心健康和生活,而且还会影响护理工作的质量。

（2）护士适应工作压力的对策:护士应培养自己运用压力与适应的理论,提高自我调节和自我防护的能力,增加对外界需求的适应性,缓解或消除应激反应,以维护身心健康,创造良好的护理服务质量。

1）树立正确的职业价值观,建立现实的期望和目标。

2）积极参加继续教育提高专业知识与技能水平,提高自我调节、解决问题的能力。

3）培养广泛的个人兴趣和爱好,积极参加各类有益身心健康的活动。

4）养成健康的生活方式,保证适量的运动、均衡的营养和充足的睡眠,有利于对抗压力源的挑战。

　　5）定期用压力源量表自我测量,面对压力时采用适宜的自我调节方法,如听音乐、散步、阅读等,为不良情绪寻求适当的缓冲途径。

　　6）建立支持系统,在面对压力时可向亲属、朋友、同事倾诉,寻求帮助。同时善于利用领导和上级主管部门给予的支持,如给护士提供更多的深造学习机会,提高护士待遇,加强技能培训,合理调配人员,减少护士非专业性工作,避免工作负荷过大等。

（范惠英）

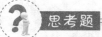 思考题

　　1. 甲女士说:"今年,我女儿去卫校读书了,护理专业。"乙女士说:"那以后还不是给病人端屎端尿,又没有地位还被人瞧不起。"丙女士说:"不对,现在护士和医生一样,都是被社会尊重的,待遇也很高。"

　　请问:

　　(1) 她们说的对吗?

　　(2) 你是如何理解护理的内容?

　　(3) 护理学范畴和任务是什么?

　　2. 病人,钱先生,65岁,早餐后做家务时突然出现头部剧烈疼痛,伴恶心,喷射状呕吐,稍后意识模糊,被急诊送到医院后,立即进行 CT 检查,图像显示高密度影,脑膜刺激征阳性,无肢体瘫痪,病危。

　　请问:

　　(1) 针对病人情况,应选取何种护理工作方式?

　　(2) 常见的护理工作方式有哪些?

　　3. 护生小红说:"我的语文、英语成绩不好,体育课我不想去,我要抓紧时间学习把成绩赶上来。"护生小芳说:"听说文化成绩不重要,只要把专业课学好就行,而我体型偏胖,决定每天要节食减肥,只有身材苗条穿护士服才好看。"

　　请问:

　　(1) 你认为她们说的对吗? 护士应该具备什么素质?

　　(2) 护士具有哪些角色功能?

　　4. 病人李女士,65岁,患糖尿病住院治疗。李女士老伴三年前去世,子女因工作繁忙,探视较少。病人情绪低落,经常流泪不语,想出院回家。

　　请问:

　　(1) 试分析医院中有哪些常见的压力源可以对该病人造成压力。

　　(2) 护士应特别注意满足病人哪方面的需要?

　　(3) 马斯洛的基本需要层次理论的主要内容有哪些?

第二章 护理程序

学习目标

1. 具有良好的职业情感和职业道德,尊重关心护理对象。
2. 掌握护理程序的概念及步骤;护理诊断的概念、组成成分、陈述、注意事项。
3. 熟悉护理程序的意义、特点。
4. 了解护理程序的发展背景。
5. 学会护理程序的工作方法,为护理对象提供整体护理。

护理程序是护理活动中一个连续的工作过程,是一种科学地确认问题和系统解决问题的工作方法和思维方法。它从收集资料入手,评估护理对象的健康状况,提出护理诊断,制订护理计划,付诸实施,最后进行护理效果评价,最大限度地满足护理对象的需要,解决护理对象的健康问题,提供护理对象身心全面的个体性的整体护理。护理程序的应用,体现了护理工作的科学性、专业性和独立性,展示了护理的服务内涵、职业行为和专业形象,是现代护理理论逐步完善的标志。

第一节 护理程序的概述

工作情景与任务

导入情景:

妇科病房今天收治了一位 44 岁的女病人李阿姨。李阿姨有高血压史 1 年,近日头痛、头晕、乏力加剧。检查:BP 170/95mmHg,肥胖,心肺听诊无异常。

工作任务:

1. 正确区分主观资料和客观资料。
2. 正确确定李阿姨的护理问题。
3. 正确为李阿姨实施系统化的整体护理。

一、护理程序的概念

护理程序(nursing process)是以促进和恢复护理对象的健康为目标所进行的一系列有目的、有计划的护理活动,是一个综合的、动态的、具有决策和反馈功能的过程,通过对护理对象进行主动、全面的整体护理,使其达到最佳健康状态。综合性指在护理活动中要用多学科的知识处理护理对象对健康问题的反应;动态性指根据护理对象病情发展过程中健康问题的不断变化而对护理措施加以动态调整;决策性是指针对护理对象的健康问题决定采取哪些护理措施;反馈性是指实施护理措施后的效果又反过来决定和影响下一步的护理措施的制订。

二、护理程序的发展背景

1955 年,美国护理学者莉迪亚·海尔(Hall LH)第一次描述了护理是一个程序过程。1961 年奥兰多(Orland IJ)撰写了《护士与病人的关系》一书,首次使用了"护理程序"一词,并提出了 3 个步骤:病人的行为、护士的反应、护理行动有效计划。1967 年尤拉(Yura H)和渥斯(Walsh)完成了第一部权威性的《护理程序》教科书,将护理程序发展成 4 个步骤,即评估、计划、实施、评价。1973 年美国召开的第一次全国护理诊断会议上,将护理诊断纳入评估步骤之中。同年若埃(Bloch)等学者提出应将护理诊断从护理评估中分离出来,作为护理程序中一个独立的步骤,从而使护理程序由以往的四个步骤发展成为目前的五个步骤,即评估、诊断、计划、实施、评价。1977 年美国护理学会正式发表声明,把护理程序列为护理实践的标准,使护理程序走向合法化。

20 世纪 80 年代初期,美籍华裔学者李式鸾博士来华讲学,将护理程序引入我国。1994 年轻美籍华裔学者袁剑云博士来华介绍,全国部分医院开始试点建设以护理程序为核心的系统化整体护理的"模拟病房"。1996 年整体护理协作网正式组建,1997 年 6 月卫生部下发文件,要求各医院积极推行整体护理。2001 年袁剑云博士又在我国介绍以护理程序为基本框架的临床路径,促进了护理程序在我国护理工作中的运用。

三、护理程序的意义

护理程序是一种系统而科学地安排护理活动的工作方法,是为护理对象提供完整的、适应个体需要的护理的一种科学方法,具有重要的实际意义。

(一) 对护理专业的意义

1. 护理学专业化的重要标志,真正体现了护理工作的科学性、专业性和独立性,促进了护理专业的发展。

2. 促进中国护理与国际护理接轨,引领中国护理专业向国际化迈进。

3. 明确了护理工作的范畴和护士角色的特征,规范了护士的专业行为。

4. 对护理管理提出新的更高的要求,尤其在临床护理质量评价方面有了新的突破。

5. 对护理教育的改革具有指导性的意义,在课程的组织、教学内容的安排,教学方法的运用等方面促使教学模式发生转变。

6. 推进了护理科研的进步,引导科研的方向,使护士把护理对象看做一个整体的人作为研究的重点和研究的方向。

(二) 对护理人员的意义

1. 变被动工作为主动工作 护理程序的运用,使护士创造性思维得以显现,护理工作摆脱了被动执行医嘱和常规操作的工作局面,使护士从医生的助手转变为医生的合作伙伴。

2. 明确自身的职责范围和专业标准 运用护理程序可使护理对象的健康问题迅速、准确地确立,并依据问题的急迫性和严重程度依次处理,提供及时的护理照顾,最后依计划评价护理目标的达成度,使护理对象始终有计划地得到照顾,体现出为护理对象解决健康问题的科学的工作方法。

3. 增强护理人员的能力 运用护理程序为护理对象提供个体性、整体性和持续性护理服务,有利于提高护理人员的专业能力,同时也有利于培养护理人员独立解决问题能力、学习能力、决策能力及人际交往能力、评判性思维能力等。

4. 提高工作成就感 在护理程序的运用过程中,能充分体现护士的角色与功能,使护理人员自我价值得以认同。

(三) 对护理对象的意义

1. 护理对象是护理程序的直接受益者 护理对象是护理程序的核心,一切护理活动都是以满足其需求,达到恢复健康或改善健康状态为目标。

2. 使护理对象获得个体化护理 护理程序经过系统地收集、分析、组织资料,确立护理对象的健康问题,依其具体问题制订护理计划,护理目标需依据护理对象的行为目标而定,强调护理对象的个体化护理。

3. 护理对象接受持续性护理 从护理对象入院开始,由一位护理人员为其建立护理病历、完成护理评估,其他工作人员可根据护理记录和护理计划,清楚了解护理对象的健康问题和执行的措施,确保护理对象可以接受持续性护理服务。

第二节 护理程序的步骤

护理程序由评估护理对象的健康状况、确认护理诊断、制定护理计划、实施护理措施和评价护理效果五个步骤组成(图 2-1)。护理程序是一个持续循环的过程,各步骤相互关联,具有交叉运用的特性。

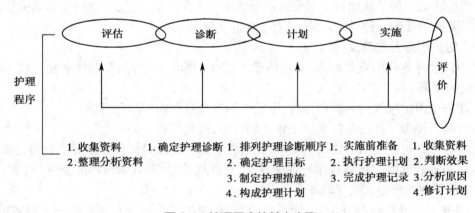

图 2-1 护理程序的基本步骤

一、护理评估

护理评估(nursing assessment)是护理程序第一步,是护士通过与护理对象交谈、观察、护理体检等方法,有目的、有计划、系统地收集护理对象的资料,为护理活动提供可靠依据的过程,护理评估始终贯穿于护理程序的每一个阶段。

（一）收集资料

1. 收集资料的目的

（1）为做出正确的护理诊断提供依据。

（2）为制定合理护理计划提供依据。

（3）为评价护理效果提供依据。

（4）为护理科研积累资料提供参考。

2. 资料的类型

（1）主观资料：是护理对象的主诉。包括护理对象感觉到的、经历的以及看到、听到、想到的描述。是通过交谈获得的资料，其中也包括亲人的代述。

（2）客观资料：是通过观察、体格检查、仪器检查或实验室检查所获得的资料。如血压、黄疸、体温、触摸到的腹部肿块等资料。

3. 资料的来源

（1）病人是资料的主要来源。

（2）病人的家属及其他相关人员，如亲属、朋友、邻居、同事等。

（3）其他卫生保健人员，如与护理对象有关的医师、营养师、理疗师、心理医师及其他护士等。

（4）目前或既往健康记录或病历，如儿童预防接种卡、病历记录等。

（5）医疗、护理的有关文献记录。

4. 资料的内容

（1）一般资料：包括护理对象的姓名、性别、年龄、职业、民族、婚姻状况、文化程度、宗教信仰、家庭住址、联系方式等。

（2）现在健康状况：包括本次患病情况、目前主要健康问题、日常生活型态等。

（3）既往健康状况：包括既往病史、婚育史、住院史、手术史、过敏史、传染病史、用药史、有无特殊嗜好等。

（4）家族史：家庭成员有无与护理对象类似疾病或家族遗传病史。

（5）护理体检结果：包括生命体征、意识状态、营养状况、身体各系统的阳性体征等。

（6）近期实验室及其他检查的结果。

（7）目前治疗和用药情况。

（8）心理状况：包括对本次患病的看法和态度，对治疗与康复的认识，病后精神、行为及情绪的变化，护理对象的人格类型、应对能力等。

（9）社会情况：包括护理对象在家庭中的地位、家庭成员的态度、经济状况、社会支持系统状况等。如有无与家人或他人发生较大矛盾、冲突，或离婚、丧偶、失业、家人生病以及乔迁、升学、就业、晋升等事件的发生。

5. 收集资料的方法

（1）观察：是护士运用感官（眼、耳、手等）或借助于器械如体温表、血压计等收集资料的方法。

视觉观察：是通过视觉观察护理对象的精神状态、营养发育、面容及表情等。

触觉观察：是通过手的感觉来判断护理对象某些器官或组织的物理特征的一种检查方法，如脉搏的节律和速率、皮肤的温度和湿度、肿块的位置及表面性质等。

听觉观察：通过听觉辨别护理对象的各种声音。如护理对象的语调、呼吸的声音、咳嗽声音等。也可借助听诊器听心音、呼吸音及肠鸣音等。

嗅觉观察:是通过嗅觉辨别发自护理对象体表的各种异常气味,以判断疾病的性质和变化。

(2)护理体检:护士运用视、触、叩、听、嗅等方法,对护理对象生命体征及身体各系统进行的体格检查。

(3)交谈:护士与护理对象及其家属之间的交谈是一种有目的的活动,可使护士获得有关护理对象病情和心理反应的资料,也可使护理对象及其家属获得有关病情、检查、治疗和康复的信息以及心理支持,同时也有利于建立良好的护患关系。

1)交谈方式:交谈了解护理对象的健康状况,获取主观资料的途径。交谈分正式交谈和非正式交谈两种。正式交谈是事先通知护理对象有计划的交谈,如入院评估时收集的资料;非正式交谈是指护士日常工作中与护理对象的随意而自然的交谈。护士应重视非正式交谈的内容,因为从中可获得护理对象真实的想法和感受。在交谈中护士应注意恰当运用沟通技巧,建立与护理对象相互信任的关系。

2)提问方式:提问的方式分开放式与封闭式两种。开放式提问能引导护理对象无约束、不受限制地说出自己的想法与感受,有助于护士获得护理对象病情和心理方面等丰富的资料,有利于建立融洽的护患关系,如"今天感觉怎么样?","昨晚睡得如何?","你失眠时经常采取哪些措施?"等;封闭式提问用于说明具体问题或澄清某些事实,如"你今天服过降压药吗?","用过青霉素吗?","现在头还痛吗?"等,简明扼要地提问,占用时间少,资料获取率高,但不便于护理对象表达心理变化和情感信息,交谈气氛冷淡,不利于护患的沟通与交流。

护士应根据护理对象的状态、配合程度、时间和场合的不同选择不同的提问方式,也可遵循开放式与封闭式两种提问方式交替运用的原则,如"您感觉哪儿不舒服?","多长时间了?",这种提问方式,既可使护理对象畅所欲言,又可掌握时间节奏,确保谈话的预期效果。

3)注意事项:①选择安静、舒适、不受干扰、有利于谈话的环境,让护理对象在轻松、较少压力的情况下,陈述自己内心的感受;②说明交谈的目的及需要的时间,使护理对象有充分的心理准备;③引导护理对象抓住交谈的主题,但不要随意打断对方的话题;④避免使用护理对象难以理解的医学术语,问话要符合对方的身份和文化程度;避免暗示性和刺激性的提问,如"服药后你感觉好多了吧?""你怎么还躺在床上?";⑤注意倾听,与护理对象保持目光接触,适当使用非语言沟通技巧,如点头、会意的微笑等以鼓励护理对象继续叙述;⑥尊重护理对象的隐私,其不愿表述的内容不得追问或套问;⑦护理对象在身体感极度痛苦或不舒适时,不宜交谈。

(4)查阅资料:查阅护理对象的医疗病历、护理病历、实验室及其他检查结果和医疗护理文献等。

(二)核实资料

1. **核实主观资料** 主观资料常来源于护理对象的主观感受,因此,不可避免地会出现一定偏差,如产妇认为"我的乳汁分泌正常",护士通过观察发现婴儿经常因饥饿而哭闹,证明产妇乳汁不足。核实主观资料不是不信任护理对象,而是运用客观方法进一步验证主观资料。

2. **澄清含糊资料** 如果在资料收集整理过程中,发现有些资料内容不够完整或不够确切,应进一步进行取证和补充,以保证资料的完整性及准确性。例如:病人主诉"大便正常",

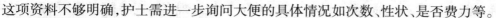

这项资料不够明确,护士需进一步询问大便的具体情况如次数、性状、是否费力等。

（三）整理资料

整理资料是护理评估的重要组成部分,是将收集的资料进行归纳、分类,暴露护理对象的护理需求,确定护理问题。资料分类的方法有:

1. 按马斯洛需要层次论进行整理分类

（1）生理的需要:如体温升高、心动过速等。

（2）安全的需要:如夜间睡眠需开灯,术前精神紧张等。

（3）爱与归属的需要:如病人害怕孤独,希望有亲友来探望等。

（4）尊重的需要:如因疾病导致自卑等。

（5）自我实现的需要:如担心住院会影响工作,无法实现自己的理想等。

2. 按戈登的11种功能性健康形态整理分类 戈登的11个功能性健康型态:健康感知 - 健康管理型态、营养 - 代谢型态、排泄型态、活动 - 运动型态、睡眠 - 休息型态、认知 - 感知型态、角色 - 关系型态、自我认识 - 自我概念型态、性 - 生殖型态、应对 - 压力耐受型态、价值 - 信念型态。

3. 按北美护理诊断协会（NANDA）的人类反应型态分类 分类法Ⅱ进行诊断分类,分为13类:促进健康、营养、排泄、活动 / 休息、感知 / 认知、自我感知、角色关系、性 / 生殖、应对 / 应激耐受性、生活准则、安全 / 防御、舒适、成长 / 发展。

（四）分析资料

1. 检查有无遗漏 将资料进行整理分类后,应仔细检查有无遗漏,以保证资料的完整性和准确性。

2. 找出异常 护士应掌握常用指标的正常值,将所收集到的资料与正常值进行比较,并在此基础上进行综合分析,以发现异常情况。

3. 评估危险因素 有些资料虽然目前还在正常范围,但是由于存在危险因素,若不及时采取预防措施,很可能会出现异常,损害服务对象的健康。因此,护士应及时收集资料评估这些危险因素。

（五）记录资料

记录资料是护理评估的最后一步,记录时应遵循全面、客观、准确、及时的原则,并符合医疗护理文件书写的要求。具体要求如下:

1. 记录应做到及时、客观、真实、准确、完整,避免错别字。

2. 主观资料的记录尽量用病人的原话,并加引号。

3. 客观资料的记录要求使用医学术语,描述的词句应准确,要能正确反映护理对象的问题,避免护士的主观判断和结论。

4. 记录时避免使用"好、坏、佳、尚可、正常、增加、严重"等无法衡量的词语,如"病人睡眠严重不足",可根据病人情况记录为"病人每天睡眠时间为4小时,白天感觉疲乏"。

二、护理诊断

护理诊断是护理程序的第二步,是科学地确认问题和解决问题的具体体现,是护士创造性思维的展示。护士运用评判性思维对收集的健康资料进行分析,从而确立护理诊断。

（一）护理诊断概念

目前使用的护理诊断的定义来自北美护理诊断协会（NANDA）,1990年提出并通过的定义是"护理诊断(nursing diagnosis)是关于个人、家庭、社区对现存的或潜在的健康问题及生命过程中问题的反应的一种临床判断,是护士为达到预期结果选择护理措施的基础,这些预期结果应能通过护理职能达到。"

(二)护理诊断的组成部分

护理诊断由名称、定义、诊断依据、相关因素四个部分组成。

1. 名称 名称是针对护理对象健康问题或生命过程中反应的概括性的描述。一般用受损、增加、减少、不足、无效或低效等词语描述,但不能说明变化的程度。根据健康状态分为三类:

(1)现存的:是对个人、家庭或社区护理对象目前已存在的健康问题或生命过程中问题的反应的描述。如"焦虑"、"气体交换受损"、"体液不足"、"清理呼吸道无效"等。

(2)潜在的:是对易感的个人、家庭或社区护理对象可能出现的健康问题或生命过程中问题的反应的描述。其特点是有危险因素的存在,若不采取护理措施,就极有可能发生的问题。要求护士具有预见性,应采取措施预防其发生,用"有……的危险"进行描述。如长期卧床的病人,存在"有皮肤完整性受损的危险";白血病病人化疗后白细胞下降,则存在"有感染的危险"。

(3)健康的:是对个人、家庭或社区护理对象具有的达到更高健康水平潜能的描述。鼓励、帮助健康的人更健康。如"母乳喂养有效"、"执行治疗方案有效"等。

2. 定义 定义是对护理诊断名称的一种清晰、正确的描述和解释,并以此与其他护理诊断相鉴别。一个护理诊断的成立必须符合其定义特征。如"体温过高"定义为"个体体温高于正常范围的状态";"清理呼吸道无效"的定义是"个体处于不能有效咳嗽以清除呼吸道分泌物或阻塞物,引起呼吸道不通畅的威胁状态"。

3. 诊断依据 诊断依据是做出护理诊断的临床判断标准,是确定某一护理诊断成立时必须存在的相关症状、体征、危险因素及有关病史资料。诊断依据分为主要依据和次要依据。

(1)主要依据:是形成某一特定诊断必须具有的症状、体征及有关病史,为护理诊断成立的必要条件。

(2)次要依据:是形成某一特定诊断可能出现的症状、体征及有关病史,对护理诊断的形成起支持作用,是护理诊断成立的辅助条件。

例如:"体温过高"中主要依据是体温高于正常范围;次要依据是皮肤潮红、触之有热感、呼吸增快、心动过速、疲乏、无力、头痛、头晕等。

4. 相关因素 是导致护理对象出现健康问题的直接因素、促成因素或危险因素。常见的相关因素有:

(1)病理生理方面:指与病理生理改变有关的因素,如"便秘"的相关因素可能是痔疮;"营养失调:低于机体需要量"的相关因素可能是甲状腺功能亢进。

(2)心理方面:指与心理状况有关的因素,如"活动无耐力"可能是因患病后护理对象处于较严重的抑郁状态所致。

(3)治疗方面:指与治疗措施有关的因素,如行气管插管使用呼吸机的护理对象可以出现"语言沟通障碍"的问题;"便秘"的相关因素可能是使用麻醉药的不良反应。

(4)情境方面:指涉及环境、生活方式、生活习惯、生活经历、人际关系、适应等方面因素,如"营养失调:高于机体需要量"的相关因素可以是不良的饮食习惯(晚餐进食过多、饱餐后静坐或饮食结构不合理、脂类摄入过多等);"体温过低"可能与在低温环境暴露时间过长有关。

(5) 年龄方面:指在生长发育或成熟过程中与年龄有关的因素,如老年人的"便秘"常与活动少,肠蠕动减慢有关;"低效性呼吸型态"可能与新生儿胸廓发育不完善有关。

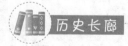 历史长廊

护理诊断的发展

自 20 世纪 70 年代以来,护理诊断发展经历了 30 多年的艰难历程。1973 年美国全国护理诊断分类组在美国密苏里州圣路易斯市举行第一次全国护理诊断会议,正式将护理诊断纳入护理程序,确立了 34 项护理诊断。1982 年 4 月召开的第五次会议因有加拿大代表参加而改名为北美护理诊断协会(North American Nursing Diagnosis Association,简称 NANDA),1988 年修订成 97 项护理诊断,1994 年修订成 128 项护理诊断,1998 年修订成 148 项护理诊断,至 2000 年 NANDA 会议上修订、增补,审定通过了 155 项护理诊断,护理诊断逐渐由不成熟阶段发展到成熟阶段,此次会议讨论通过了新的分类系统——分类法Ⅱ,是护理诊断发展史上的一个重要里程碑。

我国 1995 年 9 月由卫生部护理中心主办在黄山召开全国第一次护理诊断研讨会,建议在我国医院中使用被 NANDA 认可的护理诊断名称。

护理诊断组成举例:

【名称】

腹泻

【定义】

个体排便次数增多,大便不成形或排出松散、水样便的状态。

【诊断依据】

1. 主要依据 便次增多(>3 次/日);松散、水样便。

2. 次要依据 腹痛、肠鸣音亢进;大便量增多及颜色变化;有里急后重感。

【相关因素】

1. 病理生理因素 如"胃肠道疾病;内分泌代谢性疾病;营养性疾病等。"

2. 治疗因素 如"药物副作用;管喂饮食等。"

3. 情境因素 如"饮食改变;环境改变;焦虑及应激状态。"

4. 年龄因素 如"婴幼儿生理性腹泻;辅食添加不当;老年人胃肠及括约肌功能减退。"

5. 心理方面 如"活动无耐力"可能因患病后护理对象因为严重的抑郁导致。

(三) 护理诊断的陈述

护理诊断的陈述包括三个结构要素,简称 PSE 公式。其中 P(problem 护理诊断的名称即健康问题)、S(signs and symptoms 症状和体征)、E(etiology 相关因素)。

1. 三部分陈述 即 PSE 方式,具有 P、S、E 三个部分,多用于现存的护理诊断。

例如:焦虑:烦躁不安、失眠 与身体健康受到威胁有关。
　　　　 P　　　　　 S　　　　　　　　 E

2. 两部分陈述 即 PE 方式,只有护理诊断名称 P 和相关因素 E,而没有症状和体征 S,多用于有危险的护理诊断。

例如:<u>有皮肤完整性受损的危险</u>　　<u>与长期卧床有关</u>。

　　　　　　P　　　　　　　　　　　E

3. 一部分陈述　即 P 方式,用于健康的护理诊断。

例如:<u>母乳喂养有效</u>。

　　　　P

(四) 书写护理诊断的注意事项

1. 护理诊断所列问题应简明、准确,陈述规范,应为护理措施提供方向,对相关因素的陈述必须详细、具体、容易理解。

2. 一项护理诊断针对一个健康问题。

3. 避免与护理目标、护理措施、医疗诊断相混淆。

4. 护理诊断必须是以收集到的作为诊断依据。

5. 确定的问题必须是护理措施能解决的问题。

6. 护理诊断不应有易引起法律纠纷的描述。

(五) 医护合作性问题

在临床护理实践中,护士有时会遇到一些不属于护理诊断范围内的问题,而这些问题确实需要护理提供干预,与其他医务人员共同合作解决的问题——合作性问题。合作性问题是需要护士进行监测以及时发现其发生和情况变化的一些并发症,是需要护士执行医嘱和运用护理措施共同处理以减少并发症发生的问题。护理的重点是监测问题的发生和发展。如手术后病人可能有出血的问题,主要与术中血管结扎及缝合不良有关,护理措施无法预防其发生,需要采取措施,加强监护,因此可提出“潜在并发症:出血”。护士的主要作用是严密观察病人的血压、脉搏、面色、切口敷料、腹腔引流液等方面的情况,一旦发现出血征兆,及时与医生共同合作解决问题。

合作性问题有固定的陈述方式,即“潜在并发症:××××××”,潜在并发症(potential complication),简写为 PC,可陈述为“PC:心律失常”、“PC:出血”。

(六) 护理诊断与医疗诊断的区别

诊断是指经过仔细精密的研究,发现事物本质的过程。“诊断”一词不属于医疗的专有名词,但由于医疗诊断的历史较长,在使用护理诊断时容易与医疗诊断混淆,故将其区别如下,见表 2-1。

表 2-1　护理诊断与医疗诊断的区别

区别点	护理诊断	医疗诊断
诊断核心	护理对象对健康问题/生命过程问题的反应	对个体病理生理变化的一种临床判断
问题状态	现存的或潜在的	多是现存的
决策者	护理人员	医疗人员
职责范围	护理职责范围	医疗职责范围
适用对象	个体、家庭、社区	个体
数量	可同时有多个	一个疾病一个诊断
稳定性	随护理对象反应的变化而不断变化	一般在疾病中保持不变
陈述方式	PES 公式	特定的疾病名称或专有名词

三、护理计划

护理计划(nursing care plan)是护理程序的第三步,针对护理诊断而制定的具体护理措施,是护理行动的指南,包括排列护理诊断的优先顺序、与护理对象共同设立预期目标、制定护理措施、护理计划成文四个步骤。

(一)确定优先次序

面对护理对象的多个护理诊断,护士将多个护理诊断按先急后缓、先重后轻的原则排列护理诊断的次序,使护理工作高效有序进行。

1. 排序原则

(1) 优先解决直接危及护理对象生命,需立即解决的问题。

(2) 按照马斯洛需要层次理论排序,优先解决低层次需要的问题,再解决高层次需要。

(3) 在不违反治疗、护理原则的情况下,优先解决护理对象主观上认为迫切需要解决的问题。

(4) 优先解决现存的问题,但不忽视潜在的问题。

2. 排列顺序

(1) 首优问题:指直接威胁护理对象生命,需要护士立即解决的问题。如气体交换受损。急、危重症护理对象在紧急状态下,常可能同时存在多个首优问题。

(2) 中优问题:不直接威胁护理对象生命,但可带来生理上或精神上的损害的问题。如"睡眠型态紊乱"等。

(3) 次优问题:指人们在应对发展和生活中变化时所遇到的问题。如有些高血压护理对象伴有肥胖,存在"营养失调:高于机体需要量"与此次发病没有直接联系的护理诊断,护士常将其列为次优问题,待到恢复期再进行处理。

(二)设立预期目标

预期目标(scheduled target) 指护理对象接受护理后期望能够达到的健康状态,即最理想的护理效果。

1. 目标的种类

(1) 近期目标:在几小时或几天内能达到的目标(一般少于 7 天)。

(2) 远期目标:相对较长时间内才能实现的目标(一般超过 1 周)。

2. 目标的陈述 包括以下几种成分:主语、谓语、行为标准、条件状语和时间状语。

(1) 主语:主语是护理对象,在陈述中有时可以省略;主语也可以是护理对象的生理功能或其身体的一个部分(如体温、体重、尿量、皮肤)。

(2) 谓语:指护理对象将要完成的行为,该行为必须是可观察的。

(3) 行为标准:指护理对象完成该行为所要达到的程度。

(4) 条件状语:指护理对象完成该行为所必须具备的条件状况,并非所有目标陈述均有此项。

(5) 时间状语:指护理对象完成该行为所需的时间。

例1:	5日内	护理对象	拄拐杖	行走	100 米。
	时间状语	主语	条件状语	谓语	行为标准

例2:	住院期间	护理对象的皮肤	保持	完整、无破损。
	时间状语	主语	谓语	行为标准

3. 注意事项

（1）目标是护理活动的结果，而非护理活动本身。

例如：每4小时用止痛药一次，使护理对象疼痛缓解。（错误）

2小时内护理对象主诉疼痛缓解。（正确）

（2）目标陈述要针对一个问题，即一个目标中只能出现一个行为动词，否则难以评价。

例如：2日内护理对象能做到有效的咳嗽并每日饮水1500ml。（错误）

2日内护理对象能有效的咳嗽。（正确）

2日内护理对象能做到每日饮水1500ml。（正确）

（3）一个目标针对一个护理诊断，一个护理诊断可有多个目标。

例如：便秘　与痔疮引起的疼痛有关。

目标1：2日内护理对象学会排便时减轻疼痛的技巧。（正确）

目标2：3日内护理对象主诉排便时疼痛减轻。（正确）

目标3：6日内护理对象能每1~2天排便一次。（正确）

（4）目标所描述的行为标准应具体，可观察、可测量、可评价。避免使用含糊、不明确的词句，如了解、增强、正常、尚可等，否则很难评价。如"食欲尚可"，应根据具体情况描述为"每餐进食2两主食"。

（5）目标属护理范畴内，即可通过护理措施达到。

例如：有感染的危险　与使用化疗药物有关。

目标：1周后护理对象WBC回升到8×10^9/L。（错误）

护理对象住院期间无感染发生。（正确）

（6）目标切实可行，能够在护理对象能力及客观条件的范围内实现，如考虑护理对象身体、心理状态、智力水平、经济条件等。如上消化道出血护理对象存在"活动无耐力"的护理诊断，但目标要求"一周后爬四层楼不感到心慌、气短"是不现实的，也是不可行的目标；要求截瘫护理对象在3个月内能下地行走的目标也是不切实际的。

（7）应让护理对象参与目标的制定，以利护理措施的落实，同时也使护理对象意识到其健康是医护人员及其个人的共同责任，需护患双方共同努力才能实现预期目标。

（8）护理目标应与医嘱保持一致，如在医嘱要求卧床两周的情况下，就不宜要求护理对象在卧床期间下床行走。

（9）目标陈述必须包括具体日期甚至时间，为确定何时评价提供依据。

（三）制定护理措施

护理措施是护士针对护理对象的护理诊断、相关因素及其预期目标所确立的具体工作方案。

1. 护理措施的内容　饮食护理、病情观察、基础护理、护理体检、手术前后护理、心理护理、功能锻炼、健康教育、执行医嘱、对症护理等。

2. 护理措施的类型

（1）依赖性措施：是护士遵医嘱执行的具体措施。例如，为中毒护理对象进行洗胃、为护理对象输液等。

（2）独立性措施：是护士在职责范围内，根据收集的资料，独立决策并采取的措施。例如，昏迷护理对象因自己不能翻身，存在"有皮肤完整性受损的危险"，护士须定时为护理对象翻身、按摩皮肤等。

（3）协作性措施：是护士与其他医务人员合作完成的护理活动。例如：与营养师一起制定符合糖尿病护理对象的饮食计划。

3. 制定护理措施的要求

（1）协调性：护理措施应与医疗工作协调一致，不发生冲突，因此在制定护理措施时应与医务人员相互协商、相互配合。

（2）针对性：针对护理诊断与预期目标制定护理措施，体现个体化的健康护理服务。

（3）可行性：护理措施必须明确、具体、切实可行，需同时考虑以下三方面的情况：护理对象的情况、护理人员的构成情况、医院的设施、设备。

（4）时效性：护理措施的内容应完整，包括日期、具体内容、用量、执行方法、执行时间和签名等。

（5）安全性：所实施的护理措施应考虑病人的病情和耐受能力，使病人乐于接受。如冠心病病人"活动无耐力"，应逐渐增加活动，不能过度劳累，以免诱发心绞痛。

（6）科学性：护理措施应有科学理论依据，禁止将没有科学依据的措施用于护理对象。

（7）合作性：鼓励护理对象及其家属参与护理措施的制定过程，有助于他们理解护理措施的意义和功能，更好地接受、配合护理活动，从而获得最佳的护理效果。

（8）顺序性：按一定的顺序有条理地排列各项措施。

（四）计划成文

将护理诊断、预期目标、护理措施、评价等项目按一定格式书写成文填写在护理计划表格中，即构成护理计划。

四、护理实施

实施（implementation）是护理程序的第四步，是执行护理计划，实现护理目标的过程。这一步不仅要求护士具备丰富的专业知识，还要具备熟练的操作技能和良好的人际沟通能力，才能保证病人得到高质量的护理。

（一）实施的方法

1. 护士直接为病人提供护理 如为病人翻身、吸痰、观察用药后疗效及不良反应等。

2. 与其他医护人员合作 为保证病人得到连续、系统的整体护理，护士在实施护理计划时，需始终与其他医护人员互通信息、密切配合。

3. 鼓励护理对象及其家属共同参与实施 恢复与增进病人的健康是护患双方共同的目标，需要护患双方相互配合、共同完成，应鼓励病人及其家属积极参与，共同实现预期目标。

（二）实施的步骤

1. 准备 每一个护理诊断都有几项护理措施，因此实施前应做好充分准备。

（1）护理对象的再评估：以确保护理计划中的护理措施与护理对象目前的病情相符合。

（2）护理计划的再审核：根据护理对象病情再评估的情况，对护理计划中与护理对象目前情况不符的，需要立即修改。

（3）分析实施计划时所需要的知识和技术，如有欠缺，应及时补充或请有能力完成的护士实施。

（4）预测可能会发生的并发症，做好预防工作，避免或减少对护理对象的损伤，保证安全。

（5）合理安排，精心准备：①所需设备或物品；②所需人员；③所需环境及时间。

2. 执行　护士可以同时解决几个护理问题,但重点应放在首优问题上。要充分发挥病人和家属的积极性,并与其他医护人员相互协调配合,运用护理操作技术、沟通技巧、观察能力、合作能力和应变能力去执行护理措施。同时也要对病人的反应及有无新问题的发生进行评估,并对护理效果进行评价。因此,实施阶段也是评估与评价的过程。

3. 记录　记录护理对象的健康问题、采取的护理措施和实施护理措施后护理对象有无达到互利目标。临床采用 PIO 格式进行记录:P(problem)代表护理问题、I(Intervention)代表护理措施、O(outcome)代表护理结果,见表 2-2。

表 2-2　护理记录单

姓名:张 ×　性别:女　年龄:28 岁　科室:产科　病室:2　床号:3　住院号:123456

日期	时间	护理记录(PIO)	签名
2014-09-11	08:00	P:恐惧　与担心手术(剖宫产)有关	王红
	08:00	I:1. 为护理对象讲解手术及术后的情况	
		2. 介绍手术医生和麻醉师	
		3. 让家人陪伴护理对象	
	16:00	O:护理对象自述恐惧感缓解	

五、护理评价

评价(evaluation)是护理程序的第五步,是有计划地、系统地将病人的健康现状与确定的预期目标进行比较,并作出判断的过程。评价虽然是护理程序的最后步骤,但并不代表必须到护理的最终阶段才能评价,实际上从收集资料开始评价就不断地进行着,评价贯穿于护理活动的整个过程。

(一)评价方式

护士进行自我评价;护士长、护理教师、护理专家的检查评定;护理查房;医院质量控制中心检查。

(二)评价内容

1. 护理管理评价　评价护士在护理活动中的行为是否符合护理程序的要求。

2. 护理效果评价　是评价中最重要的方面。核心内容是评价护理对象的行为和身心健康状况是否改善,有无达到预期目标。

3. 评价目标实现程度　分为目标完全实现、目标部分实现、目标未实现三种。

例如:预期目标是"护理对象一周后能行走 50m"。一周后的评价结果为:

护理对象能行走 50m——目标完全实现

护理对象能行走 20m——目标部分实现

护理对象拒绝下床行走或无力行走——目标未实现

(三)评价步骤

1. 收集资料　针对原有评估的异常资料重新进行收集,同时也收集新出现的异常资料。

2. 判断效果　将护理对象的反应与预期目标比较,检测目标实现的情况。

3. 分析原因　分析目标未完全实现的原因。

(1)所收集的资料是否准确、全面?

(2)护理诊断是否正确?

（3）目标的时间和行为标准是否合理？

（4）护理措施是否适合病人？执行是否有效？

（5）病人是否配合？

（6）病情是否已经改变或有新的问题发生？原定计划是否失去了有效性？

4. 重审护理计划

（1）停止：对于已解决的问题，即目标完全实现的护理诊断及其相应的护理措施同时停止。

（2）继续：护理问题尚未彻底解决，护理目标与护理措施得当，应继续执行原计划。

（3）取消：原有的潜在护理问题未发生，危险因素也不再存在，应取消原计划。

（4）修订：通过对目标部分实现和未实现的原因进行分析，找出症结所在，然后对护理诊断、目标、措施中不适当的地方加以修改。

（5）增加：评价本身也是一个再评估的过程，所得到的资料若表明病人出现了新的护理问题，应将新护理诊断及其目标和措施列入护理计划。

> 边学边练
> 实践1 病例分析

（沈珣 王蕾 王冬梅）

> 思考题

1. 病人，男性，67岁，因肺炎球菌性肺炎住院。查体：T39℃，P92次/分，R24次/分。病人神志清楚，面色潮红，口角疱疹，痰液黏稠，不易咳出，情绪烦躁，生活不能自理，医嘱给予抗生素静脉输液。

请问：

（1）应该如何评估病人的病情？

（2）请您针对病人存在的健康问题列出护理诊断。

（3）根据其中一项护理诊断制定护理计划，并以 PIO 格式进行护理记录。

2. 病人，女性，28岁，行剖宫产术后2天，护士通过评估判断目前存在以下问题：尿潴留、生活自理能力缺乏、伤口疼痛、T38.5℃。

请问：

（1）运用护理程序开展护理工作，有哪几个步骤？每一步骤包含哪些护理工作？

（2）病人护理诊断中属于首优问题的是什么？

第三章 医院与住院环境

医院(hospital)是对群众或特定人群进行防病治病的场所,具备一定数量的病床设施、相应的医务人员和必要的设备,通过医务人员的集体协作,达到对住院或门诊、急诊病人实施科学和正确的诊疗护理为主要目的的卫生事业机构。

第一节 医　　院

 工作情景与任务

导入情景:

上午 8 时某医科大学的附属医院妇科门诊来了一位病人章阿姨,45 岁,发现卵巢囊肿 4 年余。病人平素月经规律,5~6/30~35,量中,无痛经。于 4 年前体检时发现右侧附件区囊性肿物(具体不详),未治疗。后又间断复查 B 超无增大趋势,未在意。近段时间病人感腹部疼痛、下坠,前来医院就诊,门诊以"卵巢囊肿"收住院。

工作任务:
1. 正确判断该医院的类型。
2. 正确为章阿姨进行分诊。
3. 在候诊过程中,正确完成门诊的护理工作。

一、医院的性质与任务

(一) 医院的性质

根据卫生部《全国医院工作条例》,医院的基本性质是:"医院是治病防病,保障人民健康的社会主义卫生事业单位,必须贯彻国家的卫生工作方针政策,遵守政府法令,为社会主义现代化建设服务"。

（二）医院的任务

医院的任务是"以医疗工作为中心,在提高医疗质量的基础上,保证教学和科研任务的完成,并不断提高教学质量和科研水平。同时做好扩大预防,指导基层和计划生育的技术工作"。

二、医院的种类

（一）医院的分类

根据不同的划分条件,可将医院划分为不同类型,见表3-1。

表 3-1 医院的分类

划分方法	医院类型
按收治范围	专科医院、康复医院、职业病医院
按特定任务	军队医院、企业医院、医学院校附属医院
按地区	城市医院(市、区、街道医院)、农村医院(县、乡、镇医院)
按产权归属	公立医院、私立医院、股份制医院、股份合作制医院、中外合资医院
按卫生部分级管理制度	一级医院、二级医院、三级医院

（二）医院的分级

我国从 1989 年开始,实行医院分级管理制度。医院分级管理是按照医院的功能和相应规模、技术建设、管理及服务质量综合水平,将其划分为一定级别和等次的标准化管理。依据卫生部《医院分级管理标准》,医院分为三级(一、二、三级),十等(每级分甲、乙、丙三等,三级医院增设特等)。

1. 一级医院　是直接向一定人口(≤10 万)的社区提供预防、医疗、保健、康复服务的基层医院、卫生院。如农村乡、镇卫生院,城市街道医院等。

2. 二级医院　是向多个社区(其半径人口在 10 万以上)提供综合医疗卫生服务和承担一定教学、科研任务的地区性医院。如区、县医院和一定规模的厂矿、企事业单位的职工医院等。

3. 三级医院　是向多个地区提供高水平专科性医疗卫生服务和执行医学高等教学、科研任务的区域性以上的医院。如国家、省、市直属的市级大医院,医学院校的附属医院等。

三、医院的组织机构

根据我国医院的组织结构模式,医院大致由三大系统构成:医疗部门、医疗辅助部门和行政后勤部门(图3-1)。各部门之间既分工明确,各尽其责,又相互协调,相互合作。

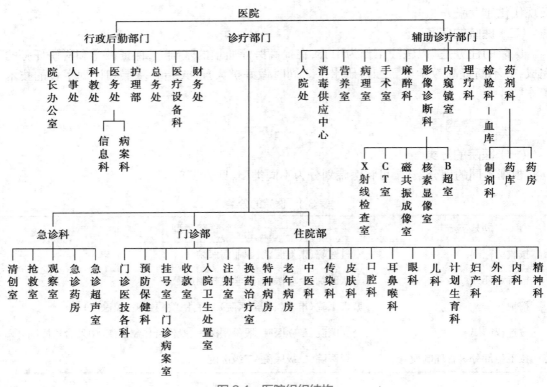

图 3-1　医院组织结构

第二节　门　诊　部

　　门诊部是医院面向社会的窗口,是医院医疗工作的第一线。门诊部的医疗护理工作质量直接影响公众对医院的认知和评价。门诊部包括两大部门,即门诊与急诊。

一、门诊

　　门诊是医院直接为公众提供诊断、治疗和预防保健服务的场所。具有人员多、流动性大、病种复杂、季节性强、就诊时间短等特点。

(一)门诊的设置与布局

　　门诊设有挂号处、收费处、化验室、药房、综合治疗室与分科诊察室等。诊察室应备有办公桌、诊察床、屏风或挂帘、洗手设施,各种检查用具及化验单、检查申请单、处方等应放置有序。综合治疗室内设有必要的急救设备,如氧气、电动吸引器、急救药品等。

　　门诊的候诊、就诊环境要以方便病人为目的,以注重公共卫生为原则,并体现医院对病人的人文关怀。做到美化、绿化、安静、整洁、布局合理,备有醒目的标志和指示路牌,可设立总服务台、导诊台,配备多媒体查询触摸屏和电子显示屏,使各种医疗服务项目清晰、透明,使就诊程序简便、快捷,使病人感到亲切、放松,从而对医院产生信任感,愿意配合医院工作。

(二)门诊的护理工作

　　1. 预检分诊　预检分诊工作需由实践经验丰富的高年资护士担任,在简要询问病史、观察病情和护理体检的基础上对病人进行评估,做出初步判断,给予合理的分诊挂号指导,做到先预检分诊,后挂号诊疗。对疑似传染病或传染病的病人实行严格的隔离措施,防止传染病传播扩散。

2. 安排候诊与就诊 病人在护士指导下挂号后,分别到各科门诊候诊室依次等候就诊。为缩短病人候诊时间,维持好诊疗秩序,护士应做好以下护理工作:

(1) 做好开诊前的准备,整理候诊、就诊环境,备齐诊疗用物并保证其性能良好。

(2) 分理初诊和复诊病历,收集整理各种辅助检查报告单。

(3) 根据病人病情测量体温、脉搏、呼吸、血压等,并记录在门诊病历上。

(4) 按挂号先后顺序就诊,必要时协助医生进行诊断和检查等工作。

(5) 密切观察候诊病人的病情变化,如遇高热、剧痛、呼吸困难、出血、休克等病人,应立即安排就诊或送急诊科处理;对病情较重者或年老体弱的病人,可适当调整就诊顺序,让其提前就诊。

(6) 做好就诊后各诊室和候诊大厅的用物整理及终末消毒工作。

3. 健康教育 利用候诊时间对病人开展健康教育,护士应根据就诊专科性质,采用口头、图片、广播、视频、宣传手册等形式对该专科常见病、多发病的预防、治疗及康复等方面进行形式多样的健康教育。对病人提出的询问应耐心、热情给予解答。

4. 治疗工作 根据医嘱执行治疗,如各种注射、换药、导尿、灌肠、穿刺、引流等,护士应严格遵守查对制度和操作规程,确保治疗安全、有效。

5. 消毒隔离 门诊是病人的集散地,病种多而复杂,人群流动性大,极易发生交叉感染,要认真做好消毒隔离工作。对传染病或疑似传染病病人,应分诊到隔离门诊就诊,并按规定做好疫情报告。门诊走廊、诊室、候诊大厅、检查室、治疗室及门诊手术室等各部门及其用物都要严格按照消毒隔离原则进行终末消毒处理,医疗垃圾分类后及时处理。

6. 保健工作 经过培训的护士可以直接参与各类保健门诊的咨询或诊疗工作,如健康体检、疾病普查、预防接种等保健工作。

二、急诊

急诊(emergency)是医院的独立科室,是抢救急、危、重症病人的重要场所,是抢救病人生命的第一线。急诊的工作特点是危重病人多、病情急、时间紧、周转快等,急诊科护士应有良好的素质,具备一定的抢救知识和经验,技术熟练、动作敏捷。急诊的管理工作,应达到标准化、程序化、制度化。

(一) 急诊的设置与布局

急诊一般均设有预检处、诊室、抢救室、治疗室、监护室、清创室、留观室、药房、化验室、X射线室、心电图室、急诊超声室、急诊CT室、挂号室、收费室等,形成一个相对独立的单元,以保证急救工作的顺利完成。

急诊环境以方便病人就诊为目的,以最大限度地缩短候诊时间,争取抢救时机,提高抢救效率为原则。做到宽敞、明亮、通风、安静和整洁,应设有专用电话、急救车、平车、轮椅等运送及通信工具,设有专用路线和宽敞的通道通往医院各临床科室,标志清晰,路标指向醒目,夜间有明显的灯光,易于病人和家属寻找,以赢得抢救时间。

(二) 急诊的护理工作

1. 预检分诊 病人被送到急诊,负责出迎的人员应立即上前帮助转运病人到诊察室。

预检护士要掌握急诊就诊标准,做到"一问、二看、三检查、四分诊"。遇有危重病人立即通知值班医生及抢救室护士;遇意外灾害事件应立即通知相关部门并组织抢救;遇有法律纠纷、刑事案件、交通事故等,应迅速报告医院保卫部门或与公安部门取得联系,并请家属或陪送者留下。

2. 抢救工作 包括抢救物品的准备和配合抢救

(1) 物品准备:一切抢救物品应做到"五定",即定数量品种、定点安置、定人保管、定期消毒灭菌和定期检查维修。所有护士必须熟练掌握急救物品和设备的性能和使用方法,并能排除一般性故障,使急救物品完好率达100%。急诊常用的抢救物品包括一般用物、无菌物品和急救包、急救设备、急救药品和通讯设备见表3-2。

表3-2 急救物品名称

物品种类	物品名称
诊疗护理物品	血压计、听诊器、张口器、压舌板、舌钳、手电筒、止血带、输液架、氧气管、吸痰管、胃管等
无菌物品及无菌急救包	各种注射器、各种型号针头、输液器、输血器、静脉切开包、气管插管包、气管切开包、开胸包、导尿包、各种穿刺包、无菌手套及各种无菌敷料等
抢救器械	中心供氧装置(加压给氧设备)、电动吸引器、心电监护仪、电除颤器、心脏起搏器、呼吸机、超声波诊断仪、洗胃机等,有条件可备X射线机、手术床、多功能抢救床等
抢救药品	各种中枢神经兴奋药、镇静药、镇痛药、止血药以及抗休克、抗心力衰竭、抗心律失常、抗过敏药;急救用激素、解毒药、止喘药;纠正水、电解质紊乱及酸碱平衡失调类药物以及各种输入液体;局部麻醉药及抗生素类药等,并有简明扼要的说明卡片
通讯设备	设有自动传呼系统、电话、对讲机等

(2) 配合抢救:①护士必须严格按急诊抢救程序、操作规程实施抢救措施,做到分秒必争。医生未到抢救现场之前,护士应根据病情做出初步判断,并给予紧急处理,如保持呼吸道通畅、吸氧、止血、配血、洗胃、体位固定、建立静脉输液通道,进行基本生命支持等;医生到达后,立即汇报处理情况,正确执行医嘱,密切观察病情变化,及时判断抢救效果。②做好抢救记录。抢救记录内容包括病情变化情况、抢救时间及措施、参加抢救的医务人员姓名等,并且一定要注明病人和医生到达的时间,各种抢救措施执行及停止时间(如用药、吸氧、心肺复苏等)。抢救记录应及时、准确、清晰。一般情况下,医生不得下达口头医嘱。若抢救急危重病人需要下达口头医嘱时,护士应当复诵一遍,双方确定无误后再执行。抢救结束后,请医生及时补写医嘱和处方。③认真执行查对制度。各种急救药品的空安瓿需经两人核对无误后方可弃去。抢救中使用的空药瓶、空安瓿及输血空袋等应集中放置,以便进行统计和查对。

3. 病情观察 急诊观察室通常设有一定数量的观察床,以收治暂时未确诊的病人,或已明确诊断但因各种原因暂时不能住院的病人,或只需短时观察,病情稳定后即可返家的病人。留观时间一般是3~7天。留观室护士应做到:

(1) 对留观病人进行入室登记,建立病案,认真填写各种记录,书写病情观察报告。

(2) 主动巡视病人,密切观察,正确执行医嘱,认真完成各项护理工作,关注病人心理反应,加强心理护理。

(3) 做好病人及其家属的管理工作。

急诊重症监护单元

急诊重症监护单元(emergency intensive care unit,EICU)的建立极大地降低了急危重症病人的死亡率。EICU始于对呼吸衰竭的集中治疗和护理,20世纪50年代初,英国建立呼吸重症监护病房(RICU),我国建立于20世纪80年代初。EICU重在"救命",强调时间与效率,在工作方法上更注重抢救流程规范化,并且将急诊医学发展的新理念更好地融入到EICU的建设和发展中。特点:①多学科协作。②连续、动态生命功能监测。③先进的监测仪器和治疗手段。④集中资源配置带来的高效率。

第三节 病 区

工作情景与任务

导入情景:

医院收治了一位宫颈癌晚期的病人李奶奶,65岁,因呼吸功能减退,做了气管切开术进行人工呼吸。病人的神志清楚,情绪急躁、易怒,喜欢安静。

工作任务:

1. 为李奶奶所在病室调节合适的温、湿度。
2. 正确采取措施,保持病室的安静。
3. 李奶奶离床检查时,铺好暂空床。

病区是住院病人接受诊断、治疗和护理的场所,也是医护人员开展医疗、预防、教学、科研活动的重要基地。病区的设置、布局和管理直接影响到医院各项任务的完成和服务质量的高低,创设一个安全舒适的物理环境及和谐的社会环境,可保证医院各项任务顺利完成,促进病人早日康复。

一、病区设置与布局

病区设有病室、抢救室、治疗室、护士办公室、医生办公室、配餐室、盥洗室、浴室、库房、洗涤间、厕所、医护值班室和示教室等。有条件的医院可设置学习室、娱乐室、会客室、健身室等。

病区的布局应科学合理,以方便治疗和护理工作。如护士办公室(或护士站)应设在病区的中心位置,与抢救室、危重病室及治疗室邻近,以便观察病情、抢救病人和准备物品。每个病区最好设30~40张病床,每间病室设2~4张病床,并配置相应数量的床旁桌椅,病床之间的距离至少为1m,并在床与床之间设有遮隔设备,以保护病人的隐私。有条件的医院可设置中心供氧及中心吸引装置、呼叫系统、电视、电话、壁柜、卫生间等,或设立单人病室,病室布置温馨,充分体现医院人性化服务理念。

二、病区环境管理

病区环境可分为物理环境和社会环境两大类。

(一) 物理环境

1. **整洁** 主要指病区的护理单元和医疗护理操作环境应整洁。要求达到避免污垢积存,防止细菌滋生的目的。保持病区环境整洁的措施有:

(1) 病区陈设齐全,规格统一,布局合理,摆放整齐,方便取用。

(2) 做到物有定位,用后归位。

(3) 及时清理环境,病区内墙、地面及所有物品采用湿式清扫法。

(4) 及时清除治疗护理后的废弃物及病人的排泄物。

(5) 保持病人及病床单位清洁,床单被套及衣裤及时更换。

(6) 非病人生活及医疗护理必需品不得带入病区。

(7) 工作人员仪表端庄,服装整洁、大方得体。

2. **安静** 当健康状况不良时,对声音的耐受能力下降,即使是美妙的音乐也会被视为噪声。凡是不悦耳、不想听,使人生理及心理产生不舒服的音响都属于噪声。噪声会有损人的身心健康,严重的噪声甚至造成听力丧失。衡量音响强弱的单位是"分贝"(dB)。根据 WHO 规定的噪声标准,白天病区的噪声强度应控制在 35~40dB,以保持病区环境安静,具体的措施有:

(1) 医护人员应做到"四轻":走路轻、说话轻、操作轻、开关门窗轻。

1)说话轻:说话声音适中,评估自己的声量并保持适当的音量。不可以耳语,耳语会使病人产生怀疑和恐惧。

2)走路轻:走路时脚步要轻巧,穿软底鞋,防止走路时发出不悦耳的声音。

3)操作轻:操作时动作要轻,收拾物品时避免相互碰撞。

4)开关门窗轻:开关门窗时,随时注意轻开轻关,以避免不必要的噪声。

(2) 电话、手机、呼叫系统等有声响的设备应使用消音设置,或将音量调至最低。

(3) 病区的桌椅脚应钉上橡胶垫,推车的轮轴定期检查并滴注润滑油,以减少过度摩擦而发出的声音。

(4) 加强对病人及家属的宣传工作,共同保持病室安静。

 知识窗

噪声监控标准

我国环境保护部 2008 年发布的社会生活环境噪声排放标准中规定,医院病房白天噪声控制在 40dB 以下,夜间控制在 30dB 以下。噪声的危害程度由音量大小、频率高低、持续暴露时间和个人耐受性而定。一般噪声强度在 50~60dB 时,即能产生相当的干扰;长时间处于 90dB 以上的环境中,能导致耳鸣、血压升高、血管收缩、肌肉紧张,以及出现头痛、失眠、焦躁等症状;当噪声高达 120dB 时,即可造成高频率的听力丧失,甚至永久性耳聋。完全没有声音也会使人产生意识模糊,或非常寂寞的感觉。

3. **舒适** 主要是指病室的温度、湿度、通风、采光、色彩和绿化等方面对病人的影响及调节。

(1) 温度:适宜的温度使病人感觉舒适,有利于病人治疗、休息及护理工作的进行。一般病室内适宜的温度是 18~22℃,产房、新生儿室、手术室、老年病室内适宜的温度是 22~24℃。室温过高会使神经系统受到抑制,干扰消化和呼吸功能,不利于体热散发,使人烦躁,影响体力恢复;室温过低则使病人畏寒、肌肉紧张,在诊疗护理时容易受凉。

病室内应该有室温计,以便随时评估和调节室内温度。护士可以根据天气变化采取不同的护理措施,如夏天可用风扇使室内空气流通,或使用空调设备调节;冬天可采用火炉取暖,或使用暖气设备保持室温。此外,应根据气温变化适当增减病人的衣服和盖被。实施护理措施时尽可能避免不必要的暴露,防止病人受凉。

(2) 湿度:湿度为空气中含水分的程度。湿度会影响皮肤蒸发散热的速度,从而影响病人的舒适感。病室相对湿度以 50%~60% 为宜。湿度过高,蒸发作用减弱,抑制汗液排出,病人感到闷热,尿液排出增多,加重肾脏负担,对患心脏、肾脏疾病尤为不利;湿度过低,室内空气干燥,人体蒸发大量水分,出现口干舌燥、咽痛、烦渴等不适,对气管切开或呼吸系统疾病的病人尤为不利。

病室内应该有湿度计,以便随时评估和调节室内湿度。当室内的湿度过低时,可以使用加湿器,冬天可以在暖气或火炉上安放水槽、水壶等蒸发水汽。当湿度过高时,适当打开门窗使空气流通或使用空调、除湿器等。同时注意皮肤的护理,当病人皮肤潮湿出汗较多时,应及时给予清洁并更换病员服。皮肤干燥时,可以涂抹乳液增加湿度,以病人舒适为宜。

(3) 通风:通风可以使室内空气流通,增加空气中的含氧量,并调节室内的温湿度,降低室内空气中二氧化碳及微生物的密度,减少呼吸道疾病的传播。通风效果与通风面积、室内外温度差、通风时间和室外气流速度有关。一般病室每次开窗通风 30 分钟左右,通风时避免对流风直吹病人,冬季通风时注意为病人保暖。

(4) 采光:病室采光有自然光源和人工光源两种,护士应根据治疗、护理需要以及不同病人对光线的不同需求予以满足。日光是维持人类健康的要素之一,适当的日光照射能使照射部位温度升高,血管扩张,血流加速,改善皮肤和组织的营养状况,使人食欲增加、舒适愉快。此外,阳光中的紫外线,有杀菌作用,并可促进机体内部生成维生素 D。因此,病室应经常开窗,让阳光直接射入,或协助病人到户外接受阳光照射,以辅助治疗,增进疗效。但要避免日光直接照射病人眼睛,以防引起目眩。为夜间照明和诊疗护理的需要,病室必须准备人工光源。夜间采用地灯或可调节型床头灯,既方便护士夜间巡视工作,又不影响病人睡眠。病室还应备有立式鹅颈灯,便于特殊检查时使用。

(5) 装饰:病室装饰应简洁、美观,优美的环境能让人产生愉快、舒适的感觉。色彩会影响人的情绪、行为和健康。医院可以根据各病室的不同需求来设计和配备不同颜色,促进病人身心舒适,同时还可以产生特殊的治疗效果。如儿科病室选用暖色系及卡通图片装饰,儿科护士服装采用粉红色,使患儿感到温馨甜蜜,减轻恐惧感;手术室选用绿色或蓝色,给人安静舒适的感觉,增加病人的信任感。病室墙壁上方选涂白色,下方选涂浅绿色或浅蓝色,以避免白色反光,引起病人疲劳。病床、桌、椅、窗帘、被套、床单等也趋向家居化,以满足病人的需要。病室、走廊适当摆放一些绿色植物、花卉盆景等,使人赏心悦目,并增添生机(过敏性疾病病室除外)。病室外可以栽种树木、草坪和修建花坛、桌凳等,供病人休息、散步和观赏。

4. 安全 是指安定、无危险、无伤害的环境。给病人提供安全的环境包括:

(1) 避免各种原因导致的意外损伤:①避免机械性损伤:走廊、浴室、厕所应设置栏杆,地面应有防滑设备,防止潮湿所致病人滑倒跌伤;对意识不清、烦躁不安、婴幼儿等病人应加床档或使用约束带,防止病人坠床或撞伤;②避免温度性损伤:使用冷热疗时,应按操作要求进行,必要时守护;注意易燃物品的安全使用和保管,有防火措施和紧急疏散措施;③避免生物性损伤:应有灭蚊、蝇、蟑螂等措施。

(2) 避免医院内感染:病区应有严格的管理系统和措施,预防医院内感染。如操作中严格执行无菌技术操作原则和消毒隔离制度,定期对病室及各种设备进行清洁、消毒、灭菌等。

(3) 避免医源性损伤:由于医务人员言语及行为不当,责任心不强、违反操作规程等,对病人造成心理、生理上的损伤,称为医源性损伤。因此,应加强医务人员职业道德教育,尊重、关心病人;进行治疗护理操作时,应严格遵循操作规程和查对制度,防止差错事故发生;语言、行为符合职业规范,责任心强,以避免造成病人心理和生理上的损伤。

(二)社会环境

1. 建立良好的人际关系 影响住院病人身心康复的人际关系包括:医患关系、护患关系和病友关系。帮助病人创建和维护良好的人际关系的措施有:

(1) 根据病人的需求给予不同的身心护理,对病人一视同仁。

(2) 操作技术娴熟,态度和蔼,获得病人信赖。

(3) 尊重病人的权利与人格。注意保护病人的隐私,语言、行为、举止符合职业规范。

(4) 鼓励病友间相互帮助和照顾,营造融洽、愉快的氛围。

2. 制定合理的医院规则 医院为了保证医疗、护理工作的顺利开展及预防医院内感染等而制定各种院规,如入院须知、探视制度、陪护制度等。具体的措施有:

(1) 热情接待,耐心解释,取得病人的理解和配合。

(2) 在维护院规的情况下,让病人有一定的自主权。

(3) 尊重探视人员,如探视时间和行为不恰当,劝阻和限制方法应适当。

(4) 及时向病人提供与其检查、治疗、护理等相关的信息,并鼓励病人参与护理计划的制定。

三、病床单位及设备

病床单位(patient's unit)是指住院期间医疗机构提供给病人使用的物品和设备,它是病人住院期间休息、睡眠、治疗与护理等活动的最基本的生活单位。每个病床单位应配备固定的设施(图 3-2)。

(一)病床

病床是病人休息及睡眠的用具,必须实用、耐用、舒适、安全。普通病床(图 3-3)一般为长 2m、宽 0.9m、高 0.6m,床头可以抬高的手摇式床,以方便病人更换卧位。床的升降功能有手工调节和电动调节两种,床的两侧有床档。临床也可选用多功能病床(图3-4),根据病人的需要,可以改变床的高低或活动床档,变换病人的体态姿势。床脚有脚轮,便于病床移动。

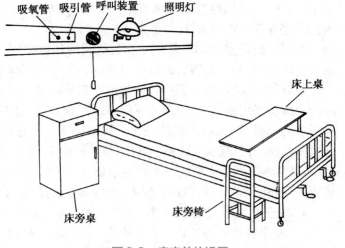

图 3-2 病床单位设置

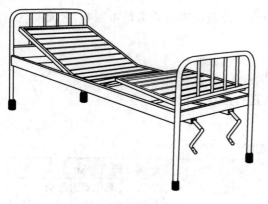

图 3-3 普通病床

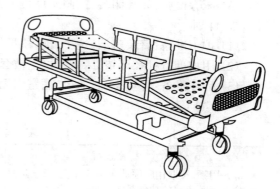

图 3-4 多功能病床

（二）床上用品（表 3-3）

表 3-3 床上用品规格与要求

物品名称	规格	要求
床垫	长宽与床规格相同,厚 0.1m	垫芯可用棕丝、木棉、棉花或海绵等制成,包布应选择牢固防滑的布料制成,床垫应坚硬,以免承受重力较多的部位发生凹陷
床褥	长宽与床规格相同	褥芯用棉花制成,吸水性强,包布用棉布制成
枕芯	0.6m,宽 0.4m	内装荞麦皮、木棉、中空棉、羽绒等,用棉布做枕面
棉胎	长 2.1m,宽 1.6m	多用棉花胎,也可用人造棉或羽绒等
大单	长 2.5m,宽 1.8m	用棉布制作
被套	长 2.3m,宽 1.7m	用棉布制作,尾端开口钉上布带或拉链
枕套	长 0.7m,宽 0.45m	用棉布制作
中单	长 1.70m,宽 0.85m	以棉布制作为宜,亦可使用一次性成品
橡胶中单	长 0.85m,两端各加白布 0.4cm,0.65m	中间用橡胶制作,两端用棉布制作

（三）其他设施

包括床旁桌、床旁椅、床上小桌;床头墙壁上配有照明灯、呼叫装置、供氧和负压吸引管道、多功能插座;天花板上有轨道、输液吊架,床之间有隔帘等。

四、铺床技术

铺床的基本要求是平、整、紧,达到舒适、安全、实用的目的。包括备用床、暂空床和麻醉床。

（一）铺备用床（图 3-5）

【目的】

保持病室整洁、美观,准备接收新病人。

【操作程序】

1. 评估

（1）病床单位设施是否齐全,功能是否完好。

（2）床上用品是否齐全、清洁,规格与床单位是否符合。

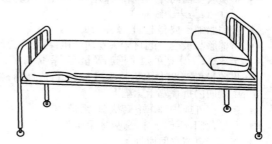

图 3-5 备用床

（3）床旁设施，如呼叫装置、照明灯是否完好，供氧及负压吸引管道是否通畅，有无漏气。

2. 计划

（1）护士准备：着装整洁，洗手，戴口罩。

（2）用物准备：床、床垫、床褥、大单、被套、棉胎或毛毯、枕套、枕芯。

（3）环境准备：环境整洁、通风，病室内无病人进行治疗或进餐。

3. 实施（表3-4）

表3-4 铺备用床

操作过程	操作流程	要点解析
• 备齐用物，按取用顺序放于治疗车上，携至床边 • 检查床及床垫的功能是否完好 有脚轮的床，应先固定，调整床至适合高度	备物检查	• 节时省力，避免多次走动 • 确保安全
• 移开床旁桌，距床约20cm，移椅至床尾正中，距床约15cm 置用物于床尾椅上	移开桌椅	• 便于操作 • 便于取用
• 翻转床垫	翻转床垫	• 避免床垫局部长期受压而发生凹陷
• 将床褥齐床头放于床垫上，下拉至床尾，铺平床褥	铺平床褥	• 床褥中线与床中线对齐
• 将大单纵、横中线对齐床头中线放于床褥上，向床尾一次打开，再向两侧打开 • 先铺近侧床头，右手将床头床垫托起，左手伸过床头中线，将大单包塞于床垫下	展开大单	• 护士身体靠近床边，两脚分开，上身保持直立，两膝稍屈，动作平稳、连续、减少来回走动
• 在距床头约30cm向上提起大单边缘，使其同床边垂直，呈一等边三角形，以床沿为界，将三角形分为两半。将上半三角覆盖于床上，下半三角平整地塞于床垫下，再将上半三角翻下塞于床垫下（图3-6）	规范折角	• 使床角美观、整齐，不易松
• 同法铺近侧床尾大单 • 拉紧大单中部，双手掌心向上，将大单平塞于床垫下 • 转至床对侧，同法铺对侧大单	铺好大单	• 铺大单的顺序：先床头后床尾，先近侧后对侧
	套好被套	
◆ "S"式套被套法（图3-7） • 将被套头端齐床头放置，分别向床尾、床两侧打开，开口向床尾，中线与床中线对齐 • 将被套开口端的上层1/3部分打开，将折好的"S"式棉胎置于开口处 • 将棉胎上缘中部拉至被套封口处，棉胎上端与被套边平齐，对好两上角，盖被的上缘平齐床头 • 于床尾处拉平棉胎及被套，系带		• 被套正面向外，开口端朝床尾 • 便于放棉胎 • 使之充实，避免棉胎与被头空虚 • 避免棉被下缘滑出被套
◆ 卷筒式套被套法（图3-8） • 将被套反面向外，分别向床尾、床两侧打开，开口向床尾，中线与床中线对齐 • 将棉胎铺于被套上，上缘齐床头 • 将棉胎与被套一起自床头卷向床尾，再由开口端翻转至床头，于床尾处拉平棉胎及被套，系带		
• 将盖被的两侧向内折与床沿平齐，折成被筒，将盖被尾端向内折叠塞于床垫下	折叠被筒	• 盖被平齐，中线对齐
• 于床尾处或护理车上套枕套，系带 • 开口背门，横放于床尾，再拖至床头	套枕放置	• 枕头四角充实、平整
• 将床旁桌椅移回原处	移回桌椅	• 保持病室整洁、美观
• 整理用物，洗手	整理用物	• 避免交叉感染

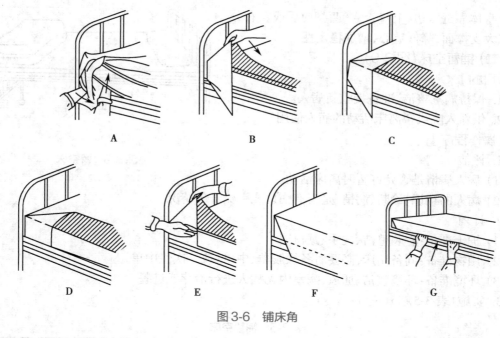

图3-6 铺床角

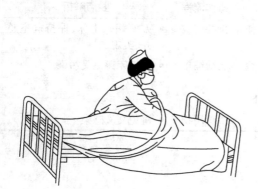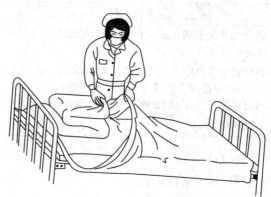

图3-7 "S"式套被套

4. 评价

（1）护士操作时遵循节力原则。

（2）操作过程流畅，未影响病人治疗和护理等活动。

（3）病室及病床单位整洁、美观。

【注意事项】

1. 符合铺床的实用、耐用、舒适、安全的原则。

2. 病人进餐或接受治疗时暂停铺床。

3. 操作中动作轻稳，避免尘埃飞扬。

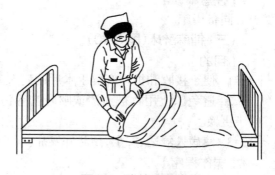

图3-8 卷筒式套被套

4. 应用省时、节力原则。操作前用物摆放有序，放置合理；操作中减少走动，避免无效动作;身体靠近床边,上身直立,两脚前后或左右分开,扩大支撑面,降低重心,增加稳定性。

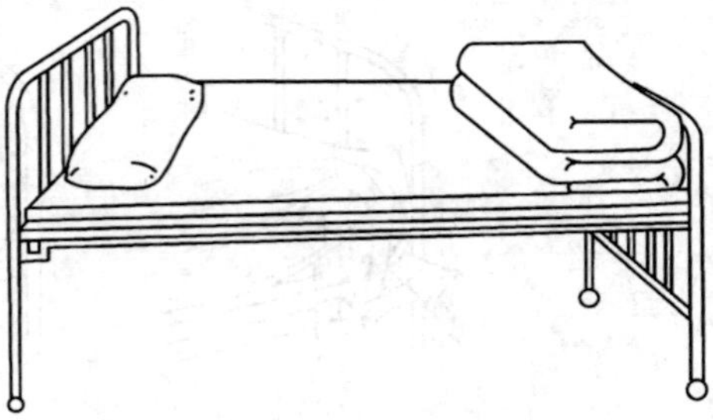

(二)铺暂空床(图3-9)

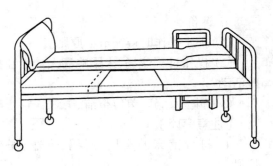

【目的】

1. 保持病室整洁,准备接收新病人。

2. 供新入院或暂离床活动的病人使用。

【操作程序】

1. 评估

(1)病人病情是否允许暂时离床活动。

(2)病人的意识、诊断、病情,是否有伤口或引流管等情况。

2. 计划

(1)护士准备:着装整洁、洗手、戴口罩。

(2)用物准备:同备用床,必要时备橡胶单、中单(或一次性中单)。

(3)环境准备:环境整洁、通风,病室内无病人进行治疗或进餐。

3. 实施(表3-5)

图3-9 暂空床

表3-5 铺暂空床

操作过程	操作流程	要点解析
• 将备用床的盖被上端向内折,然后扇形三折于床尾,使之与床尾平齐	折叠盖被	• 方便病人上床,保持病室整齐、美观
• 将橡胶中单及中单上缘距床头 45~50cm,中线与床中线对齐,两单边缘下垂部分一并塞入床垫下 • 转向对侧,分别将将橡胶单和中单边缘下垂塞入床垫下	酌情铺单	• 保护床褥免受污染
• 整理用物,洗手	整理用物	• 避免交叉感染

4. 评价

(1)同备用床(1)、(2)。

(2)病床实用、舒适、安全、方便。

(3)用物符合病情需要。

【注意事项】

同备用床。

(三)铺麻醉床(图3-10)

【目的】

1. 便于接收和护理麻醉手术后的病人。

2. 避免床上用物被血渍或呕吐物等污染,便于更换。

3. 使病人舒适、安全,预防并发症。

【操作程序】

1. 评估

(1)病人的诊断、病情、手术方式、麻醉方式。

(2)手术后所需的治疗和护理等物品。

图3-10 麻醉床

(3) 病床及床单位设施性能是否完好。

2. 计划

(1) 护士准备:着装整洁、洗手、戴口罩。

(2) 用物准备:①床上用物:同备用床,另加橡胶中单和中单(或一次性中单)各2条。②麻醉护理盘:治疗巾内置开口器、舌钳、压舌板、牙垫、治疗碗、镊子、吸氧管、吸痰管、纱布数块;治疗巾外置血压计、听诊器、弯盘、棉签、胶布、手电筒、护理记录单和笔。③其他:输液架,根据需要另备吸痰管和给氧装置、胃肠减压器、负压吸引器、引流袋、微量泵等,冬天按需备热水袋及布套、毛毯。

(3) 环境准备:环境整洁、通风,病室内无病人进行治疗或进餐。

3. 实施(表3-6)

表3-6 铺麻醉床

操作过程	操作流程	要点解析
• 同备用床,铺好床褥、大单	同备用床	
• 同暂空床,铺好病床中部近侧橡胶中单及中单	铺好两单	
• 根据手术部位将另一橡胶中单及中单对好中线,铺于床头或床尾。铺床头时,上端齐床头,下端压在中部橡胶中单及中单上,将边缘下垂部分一并塞入床垫下;铺床尾时,下端齐床尾,上端压在床中部橡胶中单及中单上,将边缘下垂部分一并塞入床垫下		• 颈、胸部手术或全麻后铺于床头;下肢手术时铺于床尾
• 转至对侧,分层铺好对侧大单、橡胶中单和中单		
• 同备用床,套好被套	套好被套	• 盖被平整、美观,中线对齐
• 同备用床将盖被两侧边缘向内折叠与床沿齐,尾端向内折叠与床尾齐,将盖被三折叠一侧床边,开口向门	折叠被筒	• 盖被三折上下对齐,外侧齐床沿,便于将手术病人移到床上
• 于床尾处套好枕套,系带,开口背门,横立于床头	套枕放置	• 防止头部受伤
• 将床旁桌移回原处,床旁椅移至盖被折叠侧	移回桌椅	• 便于将病人移到床上
• 麻醉护理盘放床旁桌上,其余用物放于合适位置	置麻醉盘	• 便于急救
• 整理用物,洗手	整理用物	• 避免交叉感染

4. 评价

(1) 操作熟练,无多余动作。

(2) 操作过程中利用节力原则。

(3) 用物齐全,能满足手术后病人治疗、护理的需要。

【注意事项】

1. 同备用床。

2. 铺麻醉床时应更换洁净被单、保证术后病人舒适、预防感染发生。

 **临床应用**

床罩铺床技术

　　近年来,临床上使用床罩式床单,采用床头邻角打结的方法对常规的铺床技术进行了改良。方法是将床单于床垫上展开,抬起床头处床垫,将床单两角打结压于床垫下,然后用传统铺床法固定床尾。最后用一次性床罩或布制床罩把已铺好的床单位遮好,避免污染,也保持了病室的整洁,为迎接下一位病人做好准备。

　　床罩铺床技术的优点:①大大简化了铺床程序,节约时间,减轻了护士的劳动强度。②外观边角分明,美观舒适,并且避免了卧床病人床单移动、容易出现皱褶的问题。③节约材料,降低成本。

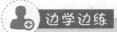 **边学边练**

　　实践2:参观医院　　　　实践3:铺床技术

(侯焱红　王冬梅)

 思考题

　　1. 病人,刘阳,男性,43岁,5小时前在干农活时突然出现剧烈胸痛,呈持续性,伴大汗,无恶心、呕吐等症状,急诊入院,心电图提示急性心梗。

　　请问:

　　(1) 作为急诊科的护士,在医生未到达之前,应做何处理?

　　(2) 配合医生抢救过程中,针对医生的口头医嘱该如何执行?

　　2. 病人,李某,女性,56岁。于今晨起床后突然出现头晕、恶心、呕吐,并伴有一过性意识不清,几分钟后被家人叫醒。病人急诊入院,头部CT示:右小脑出血。

　　请问:

　　(1) 作为急诊护士,首先应采取的护理措施是什么?

　　(2) 如果病人需急诊手术,护士应为其准备哪种床单位?

第四章　医院感染的预防与控制

学习目标

1. 具有无菌和隔离观念以及自我保护意识,严谨求实的工作态度,预防控制医院感染。
2. 掌握常用消毒灭菌技术、无菌技术操作原则、隔离原则。
3. 熟悉医院感染的分类、发生的主要因素及预防措施,各种隔离的种类。
4. 熟练掌握无菌技术和隔离技术基本操作。

　　医院是各种病人集中的场所,病原微生物种类繁多,加之大量抗生素和免疫抑制剂的广泛使用,以及新的医疗技术的广泛应用等,导致医院内感染不断增多,不仅使医院耗费大量的人力、物力、财力,也增加了病人的身心痛苦。世界卫生组织(WHO)提出有效控制医院感染的关键措施为:清洁、消毒、灭菌、无菌技术、隔离技术、合理使用抗生素等,因此,掌握相关的知识和技术十分必要。

第一节　医　院　感　染

　工作情景与任务

导入情景:

　　某市儿童医院在同一时间接收了从某县妇幼保健院转来的六名新生患儿,在经过一系列的化验检查后,诊断结果为:败血症,其中五名患儿在转院的第二天死亡。这一事件引起了院方的高度重视:为什么在同一所医院,同一病房,同一时间转来的患儿短时间内死亡,而且又是同一病因! 某市儿童医院立即将此事上报,专案小组在第一时间赶到某县妇幼保健院展开了调查,结果显示:这些患儿的死亡(还有几例在本院出生没来得及转院就死亡的)均系院内感染所致。

工作任务:

1. 正确认识医院感染。
2. 采取医院感染的预防措施严格控制医院感染的发生。

一、医院感染的概念与分类

　　医院感染的概念与分类随着医院感染预防、控制和管理的发展,在不断地演变与完善。

(一) 医院感染的概念

医院感染(nosocomial infection)又称医院获得性感染,是指住院病人在医院内获得的感染,包括在住院期间发生的感染和在医院内获得而出院后发生的感染,但不包括入院前已开始或入院时已处于潜伏期的感染。广义地讲,其所涉及的对象包括一切在医院内活动的人员,医院工作人员在医院内获得的感染也属医院感染。

(二) 医院感染的分类

根据病原微生物的来源不同,医院感染分为内源性感染和外源性感染两种类型。

1. 内源性感染　又称自身感染,指各种原因引起的病人在医院内遭受自身固有病原微生物侵袭而发生的医院感染。寄居在病人体内的正常菌群或条件致病菌,在机体免疫功能低下或正常菌群发生移位时就可引起感染。

2. 外源性感染　又称交叉感染,指各种原因引起的病人在医院内遭受非自身固有病原微生物侵袭而发生的医院感染。病人与病人、病人与工作人员之间的直接感染或通过水、空气、医疗器械等物品为媒介的间接感染。

二、医院感染发生的主要因素

(一) 医院感染的形成条件

医院感染必须有感染链的存在,才可能形成。感染链由三个环节构成,即感染源、传播途径和易感宿主,当三者同时存在并相互联系时,即形成了感染链,就可能导致医院感染的发生。

1. 感染源　感染源(source of infection)是指病原微生物生存、繁殖并排出的场所或宿主(人或动物)。主要的感染源包括:

(1) 已感染的病人:已感染的病人是最主要的感染源。病原微生物从感染者的分泌物、排泄物及呼吸道不断排出,且常常具有耐药性,很容易通过某种传播途径侵入另一易感宿主,在体内定植,引起新的感染。

(2) 病原携带者:某些传染病病人的体内有病原微生物不断生长繁殖,并向外环境播散,但本人无任何临床表现,这也是医院的另一主要感染源。

(3) 病人自身:大多是寄居在人体肠道、呼吸道、皮肤、泌尿生殖道、口腔黏膜等部位的正常菌群,或从外部环境进入人体后暂时定植在这些部位的微生物。一般不引起临床症状,但在机体抵抗力下降时,可发生自身感染,并将病原微生物散播出去。

(4) 医院环境:医院的环境、病房设施和用于病人的器械、用物及病人的食物、垃圾等都易被病原微生物污染从而成为感染源。

2. 传播途径(modes of transmission)　是指病原微生物从感染源传至易感宿主的途径和方式。医院感染主要的传播途径有:

(1) 接触传播:是医院感染的主要传播途径。①直接接触传播:已感染的病人与易感宿主直接接触,将病原微生物传递给易感宿主。如母婴间疱疹病毒、沙眼衣原体等的感染。②间接接触传播:病原微生物通过传播媒介传递给易感宿主。最常见的传播媒介是医护人员的手,其次是医疗器械、水和食物等。

(2) 空气传播:是指以空气为媒介,病原微生物经悬浮在空气中的微粒随气流流动而进行的传播。

(3) 饮水、饮食传播:是指病原微生物通过污染水、食物而造成疾病的传播。常可导致医院感染暴发流行。

（4）注射、输液、输血传播：是指通过使用污染的注射器、输液器、输血器、药液、血制品等而造成疾病的传播。如输血导致的丙型肝炎等。

（5）生物传播：是指动物或昆虫携带病原微生物作为人体传播的中间宿主。如蚊子传播疟疾、乙型脑炎等。

3. 易感宿主（susceptible host） 是指对某种疾病或传染病缺乏免疫力的人。如将易感者作为一个总体，则称为易感人群。医院是易感人群相对集中的地方，容易发生感染和感染的流行。如老年及婴幼儿病人、营养不良者、接受免疫制剂的病人或长期使用抗生素者都属于易感宿主。

（二）医院感染的主要因素

医院感染的主要因素有：①病原体来源广泛，环境污染严重。②易感人群增多。③医院感染管理制度不健全。④医务人员对医院感染的严重性认识不足。⑤消毒灭菌不严格和无菌技术操作不当。⑥感染链的存在。⑦抗生素的广泛应用。⑧介入性诊疗手段增多。⑨医院布局不合理，隔离措施和隔离设施不健全。

三、医院感染的预防与控制

（一）建立三级监控体系

在医院感染管理委员会领导下，建立由医生、护士为主体的医院感染监控办公室及层次分明的三级护理管理体系（即：一级管理——病区护士长和兼职监控护士；二级管理——科护士长；三级管理——护理部副主任，为医院感染委员会副主任），及时评估医院感染发生的危险性，及时发现问题，及时进行处理。

（二）健全各项规章制度

按照国家有关卫生行政部门的法律、法规，健全医院感染管理制度，包括清洁卫生制度、消毒灭菌制度、隔离制度、消毒灭菌效果监测制度、一次性医疗器材及常用器材的监测制度、各重点科室的感染管理制度、医务人员医院感染知识培训制度以及感染管理报告制度等。并在实际操作中严格执行这些制度，避免医院感染的发生。

（三）落实医院感染管理措施

主要措施包括：医院建筑布局合理，有利于消毒隔离；医疗过程中严格无菌技术、洗手技术、隔离技术，做好清洁、消毒、灭菌工作；对消毒灭菌过程及物品进行消毒灭菌效果的监测；合理使用抗生素，严格掌握使用指征；对医院污水、污物按有关规定处理。

（四）加强医院感染知识教育

对医务人员进行医院感染方面的教育，提高预防和控制医院感染的自觉性，增强自我防护意识，严格执行医院感染管理的各项规章制度和技术操作规程，发现法定传染病，按《传染病防治法》的规定报告。

第二节　清洁、消毒、灭菌

一、清洁、消毒、灭菌的概念

1. 清洁（cleaning） 指清除物体表面的污垢、尘埃和有机物，以去除和减少微生物的方法。

2. 消毒（disinfection） 指清除或杀灭物体上除芽胞以外的所有病原微生物的方法。

3. 灭菌（sterilization） 指杀灭物体上一切微生物，包括致病微生物和非致病微生物，也包括细菌芽胞和真菌孢子的方法。

二、清洁技术

常用的清洁技术有水洗、去污剂去污、机械去污和超声清洗，将物体表面的污垢清洗干净，也作为消毒、灭菌前的准备。适用于医院的地面、墙壁、家具、医疗护理用品等的去污。一般污垢、尘埃、油脂等，用清水冲洗，再用洗涤剂刷洗，最后用清水冲净；碘酊污渍用乙醇擦拭；甲紫污渍用乙醇或草酸擦拭；陈旧血渍用过氧化氢溶液浸泡后用水清洗；高锰酸钾污渍可用维生素 C 溶液洗净或用 0.2%~0.5% 的过氧化氢溶液浸泡后用水清洗。

三、物理消毒灭菌技术

（一）热力消毒灭菌技术

是利用热力破坏微生物的蛋白质、核酸、细胞壁和细胞膜，从而导致其死亡的技术。分干热消毒灭菌和湿热消毒灭菌两类。

1. 干热消毒灭菌法 简称干热法，由空气导热，传热较慢，所以消毒灭菌所需温度高、时间长。

（1）燃烧灭菌法：是一种简单、迅速、彻底的灭菌方法。

1）适用范围：适用于无保留价值的污染物品，如病理标本、特殊感染敷料（如破伤风、气性坏疽、铜绿假单胞菌感染）、污染的废弃物；急用某些金属器械和搪瓷类物品；微生物实验室培养用的试管、烧瓶口和塞子、接种环。

2）使用方法：无保留价值的污染物品可在焚烧炉内焚毁；金属器械洗净并干燥后，可在火焰上烧灼 20 秒；搪瓷类容器洗净并干燥后，可倒入少量 95% 以上的乙醇，慢慢转动容器使乙醇均匀分布，然后点火燃烧至熄灭；培养用的试管、烧瓶口和塞子、接种环可直接在火焰上烧灼，来回旋转 2~3 次。

3）注意事项：①注意安全，燃烧时须远离易燃、易爆物品，如氧气、乙醚、汽油等。②燃烧中途不得添加乙醇，以免引起烧伤或火灾。③锐利刀剪禁用此法，以免锋刃变钝。

（2）干烤灭菌法：是利用特制的烤箱进行灭菌，其热力传播和穿透主要依靠空气对流和介质传导，灭菌效果可靠。

1）适用范围：适用于耐热、不耐湿、蒸汽或气体不能穿透的物品，如油剂、粉剂、软膏和玻璃器皿等。

2）使用方法：灭菌所需的温度及时间，应根据消毒灭菌物品的种类和烤箱的类型来确定。

3）注意事项：①灭菌前玻璃器皿应洗净并完全干燥。②物品包装不宜过大。③烤箱内放入物品不宜过多，以箱体高度的 2/3 满为宜。④勿与烤箱底部及四壁接触，物品间留有充分的空间。⑤在灭菌的中途不宜打开烤箱重新放入物品。⑥灭菌后要待温度降至 40℃ 以下再打开烤箱，以防炸裂。

2. 湿热消毒灭菌法 简称湿热法，由空气和水蒸汽导热，传热较快，穿透力强，与干热消毒灭菌相比所需温度低、时间短，效果较好。

（1）煮沸消毒法：是应用最早的消毒方法之一，也是家庭常用的消毒方法。

1）适用范围：适用于耐湿、耐高温的物品，如金属、搪瓷、玻璃和橡胶类等。

2）使用方法：将物品刷洗干净，全部浸没在水中，然后加热煮沸，消毒时间从水沸后算起，如中途加入物品，则应从第二次水沸后重新计时。煮沸 5~10 分钟可杀灭细菌繁殖体，达到消毒效果。煮沸 15 分钟可杀灭多数细菌芽胞，某些热抗力极强的细菌芽胞需要煮沸更长时间。可将 1%~2% 的碳酸氢钠加入水中，不仅可提高沸点至 105℃，增强杀菌作用，还有去污防锈作用。

3）注意事项：①消毒前物品刷洗干净，全部浸没水中。②有轴节的器械或带盖的容器应将轴节或盖打开再放入水中。③空腔导管需先在腔内注水。④大小相同的碗、盆不能重叠，要保证物品各面都能与水接触。⑤玻璃器皿、金属及搪瓷类物品应在冷水放入；橡胶类物品用纱布包好，待水沸后放入，消毒后及时取出。⑥海拔高的地区，水的沸点低，海拔每增高 300m，需延长煮沸时间 2 分钟，或采用加压煮锅。

（2）压力蒸汽灭菌法：是利用高压下的高温饱和蒸汽杀灭所有微生物及其芽胞的方法，在物理消毒灭菌技术中效果最好，临床应用广泛，为医院首选的灭菌方法。

1）适用范围：适用于耐高压、耐高温、耐潮湿的物品，如各类器械、敷料、搪瓷、橡胶、玻璃制品及溶液等。

2）使用方法：根据排放冷空气的方式和程度的不同，压力蒸汽灭菌器可分为下排气式和预真空两种模式。①下排气式压力蒸汽灭菌器：是利用重力置换的原理，使热蒸汽在灭菌器中从上而下，将冷空气由下排气孔排出，全部由饱和蒸汽取代，再利用蒸汽释放的潜热灭菌。下排气式压力蒸汽灭菌器可分为手提式、立式（或卧式），灭菌所需压力为 103~137kPa，温度达 121~126℃，时间 20~30 分钟。②预真空压力蒸汽灭菌器：是利用机械抽真空的方法，使灭菌柜室内形成 2.0~2.7kPa 的负压，蒸汽得以迅速穿透到物品内部进行灭菌。所需压力为 205.8kPa，温度达 132℃，时间 5~10 分钟，到达灭菌时间后，抽真空使灭菌物品迅速干燥。根据一次性或多次抽真空的不同，分为预真空法和脉动真空法两种，后者空气排出更彻底，灭菌效果更可靠，临床应用更为广泛。操作人员需进行专门培训，持证上岗。

3）注意事项：①灭菌包不宜过大（不超过 30cm × 30cm × 25cm），包扎不宜过紧，各包之间应留有空隙，便于蒸汽流通，有利于蒸汽透入包的中央，在排气时蒸汽可迅速排出，保持物品干燥。②布类物品应放在金属和搪瓷类物品之上，以免蒸汽遇冷凝成水珠，使包布受潮，影响灭菌效果。

4）效果监测：①物理监测法：用 150℃ 或 200℃ 的留点温度计。使用前将温度计汞柱甩至 50℃ 以下，放入包裹内，灭菌后，检视其读数是否达到灭菌温度。②化学监测法：化学指示胶带（图 4-1）用于灭菌包表面的监测，粘贴在需灭菌物品的包装外面，灭菌后，根据指示胶带颜色的改变，判断此包是否经过灭菌处理。化学指示卡用于监测灭菌包中心的情况。使用时将化学指示卡放在灭菌包的中央部位，灭菌后，根据指示卡颜色的改变，判断是否达到灭菌效果。③生物监测法：是最可靠的监测法。选择对热耐受力较强的非致病性嗜热脂肪杆菌芽胞菌片制成标准生物测试包，或使用一次性标准生物测试包，平放在灭菌锅内最难灭菌处，一般压力蒸汽灭菌器为排气口上方或灭菌器厂家建议的最难灭菌位置。灭菌完毕，在无菌条件下取出标准测试

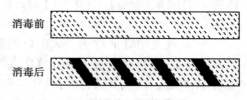

消毒前

消毒后

图 4-1 化学指示胶带

包的指示菌片,投入培养基中,经 56℃±1℃ 温箱中培养 7 天,若菌片无细菌生长则表示灭菌合格。

B-D 试验

用于监测预真空压力灭菌器空气排出效果。灭菌器经预热后,空锅状态试验时将 B-D 试验真空测试纸,放于标准测试包的中心部位或使用一次性 B-D 测试包,测试包放在排气孔上方,靠近灭菌器柜门的架子上或由灭菌器厂商指定的最难灭菌处,在 134℃ 温度下作用 3.5~4 分钟,取出测试包,测试纸变色均匀,即为检测合格,方可进行物品的灭菌。记录 B-D 测试结果,并保留 3 年以上。此方法用于每日第一锅灭菌前及灭菌器维修后的测试。

(二)光照消毒技术

又称辐射消毒。利用紫外线、臭氧及高能射线的杀菌作用,使菌体蛋白质发生光解、变性而致细菌死亡。此消毒技术对生长期的细菌敏感,对芽胞敏感性差。

1. **日光曝晒法** 利用日光的热、干燥和紫外线的作用而杀菌,有一定的杀菌力。

(1) 适用范围:适用于床垫、床褥、棉胎、毛毯、枕芯、衣服、书籍等物品。

(2) 使用方法:将物品放在直射阳光下曝晒 6 小时。

(3) 注意事项:定时翻动(一般 2 小时一次),使物品各面均能受到日光照射。

2. **紫外线灯管消毒法** 紫外线灯管是人工制造的低压汞石英灯管(常用的有 15W、20W、30W、40W 四种),通电后,汞气化放电而产生紫外线,经 5~7 分钟,使空气中的氧气电离产生具有较强杀菌作用的臭氧,二者共同发挥杀菌作用。紫外线杀菌作用最强的波段为 250~270nm。

(1) 适用范围:适用于室内空气和物品表面。

(2) 使用方法:用于空气消毒时,有效照射距离不超过 2m,消毒时间为 30~60 分钟;用于物品消毒时,先将物品摊开或挂起,使其各面均能被紫外线直接照射,有效距离为 25~60cm,最多不超过 1m,消毒时间不少于 30 分钟。消毒时间均从灯亮 5~7 分钟后开始计时,如需再次使用,关灯后须间歇 3~4 分钟再开启。

(3) 注意事项:①保持灯管清洁:灯管表面每两周用无水乙醇纱布或棉球擦拭一次,发现灯管表面有灰尘、油污时,应随时擦拭。②消毒环境合适:紫外线消毒时房间内的适宜温度为 20~40℃,相对湿度为 40%~60%。③有效身体防护:紫外线对人的眼睛和皮肤有刺激作用,直接照射 30 秒就可引起眼炎或皮炎,照射过程中产生的臭氧对人体亦不利,故照射时人应离开房间,必要时戴防护镜、穿防护衣,照射完毕后应开窗通风。④正确计算时间:定期检测紫外线的照射强度(一般每半年一次)或记录使用时间,若灯管照射强度低于 $70\mu W/cm^2$ 或使用时间累计超过 1000 小时需更换灯管。⑤定期空气培养:监测灭菌效果(一般每月一次)。

3. **臭氧灭菌灯消毒法** 灭菌灯内装有臭氧发生管,在电场作用下,将空气中的氧气转换成高纯度臭氧,在常温下为强氧化性气体,主要依靠其强大的氧化作用杀菌。可杀灭细菌繁殖体、病毒、芽胞、真菌,并可破坏肉毒杆菌毒素。

(1) 适用范围:适用于室内空气、物品表面,诊疗用水和医院污水。

（2）使用方法：在使用灭菌灯时，关闭门窗，以确保消毒效果。

（3）注意事项：臭氧对人有毒，空气消毒时，人员须离开现场，消毒结束后 20~30 分钟方可进入。

（三）电离辐射灭菌技术

利用放射性核素 ^{60}Co 发射高能 γ 射线或电子加速器产生的高能电子束进行辐射灭菌。由于电离辐射灭菌技术是在常温下灭菌，故又称"冷灭菌"。其穿透力强，杀菌效果可靠，适用于不耐热物品的灭菌，如一次性注射器、输液器、输血器、精密医疗器械等。此技术多在医疗用品、生物医学制品等生产厂家使用，医院较少采用。

（四）微波消毒灭菌技术

微波是一种波长短、频率高的超高电磁波，它具有较强穿透力，可直接对物体内部加热，热效应不需要物质传导，物体内外温度均匀。适用于食物、餐具、化验单、票证、药品及耐热非金属材料器械的消毒灭菌。

（五）机械除菌技术

常用过滤除菌和层流通风法。过滤除菌可除掉空气中 $0.5~5\mu m$ 的尘埃，达到洁净空气的目的。层流通风主要使室外空气通过孔隙小于 $0.2\mu m$ 的高效过滤器以垂直或水平两种气流呈流线状流入室内，再以等速流过房间后流出，使室内产生的尘粒或微生物随气流方向排出房间。主要用于手术室、器官移植室、烧伤病房和 ICU 等。

四、化学消毒灭菌技术

化学消毒灭菌是利用化学药物杀灭病原微生物的方法。其原理是使微生物的蛋白凝固变性，酶蛋白失去活性，或抑制微生物的代谢、生长和繁殖，从而达到消毒灭菌的作用。能杀灭传播媒介上的微生物使其达到消毒或灭菌要求的化学制剂称为化学消毒剂。

（一）化学消毒剂的使用原则

1. 根据物品的性能及不同微生物的特性，选择合适的消毒剂。

2. 严格掌握消毒剂的有效浓度、消毒时间及使用方法。

3. 消毒剂应定期更换，易挥发的要加盖，并定期检测以确保其有效浓度。

4. 待消毒的物品必须洗净、擦干，全部浸没在消毒液内；注意管腔内应注满消毒液，并打开器械的轴节和容器盖。

5. 消毒液中不能放置纱布、棉花等物，因这类物品易吸附消毒剂而降低消毒效力。

6. 经浸泡消毒后的物品，在使用前应用无菌生理盐水冲净，以免消毒剂刺激人体组织。

7. 熟悉消毒剂的毒副作用，做好工作人员的防护。

（二）化学消毒剂的使用方法

1. 浸泡法　将物品洗净、擦干后浸没在消毒溶液中，在规定的浓度和时间内达到消毒作用。适用于耐湿不耐热的物品、器械的消毒，如锐利器械、精密仪器、化学纤维制品等。

2. 擦拭法　用化学消毒剂擦拭物品表面或人体体表，在规定的浓度内达到消毒作用。适用于地面、家具、墙壁等的消毒及皮肤消毒。

3. 喷雾法　用喷雾器将化学消毒剂均匀喷洒在空气中或物体表面，在规定的浓度内达到消毒作用。适用于地面、墙壁、环境等的消毒。

4. 熏蒸法　在密闭空间内将一定浓度的消毒剂加热或加入氧化剂，使其呈气体，在规定的浓度和时间内达到消毒作用。适用于室内空气、不耐高温物品的消毒。熏蒸法的常用消毒剂见表 4-1。

表 4-1 熏蒸法常用消毒剂

消毒剂	剂量	消毒方法	消毒时间
纯乳酸	0.12ml/m³	加等量水,加热熏蒸	密闭门窗 30~120 分钟
2% 过氧乙酸	8ml/m³	加热熏蒸	密闭门窗 30~120 分钟
食醋	5~10ml/m³	加热水 1~2 倍,加热熏蒸	密闭门窗 30~120 分钟

(三)化学消毒剂的常用种类

临床常用的化学消毒剂见表 4-2。

表 4-2 常用化学消毒剂

消毒剂	消毒效力	适用范围	注意事项
环氧乙烷	灭菌	(1) 精密仪器、化纤、器械的消毒灭菌剂量为 800~1200mg/L,温度为 54℃±2℃,相对湿度为 60%±10%,时间为 2.5~4 小时 (2) 少量物品可装入丁基橡胶袋内消毒,大量物品可放入环氧乙烷灭菌柜内,可自动调节相对湿度、温度和投药量进行消毒灭菌	(1) 易燃易爆且有一定毒性,必须熟悉使用方法,严格遵守安全操作程序 (2) 放置阴凉通风、无火源及电源开关处,严禁放入电冰箱 (3) 灭菌后的物品应清除环氧乙烷残留量后方可使用 (4) 每次消毒时,应进行效果检测及评价 (5) 贮存温度不可超过 40℃,以防爆炸
戊二醛	灭菌	2% 戊二醛溶液加入 0.3% 碳酸氢钠,成为 2% 碱性戊二醛,用于浸泡不耐高温的金属器械、内镜等,消毒需 10~30 分钟,灭菌需 7~10 小时	(1) 每周过滤一次,每两周更换消毒液一次 (2) 浸泡金属类物品时,加入 0.5% 亚硝酸钠作为防锈剂 (3) 医疗器械消毒或灭菌前需彻底清洗干净;消毒或灭菌后以无菌方式取出,用无菌蒸馏水冲净,再用无菌纱布擦干 (4) 内镜连续使用,需间隔消毒 10 分钟,每天使用前、后需浸泡消毒 30 分钟,消毒后用冷开水冲洗 (5) 碱性戊二醛稳定性差,应加盖并现配现用
过氧乙酸(PAA)	灭菌	(1) 0.2% 溶液用于手消毒,浸泡 1~2 分钟 (2) 0.5% 溶液用于餐具消毒,浸泡 30~60 分钟 (3) 0.2%~0.5% 溶液用于物体表面擦拭,或浸泡 30~60 分钟 (4) 1%~2% 溶液用于室内空气消毒,8ml/m³ 加热熏蒸,密闭门窗 30~120 分钟 (5) 1% 溶液用于体温计消毒,浸泡 30 分钟	(1) 存于阴凉避光处,防止高温引起爆炸 (2) 易氧化分解而降低杀菌力,需加盖并现配现用 (3) 浓溶液有刺激性和腐蚀性,配制时要戴口罩和橡胶手套 (4) 对金属有腐蚀性,对织物有漂白作用

续表

消毒剂	消毒效力	适用范围	注意事项
福尔马林（37%~40%甲醛溶液）	灭菌	(1) 空气消毒加热法：取 2~10 ml/m³，加水 2~10ml，加热熏蒸密闭门窗 6 小时以上 (2) 物品消毒氧化法：备甲醛消毒柜，取甲醛溶液 40~60ml/m³ 加入高锰酸钾 20~40g/m³，柜内熏蒸密闭 6~12 小时	(1) 蒸汽穿透力弱，衣物最好挂起消毒 (2) 对人有一定毒性和刺激性，使用时注意防护 (3) 甲醛有致癌作用，不宜用于室内空气消毒
碘酊	高效	(1) 2% 溶液用于皮肤消毒，擦后待干，再用 75% 乙醇脱碘 (2) 2.5% 溶液用于脐带断端的消毒，擦后待干，再用 75% 乙醇脱碘	(1) 对皮肤有较强的刺激性，不能用于黏膜的消毒 (2) 对金属有腐蚀性，不可用于金属器械的消毒 (3) 对碘过敏者、乙醇过敏者慎用
含氯消毒剂（常用的有漂白粉、漂白粉精、氯胺 T、二氧异氰脲酸钠）	高、中效	(1) 0.5% 漂白粉溶液、0.5%~1% 氯胺溶液用于浸泡餐具、便器等，浸泡 30 分钟 (2) 1%~3% 漂白粉溶液、0.5%~3% 氯胺溶液喷洒或擦拭地面、墙壁及物品表面 (3) 干粉用于消毒排泄物：漂白粉与粪便以 1:5 用量搅拌后，放置 2 小时；尿液 100ml 加漂白粉 1g，放置 1 小时	(1) 消毒剂保存在密闭容器内，置于阴凉、干燥、通风处，减少有效氯的丧失 (2) 配制的溶液性质不稳定，应现配现用 (3) 有腐蚀及漂白作用，不宜用于金属制品、有色衣服及油漆家具的消毒，定期更换消毒液
乙醇	中效	(1) 75% 溶液用于消毒皮肤，也可用于浸泡锐利金属器械及体温计 (2) 95% 溶液可用于燃烧灭菌	(1) 易燃，应加盖置于阴凉、避火处 (2) 易挥发，需加盖保存，定期检测，保持有效浓度 (3) 不适于手术器械灭菌，因不能杀灭芽胞 (4) 有刺激性，不宜用于黏膜及创面消毒 (5) 对乙醇过敏者慎用
含碘消毒剂（碘附）	中效	(1) 0.5%~1% 有效碘溶液用于注射部位皮肤消毒，涂擦 2 遍 (2) 0.1% 有效碘溶液用于体温计消毒，浸泡 30 分钟后用冷开水冲净擦干即可 (3) 0.05% 有效碘溶液用于黏膜、创面消毒	(1) 放阴凉处避光、防潮、密闭保存 (2) 碘附对二价金属制品有腐蚀性，不应做相应金属制品的消毒 (3) 皮肤消毒后不需脱碘 (4) 对碘过敏者慎用
安尔碘	中效	0.2% 有效碘原液，用于注射前皮肤消毒、外科洗手消毒、手术部位皮肤黏膜消毒、外科换药消毒、口腔黏膜消毒	(1) 使用后注意加盖保存 (2) 手术部位皮肤消毒时，如使用高频电刀，须待消毒剂干后使用
季铵盐类苯扎溴铵（新洁尔灭）	低效	(1) 0.01%~0.05% 溶液用于黏膜消毒 (2) 0.1%~0.2% 溶液用于皮肤消毒 (3) 0.1%~0.2% 溶液用于金属器械消毒，浸泡 15~30 分钟	(1) 对肥皂、碘、高锰酸钾等阴离子表面活性剂有拮抗作用 (2) 有吸附作用，会降低药效，所以溶液内不可投入纱布、棉花等 (3) 对铝制品有破坏作用，故不可用铝制品盛装 (4) 高浓度原液可造成严重的角膜以及皮肤、黏膜灼伤，操作时须加强防护

续表

消毒剂	消毒效力	适用范围	注意事项
胍类消毒剂 氯己定 （洗必泰）	低效	（1）0.02% 溶液用于手消毒,浸泡 3 分钟 （2）0.05% 溶液用于手术部位、注射部位的皮肤消毒及创面的消毒,擦拭 2 遍 （3）0.05%~0.1% 溶液用于冲洗阴道、膀胱或伤口黏膜创面	（1）密闭存放于避光、阴凉、干燥处 （2）勿与肥皂、洗衣粉等阴离子表面活性剂混合使用或前后使用 （3）冲洗消毒时,若创面脓液过多,应延长冲洗时间

注:灭菌剂:杀灭一切微生物(包括细菌芽胞)达到灭菌的消毒剂;

高效消毒剂:杀灭一切细菌繁殖体、结核杆菌、病毒、真菌及其孢子和绝大多数细菌芽胞的消毒剂;

中效消毒剂:杀灭除细菌芽胞以外的各种病原微生物的消毒剂;

低效消毒剂:只能杀灭细菌繁殖体、部分真菌和亲脂性病毒,不能杀灭结核杆菌、亲水性病毒和芽胞的消毒剂

第三节 无菌技术

无菌技术是预防和控制医院感染的一项重要的基本技术,医护人员在操作中必须加强无菌观念,正确熟练地掌握无菌技术,严格遵守操作规程,以确保医疗安全。

一、概念

1. 无菌技术（aseptic technique） 指在医疗、护理操作过程中,防止一切微生物侵入人体和防止无菌物品、无菌区域被污染的操作技术。

2. 无菌物品（aseptic supplies） 指经过灭菌处理后未被污染的物品。

3. 非无菌物品（non-aseptic supplies） 指未经过灭菌处理,或虽经过灭菌处理但又被污染的物品。

4. 无菌区（aseptic area） 指经过灭菌处理且未被污染的区域。

5. 非无菌区（non-aseptic area） 指未经过灭菌处理,或虽经过灭菌处理但又被污染的区域。

二、无菌技术的操作原则

（一）操作前充分准备

1. 环境要求 操作室清洁、宽敞、定期消毒;无菌操作前半小时停止清扫工作,减少走动,避免尘埃飞扬;操作台清洁、干燥、平坦,物品布局合理。

2. 工作人员 着装整洁、修剪指甲并洗手、戴好帽子、口罩,必要时穿无菌衣、戴无菌手套。

（二）操作中保持无菌

1. 无菌操作时,应明确无菌区、非无菌区、无菌物品和非无菌物品,非无菌物品应远离无菌区。

2. 进行无菌操作时,操作者应面向无菌区,身体应与无菌区保持一定距离,手臂应保持在腰部或治疗台面以上,不可跨越无菌区,避免在无菌区内谈笑、咳嗽、打喷嚏。

3. 取、放无菌物品时,必须使用无菌持物钳;无菌物品一经取出,即使未用,也不可放回

无菌容器内;未经消毒的手,不可接触无菌物品。

4. 无菌操作中,如无菌物品疑有污染或已被污染,不可再用,应予更换并重新灭菌。

5. 一套无菌物品只供一位病人使用一次,防止交叉感染。

(三)无菌物品规范保管

1. 标识清楚 无菌物品和非无菌物品应分开放置,并有明显标志;无菌包外需标明物品名称、灭菌日期。

2. 有序使用 无菌物品应存放于无菌包或无菌容器中,不可暴露于空气中,并按失效期先后顺序摆放取用。必须在有效期内使用,可疑污染、污染或过期应重新灭菌。

3. 保持有效 如符合存放环境要求,无菌包的有效期一般为 7 天;使用纺织品材料包装的无菌物品有效期宜为 14 天;医用一次性纸袋包装的无菌物品,有效期宜为 1 个月;使用一次性医用皱纹纸、一次性纸塑袋、医用无纺布或硬质容器包装的无菌物品,有效期宜为 6个月;由医疗器械生产厂家提供的一次性使用无菌物品遵循包装上标识的有效期。

4. 定期检查 定期检查无菌物品的保管情况。

三、无菌技术的基本操作

无菌技术基本操作是保持无菌物品及无菌区域不被污染,防止病原微生物传播给他人的一系列操作方法。

(一)无菌持物钳的使用

【目的】

取放和传递无菌物品,保持无菌物品的无菌状态。

【操作程序】

1. 评估 操作环境,持物钳。

2. 计划

(1) 护士准备:衣帽整洁、修剪指甲、洗手、戴口罩。

(2) 环境准备:操作区域清洁、宽敞、干燥、定期消毒、物品放置合理。

(3) 用物准备:选择合适的无菌持物钳及正确的保存方法。

1) 无菌持物钳的种类:临床上常用的无菌持物钳有三叉钳、卵圆钳和长、短镊子四种(图4-2)。三叉钳常用于夹取较大或较重物品,如瓶、罐、盆、骨科器械等;卵圆钳主要用于夹取刀、剪、镊、治疗碗、弯盘等;镊子的尖端细小,轻巧方便,适用于夹取针头、棉球、纱布等。

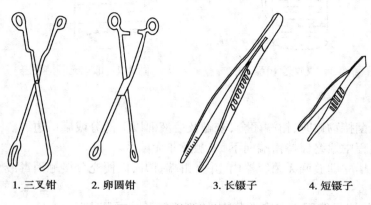

1. 三叉钳　　2. 卵圆钳　　3. 长镊子　　4. 短镊子

图4-2 无菌持物钳的种类

2）无菌持物钳的存放：①干燥保存法：将持物钳及盛放容器打包，经压力蒸汽灭菌后成为无菌持物钳，于使用前开包取出，4 小时更换一次。②湿式保存法：将灭菌后持物钳浸泡在内盛消毒液的广口有盖无菌容器内，容器深度与钳长度比例合适，消毒液应浸泡至持物钳轴节以上 2~3cm 或镊子长度的 1/2，每个容器内只能放一把持物钳。无菌持物钳及其浸泡容器每周清洁、灭菌 2 次，同时更换消毒液；使用频率较高的部门，如手术室、门诊注射室、换药室，应每日清洁、灭菌 1 次。此法目前临床已不提倡使用。

3. 实施（表 4-3）

表 4-3　无菌持物钳的使用

操作过程	操作流程	要点解析
• 检查并核对名称、有效期、灭菌标识	检查核对	• 确保在有效期内使用
• 打开无菌持物钳的容器盖，手持无菌持物钳上 1/3 处，将钳移至容器中央，闭合钳端，垂直取出（图 4-3），关闭容器盖	开盖取钳	• 不可从盖孔中取、放无菌持物钳 • 取、放时，钳端不可触及液面以上的容器内壁及容器口边缘 • 手不可触及消毒液浸泡部位（图 4-4）
• 使用时保持钳端向下，在腰部以上视线范围内活动，不可倒转向上	正确使用	• 以免消毒液反流，造成钳端污染
• 使用后闭合钳端，打开容器盖，立即垂直放回容器，关闭容器盖	及时放回	• 防止无菌持物钳在空气中暴露过久而污染 • 放入无菌持物钳后需打开轴节以利于钳与消毒液充分接触

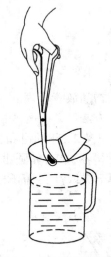

图 4-3　取放无菌持物钳

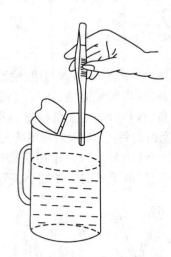

图 4-4　取放无菌持物镊

4. 评价

（1）使用无菌持物钳时，钳端闭合，未触及溶液面以上部分或罐口边缘。

（2）使用过程中始终保持钳端向下，未触及非无菌区。

（3）使用完毕立即放回无菌容器内，并将钳端打开，以便充分接触消毒液。

【注意事项】

1. 无菌持物钳只能用于夹取无菌物品，不能触及非无菌物品。

2. 无菌持物钳不可用于夹取无菌油纱布,防止油粘于钳端而影响灭菌效果;也不可用于换药或消毒皮肤,防止污染。

3. 如到远处夹取无菌物品,应同时搬移无菌持物钳和浸泡容器,就地使用,以免在空气中暴露过久而污染。

(二)无菌容器的使用

【目的】

盛放无菌物品并使其在一定时间内保持无菌状态。

【操作程序】

1. 评估 无菌容器的种类及有效期。

2. 计划

(1)护士准备:衣帽整洁、修剪指甲、洗手、戴口罩。

(2)环境准备:清洁、宽敞、光线适宜。

(3)用物准备:常用的无菌容器有无菌贮槽、盒、罐、盘等。无菌容器内盛放无菌物品,如器械、治疗碗、棉球、纱布等。

3. 实施(表4-4)

表4-4 无菌容器的使用

操作过程	操作流程	要点解析
• 检查并核对无菌容器名称、灭菌日期、失效期、灭菌标识	检查核对	• 确保在有效期内使用
• 打开无菌容器盖,平移离开容器,将盖的内面向上置于稳妥处或拿在手中(图4-5)	正确开盖	• 开、关盖时,手不可触及盖的边缘及内面,防止污染
• 用无菌持物钳从无菌容器内夹取无菌物品	夹取物品	• 取出无菌物品置于无菌容器或区域内 • 无菌持物钳及物品不可触及容器边缘
• 取物后,立即将盖盖严 • 盖容器盖时,应先将盖的内面翻转向下,再移至容器口上方盖严	立即关盖	• 防止容器内无菌物品在空气中暴露过久而污染
• 手持无菌容器时,应托住底部(图4-6)	手持容器	• 手指不可触及容器的边缘及内面

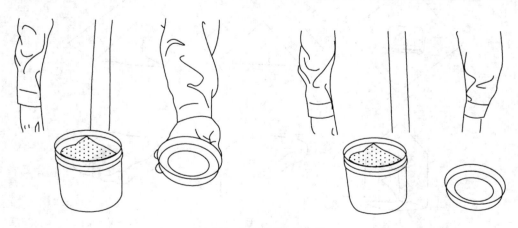

图4-5 打开无菌容器盖

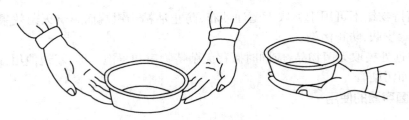

图4-6 手持无菌治疗碗

4. 评价

(1) 无菌持物钳使用时,钳及物品未触及容器边缘。

(2) 手未触及无菌容器盖的内面及边缘。

【注意事项】

1. 使用无菌容器时,不可污染盖、容器的边缘及内面。

2. 无菌容器一经打开,使用时间不超过24小时。

(三) 无菌包的使用

【目的】

包裹无菌物品并使包内的物品在一定时间内保持无菌状态。

【操作程序】

1. 评估 操作环境、台面,无菌包的名称及有效期。

2. 计划

(1) 护士准备:衣帽整洁、修剪指甲、洗手、戴口罩。

(2) 环境准备:清洁、宽敞、干燥。

(3) 用物准备:无菌包、盛有无菌持物钳的无菌罐、盛放无菌物品的容器、笔。

选用质厚、致密、未脱脂的纯棉布制成双层包布,将待灭菌物品放于包布内包扎后经压力蒸汽灭菌处理,即成无菌包。

无菌包包扎法(图4-7):将待灭菌物品和化学指示卡放在包布对角线中央,用包布近侧一角折叠盖住物品,左右两角先后盖上并将角尖向外翻折,然后折叠最后一角,塞到包裹里

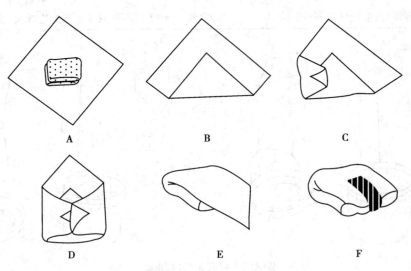

图4-7 无菌包包扎法

面,角尖外部突出大约5cm,最后包外再贴上注明物品名称、灭菌日期、失效日期的化学指示胶带粘贴封包。对于手术器械包或较大的无菌包,包外两边可配合贴上灭菌封包胶带。

3. 实施(表4-5)

表4-5 无菌包的使用

操作过程	操作流程	要点解析
● 检查并核对无菌包名称、灭菌日期、失效期、灭菌标识,有无潮湿及破损	检查核对	● 如超过有效期或有潮湿破损不可使用
● 将无菌包平放在清洁、干燥、平坦处,撕开粘贴的胶带,手接触包布四角外面,依次揭开包的四角,检视化学指示卡颜色,用无菌持物钳取出所需物品,放在准备好的无菌区内	开包取物	● 如为双层包布包裹的无菌包,内层则需用无菌持物钳打开 ● 不可放在潮湿处
● 如取出包内全部物品,将无菌包托在手上打开,另一手打开包布四角并抓住,稳妥地将包内物品投入准备好的无菌区内(图4-8)		● 投放时,手托住包布使无菌面朝向无菌区域 ● 打开包布时手不可触及包布内面 ● 不可跨越无菌区
● 包内物品一次未用完,应按无菌原则依原折痕包好,横贴化学指示胶带	原样包好	● 横贴化学指示胶带表示此包已开过,所剩物品在24小时内可再使用
● 注明开包日期、时间并签名	记时签名	● 有效期24小时

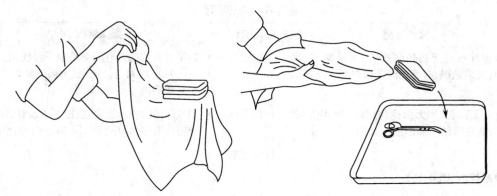

图4-8 一次性取出无菌包内物品

4. 评价

(1) 包扎无菌包方法正确,松紧适宜。

(2) 开包、还原包时手不可触及包布内面及无菌物品。

(3) 准确注明开包日期及时间。

【注意事项】

1. 打开无菌包时,手不可触及包布的内面,操作时手臂勿跨越无菌区。

2. 无菌包过期、潮湿或包内物品被污染时,均须重新灭菌。包布有破损时不能使用。

3. 打开过的无菌包,如包内物品一次未用完,在未污染的情况下,有效期为24小时。

(四) 铺无菌盘

【目的】

将无菌治疗巾铺在清洁干燥的治疗盘内,形成无菌区,用于短时间放置无菌物品。

【操作程序】

1. 评估 操作环境,检查和治疗项目,无菌物品有效期。

2. 计划

(1) 护士准备:衣帽整洁、修剪指甲、洗手、戴口罩。

(2) 环境准备:整洁、宽敞、干燥。

(3) 用物准备:盛有无菌持物钳的无菌罐、无菌治疗巾包、治疗盘、无菌物品、记录卡、笔。

治疗巾的折叠方法有横折法和纵折法,折好包扎灭菌后备用。

横折法:治疗巾横折后纵折,成为4折,再重复一次(图4-9)。

纵折法:治疗巾纵折两次成4折,再横折两次,开口边向外(图4-10)。

3. 实施(表4-6)

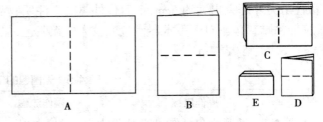

图4-9 治疗巾横折法

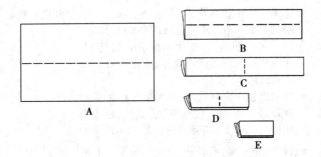

图4-10 治疗巾纵折法

表4-6 铺无菌盘

操作过程	操作流程	要点解析
• 检查并核对无菌包名称、灭菌日期、失效期、灭菌标识,有无潮湿及破损	检查核对	• 如超过有效期或有潮湿破损不可使用 • 应同时查对无菌持物钳、无菌物品以确保在有效期内
• 打开无菌包,用无菌持物钳取出一块治疗巾,放在清洁干燥的治疗盘内	开包取巾 打巾铺盘	• 如包内治疗巾未用完,应按要求包好,注明开包日期、时间并签名,限24小时内使用
◆ 单层铺巾(图4-11) • 双手捏住无菌治疗巾一边外面两角,轻轻抖开,双折平铺于治疗盘上,将上层无菌巾向远端呈扇形折叠,开口边向外,使其内面构成无菌区		• 手不可触及无菌巾内面 • 不可跨越无菌区
◆ 双层铺巾(图4-12) • 双手捏住无菌治疗巾上层两角的外面,轻轻抖开,从远到近三折成双层底,上层呈扇形折叠,开口边向外		• 同上
• 放入无菌物品后,用双手捏住上层无菌巾的左右角外面,将无菌巾拉平盖于无菌物品上,对齐上下层边缘。然后将开口处向上翻折两次,两侧边缘分别向下翻折一次,以保持无菌	置物盖巾	• 手不可触及无菌巾内面 • 如为双层铺巾,对齐上下层边缘即可 • 在不污染的情况下,调整无菌物品的位置,使之尽可能居中
• 注明无菌盘名称、铺盘日期、时间并签名	记时签名	• 铺好的无菌盘4小时内有效

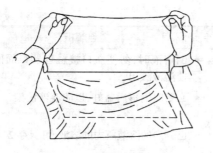

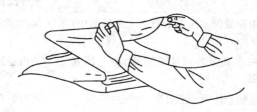

图 4-11 单层底铺盘法　　　　　　图 4-12 双层底铺盘法

4. 评价

（1）无菌巾的位置恰当,放入无菌物品后上下两层的边缘能对齐。

（2）无菌巾上物品放置有序,取用方便。

（3）夹取、放置无菌物品时,手臂未跨越无菌区。

（4）操作中无菌巾内面未被污染。

【注意事项】

1. 铺无菌盘的区域及治疗盘必须清洁干燥,避免无菌巾潮湿。

2. 操作者的手、衣袖及其他非无菌物品不可触及无菌巾内面,不可跨越无菌区。

3. 铺好的无菌盘尽早使用,有效期不超过 4 小时。

（五）取用无菌溶液

【目的】

保持无菌溶液在一定时间内处于无菌状态。

【操作程序】

1. 评估　操作环境,无菌溶液的名称及有效期。

2. 计划

（1）护士准备:衣帽整洁、修剪指甲、洗手、戴口罩。

（2）环境准备:光线适宜,清洁、宽敞、干燥。

（3）用物准备:无菌溶液、启瓶器、弯盘、无菌棉签、消毒液、盛装无菌溶液的容器、盛有无菌持物镊的无菌罐、无菌纱布及罐、小毛巾、笔。

3. 实施（表 4-7）

表 4-7 取用无菌溶液

操作过程	操作流程	要点解析
● 取无菌溶液瓶,擦净瓶外灰尘	擦净瓶身	
● 检查并核对瓶签上的药名、浓度、剂量和有效期;瓶盖有无松动,瓶身有无裂痕;溶液有无沉淀、浑浊或变色	查对溶液	● 确定溶液正确,质量可靠 ● 对光检查溶液质量 ● 应同时查对其他无菌物品以确保在有效期内
● 用启瓶器撬开瓶盖,消毒瓶塞,待干后,盖上无菌纱布,打开瓶塞	启盖取塞	● 手不可触及瓶口及瓶塞内面
● 另一手掌心朝向瓶签握瓶,先倒少量溶液于弯盘中,冲洗瓶口	冲洗瓶口	● 避免沾湿瓶签

续表

操作过程	操作流程	要点解析
● 再由原处倒出所需溶液至无菌容器中(图 4-13)	倒取溶液	● 倒溶液时,勿使瓶口接触容器口周围,勿使溶液溅出
● 如瓶中剩余溶液还需再用,应立即塞上瓶塞	消毒盖好	● 必要时消毒后盖好,以防溶液污染
● 在瓶签上注明开瓶日期、时间并签名	计时签名	● 已开启的溶液瓶内的溶液,可保存 24 小时
● 按要求整理用物并处理	分类处理	

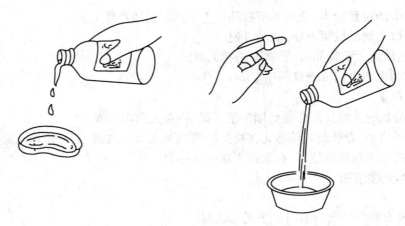

图 4-13　取用无菌溶液

4. 评价

(1) 手未触及瓶口及瓶内面。

(2) 倾倒溶液时,瓶签未浸湿,液体未溅至桌面。

【注意事项】

1. 取用无菌溶液时,不可将无菌敷料、器械直接伸入瓶内蘸取,也不可将无菌敷料接触瓶口倾倒溶液。

2. 已倒出的无菌溶液,不可再倒回瓶内,以免污染剩余的无菌溶液。

3. 已打开的无菌溶液,如未污染可保存 24 小时。

(六) 戴脱无菌手套

【目的】

确保医疗护理操作的无菌效果,保护病人免受感染。

【操作程序】

1. 评估　操作环境,无菌手套的号码及有效期。

2. 计划

(1) 护士准备:衣帽整洁、修剪指甲、洗手、戴口罩。

(2) 环境准备:操作区域清洁、宽敞、干燥、定期消毒、物品放置合理。

(3) 用物准备:无菌手套、弯盘。无菌手套一般有两种类型:天然橡胶、乳胶手套和人工合成的非乳胶产品,如乙烯、聚乙烯手套。

3. 实施(表4-8)

表4-8 戴脱无菌手套

操作过程	操作流程	要点解析
• 检查并核对无菌手套袋外的号码、灭菌日期,包装是否完整、干燥	检查核对	• 操作者选择适合手掌大小的手套号码
• 将手套袋平放于清洁、干燥的操作台上打开	打开手套	
	戴上手套	
◆ 一次取戴		
• 打开手套内包(图4-14),两手同时掀开手套袋开口处,用一手拇指和示指同时捏住两只手套的反折部分(手套内面),取出手套(图4-15A)		• 手不可触及手套外面(无菌面) • 手套取出时外面(无菌面)不可触及任何物品
• 将两只手套掌心相对,先戴一只手,再用已戴手套的手指插入另一只手套的反折内面(手套外面),同法戴好(图4-15B)		• 已戴手套的手不可触及未戴手套的手及另一只手套的内面(非无菌面);未戴手套的手不可触及手套的外面 • 戴好手套的手始终保持在腰部以上水平、视线范围内 • 如需涂抹滑石粉,不可在手套袋上方进行
◆ 分次取戴		
• 打开手套内包,一手掀开手套袋开口处,另一手捏住一只手套的反折部分(手套内面)取出手套,对准五指戴上(图4-16A)		• 要点同一次性取、戴无菌手套
• 未戴手套的手掀起另一只袋口,再用戴好手套的手指插入另一只手套的反折内面(手套外面),取出手套,同法戴好(图14-16B)		
• 将手套的翻边扣套在工作服衣袖外面,双手对合交叉检查是否漏气,并调整手套位置(图4-15C-D、4-16C-D)	调整手套	• 手套外面(无菌面)不可触及任何非无菌物品 • 不可强拉手套
• 戴手套的手捏住另一手套腕部外面翻转脱下	脱去手套	• 勿使手套外面(污染面)接触到皮肤
• 已脱下手套的手指插入另一手套内,捏住内面边缘将其翻转脱下		
• 整理用物并处理 • 洗手,脱口罩	分类处理	• 弃置手套于黄色医疗垃圾袋内

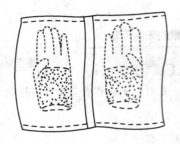

图 4-14　无菌手套的放置

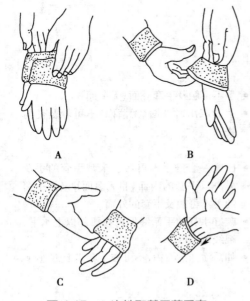

图 4-15　一次性取戴无菌手套

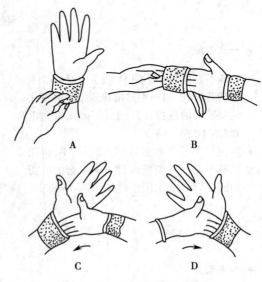

图 4-16　分次取戴无菌手套

4. 评价

（1）滑石粉未撒落在手套及无菌区内。

（2）戴、脱手套时未强行牵拉手套边缘，没有污染。

（3）操作始终在腰部或操作台面以上水平进行。

【注意事项】

1. 戴手套时，应避免手套外面（无菌面）触及任何非无菌物品。

2. 未戴手套的手不可触及手套的外面（无菌面），已戴手套的手不可触及未戴手套的手或另一手套的内面（非无菌面）。

3. 戴手套时或无菌操作过程中，如发现手套有破损或可疑污染，应立即更换。

4. 戴手套后双手应保持在腰部或操作台面以上，视线范围以内，避免污染。

5. 脱手套时，应从手套口往下翻转脱下，不可强拉手指和手套的边缘，注意勿使手套外面（污染面）接触到皮肤。

6. 戴手套不能替代洗手，脱手套后应洗手。

第四节　隔　离　技　术

 工作情景与任务

导入情景：

小黄,25 岁,平素喜好运动,近来经常低热,自己吃些药后症状即缓解,未到医院就诊。前几天再次发热,体温高达 39.6℃,吃药后仍高热不退,到医院就诊后诊断为"白血病",住院进行化疗。已经进行了两个疗程,现体质特别虚弱,转入隔离病房。

工作任务：

1. 正确判断小黄的隔离种类。
2. 给病人做治疗时采取正确的隔离措施。

隔离是预防和控制医院感染的重要措施之一,护理人员必须重视和认真做好隔离工作,遵守消毒隔离原则,规范隔离技术操作,并对病人及家属做好健康教育,使其了解隔离的意义,自觉遵守隔离制度,积极配合各种隔离措施。

一、隔离基本知识

(一) 隔离的概念

隔离(isolation)是将传染病病人和高度易感人群安置在指定的地方,暂时避免与周围人群接触,以达到控制传染源,切断传播途径,保护易感人群的目的。对传染病病人采取的隔离称为传染源隔离,对易感人群采取的隔离称为保护性隔离。

(二) 隔离区域的设置

传染病区与普通病区应分开,相邻病区楼房相隔大约 30m,侧面防护距离为 10m,以防止空气对流传播。传染病区应远离食堂、水源和其他公共场所。病区内由隔离室和其他辅助房间构成,设有三区之间的缓冲间,并配置必要的卫生、消毒及隔离设备。病区设有多个出入口,使工作人员和病人分开进出。隔离病室门外及病床床尾挂隔离标志,门口放置消毒液浸湿的脚垫,门外设隔离衣悬挂架(柜或壁橱),备隔离衣、帽子、口罩、鞋套、消毒手的用物(消毒液、手刷、一次性纸巾),另挂避污纸。

(三) 隔离单位的划分

1. 以病人为隔离单位　每一个病人有单独的环境与用具,与其他病人及不同病种间进行隔离。

2. 以病种为隔离单位　同种传染病的病人,安排在同一病室,与其他病种的传染病病人隔离。

3. 凡未确诊、发生混合感染、危重病人及具有强烈传染性者,应住单独隔离室。

(四) 隔离区域的划分

1. 清洁区(cleaning area)　指未被病原微生物污染的区域,如医护人员的值班室、卫生间、男女更衣室、浴室以及储物间、配餐间等。

2. 半污染区(half-contaminated area)　又称潜在污染区,指有可能被病原微生物污染的区域,如医护人员办公室、治疗室、护士站、病人用后的物品及医疗器械等的处理室、内走廊、化验室等。

3. 污染区(contaminated area) 指病人直接或间接接触、被病原微生物污染的区域,如病室、处置室、污染间等。

二、隔离原则

(一) 一般消毒隔离

1. 对工作人员的要求 工作人员进入隔离室应按规定戴帽子、口罩、穿隔离衣,必要时换隔离鞋;穿隔离衣前,须将所需物品备齐,各种护理操作应有计划并尽可能集中执行,以减少穿脱隔离衣的次数和刷手的频率;穿隔离衣后,只能在规定范围内活动;一切操作要严格遵守隔离规程,每接触一位病人或污染物品后必须消毒双手。

2. 对病室的要求

(1) 病室门前及病床尾端悬挂隔离标志,门口放置用消毒液浸湿的脚垫,门外设立隔离衣悬挂架(柜或壁橱),消毒、洗手设施及避污纸。

(2) 病室每日进行空气消毒,可用紫外线照射或消毒液喷雾;每日晨间护理后,用消毒液擦拭病床及床旁桌椅。根据隔离类型确定每日消毒的频次。

3. 对病人的要求 病人应严格遵守隔离要求,未解除隔离前不得离开病室,如需外出检查或治疗,应由工作人员陪同,做好隔离措施后方可离开病室。

4. 对污染物品的处理要求 病人接触过的物品或落地的物品均应视为污染,消毒后方可给他人使用;病人的衣物、信件、钱币等经熏蒸消毒后才能交家人带回;病人的排泄物、分泌物、呕吐物须经消毒处理后方可排放;需送出病区处理的物品分类,置黄色污物袋内,袋外应有明显标记。

5. 解除隔离的标准 传染性分泌物三次培养结果均为阴性或已渡过隔离期,医生开出医嘱后,方可解除隔离。

(二) 终末消毒处理

终末消毒处理(terminal disinfection)是指对出院、转科或死亡病人及其所住病室、用物、医疗器械等进行的消毒处理。

1. 病人的终末处理 病人出院或转科前应沐浴、换上清洁衣服,个人用物须消毒后方可带出。如病人死亡,衣物原则上一律焚烧,须用中效以上消毒剂擦拭尸体,并用浸透消毒液的棉球填塞口、鼻、耳、阴道、肛门等孔道,然后用一次性尸单包裹尸体,装入尸袋内密封送太平间。

2. 病室及物品的终末处理 关闭病室门窗、打开床旁桌的抽屉和柜门、摊开棉被、竖起床垫,用消毒液熏蒸或用紫外线照射消毒,消毒后打开门窗通风换气;家具、地面等用消毒液擦拭;被服类消毒处理后再清洗。病人接触过的其他物品按其种类选择相应的消毒方法见表4-9。

表 4-9 传染病污染物品消毒法

物品种类	消毒方法
医疗用金属、橡胶、搪瓷、玻璃类	压力蒸汽灭菌法、煮沸法、浸泡法
血压计、听诊器、手电筒	擦拭法、熏蒸法
体温计	浸泡法

物品种类	消毒方法
餐具、茶具、药杯	煮沸法、浸泡法
信件、报纸、杂志、票证	熏蒸法
布类衣物	压力蒸汽灭菌法、煮沸法、浸泡法
化纤类衣物	浸泡法、熏蒸法
被褥、枕芯、毛纺织品	紫外线照射法、日光曝晒法、熏蒸法
便器、痰杯	浸泡法
排泄物、分泌物、呕吐物	漂白粉搅拌法、痰放于蜡纸盒内焚烧法
剩余食物	煮沸法
垃圾	焚烧法

三、隔离种类及措施

根据病原微生物传播途径不同,将隔离进行不同的分类,并采取相应的隔离措施。

(一) 严密隔离

严密隔离适用于经飞沫、分泌物、排泄物直接或间接传播的烈性传染病,如霍乱、鼠疫、非典型性肺炎(SARS)等。其隔离措施主要包括:

1. 病人要住专门的隔离病室,与外界完全隔离,通向走廊的门、窗须关闭。

2. 病室内的陈设尽可能简单,便于消毒。

3. 病人严禁外出,同时禁止探视和陪护。

4. 病人所用医疗物品尽可能固定专人专用,护士在进入病房时必须穿隔离衣、戴帽子、口罩、换隔离鞋或穿鞋套、戴手套。

5. 病室空气和地面每日消毒一次。

6. 病人的分泌物、排泄物、呕吐物及一切用过的物品均应严格消毒,污染的敷料装在专用隔离袋内,做明显的标记,焚烧处理。

(二) 呼吸道隔离

呼吸道隔离适用于经空气、飞沫传播的感染性疾病,如肺结核、流感、流脑、百日咳等。其隔离措施主要包括:

1. 同病种病人可同住一室,有条件时,尽可能将隔离室设在远离其他病区的地方。

2. 病室通向走廊的门、窗应关闭,每日消毒病室空气一次。

3. 病人外出时必须戴口罩,工作人员或探视者接触病人时也必须戴口罩,必要时穿隔离衣。

4. 病人的口鼻腔分泌物要用专用容器盛放,消毒后才可倒掉。

(三) 肠道隔离

肠道隔离适用于由病人的排泄物直接或间接污染了的食物或水源而引起传播的疾病,如伤寒、细菌性痢疾、甲型肝炎、脊髓灰质炎等。其隔离措施主要包括:

1. 最好同病种病人同住一室,如条件所限,不同病种病人也可住在同一病室,但应做好床边隔离。

2. 接触不同病种病人时应分别穿隔离衣,接触污染物时应戴手套。

3. 病人的食具、便器应专用并严格消毒,病人之间禁止互换食物,剩余的食物及排泄物须按规定消毒后再倒掉。

4. 病室应保持无蝇、无蟑螂、无老鼠。

(四) 接触隔离

接触隔离适用于经体表或伤口直接或间接接触而感染的疾病,如破伤风、气性坏疽、狂犬病等。其隔离措施主要包括:

1. 病人住单间隔离病室,禁止接触他人。

2. 接触病人时,须戴帽子、口罩、穿隔离衣、戴手套。

3. 工作人员的手或皮肤有破损时尽量避免接触此类病人,必要时戴手套进行操作。

4. 病人接触过的一切物品,均应先灭菌处理后再清洗、消毒或灭菌。

5. 伤口换下的敷料应焚烧处理。

(五) 血液 - 体液隔离

血液 - 体液隔离适用于通过直接或间接接触具有传染性的血液或体液而传播的感染性疾病,如乙型肝炎、艾滋病、梅毒等。其隔离措施主要包括:

1. 同种病人可同住一室。

2. 工作人员在操作时有可能接触到血液或体液时须穿隔离衣、戴手套,如抽血、吸痰、内镜检查等,必要时戴护目镜。

3. 操作时如手被血液、体液污染或可能污染时,应立即对手进行消毒。

4. 被血液、体液污染的物品,应装入有标记的袋内消毒或焚烧。

5. 病人用过的针头或其他尖锐物品,应放入防水、防刺破的专用容器中,集中消毒或焚烧处理。

6. 被病人血液、体液污染过的物体表面,应立即进行消毒处理。

(六) 昆虫隔离

昆虫隔离适用于以昆虫为媒介而传播的疾病,如流行性乙型脑炎、流行性出血热、疟疾、斑疹伤寒、回归热等。其隔离措施主要包括:

1. 对由蚊子作为媒介传播的疾病如疟疾及流行性乙型脑炎病人,其所住病室应有严格的防蚊措施,经常进行灭蚊处理。

2. 对由虱子为媒介传播的疾病如斑疹伤寒及回归热病人,在病人入院时即应彻底清洗、更衣,做好灭虱处理。

3. 对由野鼠和螨虫作为中间宿主传播的疾病如流行性出血热病人,入院时应进行彻底的清洗、更衣、灭螨虫处理,病室做好防鼠措施。对在野外工作的人员,要进行必要的宣传,使其做好防鼠、螨叮咬的防护措施。

(七) 保护性隔离

保护性隔离适用于抵抗力低下或极易感染的病人,如烧伤、白血病、早产儿、脏器移植及免疫缺陷的病人。其隔离措施主要包括:

1. 以病人为单位住单间隔离病室。

2. 工作人员或探视人员进入病室时,须戴帽子、口罩、穿隔离衣、戴手套、换隔离鞋。

3. 接触每一位病人前后均要严格洗手。

4. 患呼吸道疾病或咽喉部带菌者,应避免接触病人。

5. 所有物品均需先消毒才可带入病室。

6. 每天要对室内空气及物体表面进行严格消毒。

四、常用隔离技术

隔离技术是为了保护病人和工作人员,避免相互传播,减少感染和交叉感染的发生而实施的一系列操作技术。

(一) 帽子、口罩的使用

【目的】

帽子可防止工作人员的头发、头屑散落或头发被污染;口罩可保护病人和工作人员,避免互相传染,并防止飞沫污染无菌物品或清洁物品等。

【操作程序】

1. 评估 帽子的大小、口罩的种类、有效期、病人病情、目前采取的隔离种类。

2. 计划

(1) 护士准备:着装整洁、修剪指甲、洗手。

(2) 环境准备:操作区域清洁、宽敞、安全。

(3) 用物准备:根据需要备合适的帽子、口罩。

3. 实施(表 4-10)

表 4-10 帽子、口罩的使用

操作过程	操作流程	要点解析
• 将帽子遮住全部头发,戴妥	戴工作帽 戴好口罩	• 帽子大小合适,能遮护全部头发 • 根据用途及佩戴者脸型大小选择不同种类的口罩,口罩要求干燥、无破损、无污渍
◆ **纱布口罩** • 将口罩罩住鼻、口及下颌,下方两条带子系于颈后,上方两条带子系于头顶中部(图 4-17)		
◆ **外科口罩**(图 4-18) • 将口罩罩住鼻、口及下颌,下方两条带子系于颈后,上方两条带子系于头顶中部 • 双手指尖放在鼻夹上,从中间位置开始,用手指向内按鼻夹,并分别向两侧移动和按压,根据鼻梁的形状塑造鼻夹 • 调整系带的松紧度,检查密合性		• 如系带是耳套式,分别将系带系于左右耳后 • 不应一只手按压鼻夹 • 确保不漏气
◆ **医用防护口罩**(图 4-19) • 一手托住防护口罩,有鼻夹的一面背向外 • 将防护口罩罩住鼻、口及下颌,鼻夹部位向上紧贴面部 • 用另一只手将下方系带拉过头顶,放在颈后双耳下,再将上方系带拉至头顶中部 • 双手指尖放在金属鼻夹上,从中间位置开始,用手指向内按鼻夹,并分别向两侧移动和按压,根据鼻梁的形状塑造鼻夹		 • 每次佩戴医用防护口罩进入工作区域之前,应进行密合性检查

续表

操作过程	操作流程	要点解析
• 洗手后先解开下面系带,再解开上面的系带 • 双手握住口罩两侧带子,将污染面向内折叠,放于胸前清洁小口袋或小塑料袋内	摘下口罩	• 不要接触口罩前面(污染面) • 纱布口罩,每日更换,清洗消毒;如是一次性口罩,摘下后放入医疗垃圾袋集中处理
• 取下帽子	脱工作帽	• 布制帽子,每日更换,清洗消毒;如是一次性帽子,摘下后放入医疗垃圾袋集中处理

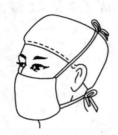

图 4-17　戴帽子、口罩

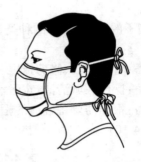

图 4-18　外科口罩佩戴

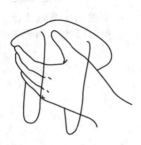

A.一手托住口罩,有鼻夹的一面背向外

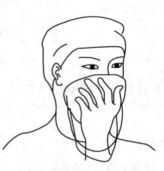

B.口罩罩住鼻、口及下巴,鼻夹部位向上紧贴面部

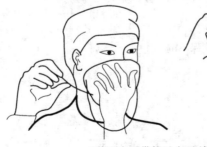

C.将下方系带拉过头顶,放在颈后双耳下

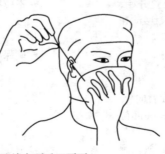

D.双手指尖放在金属鼻夹上,根据鼻梁的形状塑造鼻夹

图 4-19　医用防护口罩佩戴

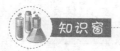

N95 口罩、护目镜或防护面罩的使用

N95 口罩是符合美国职业安全与健康研究所（NIOSH）制定标准的呼吸防护具。N 代表 not resistant to oil，可用来防护非油性悬浮微粒。95 表示最低过滤效率≥95%。N95 口罩的最大特点是可以预防由病人体液或血液飞溅引起的飞沫传染。

护目镜能防止病人的血液、体液等具有感染性物质溅入人体眼部；防护面罩能防止病人的血液、体液等具有感染性物质溅到人体面部。下列情况应使用护目镜或防护面罩：①在进行诊疗、护理操作，可能发生病人血液、体液、分泌物等喷溅时；②近距离接触经飞沫传播的传染病病人时；③为呼吸道传染病病人进行气管切开、气管插管等近距离操作，可能发生病人血液、体液、分泌物喷溅时，应使用全面型防护面罩。

4. 评价

（1）戴帽子、口罩方法正确。

（2）口罩不戴时未悬挂于胸前。

（3）保持帽子、口罩的清洁、干燥并定时更换。

【注意事项】

1. 戴、脱口罩前应洗手，戴口罩后，不可用污染的手接触口罩。

2. 口罩用后，立即取下，不可悬挂在胸前，取下时手不可接触污染面。

3. 纱布口罩使用 4~8 小时应更换；一次性口罩使用不超过 4 小时；口罩潮湿后、被病人血液、体液污染后，应立即更换；每次接触严密隔离的传染病人后应立即更换。

（二）手的清洗与消毒

【目的】

清除手部皮肤污垢、大部分暂住菌及病原微生物，预防感染和交叉感染，避免污染无菌物品及清洁物品。

【操作程序】

1. 评估　手污染的程度，病人的病情，目前采取的隔离种类。

2. 计划

（1）护士准备：衣帽整洁、修剪指甲、取下手表、卷袖过肘。

（2）环境准备：操作区域清洁、宽敞、安全。

（3）用物准备：流动水洗手设施、清洁剂、干手物品、手消毒液。

3. 实施（表 4-11）

表 4-11　手的清洗与消毒

操作过程	操作流程	要点解析
• 打开水龙头，在流动水下，使双手充分淋湿	润湿双手	• 水龙头最好采用感应式、脚踏式或用肘、膝控制的开关
◆ **卫生洗手法**		
• 关上水龙头，取适量清洁剂于掌心	取清洁剂	• 如肥皂、皂液或含杀菌成分的洗手液，另备盛放清洁剂的容器，若为重复使用的容器需每周清洁与消毒

续表

操作过程	操作流程	要点解析
● 揉搓步骤(图4-20) (1)掌心相对,手指并拢相互揉搓 (2)掌心对手背沿指缝相互揉搓,交换进行 (3)掌心相对,双手交叉指缝相互揉搓 (4)弯曲手指使关节在另一掌心旋转揉搓,交换进行 (5)一手握另一手大拇指旋转揉搓,交换进行 (6)五个手指尖并拢在另一掌心中旋转揉搓,交换进行 (7)握住手腕回旋揉搓手腕部及腕上10cm,交换进行	揉搓双手	● 揉搓至少15秒 ● 注意清洗双手所有皮肤,包括指背、指尖、指缝、拇指和指关节等
◆ **刷手法** ● 用手刷蘸洗手液或肥皂液,刷洗顺序:前臂→腕部→手背→手掌→手指→指缝→指甲,每只手刷洗30秒,用流水冲净,换刷同法刷另一只手 ● 按上述顺序再刷洗一遍,共刷2分钟	刷洗双手	● 刷洗范围应超过被污染的部位
● 打开水龙头,让流水自腕部(前臂)流向指尖进行冲洗,洗净后关闭水龙头	流水冲净	● 流动水可避免污水污染双手 ● 冲净双手时注意指尖向下
● 用擦手纸或毛巾擦干双手或在干手机下烘干双手	干燥双手	● 自上而下擦干双手 ● 一人一巾,一用一消毒

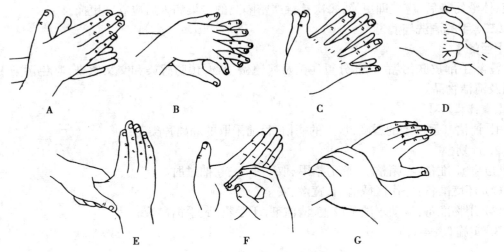

图4-20 卫生洗手揉搓步骤

4. 评价

(1)方法正确,冲洗彻底,工作服未溅湿。

(2)刷洗有序、全面,隔离衣未溅湿。

【注意事项】

1. 洗手时身体勿靠近水池,以免隔离衣污染水池边缘或溅湿工作服。

2. 流水冲洗时,腕部要低于肘部,使污水从前臂流向指尖,并避免水流入衣袖内。

（三）穿脱隔离衣

【目的】

保护工作人员和病人，避免交叉感染。

【操作程序】

1. 评估 病人病情，目前采取的隔离种类。

2. 计划

（1）护士准备：着装整洁、修剪指甲、取下手表、卷袖过肘、洗手、戴口罩。

（2）环境准备：操作区域清洁、宽敞、安全。

（3）用物准备：隔离衣、挂衣架、消毒手的设备、污衣袋。

3. 实施（表4-12）

表4-12 穿脱隔离衣

操作过程	操作流程	要点解析
◆ **穿隔离衣法**		
• 评估病人的病情、治疗与护理、隔离的种类及措施、穿隔离衣的环境	评估选择	• 根据隔离种类确定是否穿隔离衣，并选择其型号 • 隔离衣应后开口，能遮住全部衣服和外露的皮肤 • 明确穿隔离衣的区域划分
• 手持衣领取下隔离衣（图4-21A），使清洁面朝向自己，将衣领两端向外折齐，对齐肩缝，露出肩袖内口（图4-21B）	持领取衣	• 查对隔离衣是否干燥、完好、大小是否合适，有无穿过；确定清洁面和污染面 • 已使用过的隔离衣的衣领和隔离衣内面视为清洁面
• 一手持衣领，另一手伸入袖内，持衣领的手向上拉衣领，将衣袖穿好（图4-21C）；换手持衣领，按上法穿好另一衣袖（图4-21D）	穿好衣袖	• 需要时举起手臂将衣袖上抖，露出双手
• 两手持衣领，由领子中央向后理顺领边，扣上领扣（图4-21E）	扣好领扣	• 污染的袖口不可触及衣领、面部和帽子
• 扣好袖扣或系上袖带（图4-21F）	扣好袖扣	• 需要时用橡皮圈束紧袖口 • 此时手已被污染
• 解开腰带活结，将隔离衣一边（约腰下5cm处）向前拉，见到边缘后用同侧手捏住隔离衣外面边缘（图4-21G），同法捏住另一侧（图4-21H）；双手在背后将边缘对齐（图4-21I），向一侧折叠并以一手按住（图4-21J），另一手将同侧腰带拉至背后压住折叠处，换手拉另一侧腰带，双手将腰带在背后交叉，再回到前面打一活结（图4-21K）	折襟系腰	• 后侧边缘须对齐，折叠处不能松散 • 手不可触及隔离衣的内面 • 如隔离衣后侧下部边缘有衣扣，则扣上 • 穿好隔离衣后，双臂保持在腰部以上，视线范围内；不得进入清洁区，避免接触清洁物品
◆ **脱隔离衣法**		
• 解开腰带，在前面打一活结（图4-22A）	松带打结	• 明确脱隔离衣的区域划分 • 如隔离衣后侧下部边缘有衣扣，则先解开
• 解开袖口，在肘部将部分衣袖塞入工作服衣袖下（图4-22B）	解扣塞袖	• 勿使衣袖外面塞入袖内
• 消毒双手并擦干	消毒双手	• 不能沾湿隔离衣
• 解开领扣	解开领扣	• 污染的袖口不可触及衣领、面部和帽子

85

续表

操作过程	操作流程	要点解析
• 一手伸入另一侧袖口内(图 4-22C),拉下衣袖裹住手,再用裹住的手握住另一衣袖的外面将袖拉下(图 4-22D),两手在袖内对齐衣袖,并轮换从袖管中退至衣肩,用右手握住两肩缝,先退出左手,再用左手握住衣领,退出右手	脱袖退手	• 衣袖不可污染手及手臂 • 双手不可触及隔离衣外面
• 双手握住衣领,将隔离衣两边对齐,挂在衣钩上(图 4-22E) • 洗手	持领挂衣	• 如不再穿,脱下后清洁面向外,卷好投入污衣袋中

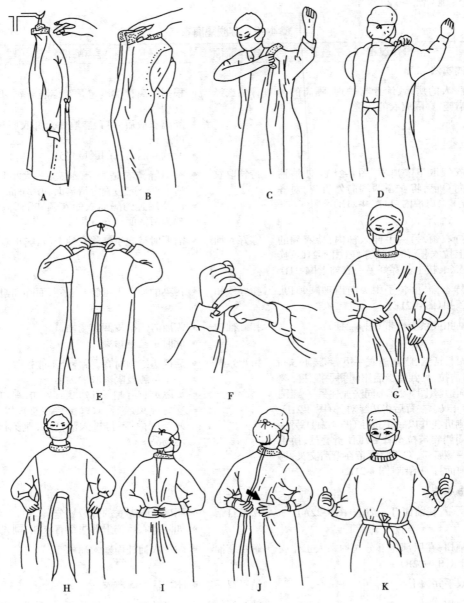

图 4-21 穿隔离衣

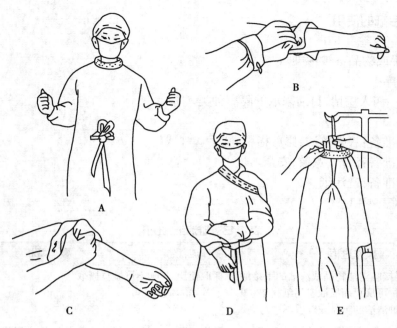

图4-22 脱隔离衣

4. 评价

(1) 隔离观念强,环境物品无污染。

(2) 刷手方法正确,隔离衣未被溅湿,也未污染水池。

【注意事项】

1. 隔离衣的长短要合适,须全部遮盖工作服;有破损时则不可使用。

2. 隔离衣的衣领及内面为清洁面(如为反向隔离,则内面为污染面),穿脱时要避免污染。

3. 穿隔离衣后不得进入清洁区,双手应保持在腰部以上、视线范围以内,避免接触清洁物品。

4. 隔离衣应每日更换,如有潮湿、内面污染或接触严密隔离病人后,应立即更换。

 临床应用

穿脱防护用品流程

工作人员进入发热门(急)诊、隔离留观室、隔离病区时,应严格区分清洁区、半污染区和污染区,按照正确的程序穿脱防护用品,以保护自身和病人,避免感染和交叉感染。

1. 穿防护用品流程

从清洁区进入半污染区前:洗手→戴工作帽→戴防护口罩→穿防护服→换工作鞋、袜。

从半污染区进入污染区前:洗手→戴一次性工作帽→戴一次性外科口罩→戴防护眼镜→穿隔离衣→戴手套→穿一次性鞋套。

2. 脱防护用品流程

从污染区进入半污染区前:清洁消毒双手→取下防护眼镜→取下外层口罩→取下一次性工作帽→脱隔离衣→脱一次性鞋套→脱手套。

从半污染区进入清洁区前:清洁消毒双手→脱防护服→取下防护口罩→取下工作帽→消毒双手。

（四）避污纸的使用

【目的】

保护双手或物品不被污染。

【操作程序】

1. 评估　病人病情,目前采取的隔离种类。

2. 计划

（1）护士准备:衣帽整洁、修剪指甲、洗手、戴口罩。

（2）环境准备:清洁、宽敞、安全。

（3）用物准备:避污纸。

3. 实施（表 4-13）

表 4-13　避污纸的使用

操作过程	操作流程	要点解析
• 用污染的手接触清洁物品或清洁的手接触污染物品时,可从页面抓取避污纸衬垫（图4-23）,以保护清洁的物品或双手不被污染	抓取使用	• 不可掀页撕取
• 避污纸用后丢入污物桶,集中焚烧处理	焚烧处理	• 避污纸放入医院污物或污物袋内,不可随意丢弃

4. 评价　避污纸使用方法正确,之前未被污染。

【注意事项】

取避污纸时不可掀页撕取,以保持一面清洁。

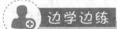
边学边练

　　实践 4：无菌技术基本操作
　　实践 5：隔离技术基本操作

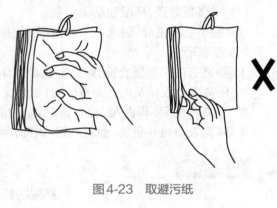

图 4-23　取避污纸

（王　蕾）

附:消毒供应中心

消毒供应中心（central sterile supply department,CSSD）是承担医院各科室所有重复使用诊疗护理器械、器具和物品清洗消毒、灭菌以及无菌物品供应的部门。医院消毒供应中心工作质量直接反映全院无菌物品的质量,关系到医疗安全,是医院预防与控制医院感染重要的部门。

一、消毒供应中心的设置与布局

（一）消毒供应中心的设置

医院应独立设置消毒供应中心,有条件的医院消毒供应中心应为附近基层医院提供消毒供应。

消毒供应中心宜接近手术室、产房和临床科室,或与手术室有物品直接传递专用通道,不宜建在地下室或半地下室;周围环境应清洁、无污染源,区域相对独立;内部通风、采光良好,工作区域温度、相对湿度、机械通风换气次数及照明应符合要求;建筑面积应符合医院建设方面的有关规定,并兼顾未来发展规划的需要。

(二)消毒供应中心的布局

应分为工作区域和辅助区域,各区域标志明显、界限清楚、通行路线明确。

1. 工作区域 包括去污区,检查、包装及灭菌区和无菌物品存放区,其划分应遵循"物品由污到洁,不交叉、不逆流;空气流向由洁到污;去污区保持相对负压,检查、包装及灭菌区保持相对正压"的原则。去污区、检查、包装及灭菌区和无菌物品存放区之间应设实际屏障;去污区与检查、包装及灭菌区之间应设洁、污物品传递通道;并分别设人员出入缓冲间(带);缓冲间(带)应设洗手设施,采用非手触式水龙头开,无菌物品存放区内不应设洗手池。

(1) 去污区:消毒供应中心内对重复使用的诊疗器械、器具和物品,进行回收、分类、清洗、消毒(包括运送器具的清洗消毒等)的区域,为污染区域。

(2) 检查、包装及灭菌区:消毒供应中心内对去污后的诊疗器械、器具和物品,进行检查、装配、包装及灭菌(包括敷料制作等)的区域,为清洁区域。

(3) 无菌物品存放区:消毒供应中心内存放、保管、发放无菌物品的区域,为清洁区域。

2. 辅助区域 包括工作人员更衣室、值班室、办公室、休息室、卫生间等。

二、消毒供应中心的工作内容

(一)回收

消毒供应中心应有专人专车对临床各科室使用过的污染物品及医疗器械进行回收,分门别类,进行处理。

(二)清洗消毒

清洗消毒是灭菌前准备工作的一个重要环节,是对回收的污染物品分类进行初洗、精洗。整个洗涤过程应规范、科学、有序,不能随意或变更程序。洗涤分四个步骤即去污、去热原、去洗涤剂和精洗。精洗是选用新鲜流动的蒸馏水,冲去洗涤过程中附着的有害物。目前规范的医院消毒供应中心多采用超声自动清洗机对污染器具进行洗涤,整个过程都可以通过自动控制来完成,但清洗质量仍需人工监测。

(三)干燥、检查与保养

首选干燥设备根据物品性质进行干燥处理;无干燥设备及不耐热的器械、器具和物品使用消毒低纤维絮擦布进行干燥处理;管腔类器械使用压力气枪或95%乙醇进行干燥处理;不应使用自然干燥法进行干燥。器械保养时根据不同特性分类处理。

(四)包装

对经过清洗消毒的器具在灭菌前进行包装,有利于保证消毒物品的灭菌质量并维持无菌状态。包装采用的材料或盛装物品的容器,均应清洁干燥,大小适合所要包装的器材及消毒的要求。包装后的物品要在1~2小时内进行灭菌,不可长时间放置,防止污染及致热源的产生。

(五)装载、灭菌及卸载

灭菌是消毒供应中心的重要工作内容。根据灭菌物品的不同,选择适宜、有效的灭菌方法,达到既不损坏物品的性能,又能彻底灭菌的目的。

（六）无菌物品的管理与发放

经过灭菌的无菌物品，从灭菌器取出后直接存放在无菌间内，不能有中间环节。

贮存无菌物品的放物架，应离地面 30cm 以上，物品按有效期的先后顺序摆放整齐、有序、不挤压。无菌物品上要有明显的灭菌指示标识、灭菌日期。

无菌间的工作人员应穿戴特定的衣帽、专用鞋，非本区工作人员不得随意入内。

无菌物品通过特定通道的窗口发放。

三、常用物品的保养

消毒供应中心不仅对回收的物品进行清洗、消毒，还负责对各类物品进行保养，以延长其使用寿命。其保养方法见表 4-1。

表 4-1 常用物品的保养

物品种类	保养方法
搪瓷类	注意保护瓷面，轻拿轻放，不碰撞；勿与强酸、强碱接触；勿与粗糙物摩擦，以防脱瓷生锈
玻璃类	轻拿轻放，防止碰撞；避免骤冷骤热；保管时放在纸盒中或用软纸包裹
橡胶类	勿放在过冷或过热处，以免冷变硬、过热变形、变软；勿与挥发性液体或酸碱物质接触，防止被侵蚀变质；防止被锐利物品刺破；橡胶单保管时应晾干，撒上滑石粉卷起，不应折叠；导管类晾干后撒上滑石粉舒展放置，以防过度扭曲或粘连；橡胶袋类应倒挂晾干，吹入少量空气后旋紧塞子，防止粘连
金属器械类	用后洗净晾干，定期涂油，防止生锈；锐利器械与其他器械分别放置，刀面用棉花包裹，以防碰撞损坏锋刃
布类及毛织品类	布类保管时注意防霉、防火、防刺破；毛织品类应经常晾晒、防虫蛀，保管时放入防虫剂

思考题

1. 刘先生，38 岁，公司职员。因工作关系经常在外吃饭，近段时期常感右上腹疼痛、恶心、食欲缺乏，前两天因发热到医院就诊，查体时，发现病人巩膜黄染，做了肝功能检查及 B 超检查，初步诊断为"甲型肝炎"，将病人收入隔离病房。

请问：

（1）对此病人应采取什么样的隔离种类？

（2）隔离措施有哪些？

2. 梁某，女性，27 岁，剖宫产下一女婴，病人诉下腹胀痛，不能自行排尿，责任护士检查后发现病人为尿潴留，经诱导排尿无效，决定为病人导尿。

请问：

（1）导尿所用导尿包、手套，最好采用哪种灭菌方法灭菌？

（2）操作中，手套不慎被划破，应如何处理？

第五章　护理安全防范与职业防护

 学习目标

1. 具有自我保护意识。
2. 掌握护理安全的防范原则及常见护理职业损伤的防护。
3. 熟悉职业损伤危险因素。
4. 了解护理安全防范的意义。

　　医院的发展和技术的更新应该为病人及医护人员提供一个更安全、更能体现人文关怀的环境和氛围。安全是人类的基本需要,也是护理工作的基本需要。病人的安全与护士的安全,共同构成护理安全。护理安全管理也成为提高护理质量的首要保证。消除护理工作中的安全隐患,创造良好的护理环境,预防护理职业性损伤显得非常重要。

第一节　护理安全防范

一、概述

(一)概念

　　1. 护理安全(nursing safety)　是在实施护理的全过程中,病人不发生法律和法定的规章制度允许范围以外的心理、机体结构或功能上的损害、障碍、缺陷、死亡。

　　2. 护理事故(accident)　是指在护理工作中,由于护理人员的过失,直接导致病人死亡、残疾、组织器官损伤,导致功能障碍或造成病人明显人身损害的其他后果。

　　3. 护理差错(nursing error)　是指在护理工作中,由于责任心不强,工作疏漏、不严格执行规章制度或违反技术操作规程等原因,给病人造成精神肉体上的痛苦,或影响医疗护理工作的正常进行,但未造成严重后果或构成事故。

(二)护理安全防范的意义

　　1. 有利于提高护理质量　在日常护理工作中存在着一些不安全的因素,这些因素直接或间接地影响着护理质量。临床护理工作中的不安全因素不仅会使病人的病情加重,推迟病人恢复健康的进程,甚至还有可能会给病人造成器官功能的障碍而导致残疾或死亡。护理安全措施的落实,有利于提高护理质量。

　　2. 有利于创造和谐的医疗环境　护理不安全因素引发的后果常常会造成医疗护理纠纷,引发护患之间的矛盾和争执,甚至导致法律诉讼。因此,监督护理安全措施执行,控制护理差错事故发生,保障护理安全制度落实,不仅可以有效减少差错、事故的发生概率,为病人提供安全可靠的优质护理服务,赢得病人的认同和信赖。同时还可创造和谐的医疗环境,树立护士在社会公众的良好形象。

3. 保护护理人员的自身安全　护理安全措施的有效实施,不仅可以为病人提供高质量的护理服务,保护病人的合法权益不受到侵害,同时也保护着护士的自身安全。护士不断强化安全意识,对职业行为中的有害因素进行科学性的有效防护,可以减少职业暴露机会,并可避免职业伤害,保护自身的安全。

二、护理安全的影响因素

影响护理安全的因素很多,其中最主要的因素是:

(一) 人员因素

护士是护理措施的实施者,由于护理人员素质或数量方面的原因,不能满足病人的基本需求,会给病人造成不安全隐患。当前,社会对护理人员素质和数量的需求都有较大的提高,如果不能及时地根据护理专业发展的情况进行调整,通过有效途径和方法提高人员素质和人力资源的数量,这方面因素对护理安全的影响将越来越显著。

(二) 技术因素

由于护理人员技术水平低或不熟练、操作失误或操作错误、忽视细节性观察、违反操作常规、业务知识欠缺、临床经验不足、缺乏应激性处理的经验等对病人安全构成威胁。特别是随着新技术、新项目大量引进和一些特殊的诊疗手段的引进,护理工作中复杂程度高、技术要求高的内容日益增多,不仅增加了对护理工作的压力,而且导致护理工作中技术方面风险加大,影响护理安全。

(三) 管理因素

护理管理制度不健全、业务培训不到位、管理监督不得力,造成管理失控,是影响护理安全的重要因素。例如:不重视护理业务技术培训,业务技术水平差;不强化相关法律知识、法律意识淡薄;对工作中存在的不安全环节缺乏预见性,未采取相应的措施或采取措施不及时;排班不合理造成护士超负荷工作,这些都会构成安全隐患。

(四) 环境因素

医院中不安全的环境因素包括:医院的基础设施、病区物品配置存在不安全的因素;设备性能是否完善、配套,能否达到规范标准等;环境污染所致的隐性不安全因素如消毒隔离不严密所致的院内交叉感染;昆虫叮咬,导致过敏性伤害,以及引发的传染性疾病;医用危险品使用不当;病区治安管理不严,给病人造成经济上损失和精神上的不安全感等。

(五) 病人因素

护理是一项护患双方共同参与的活动,护理活动的正确实施有赖于病人的密切配合及支持。病人的心理素质、对疾病的认知程度及承受力,将影响病人的情绪,进而影响病人的遵医行为,形成护理安全隐患。如擅自改变输液滴速、不按医嘱服药、不配合护理操作、不遵医嘱控制饮食、不定期复查等。

三、护理安全的防范原则

(一) 加强护理职业安全的教育

重视护理安全教育,提高全体护理人员的安全意识,是保证护理安全的基础。通过经常性的安全教育,树立"安全第一"的观念,提高护理人员的风险意识,增强护理安全工作的自觉性,使护理人员明确良好的职业道德,严格执行规章制度是护理安全的重要保证。

（二）强化法制观念、提高法律意识

护理不安全因素引发的后果,常依据法律手段予以解决。因此,护理人员要加强法律知识的学习,增强法律意识、强化法制观念,自觉遵守法律、法规,以防范由于法制观念不强所造成的护理差错和事故,并学会运用法律武器维护自身的合法权益。

（三）加强专业理论和技术培训

临床上发生技术性护理事故的基本原因多是由于护理人员的理论知识不够扎实,不够全面,临床经验不足,技术操作有误而引起。因此,提高护理人员的业务素质,是护理安全的重要环节。通过对护理人员定期、系统的专业培训,不断提高护理人员的专业技术水平,才能从根本上防止技术性护理差错、事故的发生,促进护理安全各项工作的落实。

（四）提高系统安全性和有效性

提高护理安全防范,预防护理差错、事故的发生,应从提高整个护理系统运行的安全性和应对的有效性角度入手。建立健全安全管理制度,落实各项安全管理措施。护理人员自觉遵守职业安全规范要求,并依据护理岗位的需求和护理服务的质量,最大限度地减少由于护理人力资源短缺,组织管理滞后、失误而造成的不安全的隐患。

（五）建立连续监测的安全网络

1. 医院应实行"护理部 - 科护士长 - 病区护士长"三级目标管理责任制,护理部设立安全领导小组,科室成立安全监控小组,各司其职,各负其责。

2. 监督检查护理物品的质量、性能等是否符合安全要求,是否对病人、操作人员及社会构成潜在危险,检查物品有无商标、厂址、合格证书等,防止购入假冒伪劣商品。

3. 对有可能影响全局或最容易出问题的环节应重点监控,如手术室、急诊科、ICU、供应室,风险大、涉及面广、影响大的工作区域应该给予足够的重视并加强监督。

第二节 护理职业防护

 工作情景与任务

导入情景:

护士,小王,26岁,工作三年后被安排在艾滋病病房上班。某日下班前,在处理病房污物的过程中,不慎被污物桶中裸露的穿刺针刺破手指,出血不止。

工作任务:

1. 小王采取措施正确处理伤口。

2. 正确避免锐器伤的发生。

一、概述

（一）概念

1. **护理职业暴露**（nursing occupational exposure） 是指护理人员从事诊疗、护理活动中接触有毒、有害物质或病原微生物，以及受到心理社会等因素的影响而损害健康或危及生命的职业暴露。

2. 护理职业风险（nursing occupational risk） 是指护理服务过程中可能发生的一切不安全事件。

3. 护理职业防护（nursing occupational protection） 是指在护理工作中采取多种有效措施，保护护士免受职业有害因素的损伤，或将其损伤降到最低程度。

（二）护理职业防护的意义

1. 提高护士职业生命质量 护理职业防护措施的有效实施，不仅可以避免由职业有害因素对护士造成的机体损害，而且还可以控制由环境和行为引发的不安全因素。通过职业防护可以维护护士的身体健康，减轻心理压力，增强社会适应能力，提高护士职业生命质量。

2. 科学规避护理职业风险 通过对职业防护知识的学习和技能强化的规范化培训，可以提高护士对职业防护的防范意识，自觉履行职业规范要求，有效控制职业性有害因素，科学有效地规避护理职业风险。

3. 营造和谐工作氛围 良好安全的护理职业环境，不仅可以使护士产生愉悦的心情，既可以增加职业满意度、安全感和成就感，也能使之形成对职业选择的认同感。同时轻松愉快的工作氛围，可以缓解护士工作的压力，改善其精神卫生状况，提高护士的职业适应能力。

二、职业损伤的危险因素

（一）生物性因素

生物性职业危害因素是指医护人员在工作中意外接触、吸入或食入的病原微生物或含有病原微生物的污染物对机体造成伤害。生物因素是影响护理职业安全最常见的职业性有害因素。护理工作环境中主要的生物性因素为细菌和病毒。

1. 细菌 护理工作中常见的致病菌有：葡萄球菌、链球菌、肺炎球菌、大肠埃希菌等，它们广泛存在于病人的各种分泌物、排泄物及用过的衣物和器具中，通过呼吸道、消化道、血液及皮肤等途径感染护理人员。

2. 病毒 护理工作环境中常见的病毒有：肝炎病毒、艾滋病病毒、冠状病毒等，传播途径以呼吸道和血液传播较多。其中最危险、最常见的是人类免疫缺陷病毒（HIV）、乙型肝炎病毒（HBV）、丙型肝炎病毒（HCV）。

（二）化学性因素

指医务人员在工作中，可通过各种途径接触到多种化学消毒剂使自身受到不同程度的污染，如甲醛、过氧乙酸、含氯消毒剂、戊二醛等。这些化学消毒剂在极微量的接触中即可刺激皮肤、眼、呼吸道，引起皮肤过敏、流泪、恶心、呕吐、气喘等症状。经常接触此类化学品还会引起眼结膜灼伤、上呼吸道炎症、喉头水肿和痉挛、化学性气管炎或肺炎等。长期接触不仅可造成肝脏损害，还会损害中枢神经系统，表现为头痛、记忆力减退。

此外，医院护士还会接触到化疗药物。如环磷酰胺、阿霉素等。长期接触化疗药物的护士如不注意防护也可因为配药或注射等使皮肤直接接触、吞食或吸入而受到低剂量化疗药物的影响，长期接触可导致远期影响，如白细胞下降和自然流产率增高，而且还会有致癌、致畸的危险。

（三）物理性因素

1. 锐器伤 锐器伤是护理人员最常见的职业性有害因素之一。而感染的锐器伤是导致血源性传播疾病的最主要因素。其中最常见、危害性最大的是乙型肝炎病毒、丙型肝炎病毒和艾滋病病毒。同时锐器伤可对护士造成较大的心理影响，产生焦虑、恐惧，甚至导致放弃护理职业。

2. 机械性损伤 临床护理人员在工作中，劳动强度较大，负重过度，特别是ICU、骨科、精神科、急诊等，需要搬运病人的机会较多，用力不当，不正确的弯腰等，容易扭伤腰部，引发腰椎间盘脱出，造成自身伤害。此外，长时间站立、走动还可引起静脉曲张等。

3. 温度性损伤 常见的温度性损伤有热水瓶、热水袋所致的烫伤；易燃易爆物品，如氧气、乙醇等所致的各种烧伤；各种电器使用，如烤灯、高频电刀所致的烧伤等。

4. 放射性损伤 在为病人进行放射性诊断和治疗的过程中，如果护理人员自我保护不当，可导致放射性皮炎、皮肤溃疡坏死，甚至会引起皮肤癌。特别需要提出的是，护理人员在日常工作中，常需定期消毒病室，不可避免会接触到紫外线、激光等放射性物质，造成不同程度的皮肤红斑、紫外线性眼炎等不良反应。

5. 噪声 噪声主要来源于监护仪、呼吸机的机械声、报警声、电话铃声、病人的呻吟声、物品及机器移动的声音等。护理人员长期处于这样的工作环境中，会引发多器官功能的改变，严重者可导致听力、神经系统等的损害。

（四）心理、社会因素

护士每天服务于千差万别的人群，同时承担着多种角色，常处于超负荷状态，再加上人际关系的特殊性与复杂性影响着护士的身心状态，很容易产生身心疲劳，不仅影响护士身体健康，而且还影响着护士的心理健康，影响着社会群体对护士职业的选择。

三、常见护理职业损伤的防护

（一）锐器伤的职业防护

1. 概念 锐器伤是一种由医疗利器，如注射器针头、缝针、各种穿刺针、手术刀、剪刀、碎玻璃、安瓿等造成的意外伤害。引起锐器伤的利器种类有：玻璃类、金属类等。

2. 原因 引发锐器伤的常见原因包括：

（1）自我防护意识淡薄：护士对锐器伤的危害认识不足，缺乏系统的防护知识。

（2）护士技术不熟练和操作不规范：使用锐器进行护理操作时，技术不熟练或不够细心等均极易造成锐器伤，比如：徒手掰安瓿、随便丢弃一次性注射器针头、留置针芯等、双手回套针帽等。

（3）意外损伤：整理治疗盘、治疗室台面时被裸露的针头或碎玻璃扎伤、手术过程中锐器传递时造成误伤，注射器、输液器毁形过程中刺伤。

（4）病人原因：各种注射、拔针时病人不配合造成误伤（如精神病病人），或在操作中病人突然躁动导致受伤。

（5）教育培训不到位，防护用品不到位：医院未开展安全防护教育，对新护士未进行相关的培训；防护用品不足等。

3. 防护措施

（1）增强自我防护意识：护士进行有可能接触病人血液、体液的治疗和护理操作时，必须戴手套。操作完毕，脱去手套后应立即洗手，必要时进行手的消毒。如手部皮肤发生破损时，必须戴双层手套。在进行侵入性诊疗、护理操作过程中,要保证充足的光线,器械传递时要娴熟规范,并特别注意防止被针头、缝合针、刀片等锐器刺伤或划伤。

(2) 锐器使用中的防护:抽吸药液时严格使用无菌针头,抽吸后必须立即单手操作套上针帽。静脉加药时须去除针头经三通给予。使用安瓿制剂时,先用砂轮划痕再掰安瓿,可采用垫纱布以防损伤皮肤。

(3) 严格管理医疗废物:使用后的锐器应当直接放入锐器盒内,以防止刺伤。护理工作中应使用便捷的符合国际标准的锐器回收器,严格执行医疗垃圾分类标准。锐器不应与其他医疗垃圾混放,应放置在特定的场所。封好的锐物容器在搬离病房前应有明确的标志,便于监督执行。

(4) 纠正损伤的危险行为:①禁止用双手分离污染的针头和注射器。②禁止用手直接接触使用后的针头、刀片等锐器。③禁止用手折弯或弄直针头。④禁止双手回套针头帽。⑤禁止直接传递锐器(手术中锐器用弯盘或托盘传递)。⑥禁止徒手携带裸露针头等锐器物。⑦禁止消毒液浸泡针头。⑧禁止直接接触医疗垃圾。

(5) 加强护士健康管理:建立护士健康档案,定期为护士进行体检,并接种相应的疫苗。建立损伤后登记上报制度;建立医疗锐器处理流程;建立受伤员工监控体系,追踪伤者健康状况。

(6) 和谐沟通相互配合:为不合作或有昏迷躁动病人治疗时,易发生锐器伤害,因此必须请求其他人协助配合,尽量减少锐器误伤自己或病人。

(7) 合理安排工作时间:根据工作性质,灵活机动的安排休息时间,使护士身心得以缓冲,减轻压力,焕发精神、提高工作效率,减少锐器伤的发生,保障护理工作质量。

4. 应急处理

(1) 受伤后保持镇静,戴手套者按规范迅速脱去手套。

(2) 立即用健侧手从近心端向远心端挤压,排出伤口部位的血液,但禁止在伤口局部来回挤压,避免产生虹吸现象,将污染血液回吸入血管,增加感染机会。

(3) 用肥皂水彻底清洗伤口并用流动水反复冲洗伤口。

(4) 用 0.5% 碘附、2% 碘酊或 75% 乙醇消毒伤口并包扎。

(5) 向主管部门汇报并填写锐器伤登记表。

(6) 请有关专家评估锐器伤并指导处理,根据病人血液中含病毒的多少和伤口的深度、暴露时间、范围进行评估,做相应的处理。

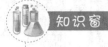
知识窗

艾滋病病毒职业暴露后处理措施

1. 用肥皂液和流动水清洗污染的皮肤,用等渗盐水冲洗黏膜。

2. 如有伤口,应当在伤口旁端轻轻挤压,尽可能挤出损伤处的血液,再用肥皂液和流动水进行冲洗。禁止进行伤口的局部挤压。

3. 受伤部位的伤口冲洗后,应当用消毒液,如 75% 乙醇或者 0.5% 碘附进行消毒,并包扎伤口。被暴露的黏膜,应当反复用等渗盐水冲洗干净。

(二) 化疗药物损害的职业防护

1. 概念 广义的化学治疗是指病原微生物、寄生虫所引起的感染性疾病以及肿瘤采用化学治疗的方法,简称化疗。理想的化疗药物应对病原体、寄生虫和肿瘤有高度选择性,而对机体的毒性很小。从狭义上讲,现在化疗多指对于恶性肿瘤的化学药物治疗。

2. 原因 专业人员在接触、处理化疗药物过程中,如果操作不慎或长期接触均可造成对人体的潜在危害。因此必须了解可能成为导致化疗药物损害的危险因素。

(1) 药物准备和使用过程中可能发生的药物接触:如从药瓶中拔出针头时导致药物飞溅;打开安瓿时,药物粉末、药液、玻璃碎片向外飞溅;连接管、输液器、输液袋、输液瓶、药瓶的渗漏和破裂导致药物泄漏;拔针时造成部分药物喷出等。

(2) 注射操作过程中可能发生的药物接触:如针头脱落,药液溢出;玻璃瓶、安瓿使用中破裂,药物溢出;护士在注射过程中意外损伤自己等。

(3) 废弃物丢弃过程中可能发生的药物接触:如丢弃被化疗药物污染的材料时的接触;处理化疗病人体液或排泄物时的接触;处置吸收或沾染了接受化疗药物治疗病人的体液的被服及其他织物的接触;清除溅出或溢出药物时的接触等。

3. 防护措施

(1) 配制化疗药物的环境要求:条件允许应设专门化疗配药间,配有空气净化装置,在专用层流柜内配药,以保持洁净的配制环境,操作台面应覆以一次性防渗透性防护垫或吸水纸,以吸附溅出的药液,以免蒸发造成空气污染。

(2) 配制化疗药物的准备要求:①配制前用流动水洗手,佩戴一次性防护口罩、帽子、一次性防护眼镜、工作服外套、一次性防渗透隔离衣。操作过程中从呼吸道吸入化疗药物的危险性较大,因此必须戴有效的一次性防护口罩。②有些化疗药物对皮肤有刺激作用,接触后可直接被吸收,因此操作时必须选择合适的手套。聚氯乙烯手套防护作用较好,如需戴双层手套时,应在其外面再戴一副乳胶手套。

(3) 配制化疗药物的操作要求:①割锯安瓿前应轻弹其颈部,使附着的药粉降落至瓶底。掰开安瓿时应垫纱布,避免药粉、药液、玻璃碎片四处飞溅,并防止划破手套。②掰开粉剂安瓿溶解药物时,溶酶应沿瓶壁缓慢注入瓶底,待药粉浸透后再搅动,防止粉末溢出。③瓶装药液稀释后立即抽出瓶内气体,以防瓶内压力过高药液从针眼处溢出。

(4) 执行化疗药物操作要求:①从药瓶中吸取药液后,先用无菌纱布或棉球包裹瓶塞,再撤针头,防止拔出针头的瞬间药液外溢。②抽取药液时以不超过注射器容量的3/4为宜,防止针栓从针筒中意外滑落。③操作完毕,脱去手套后用流动水和洗手液彻底洗手并行沐浴,减轻药物毒性作用。

(5) 污染物品的处理要求:①凡与化疗药物接触过的针头、注射器、输液管、棉球、棉签等,必须收集在专用的密闭垃圾桶内,标明警示标志统一处理,不能与普通垃圾等同处理。②处理污物时,护士要戴帽子、口罩及手套,处理完毕后彻底洗手。

(6) 化疗护士的素质要求:①执行化疗的护士应经过专业培训,增强职业危害的防护意识,主动实施各项防护措施。②化疗护士应注意锻炼身体,定期体检,每隔6个月检查肝功能、血常规及免疫功能。怀孕护士应避免接触化疗药物,以免出现流产、胎儿畸形。

虽然护士为病人进行化疗过程中,存在一定的职业危害,但只要从思想上重视,认真实施各种防护措施,化疗药物对护士的危害是完全可以防范的。

知识窗

静脉药物配制中心与职业防护

静脉药物配制中心,就是在符合国际标准、依据药物特性设计,由经过培训的药学技术人员、护理人员严格按照操作程序进行包括全静脉营养液、细胞毒性药物(化疗药物)和抗生素等药物配制的操作环境,保证临床用药的安全性和合理性。

我国 2001 年在上海静安区中心医院建立第一个静脉药物配制中心,在此之后,据不完全统计,现已有 100 余家医院开展了静脉药物的集中配制服务。

静脉药物配制中心可保证静脉输注药物的无菌性,防止微粒的污染;降低院内获得性感染发生率和热源反应发生率;有利于解决不合理用药现象,减少药物的浪费,降低用药成本,将给药错误减少到最低;增强了职业防护,减少细胞毒性药物对操作者的身体和环境伤害。同时,也有利于把时间还给护士,使其集中精力护理病人。

(三)负重伤的职业防护

护士在工作中常常会搬动病人或较重物品,使身体负重过大,而引起不同程度的身体损伤。其中较为常见的损伤是腰椎间盘突出症,腰椎间盘一旦受到损伤,将严重影响临床护士的日常工作和生活,甚至影响职业生命质量。此外,护士经常超时静立、走动,还易引起静脉曲张等。因此,预防负重伤的发生,降低职业危害,是每一位护士不可忽视的问题。

1. 概念 负重伤指由于工作性质的原因常需要搬动或移动重物,而使身体负重过度,或不合理用力等,导致肌肉、骨骼、关节的损伤。

2. 原因

(1)较大的工作强度:临床护士工作压力较大,不但需要处理诸多强度较大的工作,且要适应较快的工作节奏,尤其手术室、急救中心的护士,精神始终处于高度紧张状态,随时准备处理应激事件。长期处于此环境工作,使护士在重负下身体承受力下降,用力不均衡或不当,使腰部很易受损,加速了椎间盘的损伤几率,导致椎间盘突出症的发生。

(2)外界温差的刺激:护士工作环境的变化,使护士须适应外界的温差。较大的温差刺激会阻碍腰部血液循环,影响椎间盘及腰部肌肉的新陈代谢率,减少其营养供给,加速椎间盘退变的速度,引发腰肌劳损,增加了腰椎间盘突出症发生的危险性。

(3)长期的积累损伤:损伤是护士发生椎间盘突出症的常见原因,积累损伤是其重要诱因。临床护士执行相关护理操作,如加药、观测引流管时,弯腰、扭转动作较多,对腰部损伤较大。长期的损伤积累,导致腰部负荷加重,使其易患腰部疾病。此外,年轻护士急性腰部损伤容易引发腰椎间盘突出症。

3. 防护措施

(1)加强锻炼、提高身体素质:加强锻炼、强身健体是预防负重伤的重要措施。通过锻炼可提高机体免疫力,使全身各个脏器系统功能增强,局部腰肌可摄取更多营养物质。同时,通过锻炼还可增加身体的柔韧性、增加骨关节活动度、降低骨关节损伤几率。例如:健美操、太极拳、瑜伽等。

(2)保持正确的劳动姿势:护士在日常的工作、生活中,应注意保持正确的劳动姿势,良好的身体姿势不仅可以预防腰肌劳损的发生,还可延缓椎间盘退变的进程,预防椎间盘突出症的发生。在站立或坐位时应尽可能保持腰椎伸直,使脊柱支撑力增大,避免因过度屈曲引起腰部韧带劳损,减少身体重力对腰椎的损伤。在半弯腰或弯腰时,应两足分开使重力落在髋关节和两足处,降低腰部负荷。

(3) 避免长时间维持一种体位:护理工作者应定期变换体位,缓解肌肉、关节、骨骼疲劳,减轻脊柱负荷。应避免保持同一固定的劳动姿势而引发腰肌劳损及增大发生椎间盘突出的几率。同时要避免过于剧烈活动,防止拉伤腰部肌肉,损伤椎间盘。

(4) 使用劳动保护用具:护士在工作中可以佩戴腰围等保护用具以加强腰部的稳定性,保护腰肌和椎间盘不受损伤。但腰围只应在劳动时使用,否则可导致腰肌萎缩,产生腰背痛。对于已患腰椎间盘突出症的护士在佩戴腰围时应注意遵循以下原则:在急性期疼痛加重时,坚持佩戴,于卧床休息时解下。

(5) 促进下肢血液循环:由于工作性质缘故,护理工作者常常会超时静立,导致下肢静脉血液回流受阻,静脉持久扩张,发生下肢静脉曲张,甚至引发严重后果。为了预防下肢静脉曲张的发生,护士在站立工作过程中,应避免长时间保持同一姿势,适当、轻微的活动,有助于促进下肢血液循环,减轻下肢静脉瓣膜承受的压力。站立时,可让双腿轮流支撑身体重量,并可适当做踮脚动作,促进小腿肌肉收缩,减少静脉血液瘀积。工作间歇可以适当做下肢运动操,尽量抬高下肢,以促进血液回流。

(6) 养成良好的生活饮食习惯:从事护理工作的人员,提倡卧硬板床休息,并注意床垫的厚度适宜。应注意避免长时间弯腰活动,减少弯腰的次数。尽量减少持重物的时间及重量,减少腰部负荷,预防负重伤的发生。此外,由于护士每天承担着繁重的护理工作,应注意营养的科学调配。多食富含钙、铁、锌的食物,如牛奶、菠菜、西红柿、骨头汤等。增加机体内蛋白质的摄入量。

(四) 职业疲溃感的职业防护

护理人员每天面对的多是生理或是心理不健康的人群,需要处理复杂的人际关系,随时监护病人的病情变化,同时还要面临可能发生事故的威胁,工作中存在众多的压力源,任务繁重,风险高,所以护士成为职业疲溃感的高发人群。

1. 概念 职业疲溃感是指由于持续的工作压力引起个体的"严重紧张"反应,从而出现的一组综合征,其主要表现为:缺乏工作动机、回避与他人交流、对事物多持否定态度、情感冷漠等。

2. 原因 职业疲溃的发生与工作压力有关,护士工作中的压力主要来源于:

(1) 工作时间长,工作负荷过重,且比较琐碎。

(2) 工作环境无安全感,常接触病原菌、病毒、放射性物质、化学有害物质等。

(3) 接受继续教育、培训机会偏少,职称晋升较难。

(4) 护士参与决策机会少,护理人员缺乏主人翁意识。

(5) 人际关系复杂,沟通不畅,难免出现冲突。

(6) 对护理人员的价值认同不够,导致情绪低落,工作缺乏积极性和激情。

(7) 自我期望值过高,害怕暴露自己的弱点与缺陷,工作满意度下降,长期压抑自己的情绪。

(8) 缺乏必要的心理应对能力,在面对压力时,不能充分运用各种防卫机制保护自己。

3. 防护措施

(1) 积极参加教育与培训:护士应积极参加继续教育和学术会议以及其他形式的学习,增加对学科发展前沿和国内外专业情况的了解,以带来工作变革的方向和动力,拓展专业领域的视野,提高职业竞争力,避免职业风险,增强应对工作压力的能力。

(2) 提高护理工作价值感:随着时代的发展,赋予了护士多元化的角色,护士成为"维护和促进人类健康"的重要生力军,社会对护理工作的评价也需相应得到改善。护士社会地位的提高,创造了一个尊重护士的社会环境,这些有助于提高护士自我工作价值感,增强应对工作疲溃的动力。

(3) 合理安排劳动时间:合理安排劳动时间和班次可以降低夜班劳动带来的负面效应。避免连续上夜班,每上一次夜班应保证足够的休息时间,这样可以最大限度降低夜班带来的身心疲劳,减轻护士的职业紧张,提高工作效率。

(4) 创造健康的职业环境:一个良好的职业环境,可以在一定程度上缓解工作和思想的压力。护士应培养自己团队合作的精神,友好沟通,宽容理解,发挥各自的特长和优势,满足其实现自身价值的需要的同时,营造出积极向上、和谐温馨、愉快健康的职业环境。

(5) 培养积极乐观的精神:积极乐观的精神,愉快的情绪,是战胜疲劳的基础和关键。面对困难和挫折调整心态,以开朗豁达的态度对待,可以缓解压力引起的身心反应,并可将压力转换成积极动力,成为个人发展的机遇。

(6) 合理疏导压力带来的影响:合理运用应对压力的技巧,积极疏导负面的躯体和心理反应,可以降低紧张感。同时培养轻松的业余爱好,养成锻炼身体的习惯等,都有助于摆脱焦虑、烦恼,焕发出充沛的精力。

(7) 提高自身综合素质:社会的进步、人们健康需求的增加、新的仪器设备的使用,是促使护理学科和护理人员发展的动力。护理人员应与时俱进,不断提升自身综合素质,适应时代的需要,克服职业疲溃感。

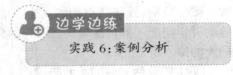

边学边练

实践 6:案例分析

(沈 珣)

思考题

1. 李护士,22 岁,在产科病房工作。某日在给一乙型肝炎孕妇采血时,不慎被污染的针头扎伤手指。

请问:

(1) 该事件属于什么情况?

(2) 该护士应立即采取哪些紧急措施处理伤口?

(3) 护士在日常工作中如何防止这类事件发生?

2. 张阿姨,60 岁,因剧烈头痛、高血压急诊入院。入院后经过头部 CT 检查,确诊为脑出血,右侧偏瘫,经积极抢救,病情缓解,病人神志转为清醒,血压逐渐平稳。入院后给予二级护理,留家人陪伴。某日,家人因私事暂时离开,夜班护士查房时见病人已安静入睡,并已上床档,未再仔细检查床档是否固定稳妥,1 小时后陪伴家属回来时发现病人已坠床。病人诉右肩疼痛,经 X 线照射,诊断为右肱骨骨折。经骨科会诊后,给予复位、夹板固定、消炎、止痛等处理,一月后出院。

请问:

(1) 此事件中,护士的工作存在哪些问题?

(2) 今后工作中如何避免此类事件的发生?

第六章　入院和出院护理

 学习目标

1. 具有高度的责任心,关心尊重病人。
2. 掌握病人入院、出院的护理工作;分级护理及病历的排列。
3. 熟悉入院、出院程序及注意事项。
4. 了解担架运送技术。
5. 学会使用轮椅运送技术、平车运送技术。

门诊或急诊科(室)病人经医生诊查,确定需要住院治疗时,需办理住院手续。护士应掌握病人入院的一般程序,按照整体护理的要求,对病人进行评估,了解病人的护理需要,并给予有针对性的护理措施,使病人尽快适应住院环境,积极配合治疗护理活动。

经过治疗护理,病人病情好转或痊愈,可以出院时,需办理出院手续。护士应掌握病人出院的一般程序,协助办理出院手续,同时做好出院病人健康指导,提高病人的自护能力,使其恢复健康。

第一节　入 院 护 理

 工作情景与任务

导入情景:

　　妇科来了一位病人,小万,30 岁,停经 50 天,阴道少量流血 1 天。晨 5 时突发下腹剧痛,伴恶心呕吐及一过性晕厥,急诊入院。检查:失血性面容,血压 70/50mmHg、脉搏 120 次 / 分,腹部有压痛、反跳痛。妇科检查:阴道畅,有少量流血,宫颈举痛(+),阴道后穹隆穿刺抽出暗红色不凝血液,尿妊娠试验阳性。诊断:异位妊娠。

工作任务:

1. 正确为小万进行入院护理。
2. 用平车安全护送小万去手术室。

　　入院护理(admission nursing)是指病人经门诊或急诊医生诊查后,因病情需要住院做进一步的观察、检查和治疗时,经诊查医生建议并签发住院证后,由护士为病人提供的一系列护理工作。

入院护理的目的:协助病人了解医院环境,消除紧张、焦虑等不良情绪;满足病人的各种合理需求,调动病人配合治疗和护理的积极性;做好健康教育,满足病人对疾病知识的需求。

一、入院程序

入院程序是指门诊或急诊病人根据医生签发的住院证,自办理入院手续至进入病区的过程。

(一) 办理住院手续

病人或家属凭医生签发的住院证到住院处填写登记表格,缴纳住院保证金,办理入院手续。手续办完后,由住院处通知相关病区值班护士,根据病人病情做好新病人入院准备工作。对急、危重症病人,可先抢救再补办入院手续。

(二) 实施卫生处置

根据病人病情及身体状况,对病人进行卫生处置,如沐浴、更衣等。急、危重症病人或即将分娩者可酌情免浴;遇有虱虮者,应先行灭虱虮,再做常规卫生处置;对于传染病病人或疑似传染病的病人,应送隔离室处置。病人换下的衣服和不需用的物品(包括贵重钱物)可交给家属带回或按保管手续暂存住院处。

(三) 护送病人入病区

住院处护士携病历护送病人入病区,根据病人病情酌情选用步行、轮椅、平车或担架护送。护送时注意安全和保暖,不可停止必要的治疗,如输液、给氧等。护送病人入病区后与病区值班护士认真交接病情、治疗、护理措施及物品等,并按要求做好记录。

二、入病区后的初步护理

病区值班护士接到住院处通知后,立即根据病人病情需要准备病人床单位,一般病人应将备用床改为暂空床,并备齐病人所需用物;危重病人应安置在危重病室,并根据情况加铺橡胶单和中单;急诊手术病人应铺好麻醉床。对于急、危重症和手术病人应同时备好急救物品及药物。

(一) 一般病人的入院护理

1. 迎接新病人 护士应以热情的态度迎接新病人,并将其安置至指定的病室床位。向病人作自我介绍及介绍主管医生和同室的病友,协助病人卧床休息,为病人佩戴腕带标识。护士应以自己的行动和语言消除病人的不安情绪,增加病人的安全感及对护士的信任感。

知识窗

腕 带 标 识

腕带标识是医院标识病人的手段之一,是对在医院接受治疗的病人进行的身份标记。病人被收住院时戴上,直至病人出院。腕带上注有病人重要的识别信息:病人的姓名、病区、床号、住院号、性别、年龄、诊断等。护士在执行各项治疗护理操作前,必须核对腕带标识以确定病人身份,保证治疗、护理的安全。

2. 通知医生诊查 通知负责医生诊查病人,必要时,协助医生为病人体检、治疗。

3. 测量生命体征 为病人测量体温、脉搏、呼吸、血压和体重,必要时测量身高。

4. 准备膳食 通知营养室为病人准备膳食。

5. 建立病人住院病历、填写有关护理表格。

(1) 排列住院病历(参见第 18 章)。

(2) 用蓝(黑)钢笔逐项填写住院病历及各种表格眉栏项目。

(3) 在体温单 40~42℃之间相应的时间栏内,用红钢笔纵行填写入院时间。

(4) 记录首次体温、脉搏、呼吸、血压、身高及体重值。

(5) 填写病人入院登记本、诊断卡(一览表卡)、床头(尾)卡。

6. 介绍指导　向病人及家属介绍病区环境、有关规章制度、床单位及相关设备的使用方法,指导常规标本(如粪便、尿液、痰液)的留取方法、时间及注意事项。

7. 执行入院医嘱及给予紧急护理措施。

(二)急诊病人的入院护理

1. 通知医生　接到住院处电话通知后,护士应立即通知有关医生做好抢救准备。

2. 准备急救药物及设备　如急救车、氧气、吸引器、输液物品及各种无菌包等,做好抢救准备。

3. 安置病人　将病人安置在已经备好床单位的危重病室或抢救室,为病人佩戴腕带标识。

4. 配合抢救　密切观察病人病情变化,主动配合医生进行救治,做好护理记录。

5. 询问病史　对于不能正确叙述病情的病人,如语言障碍、听力障碍、意识不清的病人及婴幼儿等,需暂留陪护人员,以便询问病人病史。

三、分级护理

分级护理(levels of care)是根据病人病情的轻、重、缓、急和自理能力不同,按照护理程序的工作方法制定不同级别的护理措施。其分为四个等级,见表 6-1。

表 6-1　分级护理

护理级别	适用对象	护理要点
特级护理	1. 病情危重,随时可能发生病情变化需要进行抢救的病人 2. 重症监护的病人 3. 各种复杂或大手术后的病人 4. 严重外伤或大面积烧伤的病人 5. 使用呼吸机辅助呼吸,并需要严密监护生命体征的病人 6. 实施连续性肾脏替代疗法,并需要严密监护生命体征的病人 7. 其他有生命危险,需要严密监护生命体征的病人	1. 安排专人 24 小时护理,严密观察病情变化,测量生命体征,并及时准确填写特别护理记录单 2. 备好急救所需物品 3. 根据医嘱,正确实施治疗、给药及护理措施 4. 根据病人病情,正确实施基础护理和专科护理,如:口腔护理、压疮护理、气道护理及管路护理等,实施安全措施 5. 保持病人的舒适和功能体位 6. 根据医嘱准确测量,记录 24 小时出入量 7. 实施床旁交接班
一级护理	1. 病情趋向稳定的重症病人 2. 手术后或治疗期间需要严格卧床的病人 3. 生活完全不能自理且病情不稳定的病人 4. 生活部分自理,病情随时可能发生变化的病人。如各种大手术后、休克、昏迷、瘫痪、高热、大出血、肝肾功能衰竭病人和早产儿	1. 每小时巡视病人一次,观察病人病情变化 2. 根据病人病情,定期测量生命体征 3. 根据医嘱正确实施治疗、给药措施 4. 根据病人病情,正确实施基础护理和专科护理,如:口腔护理、压疮护理、气道护理及管路护理等,实施安全措施 5. 提供护理相关的健康指导 6. 观察病人情绪上的变化,做好心理护理

续表

护理级别	适用对象	护理要点
二级护理	1. 病情趋于稳定仍需卧床的病人 2. 生活部分自理的病人。如大手术后病情稳定者、老年体弱者、慢性病不宜多活动者、幼儿等	1. 每 2 小时巡视病人一次,观察病人的病情变化 2. 根据病人病情测量生命体征 3. 根据医嘱正确实施治疗、给药措施 4. 根据病人病情,正确实施护理措施和安全措施 5. 提供护理相关的健康指导
三级护理	1. 生活完全自理且病情稳定的病人 2. 生活完全自理且处于康复期的病人。如一般慢性病人、疾病恢复期病人和择期手术前的病人	1. 每 3 小时巡视病人一次,观察病人的病情变化 2. 根据病人病情,测量生命体征 3. 根据医嘱,正确实施治疗、给药措施 4. 提供相关的健康指导

第二节 出院护理

出院护理是指住院病人经住院治疗和护理,病情好转、稳定、痊愈需出院或需转院,或有的病人不愿意接受医生的建议而自动离院时,护士对病人进行的一系列护理工作。

出院护理的目的:对病人进行出院指导,帮助病人尽快恢复社会功能,并能遵照医嘱继续按时接受治疗或定期复诊;指导病人办理出院手续;对病室及用物进行终末处理。

一、出院前护理工作

医生根据病人康复情况,决定出院时间,开出出院医嘱后,护士应做好下列工作。

(一)通知病人及家属

根据出院医嘱,护士将出院日期通知病人及家属,并协助病人做好出院准备。

(二)进行健康教育

护士根据病人的康复现状,进行恰当的健康教育,告知病人出院后在饮食、用药、休息、功能锻炼和定期复查等方面的注意事项。必要时可为病人或家属提供有关书面资料,便于病人或家属掌握有关的护理知识和技能。

(三)做好心理护理

护士应注意观察病人的情绪变化,特别是对病情无明显好转、转院、自动离院的病人,并做好相应的护理。自动出院的病人应在出院医嘱上注明"自动出院",并由病人或家属签名认可。

(四)征求病人意见

征求病人及家属对医院工作的意见,以便改进工作,不断提高医疗护理质量。

二、出院时护理工作

病人出院当日,护士应完成的护理工作。

(一)医疗护理文件的处理

1. 执行出院医嘱

(1)停止一切医嘱,用红笔在各种卡片,如服药卡、治疗卡、饮食卡、护理卡或有关表格上填写"出院"字样,注明时间并签名。

（2）撤去"病人一览表"上的诊断卡及床头（尾）卡。

（3）遵医嘱领取病人出院后需继续服用的药物，将药物交给病人或家属，同时给予用药知识指导。

（4）填写病人出院登记本。

（5）在体温单 40~42℃ 之间相应的时间栏内，用红钢笔纵行填写出院时间。

2. 填写病人出院护理记录。

3. 按要求整理病历，排列出院病历（参见第 18 章），交病案室保存。

（二）病人的护理

1. 协助病人解除腕带标识。

2. 协助病人或家属清理用物，归还寄存的物品，收回病人住院期间所借物品并消毒处理。

3. 协助病人或家属办理出院手续。护士收到住院收费处签写的出院通知单后，根据病人情况，采用相应的护送方式护送病人出病区。

三、出院后护理工作

护士应在病人离开病室后整理床单位，避免在病人未离开病室时撤去被服给病人带来心理上的不适感。

（一）病室处理

病室开窗通风，更新室内空气。

（二）床单位的处理

1. 撤去病床上的污被服，放入污衣袋中。根据出院病人疾病种类决定清洗或消毒方法。

2. 用消毒液擦拭床、床旁桌及床旁椅。非一次性使用的痰杯、脸盆须用消毒液浸泡。

3. 床垫、床褥、枕芯、棉胎等用紫外线灯照射或使用臭氧机消毒，也可置于日光下曝晒。

4. 传染病人离院后，需按传染病终末消毒法进行处理。

5. 铺好备用床，准备迎接新病人。

第三节　运送病人技术

一、轮椅运送技术

【目的】

1. 护送不能行走但能坐起的病人入院、出院、检查、治疗或室外活动。

2. 帮助病人离床活动，促进血液循环和体力恢复。

【操作程序】

1. 评估

（1）病人的体重、意识状态、病情与躯体活动能力。

（2）病人损伤的部位和合作程度。

2. 计划

（1）病人准备：了解使用轮椅的目的、配合方法及注意事项，能主动配合。

（2）护士准备：衣帽整洁，修剪指甲，洗手，戴口罩。

（3）用物准备：轮椅（性能良好）、毛毯及外套（根据季节酌情准备）、别针、软枕（根据病人需要准备）。

（4）环境准备：移开障碍物，保证环境宽敞，便于轮椅通行。

3. 实施（表 6-2）

表 6-2　轮椅运送技术

操作过程	操作流程	要点解析
• 检查轮椅性能，将轮椅推至病床旁 • 核对床号、姓名、住院号 • 解释操作目的、配合要点	核对解释	• 各部件性能良好，保证病人安全 • 核对床头卡、手腕带并询问，做到操作无误
• 将轮椅背与床尾平齐，面朝床头 • 固定车闸，翻起脚踏板 • 若天冷，毛毯平铺于轮椅	放置轮椅	• 缩短搬运距离，省时省力 • 防止车轮滑动，便于病人坐入轮椅 • 上端高过病人颈部 15cm 左右
• 扶病人坐于床缘，嘱病人以手掌撑在床面上，维持坐姿，协助病人穿衣裤、鞋袜	协助起床	• 观察和询问病人有无眩晕和不适
• 嘱病人双手置于护士肩上，护士双手环抱病人腰部，协助病人下床站立 • 协助病人移向轮椅，坐于轮椅中（图 6-1） • 若用毛毯，则将上端围在病人颈部，别针固定；两侧围裹病人双臂，别针固定在腕部；余下毛毯将身体、下肢和双足包裹，避免受凉（图 6-2） • 翻下脚踏板，协助病人将脚置于脚踏板上 • 整理床单位，铺暂空床 • 放松制动闸，推病人至目的地	协助上椅	• 保证病人安全 • 嘱病人抓紧轮椅扶手 • 嘱病人尽量靠后坐，系好安全带 • 运送过程中注意观察病人病情变化
• 推轮椅至病床尾，椅背与床尾齐 • 轮椅制动，翻起脚踏板 • 解除病人身上固定的毛毯和别针 • 协助病人站起、转身、坐于床缘 • 协助病人脱去鞋子、外衣，盖好盖被 • 整理床单位	协助回床	• 病人面向床头，缩短搬运距离 • 保证病人安全，便于病人上床 • 防止病人摔倒 • 使病人躺卧舒适 • 观察病人病情
• 推轮椅至原处放置	整理用物	• 便于其他病人使用

4. 评价

（1）病人感觉舒适、安全。

（2）操作时动作轻稳、节力、协调。

【注意事项】

1. 使用轮椅前应检查性能是否完好，确保病人安全。

2. 推轮椅时应控制车速，保持平稳，使病人舒适。

3. 根据室外温度适当增加衣服，盖被，注意保暖，防止受凉。

4. 运送过程中注意观察病人病情变化。

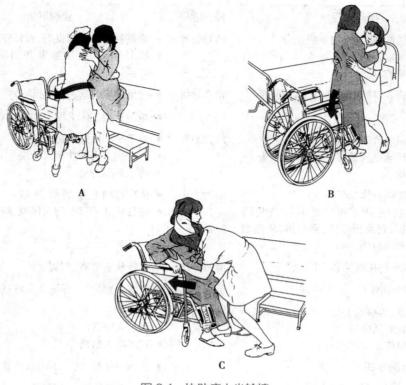

图 6-1 协助病人坐轮椅

二、平车运送技术

【目的】

运送不能起床的病人入院、做各种特殊检查、治疗、手术或转运等。

【操作程序】

1. 评估

(1) 病人的体重、意识状态、病情与躯体活动能力。

(2) 病人损伤的部位和理解合作程度。

2. 计划

(1) 病人准备：了解搬运的步骤及配合方法。

(2) 护士准备：衣帽整洁，修剪指甲，洗手，戴口罩。

(3) 用物准备：平车(性能良好，车上置以被单和橡胶单包好的垫子及枕头)，带套的毛毯或棉被，按需要备大单、中单、木板。

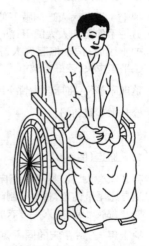

图 6-2 轮椅上包裹保暖法

(4) 环境准备：环境宽敞，便于平车通行。

3. 实施(表 6-3)

表 6-3　平车运送技术

操作过程	操作流程	要点解析
• 检查平车性能,将平车推至病床旁 • 核对床号、姓名、住院号 • 解释操作目的、配合要点	核对解释	• 检查各部件性能良好,保证安全 • 核对床头卡、手腕带并询问,做到操作无误
• 妥当安置病人身体上的导管、输液装置	检查导管	• 避免导管脱落、受压或液体逆流
◆ 挪动法		• 适用于能在床上配合的病人(图 6-3)
• 移开床旁桌、椅,松开盖被 • 将平车与病床纵向紧靠,大轮靠近床头 • 将平车制动	放置平车	• 便于平车贴近床边 • 方便病人头部枕于大轮端 • 防止平车滑动
• 协助病人挪动身体于平车上 • 协助病人躺好,用盖被包裹病人(先将脚端向上反折,再反折近侧,后对侧,两侧颈部反折成衣领)(图 6-4)	协助上车	• 依次移动上身、臀部、下肢 • 包裹整齐、美观,病人保暖、舒适
• 整理床单位,将床改为暂空床	铺暂空床	• 保持病室整齐、美观
• 松开平车制动闸	运送病人	• 注意观察病人,保证病人舒适、安全
• 先移动下肢,再移动上身	协助回床	
• 为病人安置舒适卧位 • 整理病床单位		• 使病人舒适 • 观察病人病情
◆ 一人搬运(图 6-5)		• 适用于体重较轻、不能自行移动的病人
• 移开床旁桌、椅,推平车至床尾,使平车头端与床尾呈钝角,将平车制动 • 松开盖被,协助病人穿好衣服	放置平车	• 缩短搬运距离,节力 • 保证安全
• 护士一手自病人近侧腋下伸至对侧肩部,另一手伸至病人大腿下;病人双臂交叉于护士颈后;护士抱起病人,移步将病人放于平车中央,盖好盖被	搬运病人	• 护士双脚前后分开站立,扩大支撑面;略屈膝屈髋以降低重心,增加稳定度,便于转身 • 保证病人舒适、保暖
• 整理床单位,将床改为暂空床	铺暂空床	• 保持病室整齐、美观
• 松开平车制动闸	运送病人	• 注意观察病人,保证病人舒适、安全
	协助回床	• 回床搬运与离床搬运方法相同
◆ 二人搬运(图 6-6)		• 适用于不能活动,体重较重者
• 移开床旁桌、椅,推平车至床尾,使平车头端与床尾呈钝角,将平车制动 • 松开盖被,协助病人穿好衣服	放置平车	• 缩短搬运距离,节力 • 保证安全
• 护士甲、乙站在床的同一侧,协助病人将上肢交叉置于胸腹前	搬运病人	
• 护士甲一手托住病人的头、颈、肩部,另一手托住病人腰部;护士乙一手托住病人臀部,另一手托住病人腘窝		• 使病人头部处于较高位置,减轻不适
• 二人同时抬起病人并移步转身至平车前,将病人放于平车中央		• 抬起病人时,尽量使病人身体靠近搬运者身体,减少重力线偏移,省力
• 盖好盖被		• 保证病人舒适、保暖

续表

操作过程	操作流程	要点解析
• 整理床单位,将床改为暂空床	铺暂空床	• 保持病室整齐、美观
• 松开平车制动闸	运送病人	• 注意观察病人,保证病人舒适、安全
	协助回床	• 回床搬运与离床搬运方法相同
◆ 三人搬运(图6-7)		• 适用于不能活动、体重超重的病人
• 移开床旁桌、椅,推平车至床尾,使平车头端与床尾呈钝角,将平车制动	放置平车	• 缩短搬运距离,节力 • 保证安全
• 松开盖被,协助病人穿好衣服		
• 护士甲、乙、丙站在床的同一侧,协助病人将上肢交叉置于胸腹前	搬运病人	
• 护士甲双手托住病人的头、颈、肩胸部;护士乙双手托住病人的腰、臀部;护士丙双手托住病人的膝部及双足		• 使病人头部处于较高位置,减轻不适 • 操作中力气较大者站中间
• 三人合力抬起病人并移步转身至平车前,将病人放于平车中央		• 使病人身体尽量靠近搬运者身体,注意保持平稳移动,减少意外伤害
• 盖好盖被		• 保证病人舒适、保暖
• 整理床单位,将床改为暂空床	铺暂空床	• 保持病室整齐、美观
• 松开平车制动闸	运送病人	• 注意观察病人,保证病人舒适、安全
	协助回床	• 回床搬运与离床搬运方法相同
◆ 四人搬运(图6-8)		• 适用于颈椎、腰椎骨折和病情危重的病人
• 移开床旁桌、椅,松开盖被	放置平车	
• 将平车与病床纵向紧靠,大轮靠近床头		• 便于移动病人
• 将平车制动		
• 在病人腰部、臀部下铺帆布单或大单	搬运病人	• 帆布单或大单能承受病人的体重
• 护士甲把持住病人的头、颈、肩;护士乙把持住病人的双足;护士丙、丁分别站于病床及平车两侧,紧握大单		• 搬运者动作应协调一致,护士甲应随时观察病人的病情变化
• 四人同时抬起病人向平车移动,将病人放于平车中央,盖好盖被		• 病人平卧于平车中央,避免碰撞 • 保证病人舒适、保暖
• 整理床单位,将床改为暂空床	铺暂空床	• 保持病室整齐、美观
• 松开平车制动闸	运送病人	• 注意观察病人,保证病人舒适、安全
	协助回床	• 回床搬运与离床搬运方法相同

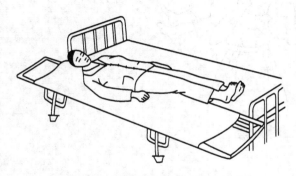

图6-3 病人挪动于平车上

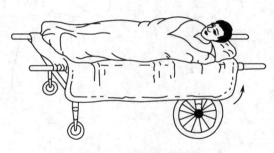

图6-4 平车上病人包裹法

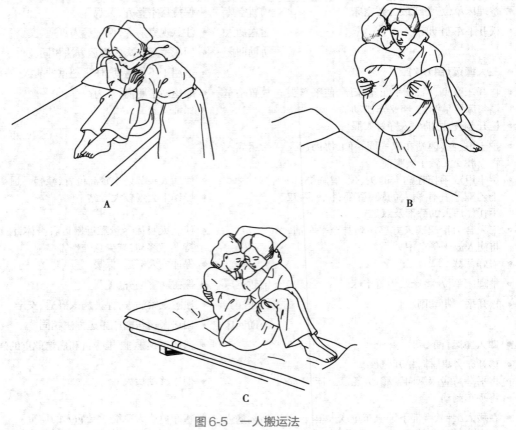

A

B

C

图 6-5 一人搬运法

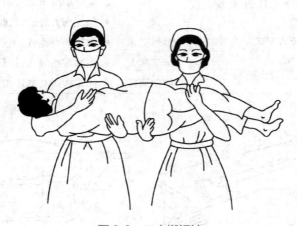

图 6-6 二人搬运法

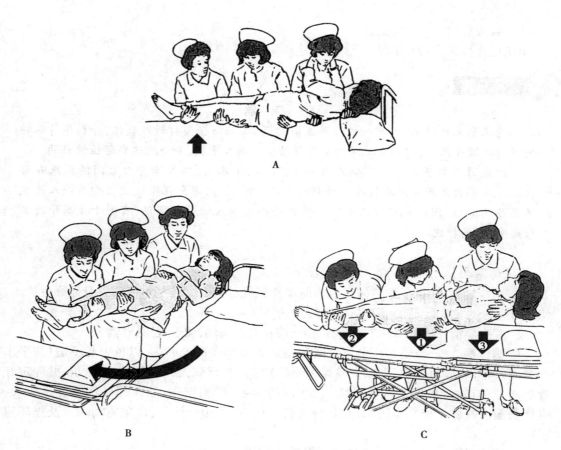

A

B

C

图6-7 三人搬运法

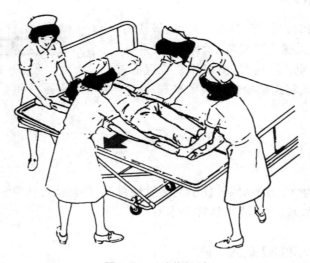

图6-8 四人搬运法

4. 评价

(1) 病人舒适、平稳、安全。

(2) 操作协调、节力、正确。

 临床应用

过 床 器

　　过床器又称过床易,是一种辅助搬运的器具,采用轻型材料做载体,并利用特殊的光滑材料做外罩,利用两者之间的平滑移动帮助病人平稳、安全地达到移位的目的。

　　过床器主要适用于卧床病人在病床、平车、手术台、各种检查台之间的换床或移位。过床器的使用可以减轻病人被移动和搬运的痛苦,避免在搬运过程中对病人造成不必要的损伤,同时也可以极大地降低护士搬运病人的劳动强度,有利于提高护理工作效率,提高护理质量。

【注意事项】

　　1. 动作轻稳、协调一致　搬运病人时动作轻稳、协调一致,尽量使病人身体靠近护士,使重力线通过支撑面,保持平衡,达到省力的效果。

　　2. 观察病情　推平车时车速适宜,护士应在病人头端,便于观察病情。

　　3. 确保病人安全、舒适　上下坡时保持病人头部在高处一端,以免引起不适(如平车一端为大轮,一端为小轮,则以大轮端为头端);搬运骨折病人,平车上需垫木板,并固定好骨折部位;有输液管及引流管的病人,应保持通畅;颅脑损伤、颌面部外伤及昏迷病人,应将头偏向一侧。推平车进出门时,应先打开门,不可用车撞门,以免震动病人及损坏建筑物。

　　4. 注意保暖　如天气寒冷,应注意保暖,避免病人受凉。

　　5. 保证病人的持续性治疗不受影响。

三、担架运送技术

　　在急救过程中,担架是运送病人最基本、最常用的工具,其特点是运送病人平稳舒适,体积小,乘各种交通工具上、下方便。使用时,由于担架位置低,运送病人时,应由两人将担架抬起与病床平齐,便于搬运病人。

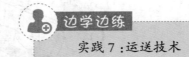

边学边练

实践7:运送技术

(刘晨冰)

? **思考题**

　　1. 病人,李某,男性,30岁,因外伤引起多发性骨折,伴创伤性休克。急诊科医生初步给予吸氧、静脉输液等处理后,需立即送往手术室。

　　请问:

　　(1) 护士应如何为该病人做入院护理?

　　(2) 平车运送前应先准备哪些用物? 先做哪些初步处理后再搬运?

　　(3) 怎样搬运该病人? 搬运时应注意什么?

（4）应通知病区护士做好哪些准备？

2. 刘某，男性，35 岁，从高处坠落致腰椎骨折而急诊入院。

请问：

（1）护士应如何为该病人做入院护理？

（2）护士在将病人移到平车时应采取何种搬运方法？在运送至手术室的过程中需要注意哪些问题？

第七章　生命体征的评估及护理

学习目标

1. 具有严谨认真的态度及较强的人际沟通能力,操作规范,数值准确。
2. 掌握生命体征的正常值,异常生命体征的观察与护理。
3. 熟悉生命体征的生理性变化,血压计的种类和构造。
4. 了解有关的解剖及生理知识。
5. 熟练掌握生命体征的测量和记录。

　　生命体征(vital signs)是体温、脉搏、呼吸及血压的总称。生命体征受大脑皮质控制,是机体内在活动的客观反映,也是衡量机体状况正常与否的重要指标。正常情况下,生命体征在一定范围内相对稳定,而在病理情况下,其变化极为敏感。护士通过对生命体征的评估,可以掌握机体生理状态的基本情况,了解重要脏器的功能,并可预测疾病的发生、发展及转归,为预防、诊断、治疗和护理提供依据。

第一节　体温的评估及护理

工作情景与任务

导入情景:

　　妇产科收治了一位病人小张,28 岁,分娩后 3 天,诊断为"产褥感染"。几天来病人的体温持续在 39.0~39.9℃。今天护士为小张测量生命体征,结果为体温 39.1 ℃,脉搏 120 次 / 分,呼吸 28 次 / 分,血压 120/80mmHg。病人神志清楚,颜面潮红、口唇干燥,尿量减少,食欲差。

工作任务:

1. 正确判断小张的热型、发热的程度。
2. 针对小张的体温情况,采取正确的护理措施。

　　体温是由三大营养物质——糖、脂肪、蛋白质氧化分解而产生。三大营养物质在体内氧化时释放能量,并转化为热能以维持体温。相对恒定的体温是机体进行新陈代谢和生命活动的重要条件,因此体温被视为观察生命活动的重要体征之一。

知识窗

体温的生理调节与散热

1. **体温的生理调节** 人体的体温是相对恒定的,它通过大脑与丘脑下部的体温调节中枢的调节和神经体液的作用,使产热和散热保持动态平衡。

2. **散热方式**

(1) 辐射:是指热由一个物体表面通过电磁波的形式传至另一个与它不接触物体表面的一种形式。在安静状态下及低温环境中,辐射是主要的散热方式。

(2) 对流:是指通过气体或液体的流动来交换热量的一种散热方式。散热量与气体或液体的流动速度成正比,风速越大,温差越大,散热越多。如开窗通风就是利用对流原理。

(3) 蒸发:是指水分由液态转变为气态,同时带走大量热量的一种散热方式。在环境温度等于或高于皮肤温度时,蒸发是主要散热方式。临床上常用温水拭浴、乙醇拭浴为高热病人降温就是根据蒸发的原理。

(4) 传导:是指机体的热量直接传给同它接触的温度较低的物体的一种散热方式。如高热时用冰袋、冰帽等降温,就是利用传导散热。

一、正常体温及生理性变化

(一) 正常体温

临床上常以口腔、直肠、腋下等处的温度来代表体温,在三种测量方法中直肠温度最接近人体深部的温度,而日常工作中采用口腔、腋下测量温度更为方便。正常体温是一个温度范围,而不是一个具体的体温点,其正常范围见表7-1。

表7-1 成人体温正常范围及平均值

部位	正常范围	平均温度
口温	36.3~37.2℃ (97.3~99.0℉)	37.0℃ (98.6℉)
腋温	36.0~37.0℃ (96.8~98.6℉)	36.5℃ (97.7℉)
肛温	36.5~37.7℃ (97.7~99.9℉)	37.5℃ (99.5℉)

注:温度可用摄氏温度(℃)和华氏温度(℉)来表示,换算公式为:℉ = ℃ × 9/5+32℃ = (℉ −32)× 5/9

(二) 生理性变化

体温可随昼夜、年龄、性别、运动、用药等因素而出现生理性波动,但其变化范围很小,一般不超过 0.5~1.0℃。

1. **昼夜** 正常人体温在 24 小时内呈周期性波动,一般清晨 2~6 时最低,午后 1~6 时最高。这种昼夜的规律性变化与机体活动的生物节律有关。

2. **年龄** 儿童体温略高于成年人,成年人体温略高于老年人。新生儿尤其是早产儿,由于体温调节功能尚未发育完善,调节功能差,体温极易受环境温度的影响而变化,因此对新生儿应加强护理,做好防寒保暖措施。不同年龄的人其体温有所不同,与机体基础代谢水平不同有关。

3. **性别** 一般女性体温平均比男性高 0.3℃,女性的基础体温随月经周期而发生规律性变化。在排卵前体温较低,排卵日体温最低,排卵后体温逐渐升高,这与体内孕激素水平周期性变化有关。

4. 运动 人体活动时体温升高,与肌肉活动时代谢增强,产热量增加有关。因此,临床上测量体温应在病人安静状态下测量,小儿测温时应防止哭闹。

5. 药物 麻醉药物可抑制体温调节中枢,使体温调节发生障碍,并能扩张血管,导致散热增加,故对术中、术后病人要注意保暖;有些药物则可通过抑制汗腺分泌而使体温升高。

6. 其他 情绪激动、紧张、进食、环境温度的变化等都会对体温产生影响,在测量体温时应加以考虑。

二、异常体温的评估及护理

(一) 体温过高

体温过高(hyperthermia)是指机体在致热原作用下,体温调节中枢的调定点上移而引起的调节性体温升高,又称发热。一般而言,当腋下温度超过37℃或口腔温度超过37.3℃,一昼夜体温波动在1℃以上可称为发热。

1. 临床分级(以口腔温度为例)

低热　　37.3~38.0℃(99.1~100.4℉)

中等热　38.1~39.0℃(100.6~102.2℉)

高热　　39.1~41.0℃(102.4~105.8℉)

超高热　41℃以上(105.8℉以上)

2. 发热过程 发热过程一般包括三期:

(1) 体温上升期:其特点是产热大于散热。病人主要表现为皮肤苍白、干燥无汗、畏寒,甚至寒战。体温上升有骤升和渐升两种方式。如体温在数小时内迅速升至高峰称为骤升,见于肺炎球菌性肺炎、疟疾等;如体温在数小时内逐渐上升称为渐升,见于伤寒等。

(2) 高热持续期:其特点是产热和散热在较高水平上趋于平衡,体温维持在较高状态。病人主要表现为颜面潮红、皮肤灼热、口唇干燥、呼吸和脉搏加快、尿量减少、头痛头晕、食欲缺乏、软弱无力等。

(3) 退热期:其特点是散热增加而产热趋于正常,体温恢复至正常水平。此期病人表现为大量出汗、皮肤潮湿。体温下降有骤退和渐退两种方式,骤退时由于体温急剧下降,大量出汗,体液丧失,年老体弱和心血管病人易出现血压下降、脉搏细速、四肢厥冷等虚脱或休克现象,应严密观察并及时给予处理。

3. 常见热型 各种体温曲线的形态称为热型。不同的发热性疾病可表现出不同的热型,加强观察有助于疾病的诊断。常见热型如图7-1。

(1) 稽留热(constant fever):体温持续在39~40℃,达数日或数周,24小时波动范围不超过1℃。常见于肺炎球菌性肺炎、伤寒等。

(2) 弛张热(remittent fever):体温在39℃以上,24小时内温差超过1℃,但最低体温仍高于正常水平。常见于败血症、风湿热、化脓性疾病等。

(3) 间歇热(intermittent fever):体温骤升至39℃以上,持续数小时或更长,然后下降至正常或正常以下,经过一个间歇,体温又升高,并反复发作,即高热期和无热期交替出现。常见于疟疾等。

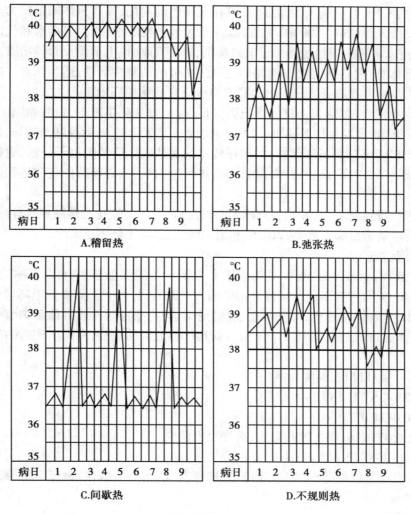

图 7-1 常见热型

（4）不规则热（irregular fever）：发热无一定规律，且持续时间不定。常见于流行性感冒、癌性发热等。

4. 护理措施

（1）降低体温：可根据病情采用物理降温或药物降温方法。物理降温有局部和全身冷疗两种方法。体温超过 39℃选用局部冷疗，可用冰袋冷敷头部；体温超过 39.5℃选用全身冷疗，可用温水拭浴或乙醇拭浴，以达到降温目的。根据医嘱给予药物降温时应注意药物剂量，防止退热时大量出汗引起虚脱或休克。采取降温措施 30 分钟后应测量体温，并做好记录和交班。病人出现寒战时应注意保暖。

（2）加强病情观察：定时测量体温，一般每日测量 4 次，高热病人应每 4 小时测量一次，待体温恢复正常 3 天后，改为每日 2 次。同时注意观察呼吸、脉搏、血压、发热类型、发热程度及出汗情况。此外还应注意观察是否有淋巴结肿大、出血、肝脾大、结膜充血、关节肿痛等伴随症状。小儿高热易出现惊厥，应密切观察，如有异常应及时报告医生。

（3）补充营养和水分：给予高热量、高蛋白、高维生素、易消化的流质或半流质饮食。注

117

意食物的色、香、味,鼓励病人少量多餐,以补充高热的消耗,提高机体的抵抗力。鼓励病人多饮水,每日摄入量 2500~3000ml 为宜,以补充大量消耗的水分,促进毒素和代谢产物的排出。对不能进食者遵医嘱给予静脉输液或鼻饲,以补充水分、电解质及营养物质。

(4) 保证休息:发热病人由于消耗多,进食少,可酌情减少活动,适当休息。高热者应绝对卧床休息,并提供安静舒适、空气流通、温湿度适宜的休养环境。

(5) 预防并发症:发热病人机体抵抗力降低,加之唾液分泌减少,口腔黏膜干燥,有利于病原体生长、繁殖,易发生口腔感染。护士应协助病人在晨起、餐后及睡前漱口,保持口腔清洁,如口唇干裂者可涂润滑油保护;对出汗较多的高热病人应及时擦干汗液,更换衣服和床单,保持皮肤清洁、干燥,防止着凉;对长期高热卧床的病人,应预防压疮和坠积性肺炎等并发症。

(6) 心理护理:观察了解发热各期病人心理反应,对体温变化及伴随症状等耐心解答,关心体贴病人,尽量满足病人需要,以缓解其紧张情绪,消除躯体不适。

(二) 体温过低

体温过低(hypothermia)指体温低于正常范围。若体温低于 35℃ 以下称为体温不升。常见于早产儿、重度营养不良及极度衰竭的病人。此外,长时间暴露在低温环境中使机体散热过多、过快,导致体温过低;颅脑外伤、脊髓受损、药物中毒等导致的体温调节中枢功能受损也是造成体温过低的常见原因。体温过低是一种危险的信号,常提示疾病的严重程度和不良预后。

1. 临床分级(以口腔温度为例)

轻度:32.1~35.0℃(89.8~95.0℉)

中度:30.0~32.0℃(86.0~89.6℉)

重度:<30.0℃(86.0℉),瞳孔散大,对光反射消失。

致死温度:23.0~25.0℃(73.4~77.0℉)

2. 临床表现 皮肤苍白、四肢冰冷、轻度颤抖、心跳呼吸减慢、血压下降,躁动不安、嗜睡甚至昏迷等。

3. 护理措施

(1) 保暖措施:采取适当的保暖措施,首先应维持室温在 22~24℃。其次可采取局部保暖措施,如给病人加盖被、给予热饮料、足部放置热水袋等方法,以提高机体温度。

(2) 观察病情:密切观察病人的生命体征,加强体温监测,至少每小时测量体温一次,直至体温恢复正常并稳定,同时注意呼吸、脉搏、血压的变化。

(3) 病因治疗:采取积极的治疗措施,去除引起体温过低的原因,使体温逐渐恢复至正常。

(4) 随时做好抢救准备工作。

三、体温测量的技术

(一) 体温计的种类及构造

1. 水银体温计 又称玻璃体温计,为临床最常用的体温计。它是一种外标刻度的真空毛细玻璃管,玻璃管末端为贮汞槽,当贮汞槽受热后,水银膨胀沿毛细管上行,其上行高度与受热程度成正比。毛细玻璃管和贮汞槽之间有一狭窄部分,使水银遇热膨胀后不能自动回缩,从而保证体温测试值的准确性。摄氏体温计温度范围为 35~42℃,每 1℃ 之间分成 10 个小格,每小格为0.1℃,在0.5℃和1℃处用较粗的线标记,在37℃处则以红线标记以示醒目。

水银体温计分口表、肛表和腋表3种(图7-2)。口表和肛表的玻璃管呈三棱柱状,腋表的玻璃管则呈扁平状。口表和腋表的贮汞槽较细长,有利于测体温时扩大接触面;肛表的贮汞槽较粗短,可防止插入肛门时折断或损伤直肠黏膜。

2. 电子体温计 由电子感温器及显示器等部件组成,采用电子感温探头测量体温,温度值由数字显示器显示,读数直观,使用方便,测量准确,灵敏度高。分医院和个人使用两种(图7-3),医院用电子体温计使用时需将探头放入外套内,单人单套使用,以防止交叉感染;个人用电子体温计,形状如钢笔,携带较方便。

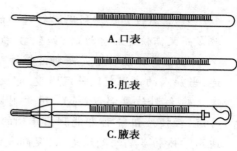

图7-2 水银体温计

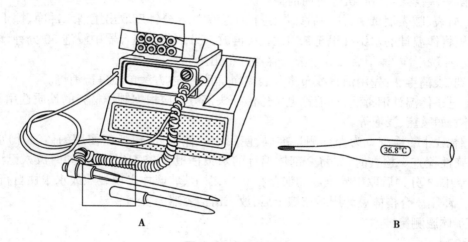

图7-3 电子体温计
A.医院用电子体温计;B.个人用电子体温计

3. 可弃式体温计(图7-4) 又叫化学点式体温计,为一次性使用体温计,用后弃去。其构造为一含有对热敏感的化学指示点薄片,每个指示点上都有相对应的化学感温试剂,受热时指示点的颜色会改变,当颜色点由白色变成墨绿色或蓝色时即为所测的温度,可测口温、腋温。

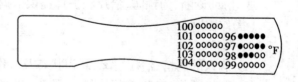

图7-4 可弃式体温计

 知识窗

新型测温工具

1. 感温胶片 是对体温敏感的胶片,可置于前额或腹部,用后即弃,不需消毒。根据其颜色的改变可知晓体温的变化,但不能显示具体的温度数值,只能用于判断体温是否在正常范围,适用于小儿。

2. 额温仪(枪) 利用远红外线的感应功能,快速测试人体温度,常用于人员聚集较多而又需快速测体温时,如车站、机场、码头等。

3. 报警体温计 是一种能够连续监测病人体温的器械,体温计的探头与报警器相连,当病人的体温超过一定限度,它就会自动报警,适用于危重病人。

4. 红外线耳温仪(枪) 用于测量耳温。采用最新红外线技术原理,将耳温枪伸入耳道,轻按按钮,1秒即能测出正确的体温。优点是可连续测量,没有使用次数的限制。适用于体弱多病的卧床老人,哭闹或睡眠中的孩子。

(二)体温计的消毒与检查

1. 体温计的消毒 为了防止交叉感染,用后的体温计应进行消毒处理,常用的消毒溶液有75%乙醇、1%过氧乙酸、含氯消毒剂等。采用有盖容器浸泡方式进行消毒。消毒液应每日更换一次,容器、离心机等每周消毒一次。

(1)口表、腋表消毒法:使用后即浸泡于消毒液中,5分钟后取出用清水冲净、擦干,用手或离心机将体温计的水银柱甩至35℃以下,再放入另一消毒液容器中浸泡30分钟,取出后用冷开水冲洗干净,擦干后存放于清洁容器内备用。

(2)肛表消毒法:先用消毒纱布将肛表擦净,再按上述方法单独进行消毒。

(3)电子体温计消毒法:仅消毒电子感温探头部分。应根据制作材料的性质选用不同的消毒方法,如熏蒸、浸泡等。

2. 体温计的检查 为保证测量准确,使用中的体温计(包括新使用的体温计)应定期进行准确性检查。检查时,先将全部体温计的水银柱甩至35℃以下,再同时放入已测好的40℃的水中,3分钟后取出检查。如误差在0.2℃以上,玻璃柱出现裂隙或水银柱自行下降,则不能再使用。合格体温计用纱布擦干后,放入清洁容器内备用。

(三)体温测量技术

【目的】

1. 判断体温有无异常。

2. 监测体温变化,分析热型,观察伴随症状。

3. 协助诊断,为预防、治疗和护理提供依据。

【操作程序】

1. 评估

(1)病人的病情、治疗情况、意识状态及合作程度。

(2)测量部位(口腔、腋下、肛门)的皮肤黏膜情况。

(3)病人情绪是否稳定,测量前20~30分钟有无剧烈运动、进食、冷热饮、冷热敷、洗澡、灌肠等影响体温的因素。

2. 计划

(1)病人准备:了解体温测量的目的、方法、注意事项及配合要点;测温前20~30分钟若有运动、进食、洗澡、灌肠等,应休息30分钟后再测量。

(2)护士准备:衣帽整洁,修剪指甲,洗手,戴口罩。

(3)用物准备

1)治疗车上层:①清洁干燥的容器(容器内放置已消毒的体温计)、消毒液纱布、弯盘、秒表、笔、记录本和手消毒液。②若测肛温,另备润滑油、棉签、卫生纸。

2)治疗车下层:生活垃圾桶、医用垃圾桶。

(4)环境准备:病室安静、整洁,光线充足,必要时拉上窗帘或用屏风遮挡。

3. 实施(表7-2)

表7-2 体温测量技术

操作过程	操作流程	要点解析
• 清点、检查体温计 • 备齐用物,携至床旁,核对病人床号、姓名、住院号,进行解释	检查核对	• 体温计无破损,水银柱在35℃以下 • 核对床头卡、手腕带并询问,做到核对无误;对初诊和新入院病人解释体温测量的目的、配合方法及注意事项
• 安置病人于舒适体位 • 直肠测温采取侧卧、俯卧或屈膝仰卧位	安置体位	• 暴露肛门
	测量体温	• 根据病情、年龄、意识状态等选择测量技术
◆ **口温测量法** • 将口表水银端斜放于舌下热窝处(图7-5) • 指导病人闭唇含住口表,用鼻呼吸 • 测量3分钟		• 测量方法方便 • 舌下热窝是口腔中温度最高的部位,位于舌系带两侧,左右各一 • 勿用牙咬体温计,勿说话 • 此时可测量脉搏、呼吸
◆ **腋温测量法** • 擦干腋下汗液,将腋表水银端放于腋窝正中 • 指导病人夹紧体温计,紧贴皮肤,屈臂过胸(图7-6) • 测量10分钟		• 用于婴儿或其他无法测量口温者 • 腋下有汗,导致散热增加 • 形成人工体腔,保证测量准确性 • 因测体表皮肤温度,皮肤传热慢
◆ **肛温测量法** • 润滑肛表水银端,轻轻插入肛门3~4cm • 测量3分钟		• 适用于婴幼儿、昏迷、精神异常者 • 用肥皂液或油剂润滑 • 婴儿只需插入水银部分即可,护士注意扶持固定肛表(图7-7)
• 取出体温计用消毒纱布擦拭,正确读数 • 告知测量结果并记录	检测记录	• 擦拭方向由清洁端至污染端 • 评估体温是否正常,若与病情不符应重新测量,有异常及时处理
• 整理床单位,协助病人取舒适体位	安置病人	• 肛表取出后,用卫生纸擦净病人肛门
• 按体温计消毒法进行消毒	消毒用物	• 防止交叉感染
• 洗手后将测得的体温绘制于体温单上	绘制体温	

4. 评价

(1)测量时无各种影响因素,测量结果准确。

(2)护患沟通有效,病人能积极配合操作,了解体温的正常值及测量的注意事项。

(3)病人安全、舒适,测量过程中无意外发生。

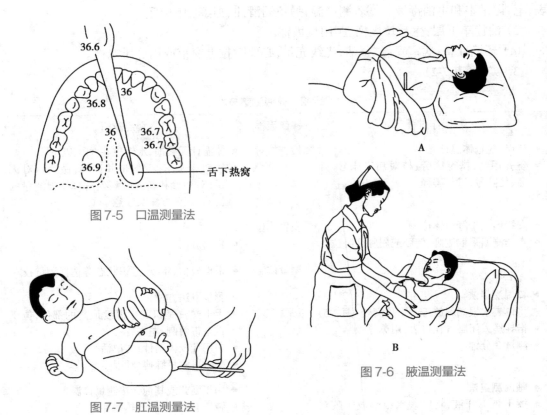

图 7-5 口温测量法

图 7-6 腋温测量法

图 7-7 肛温测量法

【注意事项】

1. 测量体温前、后,应认真清点体温计的数量。手甩体温计时要用腕部力量,勿触及他物,以防撞碎。

2. 根据病人病情选择合适的体温测量方法:婴幼儿、精神异常、昏迷、口腔疾患、口鼻手术或呼吸困难及不能合作者,不宜测口温;腋下出汗较多,腋下有创伤、手术、炎症者,肩关节受伤或极度消瘦夹不紧体温计者不宜测腋温;直肠或肛门手术、腹泻以及心肌梗死病人不宜测肛温,以免刺激肛门引起迷走神经反射,导致心动过缓。

3. 病人进食或面颊部冷、热敷后,应间隔 30 分钟后测量口温;腋窝局部冷、热敷后应隔30 分钟再测量腋温;坐浴或灌肠后须隔 30 分钟方可直肠测温。

4. 如病人不慎咬破体温计,应立即清除玻璃碎屑以免损伤唇、舌、口腔、食管和胃肠道黏膜,再口服蛋清或牛奶以延缓汞的吸收。若病情允许,可食用粗纤维食物,以促进汞的排出。

5. 如发现体温与病情不相符合,应在床边监测,必要时测口温和肛温作对照。

6. 婴幼儿、昏迷、危重病人及精神异常者测体温时,应有专人守护,防止意外。

7. 严格做好体温计的清洁消毒工作,防止交叉感染。传染病人的体温计应固定使用。

第二节 脉搏的评估及护理

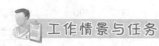

导入情景：

心内科今天收治了一位女病人刘老师，28 岁，自述患风湿性心脏病已有 6 年。护士为其测量生命体征时发现：病人的心率 180 次 / 分，脉率 92 次 / 分，听诊心律完全不规则、心率快慢不一、心音强弱不等。

工作任务：

1. 正确判断刘老师的脉搏情况。
2. 正确为刘老师测量脉搏。
3. 测量后将数值正确记录在记录本上。

在每个心动周期中，随着心脏的节律性收缩和舒张，动脉内的压力和容积发生周期性变化，导致动脉管壁产生有节律的搏动，称为动脉脉搏，简称脉搏（pulse）。正常情况下，脉率与心率是一致的，当脉搏微弱不易测定时，应测心率。

一、正常脉搏及生理性变化

（一）正常脉搏

1. **脉率** 是指每分钟脉搏搏动的次数。正常成人在安静状态下，脉率为 60~100 次 / 分，它可随多种生理性因素变化而发生一定范围的波动。

2. **脉律** 指脉搏的节律性。它在一定程度上反映了心脏的功能，正常脉搏搏动均匀规则，间隔时间相等。但在正常小儿、青年和部分成年人中可出现吸气时脉率增快，呼气时减慢的现象，表现为脉搏跳动的间隔时间不等，称为窦性心律不齐，一般无临床意义。

3. **脉搏的强弱** 指血流冲击血管壁的力量强度的大小。正常情况下每搏强弱相同。脉搏的强弱取决于动脉的充盈程度、每搏输出量、外周血管阻力、脉压大小及动脉壁的弹性。

4. **动脉壁的情况** 正常动脉管壁光滑、柔软，富有弹性。

（二）生理性变化

1. **年龄** 一般新生儿、幼儿的脉率较快，成人逐渐减慢，老年人稍增快（表 7-3）。

表 7-3 脉率的正常范围与平均脉率

年龄	正常范围（次 / 分）	平均脉率（次 / 分）
出生 ~1 个月	70~170	120
1~12 个月	80~160	120
1~3 岁	80~120	100
3~6 岁	75~115	100
6~12 岁	70~110	90

续表

年龄	正常范围(次/分)		平均脉率(次/分)	
	男	女	男	女
12~14 岁	65~105	70~110	85	90
14~16 岁	60~100	65~105	80	85
16~18 岁	55~95	60~100	75	80
18~65 岁	60~100		72	
65 岁以上	70~100		75	

2. 性别 女性的脉搏比男性稍快,通常相差 5 次/分左右。

3. 体型 瘦高者常比矮胖者的脉率慢,体表面积越大,脉率越慢。

4. 活动、情绪 运动、情绪激动时可使脉率增快;休息、睡眠时则脉率减慢。

5. 饮食、药物 进食、使用兴奋剂、饮浓茶或咖啡可使脉率加快;禁食、使用镇静剂、洋地黄类药物可使脉率减慢。

二、异常脉搏的评估及护理

(一) 异常脉搏

1. 脉率异常

(1) 速脉(tachycardia):指在安静状态下成人脉率超过 100 次/分,又称心动过速。常见于发热、甲状腺功能亢进、心力衰竭、大出血、疼痛等病人。一般体温每升高 1℃,成人脉率约增加 10 次/分,儿童则增加 15 次/分。

(2) 缓脉(bradycardia):指在安静状态下成人脉率少于 60 次/分,又称心动过缓。常见于颅内压增高、房室传导阻滞、甲状腺功能减退或服用某些药物如地高辛等。

2. 节律异常

(1) 间歇脉(intermittent pulse):在一系列正常均匀的脉搏中,出现一次提前而较弱的脉搏,其后有一较正常延长的间歇(代偿性间歇),称间歇脉,亦称过早搏动。如每隔一个或两个正常搏动后出现一次过早搏动,前者称二联律,后者称三联律。常见于各种器质性心脏病或洋地黄中毒等病人。正常人在过度疲劳、精神兴奋时偶尔也出现间歇脉。

(2) 脉搏短绌(pulse deficit):在同一单位时间内脉率少于心率,称为脉搏短绌,简称绌脉。其特点是心律完全不规则,心率快慢不一,心音强弱不等。常见于心房纤颤的病人。

3. 强弱异常

(1) 洪脉(bounding pulse):当心输出量增加,周围动脉阻力较小,动脉充盈度和脉压较大时,脉搏搏动强大有力,称洪脉。常见于高热、甲状腺功能亢进、主动脉瓣关闭不全等病人。

(2) 丝脉(thread pulse):又称细脉。当心输出量减少,周围动脉阻力较大,动脉充盈度降低时,脉搏搏动细弱无力,扪之如细丝,称丝脉。常见于心功能不全、大出血、休克等病人。

(3) 交替脉(alternating pulses):指节律正常而强弱交替出现的脉搏。主要由于心室收缩强弱交替出现而引起。是左心室衰竭的重要体征。常见于高血压性心脏病、冠心病、主动脉瓣关闭不全等病人。

(4) 奇脉(paradoxical pulse):当平静吸气时脉搏明显减弱或消失称为奇脉。由于左心室排血量减少所致。常见于心包积液、缩窄性心包炎的病人。

(5) 水冲脉(water hammer pulse):脉搏骤起骤落,急促而有力。由于收缩压偏高,舒张压偏低使脉压增大所致。常见于甲状腺功能亢进、先天性动脉导管未闭、主动脉瓣关闭不全、严重贫血等病人。

4. 动脉壁异常 正常动脉用手指压迫时,其远端动脉管不能触及,若仍能触到者,提示动脉硬化。早期动脉硬化表现为动脉壁变硬,失去弹性,呈条索状,触诊如同按在琴弦上;严重者出现动脉迂曲或结节。

(二)护理措施

1. 休息与活动 根据病情指导病人适量活动,必要时增加卧床时间,以减少心肌耗氧量。

2. 加强观察 观察脉搏的频率、节律、强弱及动脉壁的弹性;观察药物疗效及不良反应。

3. 急救准备 各种急救物品齐全,抢救仪器处于良好的备用状态。

4. 心理护理 进行针对性的心理护理,以缓解病人的紧张、恐惧情绪。

5. 健康教育 指导病人及家属合理饮食,戒烟限酒,善于控制情绪,勿用力排便;认识脉搏监测的重要性,学会自我监测脉搏及观察药物的不良反应。

三、脉搏测量的技术

【目的】

1. 判断脉搏有无异常。

2. 监测脉搏变化,间接了解心脏的功能状况。

3. 协助诊断,为预防、治疗和护理提供依据。

【操作程序】

1. 评估

(1) 病人的年龄、病情、治疗情况及合作程度。

(2) 有无影响测量脉搏准确性的因素存在。

(3) 测量肢体有无偏瘫、功能障碍。

2. 计划

(1) 病人准备:了解测量脉搏的目的、方法、注意事项及配合要点;测量前若有剧烈运动、情绪激动、哭闹等因素,应休息 20~30 分钟后再测量。

(2) 护士准备:衣帽整洁,修剪指甲,洗手,戴口罩。

(3) 用物准备

1) 治疗车上层:①有秒针的表、记录本、笔和手消毒液。②必要时备听诊器。

2) 治疗车下层:生活垃圾桶、医用垃圾桶。

(4) 环境准备:病室安静、整洁,光线充足、室温适宜。

3. 实施(表 7-4)

表 7-4 脉搏测量技术（以桡动脉为例）

操作过程	操作流程	要点解析
• 备齐用物，携至床旁，核对病人床号、姓名、住院号，解释操作目的、配合要点	核对解释	• 核对床头卡、手腕带并询问，做到核对无误 • 合理解释，取得病人合作
• 取卧位或坐位，手腕伸展，放松，手掌向下	安放手臂	• 病人舒适，护士便于测量
• 护士以示指、中指、无名指的指端按压在桡动脉搏动处（图 7-8） • 正常脉搏测量 30 秒，将所测数值乘以 2，异常脉搏、危重病人应测 1 分钟 • 若发现病人脉搏短绌，应由 2 名护士同时测量。一人听心率，另一人测脉率，由听心率者发出"起"与"停"的口令，计数 1 分钟（图 7-9）	测量脉搏	• 力量适中，以清晰触及脉搏为度（压力太大阻断脉搏搏动，太小感觉不到搏动） • 同时注意脉率、脉律、脉搏强弱、动脉壁弹性等情况 • 脉搏细弱而触摸不清时，可用听诊器在心尖部测心率 1 分钟 • 得到正确的心率及脉率 • 心脏听诊部位可选择左锁骨中线内侧第 5 肋间
• 将数值记录在记录本上	准确记录	• 次 / 分，如 80 次 / 分 • 脉搏短绌：心率 / 脉率 / 分，如 110/70 次 / 分
• 整理床单位，协助病人取舒适体位	安置病人	
• 洗手后将测得的脉搏绘制于体温单上	绘制脉搏	

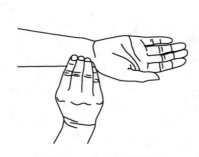

图 7-8 桡动脉测量法

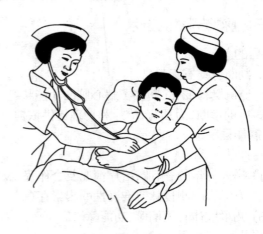

图 7-9 脉搏短绌测量法

4. 评价

（1）测量时无各种影响因素，测量结果准确。

（2）病人能很好地配合操作。

【注意事项】

1. 选择合适的测量部位 浅表、靠近骨骼的大动脉均可作为测量脉搏的部位。常用的是桡动脉，其次有颞动脉、颈动脉、肱动脉、腘动脉、足背动脉、胫骨后动脉和股动脉等（图 7-10）。

2. 不可用拇指诊脉，因拇指小动脉搏动较强，易与病人的脉搏相混淆。

3. 为偏瘫或肢体有损伤的病人测脉率应选择健侧肢体，以免患侧肢体血液循环不良影

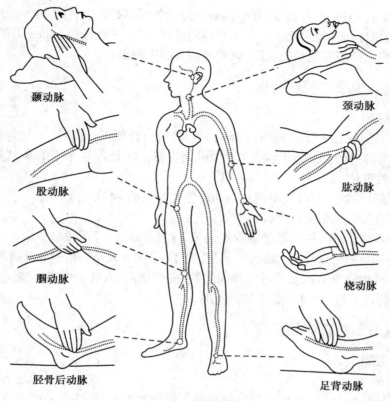

图 7-10   常用诊脉部位

响测量结果的准确性。

4. 测量脉率的同时,还应注意脉搏的节律、强弱、动脉管壁的弹性、紧张度等,发现异常及时报告医生并详细记录。

第三节   呼吸的评估及护理

 工作情景与任务

导入情景:

赵阿姨,70 岁,和家人发生矛盾后服用了过量安眠药,被家人紧急送入急诊室抢救。入院时,赵阿姨意识不清,呼吸呈周期性变化,由浅慢逐渐变为深快,然后又转为变浅变慢。经过一段短时间呼吸暂停,又重复出现以上变化,其形态如潮水起伏。随后,护士发现赵阿姨的呼吸表浅微弱,不易观察。

工作任务:

1. 正确判断赵阿姨的呼吸类型。

2. 当赵阿姨出现呼吸表浅微弱时,正确为其测量呼吸。

机体在新陈代谢过程中,需要不断地从外界环境中摄取氧气,并把自身产生的二氧化碳排出体外,这种机体与环境之间进行气体交换的过程,称为呼吸(respiration)。护士准确测量呼吸可以了解病人呼吸系统功能状况,以满足病人的生理需要。

一、正常呼吸及生理性变化

(一)正常呼吸

正常成人安静状态下呼吸频率为 16~20 次 / 分,节律规则,呼吸运动均匀平稳,无声且不费力。呼吸与脉搏的比例为 1 : 4。男性及儿童以腹式呼吸为主,女性以胸式呼吸为主。

(二)生理性变化

1. 年龄 年龄越小,呼吸频率越快。如新生儿呼吸约 44 次 / 分。
2. 性别 女性较同龄男性呼吸稍快。
3. 运动 剧烈运动可引起呼吸加深加快,而休息、睡眠时呼吸减慢。
4. 情绪 强烈的情绪变化,如恐惧、愤怒、害怕、悲伤或兴奋等可引起呼吸加快或屏气。
5. 其他 环境温度升高可使呼吸加深加快;海拔增高,人处于低氧环境,吸入的氧气不足以维持机体的耗氧量,呼吸代偿性加深加快。

二、异常呼吸的评估及护理

(一)异常呼吸

1. 频率异常

(1)呼吸过速(tachypnea):成人在安静状态下呼吸频率超过 24 次 / 分,称为呼吸过速或气促。常见于发热、疼痛、甲状腺功能亢进、贫血等病人。一般体温每升高 1℃,呼吸频率约增加 3~4 次 / 分。

(2)呼吸过缓(bradypnea):成人在安静状态下呼吸频率低于 12 次 / 分,称为呼吸过缓。常见于颅内压增高、巴比妥类药物中毒等。

2. 深浅度异常

(1)深度呼吸:又称库斯莫呼吸(kussmaul's respiration),是一种深而规则的大呼吸,可伴有鼾音。常见于糖尿病、尿毒症等引起的代谢性酸中毒的病人。

(2)浅快呼吸:是一种浅表而不规则的呼吸,有时呈叹息样。可见于呼吸肌麻痹、肺与胸膜疾病、肋骨骨折等,也可见于濒死的病人。

3. 节律异常

(1)潮式呼吸:又称陈 - 施呼吸(Cheyne-Stokes respiration),是一种周期性的呼吸异常,其表现为呼吸由浅慢逐渐变为深快,再由深快转为浅慢,经一段时间的呼吸暂停(5~20 秒)后,又开始重复以上的周期性变化,其形态犹如潮水起伏。潮式呼吸是呼吸中枢兴奋性减弱或高度缺氧的表现。多见于中枢神经系统疾病,如脑膜炎、颅内压增高、巴比妥类药物中毒等病人。发生机制是由于呼吸中枢的兴奋性降低,只有当缺氧严重,二氧化碳积聚到一定程度,才能刺激呼吸中枢,使呼吸恢复或加强。当积聚的二氧化碳呼出后,呼吸中枢又失去了有效的刺激,呼吸又再次减弱继而暂停,从而形成了周期性变化。

(2)间断呼吸(cogwheel breathing):又称毕奥呼吸(Biot's respiration)。表现为有规律的呼吸几次后,突然停止,间隔一段时间后又开始呼吸,如此反复交替。其发生机制同潮式呼吸,是呼吸中枢兴奋性显著降低的表现,但比潮式呼吸更为严重,预后不良,多见于颅内病变或呼吸中枢衰竭的病人,常在临终前发生。

4. 声音异常

(1) 蝉鸣样(strident)呼吸:是指吸气时产生一种极高的音响,似蝉鸣样。多因声带附近受压、空气吸入困难所致。常见于喉头水肿、痉挛、喉头异物等。

(2) 鼾声(stertorous)呼吸:是指呼吸时发出一种粗大的鼾声。由于气管或支气管内有较多的分泌物积蓄所致,多见于昏迷病人,也可见于睡眠呼吸暂停综合征病人。

5. 呼吸困难(dyspnea) 是指呼吸频率、节律和深浅度的异常。病人主观上感到空气不足,胸闷,客观上表现为呼吸费力,可出现发绀、鼻翼扇动、端坐呼吸、辅助呼吸肌参与呼吸活动等。主要由于气体交换不足、机体缺氧所致。临床上可分为:

(1) 吸气性呼吸困难:病人表现为吸气困难,吸气时间延长,伴有明显的三凹征(胸骨上窝、锁骨上窝、肋间隙出现凹陷)。由于上呼吸道部分梗阻,气流进入肺部不畅,呼吸肌收缩,肺内负压极度增高所致。常见于喉头水肿、喉头异物等。

(2) 呼气性呼吸困难:病人表现为呼气费力、呼气时间延长。由于下呼吸道部分梗阻,气流呼出不畅所致。常见于支气管哮喘、阻塞性肺气肿等。

(3) 混合性呼吸困难:病人表现为吸气、呼气均感费力,呼吸表浅、频率增加。由于广泛性肺部病变使呼吸面积减少,影响换气功能所致。常见于重症肺炎、广泛性肺纤维化、大量胸腔积液、大面积肺不张等。

正常与异常呼吸的特点比较见表7-5。

表7-5 正常与异常呼吸的特点

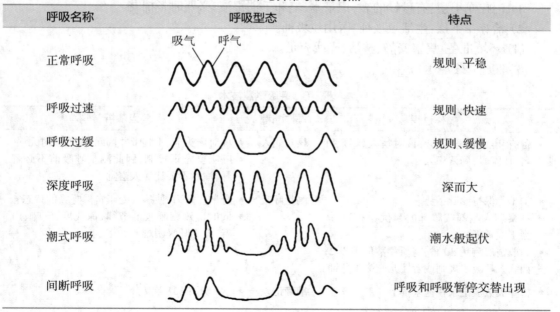

呼吸名称	呼吸型态	特点
正常呼吸	吸气 呼气	规则、平稳
呼吸过速		规则、快速
呼吸过缓		规则、缓慢
深度呼吸		深而大
潮式呼吸		潮水般起伏
间断呼吸		呼吸和呼吸暂停交替出现

(二)护理措施

1. 加强观察 观察病人的呼吸状况、伴随症状和体征,及时发现异常情况。

2. 环境舒适 调节病室内温、湿度,增加病人舒适感。

3. 充分休息 病情严重者卧床休息,以减少耗氧量,可根据病情取半坐卧位或端坐位。

4. 气道通畅 及时清除呼吸道分泌物,保持呼吸道通畅,根据病情给予氧气吸入。

5. 心理护理　消除病人的紧张情绪,使病人保持良好心态,主动配合治疗和护理。

6. 健康教育　指导病人戒烟限酒,教会病人有效咳嗽及呼吸训练的方法。

三、呼吸测量的技术

【目的】

1. 判断呼吸有无异常。

2. 监测呼吸变化,间接了解呼吸系统功能状态。

3. 协助诊断,为预防、治疗和护理提供依据。

【操作程序】

1. 评估

(1) 病人的年龄、病情、治疗及护理情况。

(2) 病人的呼吸状况、心理状态及合作程度。

(3) 测量前 20~30 分钟有无剧烈运动、情绪激动。

2. 计划

(1) 病人准备:了解测量呼吸的目的、方法、注意事项及配合要点;体位舒适,情绪稳定,保持自然呼吸状态;测量前若有剧烈运动、情绪激动、哭闹等因素,应休息 20~30 分钟后再测量。

(2) 护士准备:衣帽整洁,修剪指甲,洗手,戴口罩。

(3) 用物准备

1) 治疗车上层:有秒针的表、记录本、笔和手消毒液,必要时备棉花。

2) 治疗车下层:生活垃圾桶、医用垃圾桶。

(4) 环境准备:病室安静、整洁,光线充足。

3. 实施(表 7-6)

表 7-6　呼吸测量技术

操作过程	操作流程	要点解析
• 备齐用物,携至床旁,核对病人床号、姓名、住院号,确认病人	核对病人	• 核对床头卡、手腕带并询问,做到核对无误 • 呼吸受意识控制,因此测量呼吸前不必解释,注意不要让病人察觉
• 护士仍保持诊脉手势 • 观察病人胸部或腹部的起伏(一起一伏为 1 次呼吸) • 一般情况测量 30 秒,将所测数值乘以 2;如病人呼吸不规则或者婴儿应测 1 分钟	测量呼吸	• 分散注意力,使病人处于自然呼吸的状态 • 同时应观察呼吸的节律、深浅度、气味、声音、有无呼吸困难
• 将呼吸数值记录在记录本上	准确记录	• 次/分,如 18 次/分
• 整理床单位,协助病人取舒适体位	安置病人	
• 洗手后将测得的呼吸绘制于体温单上	绘制呼吸	

4. 评价

(1) 测量时无各种影响因素,测量结果准确。

(2) 病人能很好地配合操作。

【注意事项】

1. 测呼吸时应转移病人的注意力,使其处于自然呼吸状态,以保持测量的准确性。

2. 幼儿宜先测量呼吸再测量体温,以免因测量体温时幼儿哭闹不配合而影响呼吸测量。

3. 危重病人呼吸微弱不易观察时,可用少许棉花置于病人鼻孔前,观察棉花纤维被吹动情况,计数 1 分钟。

四、促进有效呼吸的护理措施

(一)有效咳嗽

咳嗽是一种防御性呼吸反射,可排出呼吸道内的异物、分泌物,有清洁、保护和维护呼吸道通畅的作用。适用于神志清醒尚能咳嗽的病人。护士应对病人进行指导,帮助其学会有效的咳嗽方法。

1. 咳嗽方法 病人取坐位或半卧位,屈膝,上身稍前倾,双手抱膝或在胸部和膝盖上置一枕头并用两肘夹紧,进行数次深而缓慢的腹式呼吸,深吸气后屏气 3 秒(有伤口者,应将双手压在切口的两侧),然后病人收缩腹肌,用力做爆破性咳嗽,将痰液咳出(图 7-11)。

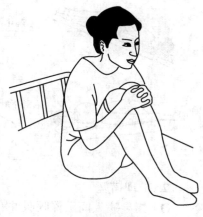

2. 护理措施

(1)帮助病人改变姿势,使分泌物流入大气道内便于咳出。

(2)鼓励病人做缩唇呼吸,即鼻吸气,口缩唇呼气,以引发咳嗽反射。

图 7-11 有效咳嗽

(3)在病情允许的情况下,增加病人活动量,有利于痰液的松动。

(4)双手稳定地按压胸壁下侧,有助于咳嗽。

(二)叩击

是指用手叩打胸背部,借助振动,使分泌物松脱而排出体外。适用于长期卧床、久病体弱、排痰无力的病人。

1. 叩击手法 病人取坐位或侧卧位,操作者将手固定成背隆掌空状,即手背隆起,手掌中空,手指弯曲,拇指紧靠示指。指腹和大、小鱼际肌叩击病人背部,利用腕关节的力量自下而上,由外向内有节奏地轻轻叩击(图 7-12),边叩边鼓励病人咳嗽。

2. 注意事项 一般在餐前 30 分钟或饭后 2 小时进行;不可在裸露的皮肤、肋骨上下、脊柱、乳房等部位叩击;叩击力量以病人不感疼痛为度。

(三)体位引流

体位引流是指根据病人肺部病变部位,将其安置于适当的体位,利用重力作用促使呼吸道分泌物流入支气管、气管排出体外的方法,又称重力引流。适用于慢性支气管炎、支气管扩张、肺脓肿等有大量痰液而排出不畅者等病人,可起到重要的治疗作用。对严

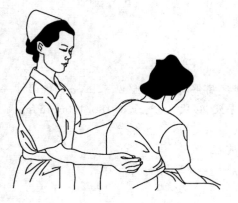

图 7-12 叩击

131

重高血压、心力衰竭、高龄、极度衰弱、意识不清等病人应禁忌。

1. 引流体位 根据分泌物潴留的部位和病人的耐受程度选择,原则上使患肺处于高位,引流支气管开口向下,便于分泌物顺体位引流而排出。临床上应根据病变部位不同采取相应的体位进行引流(图7-13)。

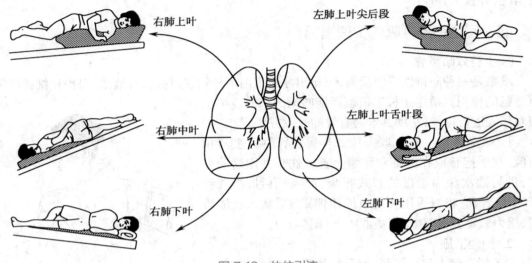

图 7-13 体位引流

2. 护理措施

(1) 指导病人间歇深呼吸并有效咳嗽、咳痰,无力咳痰时辅以背部叩击等措施,提高引流效果。

(2) 痰液黏稠不易引流时,可给予蒸汽吸入、超声雾化吸入、祛痰药,有利排出痰液。

(3) 宜选择空腹时体位引流,每日 2~4 次,每次 15~30 分钟。

(4) 体位引流时应监测:①病人的反应,如出现心率超过 120 次/分,头晕、面色苍白、出冷汗、血压下降等,应立即停止引流,并协助医师处理;②引流液的色、质、量,并予以记录。如引流液大量涌出,应注意防止窒息。如引流液每日小于 30ml,可停止引流。

第四节 血压的评估及护理

 工作情景与任务

导入情景:

小张,26 岁,是一位怀孕 32 周的孕妇,因为上腹部疼痛伴有恶心、呕吐来医院产科门诊就诊。护士为小张测量体温 37.1℃,脉搏 110 次/分,呼吸 22 次/分,血压 180/110mmHg。

工作任务:

1. 正确判断小张的血压状况。

2. 为小张正确测量血压。

3. 测量后将数值正确记录在记录本上。

血压(blood pressure,BP)是血液在血管内流动时对血管壁的侧压力。一般所说的血压是指动脉血压。血压随着心室的收缩和舒张而发生规律性的变化。在一个心动周期中,当心室收缩时,血液射入主动脉,动脉血压上升达到的最高值称为收缩压。当心室舒张时,动脉管壁弹性回缩,动脉血压下降达到的最低值称为舒张压。收缩压与舒张压的差值称为脉搏压,简称为脉压。

一、正常血压及生理性变化

(一)正常血压

以肱动脉血压为标准,正常成人安静状态下的血压范围为收缩压90~139mmHg(12.0~18.5kPa),舒张压60~89mmHg(8.0~11.8kPa),脉压30~40mmHg(4.0~5.3kPa)。血压的计量单位有kPa(千帕)和mmHg(毫米汞柱)两种,kPa和mmHg之间的换算公式为:

$$1mmHg=0.133kPa \quad 1kPa=7.5mmHg$$

(二)生理性变化

正常人的血压经常在小范围内波动,保持着相对的恒定。但可因各种因素的影响而有所改变,并且以收缩压的改变为主。

1. 年龄　血压随年龄的增长而逐渐增高,并以收缩压升高更为显著,见表7-7。

表7-7 各年龄组的血压平均值

年龄	血压(mmHg)	年龄	血压(mmHg)
1个月	84/54	14~17岁	120/70
1岁	95/65	成年人	120/80
6岁	105/65	老年人	140~160/80~90
10~13岁	110/65		

2. 性别　更年期以前女性血压略低于男性,更年期后无明显差别。

3. 昼夜和睡眠　通常清晨血压最低,然后逐渐升高,至傍晚血压最高。夜间睡眠时血压降低,过度劳累或睡眠不佳时血压可略有升高。

4. 环境　在寒冷环境中由于末梢血管收缩血压可略升高,高温环境下由于皮肤血管扩张血压可略下降。

5. 体位　立位血压高于坐位,坐位血压高于卧位,这与重力引起的代偿机制有关。但长期卧床、贫血或使用降压药物的病人,若由卧位变成立位时可出现头晕、心慌甚至晕厥等体位性低血压的表现。

6. 测量部位　一般右上肢血压高于左上肢10~20mmHg,其原因是右侧肱动脉来自主动脉弓的第一大分支无名动脉,而左侧肱动脉来自主动脉的第三大分支左锁骨下动脉。下肢收缩压比上肢高20~40mmHg,其原因与股动脉的管径较肱动脉粗,血流量大有关。

7. 其他　剧烈运动、情绪激动、紧张、恐惧、疼痛、吸烟等均可导致收缩压升高,舒张压一般无变化。此外,饮酒、摄盐过多及药物等对血压也有影响。

二、异常血压的评估及护理

(一)异常血压

1. 高血压(hypertension)　指在未使用降压药物的情况下,成人收缩压≥140mmHg和

（或）舒张压≥90mmHg。根据血压升高水平，又进一步将高血压分为 1 级，2 级和 3 级。一般需要非同日测量 2~3 次来判断血压升高及其分级，尤其对于轻、中度血压升高。中国高血压分类标准（2010 年修订版）见表 7-8。

表 7-8　中国高血压分类标准（2010 年修订版）

分级	收缩压（mmHg）		舒张压（mmHg）
正常血压	<120	和	<80
正常高值	120~139	和（或）	80~90
高血压	≥140	和（或）	≥90
1 级高血压（轻度）	140~159	和（或）	90~99
2 级高血压（中度）	160~179	和（或）	100~109
3 级高血压（重度）	≥180	和（或）	≥110
单纯收缩期高血压	≥140	和	<90

注：若收缩压、舒张压分属不同等级，以较高的分级为准

2. 低血压（hypotension）　指成人血压低于 90/60mmHg。常见于大量失血、休克、急性心力衰竭等。

3. 脉压异常

（1）脉压增大：脉压超过 40mmHg 称脉压增大。常见于主动脉硬化、主动脉瓣关闭不全、甲状腺功能亢进等。

（2）脉压减小：脉压低于 30mmHg 称脉压减小。常见于心包积液、缩窄性心包炎、心力衰竭等。

（二）护理措施

1. 监测血压　注意血压和心率变化，对血压持续增高的病人，每日测血压 2~3 次，同时密切观察其伴随症状。发现血压异常时，应保持镇静，与病人基础血压对照后，给予解释、安慰。

2. 合理饮食　选择低盐、低脂、低胆固醇、高维生素、高膳食纤维、富含钙、钾的清淡食物，少量多餐。减少食盐摄入量，以每人每日不超过 5g 为宜。

3. 劳逸结合　根据血压情况合理安排休息与活动，避免劳累；鼓励病人进行散步、慢跑、游泳、太极拳等适度运动，一般每周 3~5 次、每次 30 分钟左右。病人血压较高时应卧床休息，如血压过低，应迅速安置病人平卧位，报告医生，给予相应的处理。

4. 良好环境　提供安静整洁、温湿度适宜、通风良好的舒适环境。

5. 心理护理　长期的抑郁或精神紧张、情绪激动、焦虑等都是诱发高血压的精神因素，因此应有针对性地进行心理疏导，帮助病人预防和缓解精神压力，控制情绪，保持良好的心理状态。

6. 健康指导　教会病人自我监测血压与紧急情况的处理方法；指导病人采取合理的生活方式，养成良好的生活习惯，如作息规律、合理饮食、戒烟戒酒、控制体重、适度运动、保持大便通畅等。

三、血压测量的技术

（一）血压计的种类

常用的血压计主要有水银血压计（台式和立式两种）、弹簧式血压计和电子血压计 3 种（图 7-14）。

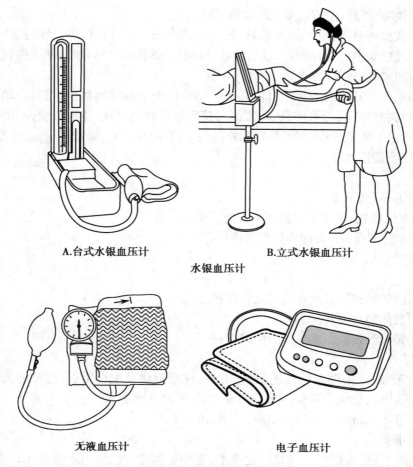

A.台式水银血压计   B.立式水银血压计

水银血压计

无液血压计   电子血压计

图 7-14 常用血压计种类

(二) 血压计的构造

血压计主要由 3 个部分组成。

1. 输气球及压力阀门 输气球可向袖带气囊充气;压力活门可调节压力大小。

2. 袖带 由长方形扁平橡胶气囊和外层布套组成。气囊袖带的长度和宽度应符合标准,气囊至少应包裹 80% 上臂。大多数成年人的臂围 25~35cm,可使用气囊长 22~26cm、宽 12cm 的标准规格袖带(目前国内商品水银柱血压计的气囊的规格:长 22cm,宽 12cm)。肥胖者或臂围大者应使用大规格气囊袖带;儿童应使用小规格气囊袖带。因袖带过窄,不能环绕肢体,须加大力量才能阻断动脉血流,测得的数值偏高;袖带过宽,有较长的一段血管被压迫,血流阻力增加,在血流尚未达到袖带下缘时,脉搏即可消失,使测得的数值偏低。袖带上有两根橡胶管,一根连输气球,另一根与压力表相接。

3. 测压计

(1) 水银血压计:又称汞柱式血压计。由玻璃管、标尺、水银槽三部分组成。血压计盒盖内壁上固定有一根玻璃管,管面上标有双刻度为 0~300mmHg(0~40kPa),每小格相当于 2mmHg(0.5kPa),玻璃管上端和大气相通,其下端和水银槽相通。水银槽内装有水银 60g,输气球送入空气后,水银由玻璃管底部上升,水银柱上缘所指即为压力刻度。水银血压计的优点是测得数值准确可靠,但较笨重且玻璃管易碎。

(2) 弹簧式血压计:又称无液血压计、压力表式血压计。外形似表,呈圆盘状,正面盘上标有刻度及读数,盘中央有一指针,以指示血压数值。其优点是体积小,便于携带,但可信度较差,应定期和水银血压计校验。

(3) 电子血压计:袖带内有一换能器,有自动采样微电脑控制数字运算,自动放气程序,数秒钟内可得到收缩压、舒张压、脉搏数值。其优点是清晰直观,使用方便,不用听诊器,可排除测量者听觉不灵敏、噪声干扰等造成的误差,但准确性较差,需定期校验。

(三) 血压测量技术

【目的】

1. 判断血压有无异常。

2. 监测血压变化,间接了解循环系统的功能状况。

3. 协助诊断,为预防、治疗和护理提供依据。

【操作程序】

1. 评估

(1) 病人的年龄、病情、治疗情况及合作程度。

(2) 被测肢体的功能状况。

(3) 有无影响测量血压准确性的因素存在。

2. 计划

(1) 病人准备:了解测量血压的目的、方法、注意事项及配合要点;测量前若有运动、吸烟、情绪变化等影响血压的因素,应休息 15~30 分钟后再测量。

(2) 护士准备:衣帽整洁,修剪指甲,洗手,戴口罩。

(3) 用物准备:

1) 治疗车上层:血压计、听诊器、记录本、笔和手消毒液。如为水银血压计应检查玻璃管有无裂损,水银有无漏出,输气球与橡胶管有无漏气。

2) 治疗车下层:生活垃圾桶、医用垃圾桶。

(4) 环境准备:病室安静、整洁,光线充足。

3. 实施(表 7-9)

表 7-9 血压测量技术

操作过程	操作流程	要点解析
• 携用物至床旁,核对病人床号、姓名、住院号 • 解释测量目的、配合方法及注意事项	核对解释	• 核对床头卡、手腕带并询问,做到核对无误 • 测血压前,受试者应至少坐位安静休息 5 分钟
◆ 上肢血压测量(肱动脉) • 病人取坐位或仰卧位,被测肢体(肱动脉)应和心脏处于同一水平 • 坐位:平第四肋;仰卧位:平腋中线	选择体位	• 若肱动脉高于心脏水平,测得血压值偏低;肱动脉低于心脏水平,测得血压值偏高
• 卷袖露臂,手掌向上,肘部伸直,必要时脱袖	安置手臂	• 袖口不宜过紧,以免阻断血流,影响血压准确性
• 放妥血压计,开启水银槽开关	开血压计	• 血压计"0"点应与肱动脉、心脏位于同一水平 • 避免倾倒,以免水银溢出

续表

操作过程	操作流程	要点解析
• 驱尽袖带内空气,将袖带橡胶管向下正对肘窝平整地缠于上臂中部,袖带下缘距肘窝 2~3cm,松紧以能放入一指为宜	缠绕袖带	• 袖带过紧使血管在未充气前已受压,测得血压值偏低;袖带过松使橡胶袋呈球状,以致有效测量面积变窄,导致测得血压值偏高
• 触摸肱动脉搏动,将听诊器胸件置于肱动脉搏动最明显处(图 7-15) • 关闭气门,均匀充气至肱动脉搏动音消失再升高 20~30mmHg	加压充气	• 听诊器胸件不可塞在袖带下,以免局部受压较大和听诊时出现干扰声 • 肱动脉搏动消失表示袖带内压力大于心脏收缩压,血流被阻断 • 充气不可过快过猛,以免水银溢出和病人不适
• 以每秒 4mmHg 的速度缓慢放气,注意肱动脉搏动声音和水银柱刻度变化	缓慢放气	• 放气太慢,使静脉充血,舒张压值偏高;放气太快,未注意到听诊间隔,影响数值的准确性 • 视线应与水银柱弯月面保持同一水平
• 当听到第一声搏动音时水银柱所指刻度为收缩压,当搏动声突然减弱或消失,此时水银柱所指刻度为舒张压	判断测值	• 第一声搏动音出现表示袖带内压力降到与心脏收缩压相等,血流能通过受阻的肱动脉 • WHO 规定成人应以动脉搏动音的消失作为判断舒张压的标准
• 测量后排尽袖带内余气,整理袖带放入盒内,将血压计盒盖右倾 45°,关闭水银槽开关,平稳放置 • 协助病人取舒适体位,正确解释测量结果,感谢病人配合	整理归位	• 避免水银管破裂,水银溢出 • 使水银全部回流槽内
• 将所测血压值按收缩压 / 舒张压 mmHg(kPa)记录在记录本上,如 120/80mmHg	记录数值	• 如变音与消失音之间有差异时,两个读数都应记录,记录方法为:收缩压 / 变音 / 消失音 mmHg,如 120/80~60mmHg

◆ **下肢血压测量(腘动脉)**

操作过程	操作流程	要点解析
• 病人取仰卧、俯卧或侧卧位	选择体位	• 使腘动脉与心脏成同一水平线
• 协助病人卷裤,露出大腿	安放下肢	• 必要时脱去一侧裤子,以免过紧影响血压准确性
• 将袖带缠于大腿下部,其下缘距腘窝 3~5cm,将听诊器置腘动脉搏动处,其余同肱动脉测量法	缠绕袖带	• 下肢血压计袖带应比上肢袖带宽 2cm • 不可用上肢袖带测量,因袖带相对过窄,导致收缩压偏高
• 同肱动脉测量	加压充气	
• 同肱动脉测量	缓慢放气	
• 同肱动脉测量	判断测值	
• 同肱动脉测量	整理归位	
• 同肱动脉测量	记录数值	• 下肢血压应注明,以免误解

4. 评价

(1) 测量时无各种影响因素,测量结果准确。

(2) 病人能很好地配合操作。

【注意事项】

1. 定期检查、校对血压计。测量前应检查血压计情况,如玻璃管有无裂损、水银是否充足等,符合要求方可使用。

2. 需密切观察血压的病人应做到"四定":定时间、定部位、定体位、定血压计。

3. 为偏瘫、肢体外伤或手术的病人测血压时应选择健侧肢体测量。

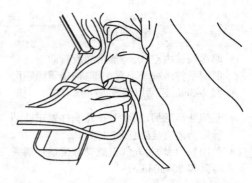

图 7-15 听诊器放置部位(肱动脉搏动最明显处)

4. 发现血压异常或听不清时,应重新测量。重测时,应先将袖带内空气驱尽,水银柱降至"0"点,稍待片刻后再测量(按 2010 年中国高血压防治指南的要求,应相隔 1~2 分钟重复测量,取 2 次读数的平均值记录。如果收缩压或舒张压的 2 次读数相差 5mmHg 以上,应再次测量,取 3 次读数的平均值)。

5. 排除影响血压测量值的干扰因素 见表 7-10。

表 7-10 血压测量值的干扰因素与其变化

干扰因素	血压值变化	干扰因素	血压值变化
袖带过宽	偏低	袖带过窄	偏高
袖带过紧	偏低	袖带过松	偏高
被测肢体位置过高	偏低	被测肢体位置过低	偏高
测试者视线高于水银柱	偏低	测试者视线低于水银柱	偏高
水银不足	偏低		

 知识窗

2010 年中国高血压防治指南要点(摘要)

1. 我国人群高血压患病率呈增长态势,每 5 个成人中就有 1 人患高血压;每年新发生高血压 1000 万,估计目前全国高血压病人至少 2 亿;加强高血压社区防治工作,定期测量血压、规范管理、合理用药,是改善我国人群高血压知晓率、治疗率和控制率较低的根本。

2. 高血压是我国人群脑卒中及冠心病发病及死亡的主要危险因素。控制高血压可遏制心脑血管疾病发病及死亡的增长态势。

3. 一般高血压病人降压目标为 140/90mmHg 以下;高危病人血压目标更宜个体化,一般可为 130/80mmHg 以下。

4. 钙拮抗剂、ACEI、ARB、噻嗪类利尿剂、β 受体阻滞剂以及由这些药物所组成的低剂量固定复方制剂均可作为高血压初始或维持治疗的药物选择。

5. 高血压是一种"生活方式病",认真改变不良生活方式,限盐、限酒、控制体重,有利于预防和控制高血压。

边学边练

实践8：生命体征测量技术

实践9：体温单的绘制与填写

（王冬梅）

思考题

1. 张女士，34岁，发热待查。查体：体温39℃，早晚高低不一，日差小于1℃，持续5天不退，脉搏90次/分，呼吸24次/分。病人神志清楚，面色潮红，口唇干裂，食欲差。

请问：

（1）病人可能为何种热型？

（2）病人的情况属于发热过程的哪一期？此期的特点是什么？

（3）病人测量口温时不慎将体温计咬破，应如何处理？

2. 田某，男性，70岁，以"冠心病、心房纤颤"收治入院。护士为体检病人时发现脉搏120次/分，听诊心率200次/分，且心律完全不规则，心率快慢不一，心音强弱不等。

请问：

（1）病人可能为哪一种脉搏异常？

（2）此种脉搏的特点是什么？

（3）对此病人应如何测量脉搏？测量后应如何记录？

3. 朱先生，65岁，高血压、冠心病史6年，左侧肢体偏瘫，入院血压190/125mmHg，经治疗后稍有下降，但时有波动，病人精神紧张焦虑，医嘱要求每日测血压q6h。

请问：

（1）护士为病人测量血压时应选择哪侧肢体？要做到哪"四定"？

（2）当护士需要重复测量血压时，应注意什么？

（3）针对病人情况，应采取哪些护理措施？

第八章　卧位与安全的护理

　　卧位(lying position)是指病人休息和适应医疗护理需要所采取的卧床姿势。维持正确的卧位姿势,不仅可以治疗疾病、提高病人的舒适感,还对预防并发症和增进安全均有积极的作用。护士根据病人的病情、治疗与护理的需要为之调整相应的卧位,满足其舒适、安全的需要。

第一节　临床常用卧位

工作情景与任务

导入情景:

　　医院妇产科今天收治一位病人小张,女,26 岁,孕 39 周,由于上班期间上楼时突感较多液体自阴道内流出,遂被同事快速送往医院,送医院途中仍有少量液体不间断流出,经医生诊断为胎膜早破。

工作任务:

1. 协助小张采取恰当卧位。
2. 告知小张采取此卧位的原因。

一、卧位的性质

　　1. 主动卧位(active lying position)　病人身体活动自如,能根据自己的意愿随意改变体位,称主动卧位。常见于轻症病人,可根据自己的习惯自由变换体位。

　　2. 被动卧位(passive lying position)　病人自身无变换卧位的能力,躺在被安置的卧位,称被动卧位。常见于极度衰弱、昏迷、瘫痪的病人。

　　3. 被迫卧位(compelled lying position)　病人意识清晰,具有变换卧位的能力,但为了减轻疾病所致的痛苦或因治疗所需而被迫采取的卧位,称被迫卧位。如哮喘急性发作的病人,由于呼吸极度困难而被迫采取端坐位。

二、卧位的种类

(一) 仰卧位(supine position)

1. 去枕仰卧位

(1) 适用范围

1) 昏迷或全身麻醉未清醒的病人,可避免呕吐物误入气管而引起窒息或肺部感染等并发症。

2) 椎管内麻醉或脊髓腔穿刺后的病人,可预防颅内压减低而引起的头痛。

知识窗

椎管内麻醉或脊髓腔穿刺后的病人去枕仰卧位以防头痛

病人在脊髓腔穿刺或蛛网膜下腔麻醉后1~3天内会出现头痛。由于蛛网膜和硬脊膜被穿破,脑脊液从穿刺孔漏入硬脊膜外腔,受重力作用而出现外漏,脑脊液的漏失超过它的生成速度,导致脑脊液减少,颅内压下降,脑组织失去支撑而下沉,造成对脑膜、脑神经和血管的牵拉,而产生头痛。一般蛛网膜下腔麻醉约12小时后,破损的蛛网膜可自行修复,病人可逐步抬高头部,但如果出现头痛则应继续去枕仰卧。病人在椎管内麻醉或脊髓腔穿刺后采取去枕仰卧位大约6小时,可预防术后头痛的发生。

(2) 安置卧位:协助病人去枕仰卧,头偏向一侧,两臂放于身体两侧,两腿自然放平,将枕头横立于床头(图8-1)。

2. 中凹卧位(休克卧位)

(1) 适用范围:用于休克病人。抬高头胸部,保持气道通畅,有利于通气,从而改善缺氧症状。抬高下肢,有利于静脉血液回流,增加心排出量而缓解休克症状。

(2) 安置卧位:抬高病人头胸部10°~20°,抬高下肢20°~30°(图8-2)。

3. 屈膝仰卧位

(1) 适用范围:用于胸腹部检查、实施导尿术及会阴冲洗的病人。此卧位可使腹部肌肉放松,便于检查或暴露操作范围。

(2) 安置卧位:病人仰卧,头下垫枕,两臂放于身体两侧,两膝屈曲,并稍向外分开(图8-3)。检查或操作时注意保暖及保护病人隐私。

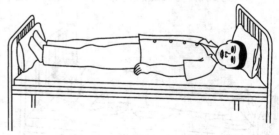

图 8-1 去枕仰卧位

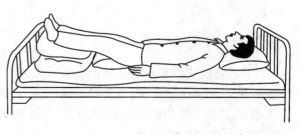

图 8-2 中凹卧位

（二）侧卧位（side-lying position）

1. 适用范围

（1）灌肠、肛门检查以及配合胃镜、肠镜检查等。

（2）臀部肌内注射。

（3）预防压疮 侧卧位与仰卧位交替,可避免局部组织长期受压,防止压疮发生,同时便于擦洗和按摩受压部位,使病人舒适。

（4）对单侧肺部病变者,根据病情采取患侧卧位或健侧卧位。

2. 安置卧位 病人侧卧,臀部稍后移,两臂屈肘,一手放于胸前,一手放于枕旁,上腿弯曲,下腿稍伸直(臀部肌内注射时,应上腿伸直,下腿弯曲,使臀部肌肉放松)。必要时在两膝之间、胸腹部、背部放置软枕,以扩大支撑面稳定卧位,增进病人舒适和安全(图8-4)。

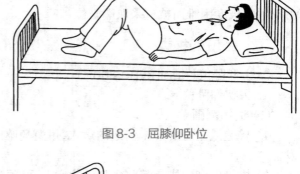

图8-3 屈膝仰卧位

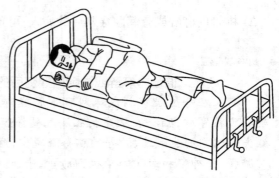

图8-4 侧卧位

（三）俯卧位（prone position）

1. 适用范围

（1）腰背部检查或配合胰、胆管造影检查。

（2）脊椎手术后或腰、背、臀部有伤口,不能平卧或侧卧的病人。

（3）胃肠胀气所致腹痛的病人。采取俯卧位时,腹腔容积增大,可用于缓解胃肠胀气所致的腹痛。

2. 安置卧位 病人俯卧,头偏向一侧,两臂屈曲放于头的两侧,两腿伸直,胸下、髋部及踝部各放一软枕,酌情在腋下用小枕支托(图8-5)。如果为俯卧病人臀部肌内注射时,病人足尖相对,足跟分开,保持肌肉放松。

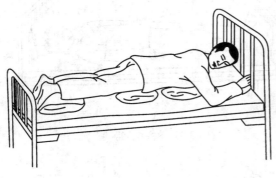

图8-5 俯卧位

（四）半坐卧位（fowler position）

1. 适用范围

（1）某些面部及颈部手术后的病人。采取半坐卧位可减少局部出血。

（2）心肺疾病引起呼吸困难的病人。采取半坐卧位,由于重力作用,可使膈肌位置下降,胸腔容量扩大,减轻腹腔内脏器对心肺的压力,肺活量增加,有利于气体交换。同时,也使部分血液滞留于下肢和盆腔脏器内,使回心血量减少,从而减轻肺部瘀血和心脏负担,使呼吸困难的症状得到改善。

（3）胸腔、腹腔、盆腔手术后或有炎症的病人。采取半坐卧位一方面可使腹腔渗出液流入盆腔,以减少炎症扩散和毒素吸收,减轻中毒反应,便于引流。另一方面盆腔腹膜抗感染性较强,而吸收性较弱,采取半坐卧位可防止感染向上蔓延引起膈下脓肿。此外,腹部手术后病人采取半坐卧位可松弛腹肌,减轻腹部切口缝合处的张力,缓解疼痛,增进舒适感,有利于切口愈合。

(4)疾病恢复期体质虚弱的病人。采取半坐卧位有利于病人向站立过渡,使其有一个适应过程。

知识窗

术后早期采取正确的半坐卧位预防膈下脓肿

从解剖学的角度,膈下有丰富的血液循环及淋巴网与腹腔脏器淋巴网吻合,因为膈肌的运动形成上腹腔的负压,有助于腹腔脏器淋巴液的回流,而这也是引起膈下感染的因素。如果病人仰卧位,膈下间隙处于人体腹膜腔的最低点,容易使渗出液积聚于此。因此腹腔术后病人应早期采取半坐卧位,可防止感染向上蔓延,以利脓液、血液及渗出液的吸收引流。例如:脾切除术后膈下脓肿是较常见且严重的并发症,如发现晚,治疗护理不及时,可引起脓肿破溃致弥漫性腹膜炎,或破溃入胸致脓胸,甚至败血症、脓毒性休克而危及生命,给病人造成很大痛苦及经济的损失。

2. 安置卧位

(1)摇床法:病人仰卧,先摇起床头支架使上半身抬高,与床呈30°~50°,再摇起膝下支架,以防病人下滑。必要时,床尾可置一软枕,垫于病人的足底,增进病人舒适感,防止足底触及床尾栏杆。放平时,先摇平膝下支架,再摇平床头支架(图8-6)。

(2)靠背架法:如无摇床可将病人上半身抬高,在床头褥下放一靠背架,病人下肢屈膝,用大单包裹软枕,垫在膝下,大单两端固定于床缘,以防病人下滑,床尾足底垫软枕。放平时,先放平下肢,再放平床头(图8-7)。

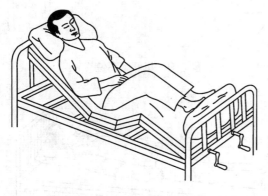

图8-6 半坐卧位-摇床法

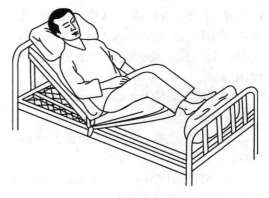

图8-7 半坐卧位-背靠架法

(五)端坐位(sitting position)

1. 适用范围 急性肺水肿、心力衰竭、心包积液及支气管哮喘发作时的病人。由于呼吸极度困难,病人被迫端坐。

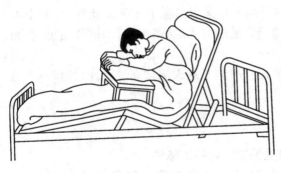

图 8-8 端坐位

2. 安置卧位 扶病人坐起,并用床头支架或靠背架将床头抬高 70°~80°,病人身体稍向前倾,床上放一跨床桌,桌上放一软枕,病人可伏桌休息;同时病人背部放置一软枕,使其背部能向后依靠,膝下支架抬高 15°~20° 以防身体下滑(图 8-8)。必要时加床档,保证病人安全。如用于急性肺水肿病人时,在病情允许情况下可使病人两腿向一侧床缘下垂,由于重力作用,可减少下肢静脉血回流,减轻心脏负荷。

(六)头低足高位(trendelenburg position)

1. 适用范围

(1) 肺部分泌物引流,使痰液顺位向低处引流,易于咳出。

(2) 十二指肠引流术,有利于胆汁引流。

(3) 妊娠时胎膜早破,可防止脐带脱垂。

(4) 下肢骨折牵引时,可利用人体重力作为反牵引力,防止下滑。

2. 安置卧位 病人仰卧,枕横立于床头,以防碰伤头部。床尾用支托物垫高 15~30cm (图 8-9)。这种体位易使病人感到不适,使用时间不宜过长,颅内压增高病人禁用。

(七)头高足低位(dorsal elevated position)

1. 适用范围

(1) 颈椎骨折的病人作颅骨牵引时,作为反牵引力。

(2) 颅脑损伤或颅脑术后的病人,采取此卧位可降低颅内压,预防脑水肿。

2. 安置卧位 病人仰卧,床头用支托物垫高 15~30cm 或根据病情而定,枕横立于床尾,以防足部触及床尾栏杆(图 8-10)。如使用电动床可调节整个床面向床尾倾斜。

(八)膝胸卧位(knee-chest position)

1. 适用范围

(1) 肛门、直肠、乙状结肠镜检查及治疗。

(2) 矫正胎位不正或子宫后倾。如将胎儿臀先露转为头先露。

(3) 促进产后子宫复原。

2. 安置卧位 病人跪卧,两小腿平放于床上,稍分开,大腿和床面垂直,胸贴床面,腹部悬空,臀部抬起,头转向一侧,两臂屈肘,放于头的两侧(图 8-11)。如果

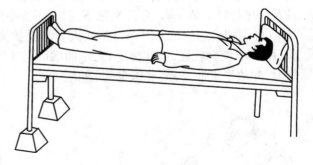

图 8-9 头低足高位

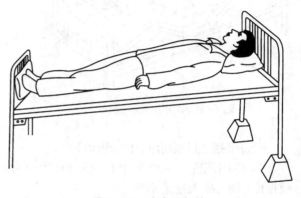

图 8-10 头高足低位

孕妇采取此卧位矫正胎位时,每次不应超过15分钟。安置这种卧位时,注意病人保暖,要做好解释工作,以取得合作。

对于子宫后倾病人,因臀部抬起,腹部悬空,由于重力作用使腹部脏器前倾,对子宫后倾的矫正也起到良好作用。

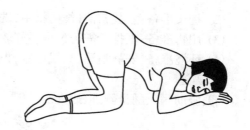

图 8-11 膝胸卧位

(九) 截石位(lithotomy position)

1. 适用范围

(1) 会阴、肛门部位的检查、治疗或手术。如膀胱镜检查、阴道灌洗、妇产科检查等。

(2) 产妇分娩。

2. 安置卧位 病人仰卧于检查台上,两腿分开,放于支腿架上,支腿架上放软垫,臀部齐台边,两手放在胸前或身体两侧(图8-12)。安置这种卧位时,病人会有不安情绪,需耐心解释,同时适当遮挡病人,尽量减少暴露,并注意保暖。

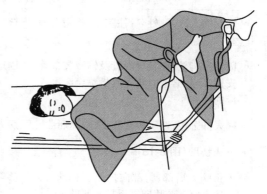

图 8-12 截石位

第二节　协助病人更换卧位

病人由于疾病或治疗的限制,需长期卧床,使之无法自由翻身更换体位,长此以往导致身心压力很大,容易出现精神萎靡、消化不良、便秘、肌肉萎缩等;由于局部皮肤长期受压,血液循环障碍,呼吸道分泌物不易咳出,有些病人易出现压疮、坠积性肺炎等。因此,护士应定时协助病人更换体位,以保持病人舒适安全和预防并发症的发生。

一、协助病人翻身侧卧

【目的】

1. 协助长期卧床、颅骨牵引、脊椎术后等不能自行翻身的病人变换姿势,增进舒适。

2. 预防并发症,如压疮、坠积性肺炎等。

3. 满足治疗、护理的需要,如背部皮肤护理、肌内注射以及更换床单或整理床单位。

【操作程序】

1. 评估

(1) 病人的年龄、目前健康状况、需变换卧位的原因。

(2) 病人的神志状况、生命体征、躯体及四肢活动能力、局部皮肤受压情况、手术部位、伤口及引流情况、有无身体创伤、骨折固定、牵引、留置导管等情况。

(3) 病人的心理状况、合作程度等。

2. 计划

(1) 病人准备:病人及家属了解更换卧位的目的、过程及注意事项,建立安全感,便于配合工作。

（2）护士准备：着装整洁，修剪指甲，洗手，戴口罩。

（3）用物准备：根据所需卧位准备好软枕。

（4）环境准备：安静整洁，光线适宜，根据需要使用屏风或帷帘遮挡。

3. 实施

（1）协助病人翻身侧卧（表 8-1）

表 8-1 协助病人翻身侧卧

操作过程	操作流程	要点解析
• 核对病人床号、姓名、住院号，向病人解释，取得合作	核对解释	• 核对床头卡、手腕带并询问，做到核对无误
• 固定床脚轮，将各种导管及输液装置等安置妥当，必要时将盖被折叠至床尾或床的一侧	固定装置	• 防止翻身时床身晃动病人出现意外 • 各种管道整理妥当，以免翻身时引起导管连接处脱落或扭曲受压
• 病人仰卧位，两手放于腹部，双腿屈曲	病人准备	• 利于操作进行
◆ 一人协助（图 8-13）		• 适用于体重较轻的病人
• 先将病人肩部、臀部向护士侧移动，再将病人双下肢移向靠近护士侧的床沿	移至床缘	• 使病人尽量靠近护士，以缩短重力臂达到省力 • 不可拖拉，以免擦破皮肤
• 一手托肩，一手扶膝，轻轻将病人转向对侧，使病人背向护士	翻向对侧	• 翻身时用力均匀
• 按侧卧位要求，在病人的背部、胸前及两膝间放置软枕，必要时使用床档，使病人安全、舒适	放置软枕	• 垫软枕可扩大支撑面，避免局部组织长期受压 • 增进舒适，确保卧位稳定、安全
• 洗手，记录	整理记录	• 记录翻身时间和皮肤状况
◆ 二人协助（图 8-14）		• 适用于体重较重或病情较重的病人
• 两名护士站在床的同一侧，一人托病人颈肩部和腰部，另一人托病人臀部和腘窝部。两人同时将病人稍抬起移向近侧	移至床缘	• 病人的头部应予以托持
• 两人分别托扶病人的肩、腰部和臀、膝部，轻轻将病人转向对侧，使病人背向护士	转至对侧	• 两人的动作要协调轻稳
• 按侧卧位要求，在病人的背部、胸前及两膝间放置软枕，扩大支撑面，必要时使用床档，使病人安全、舒适	放置软枕	• 增进舒适，确保卧位稳定、安全 • 石膏固定和伤口较大的病人，翻身后将患处放于适当位置，防止受压
• 洗手，记录	整理记录	• 记录翻身时间和皮肤状况

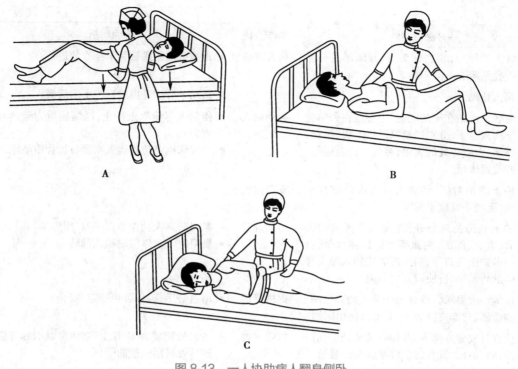

图 8-13 一人协助病人翻身侧卧

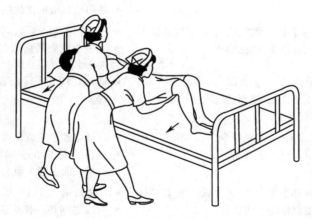

图 8-14 二人协助病人翻身侧卧

（2）轴线翻身（表 8-2）

表 8-2 轴线翻身

操作过程	操作流程	要点解析
● 核对病人床号、姓名、住院号，向病人解释，取得合作	核对解释	● 核对床头卡、手腕带并询问，做到核对无误
● 固定床脚轮，将各种导管及输液装置等安置妥当	固定装置	● 防止翻身时床身晃动病人出现意外 ● 各种管道整理妥当，以免翻身时引起导管连接处脱落或扭曲受压

147

续表

操作过程	操作流程	要点解析
• 病人仰卧位,移去枕头,松开床尾盖被并折叠至床的一侧	病人准备	• 正确卧位的摆放利于操作的进行
◆ **两人协助**		• 适用于脊椎受损或脊椎手术后病人
• 两名护士站在床的同侧,小心地将大单置于病人身下,分别抓紧靠近病人肩、腰背、髋部、大腿等处的大单,将病人拉至近侧,并放置床档	移动病人	• 使病人尽量靠近护士,以缩短重力臂达到省力 • 放置床档可防止病人在翻身过程中坠床
• 护士绕至对侧,将病人近侧手臂放在头侧,远侧手臂放于胸前	安置体位	
• 护士双脚前后分开,两人双手抓紧病人肩、腰背、髋部、大腿等处的远侧大单,由一名护士发口令,两人同时将病人整个身体翻转至侧卧,使病人面向护士	协助翻身	• 翻身时两人动作协调一致,用力均匀 • 翻身时注意以圆滚轴式翻转
• 按侧卧位要求将软枕放于病人两膝之间、胸腹部、背部支撑病人,必要时使用床档	促进舒适	• 增进舒适,确保卧位稳定、安全
• 检查并安置好病人,肢体各关节处于功能位,病人身上置有的多种导管保持通畅	检查安置	• 各种管道整理妥当,以免翻身时引起导管连接处脱落或扭曲受压
• 观察背部情况并护理,洗手,记录	整理记录	• 记录翻身时间和皮肤状况
◆ **三人协助**		• 适用于颈椎损伤的病人
• 由三名护士完成。一名护士固定病人头部,纵轴向上略加牵引,使头、颈随躯干一起慢慢移动 • 另一名护士将双手分别置于肩、背部 • 第三名护士将双手分别置于腰部、臀部,三人同时将病人移至近侧	移动病人	• 三名护士站于病人同侧 • 勿扭曲或旋转病人的头部,以免加重神经损伤引起呼吸肌麻痹而死亡 • 移动时病人头、颈、腰、髋保持在同一水平线上
• 保持病人脊椎平直,其中一人发口令,三人同步翻转至侧卧位 • 翻转角度不超过60°	转至对侧	• 翻身过程中注意保暖 • 翻转角度不超过60°,可避免由于脊柱负重增大而引起关节突骨折
• 将一软枕放于病人背部支撑身体,另一软枕放于两膝之间并使双膝处于功能位	放置软枕	• 促进舒适 • 两膝之间垫软枕可扩大支撑面,避免局部组织长期受压,使膝部呈自然弯曲,避免关节强直
• 检查并安置好病人,肢体各关节处于功能位及病人身上放置的多种导管保持通畅	检查安置	• 翻身后注意检查,以免引起导管连接处脱落或扭曲受压
• 观察背部情况并护理,洗手,记录	整理记录	• 记录翻身时间和皮肤状况

4. 评价

(1) 护患沟通有效,病人配合护理,皮肤受压情况得到改善。

(2) 操作过程轻稳协调,病人舒适、安全,未发生并发症。

【注意事项】

1. 护士应注意节力原则。如翻身时,尽量让病人靠近护士,使重力线通过支撑面来保持平衡,缩短重力臂而省力。

2. 移动病人时动作应轻稳,协调一致,不可拖拉,以免擦伤皮肤,应将病人身体稍抬起,再行翻身。轴线翻身法翻转时,维持躯干的正常生理弯曲,以避免加重脊柱骨折、脊髓损伤和关节脱位。移动体位后,需用软枕垫好肢体,以维持其舒适体位。

3. 翻身时注意为病人保暖并防止坠床。

4. 根据病情及皮肤受压部位情况,确定翻身间隔时间,如发现皮肤发红,应增加翻身次数以防压疮发生,同时做好交接班。

5. 若病人身上置有多种导管及输液装置时,翻身时应先将导管安置妥当,翻身后,检查各导管是否扭曲或连接处脱落,注意保持导管通畅。

6. 为手术后病人翻身时,翻身前先检查敷料是否脱落或潮湿,如脱落或被分泌物浸湿,应先换药再翻身;颅脑手术后的病人,头部翻动过剧可引起脑疝,压迫脑干,导致突然死亡,故一般只能卧于健侧或取平卧位;颈椎和颅骨牵引的病人,翻身时不可放松牵引;石膏固定或伤口较大的病人,翻身后应将患处放于适当位置,防止受压。

二、协助病人移向床头

【目的】
协助滑向床尾而自己不能移动的病人移向床头,恢复安全而舒适的卧位。

【操作程序】

1. 评估

(1) 病人的年龄、目前健康状况、需变换卧位的原因。

(2) 病人的神志状况、生命体征、躯体及四肢活动能力、局部皮肤受压情况、手术部位、伤口及引流情况、有无身体创伤、骨折固定、牵引、留置导管等情况。

(3) 病人的心理状况及合作程度等。

2. 计划

(1) 病人准备:让病人及家属了解更换卧位的目的、过程及注意事项,建立安全感,便于配合工作。

(2) 护士准备:着装整洁,修剪指甲,洗手,戴口罩。

(3) 用物准备:根据所需卧位准备好枕头等物品。

(4) 环境准备:安静整洁,光线适宜,根据需要使用屏风或帷帘遮挡。

3. 实施(表 8-3)

表 8-3 协助病人移向床头

操作过程	操作流程	要点解析
● 核对病人床号、姓名、住院号,向病人解释,取得合作	核对解释	● 核对床头卡、手腕带并询问,做到核对无误
● 固定床脚轮,将各种导管及输液装置等安置妥当,必要时将盖被折叠至床尾或床的一侧 ● 根据病情放平床头支架,枕横立于床头	固定装置	● 防止移动时床身晃动病人出现意外 ● 避免撞伤病人
● 病人仰卧屈膝,双手握于床头栏杆	病人准备	● 正确卧位的摆放利于操作的进行

续表

操作过程	操作流程	要点解析
◆ **一人协助**（图 8-15）		• 适用于生活能部分自理的病人
• 护士靠近床侧，两腿适当分开，一手托住病人肩背部，一手托住膝部	护士协助	• 使病人尽量靠近护士，以缩短重力臂达到省力
• 在护士抬起病人的同时，病人脚蹬床面，使其上移	移向床头	• 护士与病人的动作要协调一致 • 病人用脚蹬床面给力，护士不要强行拖拽
• 放回枕头，按需要抬高床头，安置病人舒适卧位，整理床单位	安置整理	• 根据病人的病情及舒适程度合理调整床头高度
◆ **两人协助**（图 8-16）		• 适用于生活不能自理的病人
• 一种方法是护士两人站于同侧，一人托病人颈肩及腰部，另一人托臀部及腘窝部 • 另一种方法是护士两人分别站在床的两侧，两人双手相接，手指相互交叉，托住病人颈肩部和臀部	托住病人	• 两名护士协助移向床头时既可站在同侧，也可站在两侧，但手托的位置不同，根据环境及病人状况选择操作方法
• 两位护士同时用力，将病人移向床头	合力上移	• 两人需要动作协调一致，用力均匀将病人抬起
• 放回枕头，按需要抬高床头，安置病人舒适卧位，整理床单位	安置整理	• 促进舒适 • 两膝之间垫软枕可扩大支撑面，避免局部组织长期受压，使膝部呈自然弯曲

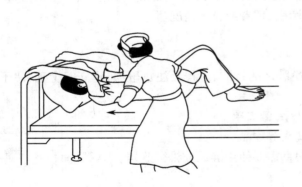

图 8-15　一人协助病人移向床头

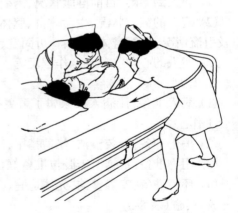

图 8-16　二人协助病人移向床头

4. 评价
（1）护患沟通有效，彼此需要得到满足。
（2）病人积极配合，感到安全舒适。
（3）操作过程轻稳协调。

【注意事项】

1. 护士应运用人体力学原理，操作轻稳、节力、安全，两人的动作应协调统一，移动病人时不可有拖、拉、推等动作，以减少病人与床之间的摩擦力，避免擦伤皮肤及关节脱位。

2. 枕头横立于床头，避免撞伤病人。

第三节 保 护 具

 工作情景与任务

导入情景：

神经内科来了一位脑血栓形成后遗症、左侧肢体偏瘫的病人张大爷,77 岁,因坠床1 小时由家人急送至医院。入院时,病人躁动不安,T39.0℃,P100 次 / 分,R28 次 / 分,BP162/100mmHg。医嘱:一级护理。

工作任务：
1. 分析张大爷发生坠床的原因。
2. 正确为张大爷选择合适的保护措施。

保护具(protective devices)是用来限制病人身体或机体某部位的活动或为保护受压部位而采取的必要措施,以达到维护病人安全与治疗效果的器具。目的是防止年幼、高热、谵妄、昏迷、躁动及危重病人因意识不清而发生坠床、撞伤及抓伤等意外,确保病人安全和治疗护理工作的顺利进行。

一、适用范围

1. 儿科病人 因认知及自我保护能力尚未发育完善,尤其是未满 6 岁的儿童,易发生坠床、撞伤、抓伤等意外或不配合治疗等行为。
2. 易发生坠床的病人 如麻醉后未清醒者、意识不清、躁动不安、失明、痉挛或老年人。
3. 施行了某些手术的病人 如白内障摘除术后病人、虹膜牵张术后病人。
4. 精神病病人 如躁狂症病人、自我伤害者。
5. 长期卧床、极度消瘦、虚弱及其他压疮易发生者。

二、保护具的种类

1. 床档(side rails) 也称床栏。用于保护病人安全,预防坠床。医院常用的床档根据不同设计有多种多样,如多功能床档、半自动床档、木杆床档。
2. 约束带(restraints) 用于保护躁动病人,约束失控的肢体或治疗时需要固定身体某一部位,限制其身体及肢体的活动。根据使用部位的不同,可分为宽绷带约束、肩部约束带、手肘约束带、约束手套、约束衣、膝部约束带、尼龙褡扣约束带等。
3. 支被架 主要用于肢体瘫痪或极度衰弱的病人,防止盖被压迫肢体而造成足下垂、足尖压疮和不舒适,影响肢体的功能位置,而造成永久性伤害。也可用于烧伤病人采用暴露疗法需保暖时。

三、保护具的使用

(一)床档

1. 多功能床档(图 8-17) 使用时插入两侧床缘,不用时插于床尾。必要时可将床档取下垫于病人背部,做胸外心脏按压时使用。

2. 半自动床档(图 8-18) 可按需升降。

3. 木杆床档(图 8-19) 使用时将床档稳妥固定于两侧床边。床档中间为活动门,护理操作时将门打开,平时关闭。儿科床配有高位床档,符合病儿的安全需要。

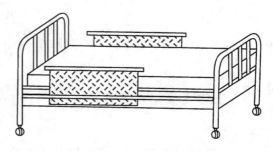

图 8-17 多功能床档

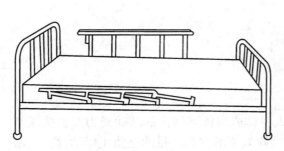

图 8-18 半自动床档

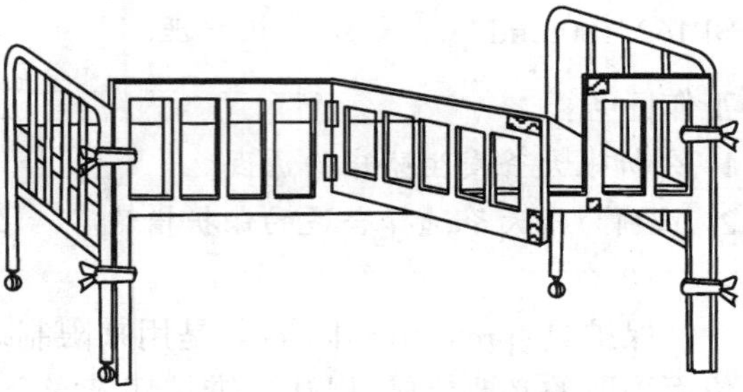

图 8-19 木杆床档

(二) 约束带

1. 宽绷带约束 常用于固定手腕和踝部。使用时先将棉垫包裹手腕部或踝部,再用宽绷带打成双套结(图 8-20),套在棉垫外稍拉紧,使肢体不易脱出,松紧度以不影响血液循环为宜,然后将宽绷带的两端系于床缘。

2. 肩部约束带 用于固定肩部,限制病人坐起。专用肩部约束带用宽布制成,宽 8cm,长 120cm,一端成袖筒(图 8-21)。使用专用肩部约束带时,病人两侧肩部套上袖筒,腋窝衬好棉垫,两袖筒上的细带在胸前打结固定,把两条宽的长带尾端系于床头。

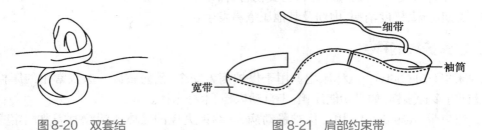

图 8-20 双套结   图 8-21 肩部约束带

3. 膝部约束带 用于固定膝部,限制病人下肢活动。膝部约束带用布制成,宽 10cm,长 250cm,宽带中部相距 15cm 分别缝制两条双头带(图 8-22)。使用时,两膝腘窝处衬好棉垫,将约束带横放于两膝上,宽带下的两头带各缚住一侧膝关节,然后将宽带两端系于床缘。

4. 尼龙褡扣约束带 可用于固定手腕、上臂、膝部、踝部。约束带由宽尼龙褡扣制成(图 8-23)。

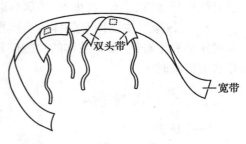

图 8-22 膝部约束带

使用时,将约束带置于关节处,被约束部位衬好棉垫,选择松紧度适宜的,对合约束带上的尼龙褡扣,然后将带子系于床缘。操作简便、安全。

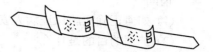

图8-23 尼龙褡扣约束带

(三) 支被架

根据需保护的部位及损伤的大小选择合适的支被架,使用时将支被架罩于防止受压的部位,盖好盖被(图8-24)。

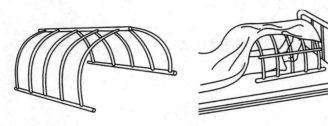

图8-24 支被架

四、注意事项

1. 严格掌握保护具应用的适应证,维护病人的自尊。使用前要向病人及家属解释使用保护具的目的、操作要点,以取得理解和配合,使用时做好心理护理。

2. 保护具只能短期使用,约束带要定时松解,每2小时放松一次,并协助病人翻身,保证病人安全、舒适。

3. 使用时病人肢体及关节处于功能位,约束带下应垫衬垫,固定时松紧适宜。每15分钟观察1次约束肢体的末梢循环情况,注意约束部位的皮肤颜色、温度、活动及感觉,若发现肢体苍白、麻木、冰冷时,应立即放松约束带。必要时进行局部按摩,促进血液循环。

4. 记录使用保护具的原因、时间、部位、每次观察结果、相应的护理措施及解除约束的时间。

> **边学边练**
>
> 实践 10:安置各种卧位
> 实践 11:协助病人更换卧位
> 实践 12:保护具的使用技术

(霍婷照)

？思考题

1. 病人,张某,女性,56 岁,退休工人,因支气管哮喘急性发作,呼吸极度困难,不能平卧,病人焦虑不安。

请问:

(1) 应帮助病人采取什么卧位?

(2) 病人的卧位属于什么性质?

(3) 采取此种卧位的目的是什么?

(4) 如何为病人安置卧位?

2. 病人,李某,男性,68 岁,肝癌晚期。入院后患者神志恍惚、躁动。

请问：

（1）如何正确实施保证病人安全的护理措施？

（2）护理的目的是什么？

（3）在使用过程中有哪些注意事项？

3. 李女士，50 岁，因患急性胆囊炎入院做胆道手术，手术后置有 T 管引流。

请问：

（1）应帮助病人采取什么卧位？

（2）采取此种卧位的目的是什么？

（3）护士帮助病人更换卧位时，应注意什么？

第九章 清洁护理

学习目标

1. 具有高度的责任心、爱伤观念,确保病人安全。
2. 掌握常用漱口溶液及其作用、压疮的概念、好发部位、各期的临床表现、预防和护理。
3. 熟悉口腔健康维护、头发健康与保养、晨晚间的护理。
4. 熟练掌握口腔护理技术、床上擦浴技术、会阴部护理技术。
5. 学会卧床病人更换床单技术、梳发和洗发技术、淋浴或盆浴。

清洁是人们基本生理需要之一,维持个体清洁卫生是确保个体舒适、安全及健康的重要保证。通过清洁可清除身体表面的微生物及其污垢,减少微生物的数量,促进血液循环,预防感染和并发症的发生。同时,维持良好的自我形象,增强自信。

第一节 口 腔 护 理

工作情景与任务

导入情景:

妇科病房收治了一位宫颈癌病人张奶奶,75 岁,右侧肢体瘫痪,生活不能自理,护士为其体检时发现口腔装有义齿,口腔黏膜破溃。

工作任务:

1. 评估张奶奶口腔卫生状况。
2. 正确为张奶奶实施口腔护理。

口腔是病原微生物侵入人体的主要途径之一,口腔内的温度、湿度和食物残渣适宜微生物的生长繁殖。正常人的口腔内存有大量的致病性和非致病性微生物。当身体处于健康状态时,机体抵抗力强,通过每天的咀嚼、进食、饮水、刷牙等活动,对微生物具有一定的清除作用,通常不会出现口腔健康问题。当患病时,由于机体抵抗力下降,进食、饮水、刷牙等活动相对减少,口腔内微生物得以大量繁殖,常可以引起口腔溃疡、炎症,甚至继发腮腺炎、中耳炎等并发症;口腔疾患可以导致个体食欲缺乏,影响营养物质消化吸收;出现龋齿、口臭等问题影响病人的自我形象。因此,保持病人的口腔清洁十分重要。

一、口腔护理技术

根据病人的状况不同,临床上对禁食、昏迷、高热、鼻饲、大手术后、口腔疾患及生活不能自理的病人常采用特殊口腔护理(special oral care),一般每日 2~3 次。

【目的】

1. 保持口腔清洁、湿润,预防口腔感染等并发症。

2. 预防或减轻口腔异味,清除牙垢,增进食欲,确保病人舒适。

3. 评估口腔内的变化(如黏膜、舌苔及牙龈等),提供病人病情动态变化的信息。

【操作程序】

1. 评估

(1) 病人病情及自理能力。

(2) 病人心理状况及合作能力。

(3) 病人口腔卫生状况。

2. 计划

(1) 病人准备:取舒适安全且易于操作的体位;病人了解口腔护理的目的、方法、注意事项及配合要点。

(2) 护士准备:着装整洁,修剪指甲,洗手,戴口罩。

(3) 用物准备

1) 治疗车上层:治疗盘内备治疗碗 2 个(内盛漱口溶液浸湿的无菌棉球、弯血管钳、镊子)、压舌板、治疗巾、纱布(以上物品可用一次性口腔护理包,漱口溶液临时倒取)、弯盘、漱口杯、吸水管、棉签、手电筒,需要时备张口器;常用漱口溶液(表 9-1)。治疗盘外备口腔外用药(按需准备,常用的有液状石蜡、冰硼散、锡类散、西瓜霜、金霉素甘油、制霉菌素甘油等),手消毒液。

2) 治疗车下层:生活垃圾桶、医用垃圾桶。

表 9-1　口腔 pH 与漱口溶液的选择

口腔 pH	名称	浓度	作用
中性	氯化钠溶液	0.9%	清洁口腔,预防感染
中性	复方硼砂溶液(朵贝尔溶液)		轻度抑菌,除臭
中性	呋喃西林溶液	0.02%	清洁口腔,广谱抗菌
偏酸性	碳酸氢钠溶液	1%~4%	碱性溶液,适用于真菌感染
偏酸性	氯己定溶液(洗必泰)	0.02%	清洁口腔,广谱抗菌
偏酸性	过氧化氢溶液	1%~3%	抗菌,除臭
偏碱性	醋酸溶液	0.1%	适用于铜绿假单胞菌感染
偏碱性	硼酸溶液	2%~3%	酸性防腐溶液,有抑制细菌作用
偏酸性	甲硝唑溶液	0.08%	适用于厌氧菌感染

(4) 环境准备:病室宽敞、整洁、安静、光线充足。

3. 实施（表9-2）

表9-2 口腔护理技术

操作过程	操作流程	要点解析
• 备齐用物,携至床旁,仔细核对病人床号、姓名、住院号 • 解释操作目的、配合要点	核对解释	• 核对床头卡、手腕带并询问,做到核对无误 • 合理解释,取得合作
• 协助病人侧卧或仰卧,头偏向一侧,面向护士	安置体位	• 便于分泌物及多余水分从口腔流出,防止反流造成误吸
• 铺治疗巾于病人颌下,弯盘置于病人口角旁(图9-1)	铺巾置盘	• 防止床单、枕头及病人衣服被浸湿
• 用棉球湿润口唇	湿润口唇	• 防止口唇干裂的病人直接张口时破裂出血
• 嘱病人张口,护士一手持手电筒,一手用压舌板轻轻撑开颊部,观察口腔情况,取下义齿。昏迷及牙齿紧闭、无法自行张口的病人,可用张口器助其张口	观察口腔	• 观察口腔黏膜有无出血、溃疡等现象 • 有活动义齿者,取下义齿并用冷水刷洗后浸于冷开水中备用
• 协助病人用吸水管吸温水漱口,漱口水吐入弯盘,纱布擦净口唇	协助漱口	• 昏迷病人禁忌漱口
• 牙外侧:嘱病人咬合上下齿,一手用压舌板轻轻撑开面颊部,另一手以弯血管钳夹取含有漱口液的棉球放入颊部内侧,由内向门齿纵向擦洗牙齿的外侧面。同法擦洗另一侧 • 牙内面:嘱病人张口,依次擦洗一侧牙齿的上内侧面、上咬合面、下内侧面、下咬合面,再"Z"字形擦洗一侧颊部。同法擦洗另一侧 • 硬腭、舌面、舌下:由内向外横向擦洗	擦洗口腔	• 棉球应包裹止血钳尖端,防止钳端直接触及口腔黏膜和牙龈 • 每次一个,以不滴水为度 • 每次更换一个棉球,一个棉球擦洗一个部位 • 勿触及咽部,以免引起恶心
• 再次协助病人漱口 • 清点棉球 • 检查口腔情况,有溃疡、真菌感染等,酌情涂药	漱口涂药	• 有义齿者,协助佩戴 • 保证棉球数量与操作前一致 • 口唇干裂者可涂液状石蜡
• 清理用物,取舒适卧位,整理床单位 • 洗手,记录	整理记录	• 保持床单位的整洁 • 执行时间和病人反应

4. 评价

(1) 病人感到口腔清爽、舒适。

(2) 口腔感染减轻或痊愈。

(3) 护患沟通有效,病人积极配合,获得口腔清洁和保健的知识。

【注意事项】

1. 擦洗时动作应轻柔,特别是对凝血功能障碍的病人,要防止损伤口腔黏膜及牙龈。

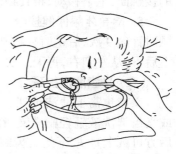

图9-1 口腔护理

2. 昏迷病人禁忌漱口 需用张口器时,应从臼齿处放入(牙关紧闭者不可暴力助其张口);擦洗时需用血管钳夹紧棉球,每次一个,防止棉球遗留在口腔内;棉球不可过湿,防止因水分过多造成误吸。

3. 长期使用抗生素的病人,应注意观察其口腔内有无真菌感染。

4. 传染病病人的用物按消毒隔离原则处理。

二、口腔健康维护

护士应向病人及家属讲解口腔卫生的重要性,介绍口腔健康维护的相关知识,使病人及家属自觉有效的维护口腔健康,预防口腔感染等并发症的发生。

(一) 口腔卫生指导

1. 培养口腔卫生习惯 指导病人早、晚刷牙,餐后漱口,以减少龋齿的发生。睡前不应进食对牙齿有刺激性或腐蚀性食物。当口腔过于干燥时,鼓励病人多饮水。

2. 选择口腔清洁用具 牙刷应尽量选用外形较小、质地较软、表面平滑的尼龙毛刷,应每隔三个月更换一次。牙膏应无腐蚀性,以防损伤牙齿。牙膏不宜常用一种,应轮换使用。

3. 指导正确刷牙方法 刷牙一般都在早晨起床后或晚上临睡前进行。正确的刷牙方法是:将牙刷与牙齿成45°,以快速环形震颤来回刷动,每次只刷2~3颗牙。门齿的内面可用牙刷毛面的尖端刷洗,刷洗牙齿的咬合面时,牙刷的毛面与牙面平行来回反复刷洗。刷完牙齿后再刷舌面,之后漱口,使口腔完全清洁。每次刷牙时间以3分钟为宜(图9-2)。另一种刷牙方法是上、下竖刷法,即沿牙齿的纵向刷洗,牙齿的内、外、咬合面都应刷洗干净。

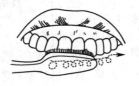

A.牙齿外表面刷洗法 　　 B.牙齿内侧面刷洗法

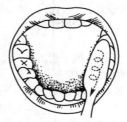 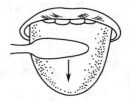

C.牙齿咬合面刷洗法 　　 D.舌表面刷洗法

图9-2 颤动刷牙方法

4. 正确使用牙线剔牙 若刷牙时不能彻底清除牙齿周围的牙菌斑和碎屑,可使用牙线清除牙间隙食物残渣。牙线可选用尼龙线、丝线、涤纶线。取牙线40cm,中间预留14~17cm,两端分别绕在两手中指上,拇指和示指夹住牙线,将牙线以拉锯的动作穿过牙缝的接触面,上下移动,将食物残渣剔除,每个牙缝反复数次,之后漱口。

5. 指导牙龈保健按摩 按摩方法是用一只手的四个指尖(拇指除外)轻敲口部四周,先顺时针敲9次,后逆时针敲9次,用力大小以自己感觉适宜为度,再用示指蘸盐按摩牙根,先上后下,从左到右,每天3次。

(二) 义齿清洁护理

义齿也需要清洁护理。每次餐后应及时取下义齿并认真清洗,可用小的软毛刷涂牙膏或义齿清洗液轻轻刷洗义齿的各面,冷水冲洗干净,病人漱口后戴上(昏迷病人的义齿清醒后方可戴上)。取下的义齿刷洗干净后放于冷开水杯中,每天换水一次。义齿不可放入乙醇或热水中浸泡、刷洗,以免变色、变形和老化。

第二节 头发护理

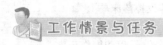
工作情景与任务

导入情景：

　　小王，产后 5 天，有寒战、高热、脉速、腹胀及下腹剧痛等症状，诊断为产褥感染。由于体弱、出汗，小王头发粘结成团，散发出难闻气味。

工作任务：

1. 评估小王头发卫生状况。
2. 正确为小王洗头、梳头。

一、头发护理技术

（一）床上梳发

【目的】

　1. 去除头皮屑及污秽，保持头发整齐、清洁，减少感染的机会。

　2. 按摩头皮，刺激头部血液循环，促进头发的生长和代谢。

　3. 维护病人的自尊，使病人舒适、美观，增强自尊和自信。

【操作程序】

　1. 评估

（1）病人的年龄、病情、意识、自理能力、合作程度及梳洗习惯。

（2）病人头发的分布、浓密程度、长度、脆性及韧性、卫生状况及头皮状态。

　2. 计划

（1）病人准备：了解梳发的目的、方法、注意事项及配合要点，愿意合作。

（2）护士准备：着装整洁，修剪指甲，洗手，戴口罩。

（3）用物准备

　1）治疗车上层：治疗盘内备梳子、治疗巾、30% 乙醇、纸袋；手消毒液。必要时备发夹和橡皮筋。

　2）治疗车下层：生活垃圾桶、医用垃圾桶。

（4）环境准备：安静、整洁、明亮，必要时关闭门窗，调节室温。

　3. 实施（表 9-3）

表 9-3　床上梳发技术

操作过程	操作流程	要点解析
• 备齐用物，携至床旁，仔细核对病人床号、姓名、住院号	核对解释	• 核对床头卡、手腕带并询问，做到核对无误
• 解释操作目的、配合要点		• 合理解释，取得配合

续表

操作过程	操作流程	要点解析
• 协助病人取坐位、半坐卧位或平卧位,头偏向一侧 • 铺治疗巾于枕头上或围于颈部	安置体位	• 根据病人情况而定 • 避免脱发或碎发掉落床单上
• 短发将头发从中间梳向两边,一手握住一股头发,一手持梳子,由发根梳向发梢 • 长发或头发打结时,可将头发绕在示指上慢慢梳理(图9-3),同法梳理另一侧 • 长发可酌情编辫或扎成束	梳理头发	• 最好用圆钝齿梳子,以防损伤头皮 • 如头发粘结成团,可用30%乙醇湿润后,再小心梳顺 • 不能太紧,以免病人不适 • 发型尽量符合病人的要求
• 将脱落的头发置于纸袋中,撤去治疗巾 • 协助病人取舒适卧位,整理床单位 • 洗手,记录	整理用物	• 将纸袋弃于生活垃圾桶内 • 促进病人舒适,保持床单位整齐 • 执行时间,病人反应

4. 评价

(1) 病人外观整洁、自我感觉舒适,心情愉快。

(2) 护士操作方法轻柔,护患沟通有效。

【注意事项】

1. 尊重病人的习惯,尽可能满足个人喜好。

2. 梳发时避免强行梳拉,以免造成病人不适或疼痛。

3. 发现头虱及时清除。

4. 传染病病人按隔离消毒原则进行。

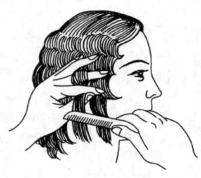

图9-3 床上梳头

 知识窗

常用灭虱药液

1. 30%含酸百部酊 百部30g放入瓶中,加50%乙醇100ml、纯乙酸1ml,盖严瓶口,48小时后即可使用。

2. 30%百部含酸煎剂 百部30g,加水500ml煎煮30分钟,用双层纱布过滤,挤出药液;去滤渣再加水500ml煎煮30分钟,过滤,挤出药液;取两次药液合并再煎至100ml,待冷却后加入纯乙酸1ml即可使用。

3. 灭虱香波 其主要成分是1%二氯苯醚菊酯。

(二) 床上洗发

【目的】

1. 去除头皮屑及污物,清洁头发,消除头发异味,减少感染机会。

2. 按摩头皮,促进头部血液循环,利于头发的生长和代谢。

3. 促进病人舒适、美观,维护病人自尊和自信,增进其身心健康。

【操作程序】

1. 评估

(1) 病人的年龄、病情、意识、心理状态及配合程度。

(2) 病人的头发情况,个人的卫生情况,有无头皮瘙痒、损伤等。

2. 计划

(1) 病人准备:了解洗发的目的、方法、注意事项及配合要点,愿意合作。

(2) 护士准备:着装整洁,修剪指甲,洗手,戴口罩。

(3) 用物准备

1) 治疗车上层:橡胶单、浴巾、毛巾、眼罩或纱布、别针、耳塞或干棉球、量杯、洗发液或肥皂、梳子;水壶(内盛 43~45℃热水)、脸盆或污水桶、手消毒液,需要时备电吹风。扣杯式洗发法另备搪瓷杯、橡胶管。

2) 治疗车下层:生活垃圾桶、医用垃圾桶。

(4) 环境准备:关闭好门窗,调节好室温至(24±2)℃左右。

3. 实施(表 9-4)

表 9-4   床上洗发技术

操作过程	操作流程	要点解析
• 备齐用物,携至床旁,仔细核对病人床号、姓名、住院号 • 解释操作目的、配合要点	核对解释	• 核对床头卡、手腕带并询问,做到核对无误 • 合理解释,取得配合
• 移开床旁桌椅	移开桌椅	• 用物放于方便取用之处
• 将病人衣领松开向内折,将毛巾围于颈下,别针固定,铺橡胶单和浴巾于枕上	围巾铺单	• 保护床单、枕头及盖被不被沾湿
• 协助病人仰卧,移枕于肩下,屈双膝,膝下垫软枕	安置体位	• 方便操作,使病人安全舒适
• 马蹄形垫床上洗头(图9-4):置马蹄形垫于病人后颈下,使病人颈部枕于马蹄形垫的突起处,头部置于水槽中。马蹄形垫下端置于脸盆或污水桶中	放洗头器	• 如无马蹄形垫,可自制马蹄形卷替代 • 防止水倒流
• 扣杯式床上洗头(图9-5):协助病人取仰卧位,枕垫于病人肩下。铺橡胶单和浴巾于病人头部位置。取脸盆一只,盆底放一条毛巾,倒扣搪瓷杯于盆底,杯上垫折成四折并外裹防水薄膜的毛巾。将病人头部枕于毛巾上,脸盆内置一根橡胶管,下接污水桶		• 利用虹吸原理,将污水引入桶内
• 洗头车床上洗头(图9-6):协助病人取斜角仰卧位,头部枕于洗头车的头托上,将接水盘置于病人头下		
• 用棉球塞两耳,纱布或眼罩遮盖双眼或嘱病人闭上眼睛	保护眼耳	• 防止水流入眼内和耳内
• 松开头发,用温水充分湿润头发,取适量洗发液于掌心,均匀涂遍头发,由发际至头顶到两侧,再到枕后部反复揉搓,同时用指腹轻轻按摩头皮,一手抬起头部,另一手洗净枕后头发 • 温水冲洗头发,直至冲净	洗净头发	• 确保水温合适 • 用力适中,避免用指甲损伤头皮 • 洗发液残留会刺激头皮和头发,使头发变干燥

续表

操作过程	操作流程	要点解析
• 洗发毕,解下颈部毛巾包住头发,撤去洗头用具,协助病人仰卧于床正中,用包头的毛巾揉搓头发,再用浴巾擦干或电吹风吹干 • 取下眼部的纱布或眼罩及耳内的棉球 • 梳理成病人喜欢的发型,擦干病人面部	擦干梳发	• 避免病人着凉 • 确保病人安全,使病人整洁舒适 • 酌情使用护肤品
• 撤去用物,协助病人躺卧舒适 • 整理床单位,还原床旁桌椅 • 洗手,记录	整理记录	• 促进病人舒适,保持床单位整齐 • 头发卫生状况及护理效果

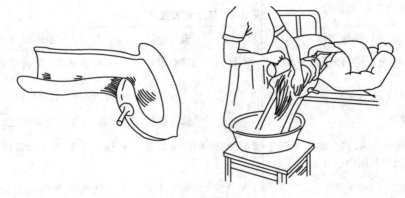

图 9-4　马蹄形垫洗发法

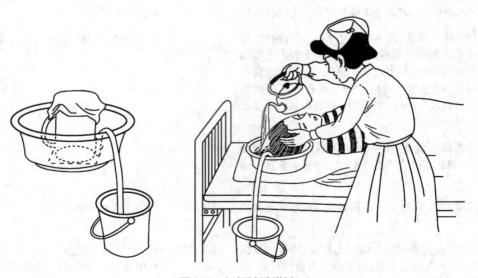

图 9-5　扣杯法洗发法

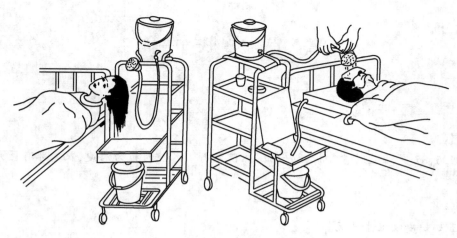

图9-6 洗头车洗发法

4. 评价

(1) 病人头发清洁、感觉舒适、个人形象良好。

(2) 护士操作熟练规范,动作轻柔,关心病人。

(3) 护患沟通有效,病人安全、满意。

【注意事项】

1. 操作中随时与病人交流,观察病情变化,如面色、脉搏、呼吸有异常时应停止操作。

2. 掌握室温与水温,避免病人着凉或烫伤。

3. 洗发时间不宜过久,避免引起病人头部充血或疲劳不适。

4. 病情危重,身体虚弱的病人不宜洗发。

5. 护士为病人洗头时,应运用人体力学原理,身体尽量靠近床边,保持良好姿势,避免疲劳。

二、头发健康与保养

健康美丽的头发离不开平时的保养和护理,护士应指导病人进行头发的养护。定期洗发,每周洗发 1~2 次;指导梳发,选择合适的梳子,以胶木、木质和牛角的较好,梳齿以钝圆为宜。每日梳发 2~3 次;根据需要选用洗发剂和护发素。

 临床应用

头皮按摩的方法

按摩头皮可促进头皮血液循环,保证头发的健康生长。头部按摩可结合洗发进行,也可单独进行。如能结合穴位或药物护发素进行则效果更为理想。头部的按摩,主要是用手指对头皮进行揉(摩)、搓(擦)、推(捏)、叩(打)等,使头皮肌肉放松,血液循环流畅,生理功能得以充分发挥。基本方法是:五指分开,手呈弓形,指腹放于头皮上,手掌离开头皮,稍用力向下按,轻轻揉动,每次手指停留在一个部位揉动数次后再换另一个部位。按摩顺序是从前额到头顶,再从颞部至枕部,反复揉搓至头皮发热。每天1~2 次。

第三节 皮 肤 护 理

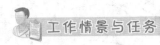 工作情景与任务

导入情景:

王奶奶,87 岁,因"股骨骨折,脑出血"入院治疗。入院时极为消瘦,骶尾部有巨大压疮,深达骨膜。

工作任务:

1. 评估王奶奶皮肤卫生状况。

2. 正确为王奶奶实施压疮护理。

完整的皮肤具有保护机体、调节体温、吸收、分泌、排泄及感觉等功能,具有天然的屏障作用,可避免微生物的入侵。因此,护士应加强对卧床病人的皮肤护理。

一、皮肤护理技术

(一) 淋浴和盆浴

适用于病情较轻,能自行完成沐浴过程的病人。护士可根据其自理能力给予协助。

【目的】

1. 去除皮肤污垢,保持皮肤清洁,使病人舒适。

2. 促进皮肤血液循环,增强皮肤的排泄功能,预防皮肤感染、压疮等并发症。

3. 使紧张的肌肉得以放松,增强皮肤对外界刺激的敏感性。

4. 观察和了解病人的情况,满足病人的身心需要。

【操作程序】

1. 评估

(1) 病人的年龄、病情、意识、自理能力、心理状态及配合程度。

(2) 病人的皮肤情况及日常沐浴习惯。

2. 计划

(1) 病人准备:了解淋浴和盆浴的目的、方法及注意事项。

(2) 护士准备:着装整洁,修剪指甲,洗手,戴口罩。

(3) 用物准备

1) 治疗车上层:脸盆、毛巾、浴巾、浴皂或浴液、清洁衣裤、防滑拖鞋、手消毒液。

2) 治疗车下层:生活垃圾桶、医用垃圾桶。

(4) 环境准备:调节浴室温度至(24±2)℃,水温保持在 41~46℃;浴室内有信号铃、扶手、浴盆,地面有防滑设施。必要时备椅子。

3. 实施(表 9-5)

表 9-5 淋浴或盆浴

操作过程	操作流程	要点解析
• 备齐用物,携至床旁,仔细核对病人床号、姓名、住院号	准备交代	• 核对床头卡、手腕带并询问,做到核对无误
• 向病人交代有关注意事项:信号铃使用法、水温调节法,勿用湿手接触电源开关等		• 防止病人着凉、烫伤或发生其他意外事故,代为保存贵重物品
• 携带用物送病人入浴室,并安置好病人,嘱其勿闩门,可在门外挂牌示意	进入浴室	• 确保病人安全,保护病人隐私 • 发生意外时护士能及时入内
• 如为盆浴,先调好水温,浴盆中的水位不可超过心脏水平	协助洗浴	• 以免引起胸闷
• 协助病人进出浴盆		• 防止滑倒
• 注意入浴时间,浸泡时间不可超过 20 分钟		• 浸泡过久容易导致疲倦
• 浴后观察病人情况	观察记录	• 若遇病人发生意外,应迅速救治和护理
• 协助病人回病室休息,必要时做好记录		

4. 评价

(1) 病人沐浴过程安全,无意外发生。

(2) 沐浴后病人感到舒适、清洁、精神放松和愉快。

(3) 病人皮肤温暖、无刺激,血液循环良好。

【注意事项】

1. 沐浴应在进餐 1 小时后进行,以免影响消化功能。

2. 沐浴中防止病人受凉、晕厥、烫伤、滑倒等意外情况发生。

3. 妊娠 7 个月以上的孕妇禁用盆浴;衰弱、创伤和患心脏病需要卧床休息的病人不宜淋浴或盆浴。

4. 传染病病人根据病种、病情,按隔离消毒原则进行。

（二）床上擦浴（bed bath）

适用于病情较重、长期卧床、制动或活动受限(如使用石膏、牵引)及身体衰弱而无法自行沐浴的病人。

【目的】

协助病人活动肢体,防止关节僵硬和肌肉挛缩等并发症的发生。其余同淋浴和盆浴。

【操作方法】

1. 评估

(1) 病人的年龄、病情、意识、心理状态及合作程度。

(2) 病人皮肤卫生状况。

2. 计划

(1) 病人准备:了解床上擦浴的目的、方法、注意事项及配合要点;病情稳定,全身皮肤情况较好。

(2) 护士准备:着装整洁,修剪指甲,洗手,戴口罩。

(3) 用物准备

1) 治疗车上层:脸盆、足盆各一只,水桶两只(一桶盛 50~52℃热水,一桶盛接污水);治疗盘内置毛巾(两条)、浴巾、小橡胶单、浴皂或浴液、梳子、小剪刀、50%乙醇、润滑剂(不主张使用爽身粉)、清洁衣裤和被服、手消毒液。

　　2) 治疗车下层:便盆及便盆巾、生活垃圾桶、医用垃圾桶。

　　(4) 环境准备:关闭门窗,调节室温(24±2)℃,屏风或帷帘遮挡。

　　3. 实施(表9-6)

表9-6　床上擦浴技术

操作过程	操作流程	要点解析
• 备齐用物,携至床旁,仔细核对病人床号、姓名、住院号 • 解释操作目的、配合要点	核对解释	• 核对床头卡、手腕带并询问,做到核对无误 • 合理解释,取得配合
• 关门窗,调节室温 • 用屏风遮挡,按需给予便器 • 调节病床高度,放平床头及床尾支架,放下或移去近侧床档,松开床尾盖被,将病人身体移向床缘 • 调试水温,将脸盆放于床尾椅上,倒入热水2/3满	调节温度	• 防止病人受凉 • 保护病人自尊 • 尽量靠近护士,方便操作 • 可以促进病人身体舒适和肌肉放松,避免受凉
• 将微湿的热毛巾包在右手上,为病人洗脸及颈部 • 洗眼部:由内眦擦向外眦,同法擦洗另一侧 • 洗脸、鼻、颈部:手套式持巾,依"3"字形擦洗一侧额部、面颊部、鼻翼、人中、耳后、下颌直至颈部,同法擦洗另一侧	清洗面部	• 毛巾折叠成手套状 • 防止眼部分泌物进入鼻泪管 • 注意擦净耳郭、耳后及皮肤皱褶处
• 为病人脱去上肢衣服,暴露一侧上肢 • 浴巾铺于一侧上肢下,一手支托病人肘部及前臂,另一手先用涂沐浴液的小毛巾由远心端向近心端擦洗,再用湿毛巾拭去浴液,直至擦净浴液为止,最后大浴巾边按摩边擦干 • 同法擦洗另一侧上肢	擦洗上肢	• 先脱近侧,再脱对侧,如有外伤,先脱健侧后脱患侧,防止患侧关节过度活动 • 注意擦净腋窝等皮肤皱褶处 • 擦洗力度以刺激肌肉组织,促进血液循环
• 将病人双手浸泡于盆内热水中	泡洗双手	• 浸泡可软化皮肤角质层,便于清除指甲下污垢
• 换水,将浴巾铺于病人胸腹部,一手略掀起浴巾,一手依次擦洗胸部及腹部	擦洗胸腹	• 防止病人受凉 • 注意脐部及乳房下部的清洁
• 协助病人翻身侧卧,浴巾铺于病人背侧身下 • 依次擦洗后颈部、背部和臀部,按需要背部护理,安置病人平卧 • 协助病人穿上清洁上衣	擦洗背部	• 背向护士,方便操作 • 必要时,擦洗后用50%乙醇按摩受压部位 • 先穿对侧后穿近侧,如肢体有外伤,先穿患侧再穿健侧
• 为病人脱裤,将浴巾一半铺于一侧腿下,另一半覆盖腿上 • 依次擦洗踝部、小腿、大腿、腹股沟、髋部,用浴巾轻拍或拭干,同法擦洗另一侧下肢	擦洗下肢	• 减少身体暴露 • 从远端至近端擦洗可促进静脉血液回流
• 协助病人两腿屈膝,置小橡胶单、浴巾于病人脚下,足盆放于小橡胶单之上 • 护士一手把持足盆,一手将病人两脚分别放于热水中浸泡、洗净	泡洗双足	• 确保足底接触盆底,以保持稳定 • 洗净趾间分泌物,并擦干,防止细菌滋生

续表

操作过程	操作流程	要点解析
• 铺浴巾于病人臀下,换盆、换水 • 协助或指导病人清洗会阴部 • 为病人换上清洁的衣裤	擦洗会阴	• 女病人由耻骨联合向肛门方向清洗
• 根据病人需要梳发、修剪指甲等 • 取舒适卧位,清理用物,整理床单位 • 洗手,记录	整理记录	• 50% 乙醇按摩足跟,促进病人舒适 • 必要时更换床单 • 记录执行时间及护理效果

4. 评价

(1) 病人感到身体清洁、舒适,身心愉快。

(2) 操作稳妥,护患沟通有效,病人安全、满意。

【注意事项】

1. 擦浴时注意病人保暖,控制室温,随时调节水温。

2. 动作轻柔、敏捷,注意遮挡,保护病人自尊。

3. 注意脐部的清洁,擦净腋窝、腹股沟等皮肤皱褶处。

4. 观察病情变化及全身状况,如出现寒战、面色苍白等应立即停止擦洗,并给予适当处理。

5. 擦浴过程中,遵循节力原则,两脚分开,降低身体重心。端盆时尽量靠近身体。

二、压疮的预防及护理

压疮(pressure ulcer)也称压力性溃疡(pressure ulcer),是身体局部组织长期受压,致血液循环障碍,使局部组织持续缺血、缺氧、营养缺乏,引起的组织破损和坏死。

(一)压疮发生的主要原因

1. 局部组织持续受压 卧床病人长时间不改变体位,局部组织受压过久,出现血液循环障碍。引起压疮发生的力学因素主要是垂直压力、摩擦力和剪切力,通常是 2~3 种力联合作用所致(图 9-7)。

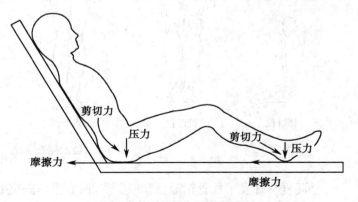

垂直压力:是引起压疮最主要的原因。单位面积承受的压力越大,组织发生压疮所需要的时间越短。研究提示,若外界施于局部的压强超过终末毛细血管的 2 倍,且持续 1~2 小时,即可阻断毛细血管对组织的灌流,引起组织缺氧;若持续受压 2 小时以上,就会引起组织不可逆的损害,从而发生压疮。

图9-7 压力发生的力学因素

摩擦力:当病人长期卧床,皮肤可受到床单表面的逆行阻力摩擦,易发生压疮。

剪切力:是由两层组织相邻表面间的滑行而产生进行性的相对移位所引起的,是由摩擦力和压力相加而成。剪切力的产生与体位关系密切,如当病人半卧位时,由于重力的作用可使身体下滑,皮肤与床铺出现平行的摩擦力,加上皮肤垂直方向的压力,从而导致剪切力发生,引起局部皮肤血液循环障碍,而发生压疮。

2. 局部潮湿或排泄物对皮肤的刺激 皮肤经常受到汗液、尿液、各种渗出液、引流液等物质的刺激,引起皮肤酸碱度的改变,致使表皮角质层的抵抗力下降,皮肤组织破损,容易继发感染。

3. 医疗措施使用不当 使用石膏绷带、夹板固定,衬垫不当,松紧不适宜,致使局部血液循环不良。

4. 营养状况 全身营养不良和水肿者,皮肤变薄,抵抗力减弱,受力后容易破损;营养摄入不足,则蛋白质合成减少,皮下脂肪减少,肌肉萎缩,受压处缺乏肌肉和脂肪组织的保护,引起血液循环障碍,因而易发生压疮。

5. 其他 年龄、体温过高、机体活动障碍等都会导致皮肤抵抗力下降,导致压疮发生率增高。

(二)压疮的易发部位

压疮好发于受压和缺乏脂肪组织保护,无肌肉包裹或肌层较薄的骨骼隆突处。卧位不同,受压点及好发部位也不同(图9-8)。

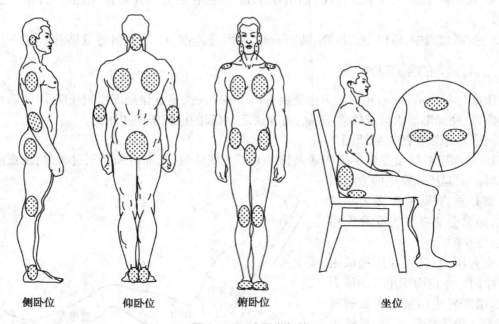

| 侧卧位 | 仰卧位 | 俯卧位 | 坐位 |

图9-8 压疮易发部位

仰卧位:好发于枕骨粗隆、肩胛部、肘部、脊椎体隆突处,骶尾部、足跟部。
侧卧位:好发于耳廓、肩峰部、肘部、髋部、膝关节的内外侧、内外踝处。
俯卧位:好发于耳廓、面颊部、肩部、女性乳房、男性生殖器、髂嵴、膝部、脚趾处。
坐位:好发于坐骨结节。

（三）压疮的预防

 知识窗

压疮发生的高危人群

压疮发生的高危人群包括：昏迷瘫痪的病人、机体极度消瘦病人、肥胖病人、脱水病人、疼痛病人、使用矫形器病人、体温过高病人、使用镇静药病人、老年人、大小便失禁的病人等。

压疮预防的关键在于加强管理,消除危险因素,因此,要求做到"七勤一好",即勤观察、勤翻身、勤擦洗、勤按摩、勤整理、勤更换、勤交班、营养好。

1. 避免局部组织长时间受压

（1）定时翻身：翻身可间歇性解除局部组织承受的压力。应鼓励和协助卧床病人经常更换卧位。可采用人工手动或电动翻身床协助病人翻身,翻身的间隔时间视病情及受压处皮肤情况而定,一般每2小时翻身一次,必要时每1小时翻身一次。建立床头翻身记录卡（表9-7）。

表9-7 翻身记录卡

姓名：　　　床号：

日期/时间	卧 位	皮肤情况	备 注	执行者

（2）保护骨隆突处和支持身体空隙处：对易发生压疮者,使用各种床垫,如海绵垫褥、气垫褥、水褥或软枕、羊皮垫等,可使支撑体重的面积增大,降低骨隆突处皮肤所受的压强。骨隆突部位还可以使用透明贴或减压贴保护。

（3）正确使用石膏绷带及夹板固定：对使用石膏绷带、夹板、牵引的病人,衬垫应平整,松软适度,并严密观察局部状况及指（趾）端的皮肤颜色、温度、运动及感觉;认真听取病人的反应,如发现石膏绷带凹凸不平,应立即报告医生,及时处理。

2. 避免潮湿刺激　对有大小便失禁、出汗及分泌物较多的病人应及时擦洗皮肤;床铺要经常保持清洁干燥,平整无渣屑;被服污染要及时更换,不可让病人直接卧于橡胶中单或塑料布上;小儿要勤换尿布。

3. 促进局部血液循环　对长期卧床的病人,最有效地促进血液循环的方法是使病人做主动的或被动的肢体运动,如每日进行全范围关节运动,维持关节的活动性和肌肉张力,促进肢体的血液循环。协助病人定时更换卧位;适当的室内温度;盆浴或用湿热毛巾擦背;常规检查受压处皮肤情况,对受压部位的皮肤进行按摩等均可以改善该部位血液循环,促进静脉回流,起到预防压疮的作用。

（1）手法按摩：①局部按摩：蘸少许50%乙醇或润滑剂,以手掌大小鱼际紧贴受压皮肤,做向心方向按摩,力量由轻到重,再由重到轻,每次3~5分钟。②全背按摩：协助病人侧卧或

俯卧,露出背部,先用热水进行擦洗,再以两手或一手蘸50%乙醇或润滑剂按摩。可采用按摩法、揉捏法、叩击法等(表9-8)。

表9-8　全背按摩

方法	操作过程
按摩法	用双手手掌的大小鱼际,从病人骶尾部开始,以环形动作沿脊椎两侧边缘向上按摩(力量要足够刺激肌肉组织),至肩部后(手法稍轻)向下至腰部,按摩后手再轻轻滑至臀部及尾骨处。如此反复有节奏地按摩数次。再用拇指指腹由骶尾部开始沿脊柱按至第七颈椎处(图9-9)
揉捏法	用大拇指及其余四指一连串抓起或捏起大块肌肉,采取有节律地抓起或压缩动作,先揉捏病人一侧背部及上臂,再由臀部往上至肩部,同法揉捏另一侧
叩击法	用两手掌小指侧,轻轻叩敲臀部、背部及肩部

(2)电动按摩器:电动按摩器是依靠电磁作用,引导按摩器头振动,以代替各种手法按摩,操作者应根据不同部位选择合适的按摩头,并将按摩器头紧贴皮肤进行按摩。

4. 改善机体营养状况　营养不良是导致压疮的内因之一,也是直接影响压疮愈合的因素。良好的膳食是改善病人的营养状况、促进疮面愈合的重要条件。因此,在病情许可下,应给予高蛋白、高热量、高维生素、富含矿物质饮食,以增强机体抵抗力和组织修复能力,促进慢性溃疡的愈合。必要时还可采取支持疗法,如补液、输血、肠外高营养等。

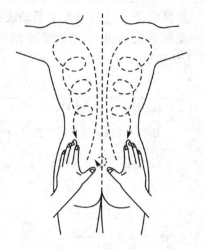

图9-9　背部按摩

(四)压疮的分期及临床表现

压疮的发生为渐进性过程,目前常用的分类系统是依据其损伤程度将压疮分为四期(图9-10)。

Ⅰ期:瘀血红润期,此期为压疮的初期。局部皮肤出现暂时性血液循环障碍,表现为红、肿、热、麻木或有触痛,解除压力30分钟后,皮肤颜色不能恢复正常。此期皮肤的完整性未受到破坏,为可逆性改变,若能及时去除原因,可阻止压疮的发展。

Ⅱ期:炎性浸润期,红肿部位如继续受压,血液循环仍得不到改善,静脉回流受阻,局部静脉瘀血。受压表面可呈紫红色,皮下产生硬结,表皮水泡形成,极易破溃,病人有疼痛感。此期若及时解除受压,改善血液循环,清洁创面,仍可防止压疮进一步发展。

Ⅲ期:浅度溃疡期,全层皮肤破坏,可深及皮下组织和深层组织。表皮水泡逐渐扩大、破溃,真皮创面有黄色渗出物,感染后脓液流出,浅层组织坏死,溃疡形成,疼痛加重。

Ⅳ期:坏死溃疡期,为压疮严重期。表现为坏死组织侵入真皮下层和肌肉层,感染向周围及深部组织扩展,可深达骨骼。脓性分泌物增多,坏死组织发黑,有臭味,严重者细菌入血可引起脓毒败血症,造成全身感染,危及病人生命。

(五)压疮的治疗与护理

压疮发生后,应在积极治疗原发病的同时,实施全身治疗,增加营养摄入,增强机体抵抗力,给予平衡饮食,增加蛋白质、维生素及微量元素的摄入,加强局部治疗和护理。

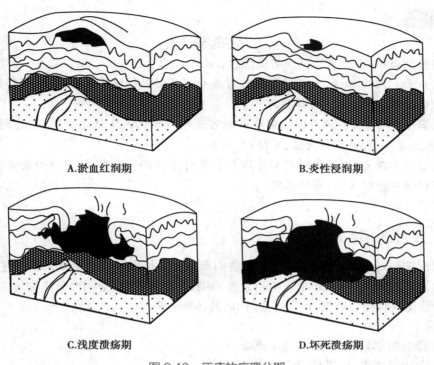

A.淤血红润期   B.炎性浸润期

C.浅度溃疡期   D.坏死溃疡期

图 9-10　压疮的病理分期

1. 瘀血红润期　此期护理原则是去除致病原因,加强护理,防止压疮继续发展。如增加翻身次数,避免局部组织受压过久;避免潮湿、摩擦的刺激;改善全身营养状况等。

2. 炎性浸润期　此期护理原则是保护皮肤,避免感染。除继续加强上述措施外,对未破的小水泡要减少摩擦,防止破裂感染,使其自行吸收;大水泡可在无菌操作下用注射器抽出泡内液体(不必剪去表皮),然后涂以消毒液,用无菌敷料包扎。若水泡已破溃并露出创面,需消毒创面及周围皮肤,并根据创面类型选择合适的伤口敷料。另外配合使用红外线或紫外线照射治疗,可起到消炎、干燥、促进血液循环的作用。

3. 浅度溃疡期　此期护理的重点是解除压迫,清洁创面,去除坏死组织,处理伤口渗出液,促进肉芽组织生长,并预防和控制感染。

根据伤口类型选择伤口清洗液。创面无感染时,可用生理盐水进行冲洗;创面有感染时,需根据创面细菌培养及药物敏感试验结果选择合适的冲洗液,如可选用 1 : 5000 呋喃西林溶液、3%的过氧化氢溶液等。

另外,为控制感染和增加局部营养供给,可于局部创面采用药物治疗,如碘附、胰岛素、碱性成纤维因子等,或采用具有清热解毒、活血化瘀、去腐生肌的中草药治疗。

4. 坏死溃疡期　此项除继续加强浅度溃疡期的治疗和护理措施外,采取清创术清除焦痂和腐肉,处理伤口潜行和窦道以减少无效腔,并保护暴露的骨骼、肌腱和肌肉。

对深达骨质、保守治疗效果不佳或久治不愈的压疮可采取外科手术治疗,如手术修刮引流、植皮修补缺损或皮瓣移植术等。

知识窗

压疮护理新进展

湿性愈合理论:大量证据证明湿性愈合比干性愈合快得多。临床报告:湿性治疗使病人伤口面积缩小加快,大量肉芽组织形成并可见上皮细胞快速再生;能够保护创面,维持人体恒温 37℃,保护伤口湿润。

自容清创性理论:应用湿性愈合敷料可使伤口水化或保持伤口湿润,达到痂皮软化,坏死组织溶解,使伤口清洁、无痛、无出血。

渗液滋养理论:未感染的伤口渗液含有多种活性酶和蛋白质,对伤口有营养作用,同时可以保护神经末梢,减轻疼痛。

三、会阴部清洁护理

会阴部护理(perineal care)包括清洁会阴部位及其周围皮肤。会阴部护理主要适用于自理能力缺陷的病人,特别是泌尿生殖系统感染、大小便失禁、会阴部分泌物过多或尿液浓度过高导致皮肤刺激或破损、留置导尿、产后及各种会阴部术后的病人。

【目的】

1. 去除会阴部异味,预防和减少感染。

2. 防止皮肤破损,促进伤口愈合。

3. 增进舒适。

【操作程序】

1. 评估

(1) 病人的年龄、病情、意识、心理状态、配合程度。

(2) 有无尿失禁或留置导尿管。

(3) 会阴部清洁程度、皮肤黏膜情况、有无伤口、流血及流液情况。

2. 计划

(1) 病人准备:了解会阴部护理的目的、方法、注意事项及配合要点;协助病人排空大、小便。

(2) 护士准备:着装整洁,修剪指甲,洗手,戴口罩。

(3) 用物准备

1) 治疗车上层:治疗盘内备:无菌棉球、无菌纱布、无菌溶液、大量杯、镊子、一次性手套;橡胶单、中单、毛巾、浴巾、卫生纸、水壶(内盛热水 50~52℃)、手消毒液。

2) 治疗车下层:便盆、生活垃圾桶、医用垃圾桶。

(4) 环境准备:关好门窗,调节室温(24±2)℃,屏风或帷帘遮挡。

3. 实施(表 9-9)

表9-9 会阴部护理技术

操作过程	操作流程	要点解析
• 备齐用物,携至床旁,仔细核对病人床号、姓名、住院号 • 解释操作目的、配合要点	核对解释	• 核对床头卡、手腕带并询问,做到核对无误 • 合理解释,取得配合
• 用屏风遮挡,关闭门窗 • 协助病人取仰卧位 • 将浴巾盖于病人胸部	安置体位	• 保护病人隐私 • 便于暴露会阴部 • 保暖
• 戴一次性手套	戴好手套	• 预防交叉感染
• 协助病人暴露会阴	暴露会阴	• 便于操作
• 脸盆内放温水,将脸盆和卫生纸放于床旁桌上,将毛巾放于脸盆内	准备温水	• 合适的水温可避免会阴部烫伤
	擦洗会阴	
◆ **男性** • 将浴巾上半部返折,暴露阴茎部位,清洗并擦干两侧大腿上部	大腿上部	• 保暖,保护病人隐私,铺浴巾可防止操作中多余水分流入腹股沟
• 轻轻提起阴茎,将浴巾铺于下方,由尿道口向外环形擦洗阴茎龟头部(图9-11)。更换毛巾,反复擦洗,直至擦净阴茎龟头部	阴茎龟头	• 擦洗方向从污染最小至污染最大部位,防止细菌向尿道口传播
• 沿阴茎体由上向下擦洗,注意阴茎下皮肤 • 小心托起阴囊,擦洗阴囊下皮肤皱褶处	阴茎阴囊	• 力度柔和、适度,避免过度刺激 • 轻轻擦拭,皮肤皱褶处容易有分泌物蓄积
◆ **女性** • 浴巾上半部返折,暴露会阴部位,清洗并擦干两侧大腿上部	大腿上部	• 保暖并保护病人隐私
• 一手合上阴唇;另一手擦洗阴唇外黏膜部分,从会阴部向直肠方向擦洗	阴唇部位	• 皮肤皱褶处易存留分泌物,易造成致病菌滋生和繁殖 • 减少传播的机会
• 一手分开阴唇,暴露尿道口和阴道口。一手从会阴部向直肠方向轻轻擦洗各个部位,彻底擦净阴唇、阴蒂及尿道口周围部分	分开擦洗	• 每擦一处,更换毛巾的不同部位 • 女性月经期或留置导尿时,可用棉球清洁
• 臀下铺橡胶单、中单,再置便盆于病人臀下	放置便盆	
• 护士持装有温水的量杯,一手持夹有棉球的镊子,边冲水边擦洗会阴部(图9-12)	冲洗会阴	• 将用过的棉球弃于便盆中
• 撤去便盆、中单、橡胶单	撤物整理	• 增加舒适,减轻焦虑
• 浴巾归位,盖于会阴部,协助病人取侧卧位	取侧卧位	• 便于护理肛门部位
• 用卫生纸擦净	擦洗肛门	• 特别注意肛门部位的皮肤情况,涂药膏保护皮肤
• 脱去一次性手套,协助病人穿好衣裤	穿好衣裤	• 将一次性手套弃于医用垃圾桶内
• 撤去污单,协助取舒适卧位,整理床单位 • 洗手,记录	整理记录	• 满足病人舒适需求 • 执行时间及护理效果

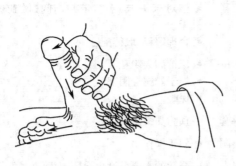

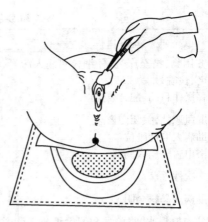

图 9-11 男性病人会阴部清洁护理　　　　图 9-12 女性病人会阴部清洁护理

4. 评价

(1) 护患沟通有效,能积极配合,会阴部无异味。

(2) 护士操作熟练,动作轻柔,保护病人隐私,维护病人自尊。

【注意事项】

1. 进行会阴擦洗时,每擦洗一个部位,毛巾应清洗一次或更换毛巾的擦洗位置,保持每个部位的相对清洁。如用棉球擦洗,每擦洗一处应更换一个棉球。

2. 护士在操作时,应利用人体力学原理,保持良好的身体姿势,注意节时省力。

3. 如果病人有会阴部或直肠手术,应使用无菌棉球擦净手术部位及会阴部周围。

4. 操作中减少暴露,注意保暖,保护病人隐私。

5. 留置导尿管者,由尿道口处向远端依次用消毒棉球擦洗。

6. 女性病人月经期不宜采用会阴冲洗。

第四节　晨晚间护理

晨晚间护理是为危重、昏迷、瘫痪、高热、大手术后及年老体弱等自理能力受限的病人,在晨晚间实施的生活护理。

一、晨间护理

晨间护理(morning care)是基础护理的一项重要工作内容,一般于每天清晨诊疗工作前完成。

(一) 晨间护理目的

1. 促进病人清洁、舒适,预防压疮、肺炎等并发症的发生。

2. 观察和了解病情,为诊断、治疗及调整护理计划提供依据。

3. 进行心理和卫生指导,满足病人心理需求,促进护患沟通。

4. 保持病室和床单位的整洁、美观。

(二) 晨间护理内容

1. 协助洗漱　根据病人病情和自理能力,协助病人排便、洗漱及进食等。

2. 预防压疮　帮助病人翻身。检查局部皮肤情况,酌情进行皮肤按摩。

3. 观察病情　了解夜间病人睡眠情况及感受,观察病情变化,根据需要进行心理护理及健康教育。

4. 整理床单位　扫净床单并铺好,需要时更换。整理病房内环境,征求病人意见。酌情开窗通风。

二、晚间护理

晚间护理(evening care)是指晚间入睡前为病人提供的护理。

(一) 晚间护理目的

1. 确保病室安静、清洁,为病人创造良好的夜间睡眠条件,促进病人入睡。

2. 观察和了解病情,满足病人身心需要,促进护患沟通。

3. 预防压疮的发生。

(二) 晚间护理内容

1. 睡前指导　指导病人睡前进食不宜过饱,饮水不宜过多,不饮浓茶和咖啡;避免过度兴奋,养成定时就寝的良好习惯。

2. 协助洗漱　根据病人病情和自理能力,协助病人排便、洗漱等,女性病人给予会阴清洗。放置便盆时,一只手托起腰和骶尾部,同时嘱病人抬高臀部,另一只手将便盆扁平部放于臀下,开口向下。不可使用破损便盆,天冷时可用热水加热便盆。

3. 预防压疮　根据病人取舒适卧位,并检查病人全身皮肤有无受压情况,按摩背部及受压骨隆突处皮肤。

4. 整理床单位　按需更换衣裤、盖被、大单及中单,根据室温增减盖被,保持床单位平整。

5. 观察病情　经常巡视病房,了解病人睡眠情况,观察病情变化,并酌情处理。

三、卧床病人更换床单技术

【目的】

1. 保持床铺的清洁、干燥、平整,使病人感觉舒适。

2. 观察病人的病情变化,预防压疮等并发症的发生。

3. 保持病室的整洁美观。

【操作程序】

1. 评估

(1) 病人的年龄、病情、意识、心理状态及合作程度。

(2) 床单位的清洁程度。

(3) 病室环境是否安全、保暖,有无其他需要。

2. 计划

(1) 病人准备:病情稳定,了解更换床单的目的、配合方法及所需时间,愿意合作。

(2) 护士准备:着装整洁,修剪指甲,洗手,戴口罩。

(3) 用物准备:护理车、清洁的大单、中单、被套、枕套、床刷和床刷套(略湿)、污物袋、手消毒液,需要时备清洁衣裤、便器。

(4) 环境准备:根据病人需要调节室温,关闭门窗,以屏风或帷幕遮挡。

3. 实施(表 9-10)

表 9-10 卧床病人更换床单技术

操作过程	操作流程	要点解析
• 备齐用物,携至床旁,仔细核对病人床号、姓名、住院号 • 解释操作目的、配合要点	核对解释	• 核对床头卡、手腕带并询问,做到核对无误 • 合理解释,取得合作
• 移开床旁椅,放于床尾处,移开床旁桌,距床 20cm 左右 • 将清洁被服按使用顺序放于床尾椅上	摆置用物	• 病情允许,放平床头和床尾支架 • 遵守节力原则
	更换床单	
◆ **侧卧式**		
• 松开床尾盖被,协助病人侧卧于对侧,背向护士,枕头和病人一起移向对侧	松被翻身	• 卧位安全,防止坠床,注意身上导管
• 松开近侧各层床单,将中单向内卷入病人身下,扫净橡胶中单,搭于病人身上,将大单向内卷入病人身下,扫净褥垫上的渣屑	松单扫床	• 从床头至床尾扫净渣屑,注意扫净枕下及病人身下 • 污染面向上内卷
• 将清洁大单的中线和床的中线对齐,一半塞入病人身下,靠近侧半幅大单,自床头、床尾、中间按顺序铺好 • 拉平橡胶中单,铺上清洁中单,一半塞入身下,半幅中单连同橡胶中单一起塞入床垫下	铺近侧单	• 对侧一半大单正面向内翻卷,包紧床角,使病床平整、舒适 • 橡胶单有破损时重新更换 • 中单清洁面向内翻转
• 协助病人侧卧于铺好的一边,转至对侧	翻身转移	• 确保病人安全
• 松开各层床单,撤去污中单,扫净橡胶单,搭于病人身上,将污大单放于污物袋中 • 扫净床褥上的渣屑,依次将清洁大单、橡胶单、中单逐层拉平、铺好 • 协助病人平卧	铺对侧单	• 注意观察病人,安置好各种导管 • 包紧床角,使病床平整、舒适
◆ **平卧式**		
• 一手托起病人头部,另一手迅速取出枕头,放于床尾椅上松开床尾盖被,将床头污大单横卷成筒状	取枕卷单	• 骨科病人可利用牵引架上的拉手抬起上半身
• 清洁大单横卷成筒状铺在床头,叠缝中线和床中线对齐,铺好床头大单,然后抬起病人的上半身,将污大单、中单及橡胶单一起从床头卷至病人臀下,同时将清洁大单随着污单从床头拉至臀部 • 放下病人上半身,抬起臀部迅速撤去污大单、中单及橡胶单,同时将清洁大单拉至床尾 • 将污大单及中单放于污物袋中	铺单撤单	• 注意动作协调,清洁与污染区分 • 注意观察病人的面色、脉搏、呼吸等情况 • 橡胶单放于床尾椅背上
• 铺好清洁大单。先铺好一侧橡胶单及中单,将余下半幅塞于病人身下,转至床对侧,将橡胶单、中单铺好	展平铺好	

续表

操作过程	操作流程	要点解析
	更换被套	
◆ **方法一**		
• 松开被套,解开被尾带子,将污被套自被尾翻卷至被头,取出棉胎,平铺于床上	取出棉胎	• 如果病人能够配合,可请病人抓住被套两角,方便操作,避免被头空虚,注意保护病人避免受凉
• 将正面向内的清洁被套铺于棉胎上,翻转拉出被套和棉胎的被角,套清洁被套同时卷出污被套,直至床尾 • 污被套放于污物袋中	套上被套	• 避免棉胎接触病人皮肤
• 系好被套尾端带子,叠成被筒,尾端向内折叠与床尾平齐	整理盖被	• 盖被头端充实,距床头 15cm 左右
◆ **方法二**		
• 棉胎在污被套内竖折三折后按"S"形折叠拉出,放于床尾椅上	取出棉胎	
• 将清洁被套正面向外铺于污被套之上,其尾端向上打开 1/3,将棉胎套入清洁被套内 • 拉平已套好的棉胎和被套,同时卷出污被套放于污物袋中,系好被套尾端带子。余同上	套上被套	
• 撤下污枕套,换上清洁枕套,枕头整理松软后放于病人头下	更换枕套	• 迅速套好以免引起不适
• 协助病人取舒适卧位 • 整理床单位,开窗通风,清理用物,洗手	整理用物	• 使病人睡卧舒适 • 保持室内空气清新

4. 评价

(1) 病人感觉舒适、安全。

(2) 操作轻稳、节省体力,床单位整洁、美观。

(3) 护患沟通有效,满足病人身心需要。

【注意事项】

1. 操作时动作轻稳,注意节力,若两人配合应动作协调。

2. 保证病人舒适与安全,不宜过多翻动和暴露病人,维护病人隐私,必要时可用床档,保护病人。

3. 病人的衣服、床单、被套等一般每周更换 1~2 次,如被血液、便液等污染时,应及时更换。

4. 病床应湿式清扫,一床一巾一消毒。禁止在病区走廊地面上堆放更换下来的衣物。

 边学边练

实践 13：口腔护理技术

实践 14：压疮的预防及护理技术

实践 15：会阴部护理技术

实践 16：卧床病人更换床单技术

实践 17：床上擦浴技术

(杨艳红 刘晨冰 寿菲)

思考题

1. 陈某,男性,40岁,因肺炎应用抗生素数周。近日发现口腔黏膜和舌苔出现乳白色片状分泌物,不易拭去。

请问:

(1) 护士在为其进行口腔护理时需要评估哪些内容?

(2) 该病人出现了什么问题?

(3) 护士应为其选择何种口腔护理溶液? 其作用是什么?

(4) 护士在为其进行口腔护理时应注意什么问题?

2. 李先生,68岁,3周前因脑出血导致左侧肢体瘫痪,大小便失禁。晨间护理时发现其骶尾部皮肤呈紫红色,有大小不等的水泡,皮下可触及硬结。

请问:

(1) 病人处于压疮的哪一期?

(2) 如何进行护理?

第十章 饮食护理

 学习目标

1. 具有高度的同情心和责任心,关心尊重病人。
2. 掌握医院饮食种类、适用范围、原则;一般饮食护理;鼻饲技术。
3. 熟悉人体需要的营养素;要素饮食的目的、操作方法、注意事项。
4. 了解影响人体饮食营养的因素。
5. 熟练掌握鼻饲技术。

饮食(diet)是营养的来源,营养是健康的根本,是维持人体生命功能的源泉。科学合理的饮食供给不仅能维持机体正常生理功能,促进生长发育,提高机体的抵抗力和免疫力,保持健康和增进健康,祛病延寿,提高生命质量,还能协助临床诊断和治疗,是促进疾病康复的有效手段。因此,护士必须具备较全面的营养和饮食方面的相关知识,才能正确评估病人的营养状况、饮食习惯,制定合理的饮食护理计划并有效实施,给予合理的饮食指导,满足病人对营养的需要。

第一节 医院饮食

食物中能被人体消化、吸收和利用的成分称为营养素。人体需要的营养素包括蛋白质、脂肪、碳水化合物、矿物质、微量元素、维生素和水(附录3)。人的生命活动需要消耗能量,而人体所需要的能量是由蛋白质、脂肪、碳水化合物三大营养素在体内酶的作用下经过生物氧化释放出来的能量所提供的。因此,蛋白质、脂肪、碳水化合物被称为"产热营养素",产热量分别为蛋白质 16.7kJ/g(4kcal/g)、脂肪 37.6kJ/g(9kcal/g)、碳水化合物 16.7kJ/g(4kcal/g)。按中国营养学会的推荐标准,我国成年男子的热能供给量为 10.0~17.5MJ/d,成年女子为 9.2~14.2MJ/d。

热能常用兆焦耳(MJ)或千卡(kcal)来表示,两者的换算关系:

$$100 \text{ 千卡} = 4.184 \text{ 兆焦耳} \quad 1 \text{ 兆焦耳} = 239 \text{ 千卡}$$

为适应病人不同病情的需要,帮助诊断、治疗、促进疾病的康复,医院的饮食可分为基本饮食、治疗饮食和试验饮食三大类。

一、基本饮食

基本饮食(general diet)适合大多数病人的需要。包括普通饮食、软质饮食、半流质饮食、流质饮食四种(表10-1)。

表 10-1　基本饮食

类别	适用范围	饮食原则	用法及热量
普通饮食	病情较轻或疾病恢复期;体温正常;消化功能正常者	营养平衡,美观可口;易消化、无刺激性食物	每日进餐 3 次 蛋白质 70~90g/d 总热量 9.5~11MJ/d
软质饮食	消化功能差;低热;咀嚼不便、老、幼病人;口腔疾患或术后恢复期等病人	营养均衡;食物碎、软、烂;无刺激性、易消化、易咀嚼;少油炸、少油腻、少粗纤维及强烈刺激性调料,如面条、软饭、菜和肉要切碎、煮烂	每日进餐 3~4 次 蛋白质 60~80g/d 总热量约 8.5~9.5MJ/d
半流质饮食	消化道疾患、体弱、吞咽咀嚼困难、发热及术后等病人	少食多餐;无刺激性、易咀嚼、吞咽和消化;纤维少,营养丰富;食物呈半流质状态,如泥、末、粥、羹、面条、馄饨、蒸鸡蛋、肉末、豆腐、碎嫩菜叶等	每日进餐 5~6 次,每次300ml 蛋白质 50~70g/d 总热量 6.5~8.5MJ/d
流质饮食	高热、口腔疾患、各类大手术后、急性消化道疾患、危重或全身衰竭等病人	食物呈液体状,如奶类、豆浆、米汤、稀藕粉、肉汁、菜汁、果汁等;此类饮食所含热量及营养不足,只能短期使用;通常辅以肠外营养以补充热能和营养	每日进餐 6~7 次,每次200~300ml 蛋白质 40~50g/d 总热量 3.5~5.0MJ/d

二、治疗饮食

治疗饮食(therapeutic diet)是在基本饮食的基础上,适当调整热能和营养素的摄入量,以适应病情需要,达到治疗的目的(表 10-2)。

表 10-2　治疗饮食

类别	适用范围	饮食原则及用法
高热量饮食	用于热能消耗较高的病人,如甲状腺功能亢进、大面积烧伤、结核、肝炎、胆道疾患、体重不足、高热病人及产妇等	在基本饮食的基础上加餐 2 次,可进食牛奶、豆浆、鸡蛋、蛋糕、巧克力及甜食等。总热能约为 12.5MJ/d
高蛋白质饮食	用于高代谢性疾病,如恶性肿瘤、结核、贫血、烧伤、肾病综合征、甲状腺功能亢进、低蛋白血症、大手术后等病人及孕妇、哺乳期妇女	增加蛋白质的含量,如肉类、鱼类、蛋类、乳类、豆类等。按体重计算 1.5~2g/(kg·d),每日总量不超过 120g,总热能为 10.5~12.5MJ/d
低蛋白质饮食	用于限制蛋白质摄入的病人,如急性肾炎、尿毒症、肝性脑病等病人	成人蛋白质摄入总量在 40g/d 以下,视病情需要也可在 20~30g/d,多给蔬菜和含糖量较高的食物以维持热量,肾功能不全的病人应多摄入动物性蛋白,忌用豆制品;而肝性脑病的病人应以植物蛋白为主
低脂肪饮食	用于肝、胆、胰疾病,高脂血症、动脉硬化、冠心病、肥胖症及腹泻等病人	成人脂肪摄入量 <50g/d,肝、胆、胰疾患的病人<40g/d,尤其要限制动物脂肪的摄入,少用油,禁食肥肉、蛋黄、动物脑等食物。高脂血症及动脉硬化病人不必限制植物油(椰子油除外)
低盐饮食	用于急慢性肾炎、心脏病、先兆子痫、肝硬化伴腹水、重度高血压水肿较轻等病人	成人食盐摄入量 <2g/d(含钠 0.8g)或酱油10ml/d,但不包括食物内自然存在的氯化钠。禁食腌制品,如香肠肉、咸菜、皮蛋、火腿、香肠、咸肉、虾米等

续表

类别	适用范围	饮食原则及用法
无盐低钠饮食	适用范围同低盐饮食,但水肿较重者	无盐饮食,除食物内自然含钠量外,不放食盐烹调 低钠饮食,除无盐外,还应控制摄入食物中自然存在的钠含量(<0.5g/d),禁用腌制品。对于无盐低钠者,还应禁用含钠多的食物和药物,如含碱食品(馒头、油条、挂面、汽水)和碳酸氢钠药物等,烹调时可采用增加糖、醋、无盐酱油、少钠酱油等调味
低胆固醇饮食	用于高胆固醇血症、高脂血症、动脉硬化、冠心病、高血压等病人	胆固醇的摄入量<300mg/d,禁用或少用含胆固醇高的食物。如动物内脏和脑、鱼子、蛋黄、肥肉和动物油等
高纤维素饮食	用于便秘、肥胖、高脂血症、糖尿病等病人	选择含纤维素多的食物,如韭菜、芹菜、粗粮、竹笋、香蕉、菠菜等,成人食物纤维素量>30g/d
少渣饮食	用于伤寒、痢疾、肛门疾病、腹泻、肠炎、食管胃底静脉曲张、咽喉部及消化道手术后的病人	少用含纤维素多的食物,如粗粮、竹笋、芹菜等,不用强刺激性调味品和坚硬的食物,肠道疾患病人少用油

三、试验饮食

试验饮食(test diet)是指在特定的时间内,通过调整饮食的内容而协助疾病的诊断和提高实验室检查准确性的一类饮食(表 10-3)。

表 10-3 试验饮食

饮食种类	适用范围	饮食要求	实施时间
胆囊 B 超检查饮食	用于需要进行 B 超检查胆囊、胆管、肝胆管有无结石、慢性炎症及其他疾病病人	检查前 3 天最好禁食牛奶、豆制品、糖类等易于发酵产气食物,检查前 1 日晚餐进无脂肪、低蛋白、高糖类清淡饮食。检查当日早晨禁食 若还需要了解胆囊收缩的功能,则在第 1 次 B 超检查之后,如胆囊显影良好,进食高脂肪餐(如油煎荷包蛋 2 只或奶油巧克力 40~50g,脂肪量为 25~50g),以刺激胆囊收缩和排空,有助于显影剂进入胆囊;30~45 分钟后,进行第 2 次 B 超检查观察,若效果不明显,可再等待 30~45 分钟后再次检查	试验前 3 天以及试验期间
潜血试验饮食	用于大便潜血试验前的准备,以协助诊断有无消化道出血	试验前三天起禁食肉类、肝脏、血类食品、含铁剂药物及大量绿色蔬菜等,以免产生假阳性反应。可食牛奶、豆制品、白菜、冬瓜、土豆、白萝卜、菜花、山药等,第 4 日起连续留取 3 天粪便做潜血检查	试验前 3 天以及试验期间
甲状腺 131I 试验饮食	用于协助测定甲状腺功能	试验期间禁用含碘食物及其他一切影响甲状腺功能的药物及食物,如海带、紫菜、海参、虾、鱼、加碘食盐等。禁用含碘消毒剂做局部消毒。2 周后做 131I 功能测定	试验期为 2 周
肌酐试验饮食	用于协助检查、测定肾小球的滤过功能	试验期间禁食肉类、禽类、鱼类、茶与咖啡,限制蛋白质的摄入;全天主食<300g,蛋白质<40g,以排除外源性肌酐的影响,蔬菜、水果、植物油不限制,热量不足可增加藕粉和含糖的食物,第三天留取尿液做肌酐试验	试验期为 3 天

续表

饮食种类	适用范围	饮食要求	实施时间
尿浓缩功能试验饮食(干饮食)	用于检查肾小管的浓缩功能	全天饮食中水分摄入量控制在 500~600ml,可食用含水分少的食物,如米饭、面包、土豆、豆腐干、馒头、炒鸡蛋等,烹调时尽量不加水或少加水;避免食用过甜、过咸或含水量高的食物;蛋白质摄入量为 1g/(kg·d)	试验期为1天

第二节　一般饮食的护理

饮食护理(diet nursing)是满足病人基本生理需要的重要护理措施。护士通过对病人饮食与营养的全面评估,确认病人在营养方面存在的健康问题,并采取适宜的饮食护理,帮助病人改善营养状况,以促进早日康复。

一、营养状况评估

(一)影响因素的评估

1. 生理因素

(1) 年龄与活动:年龄不同,对食物的爱好、每日所需的食物量和特殊营养素均有所差异。例如婴幼儿、青少年生长发育速度较快,所需热量和营养素较多;老年人由于新陈代谢逐渐减慢,每日所需热量减少,但对钙的需求增加。同时,年龄也可影响人们对食物质地的选择,如婴幼儿咀嚼及消化功能尚未完善、老年人咀嚼及消化功能减退,应供给他们质地柔软易于消化的食物。由于职业、性格等不同,活动量也不同,活动量大的人所需的热能及营养素高于活动量小的人。

(2) 身高与体重:身高与体重是人体生长发育及营养状况的综合反映。测量体重按公式计算,实测体重与标准体重的差值除以标准体重值所得百分数,公式:(身高:cm,体重:kg)

$$\frac{实测体重-标准体重}{标准体重}\times100\%$$

百分数在 ±10% 以内为正常范围,增加 10%~20% 为过重,超过 20% 为肥胖,减少 10%~20% 为消瘦,低于 20% 则为明显消瘦。

我国常用的标准体重计算公式为 Broca 的改良公式:

男性:标准体重 = 身高(cm)-105

女性:标准体重 = 身高(cm)-100-2.5

(3) 特殊生理状况:妊娠和哺乳期妇女对营养需求明显增加,并有饮食习惯的改变。妊娠期妇女摄入营养素的比例应均衡,同时需要增加蛋白质、铁、碘、叶酸的摄入量。在妊娠的后三个月尤其要增加钙的摄入量。哺乳期妇女在每日饮食的基础上再增加 500kcal 热量,蛋白质的需要量为 65g/d。同时应注意维生素 B 及维生素 C 的摄入。

2. 心理、社会因素

(1) 心理因素:不良的情绪,如焦虑、抑郁、烦躁或过度兴奋、悲哀、恐惧等均可引起交感神经兴奋,抑制胃肠蠕动和消化液的分泌,使病人食欲缺乏,进食减少甚至厌食。而愉快轻松的心理状态会促进食欲。进食环境的整洁,食品的清洁美观,食物的感官性状,色、香、味、美等可增进食欲。

（2）社会文化因素：人的饮食受经济状况、文化背景、宗教信仰、地域环境等因素影响。经济状况直接影响到人们对食物的购买力和饮食习惯；文化背景和宗教信仰影响了人们对食物种类的选择、制作及进食的时间和方式等；不同的地域和气候环境会影响人们对食物的选择，并形成特定的饮食习惯。如东北地区居民喜食腌渍的酸菜，因其中含有较多的亚硝胺类物质，易导致消化系统肿瘤的发生。

3. 病理因素

（1）疾病：许多疾病可以影响病人的食欲，食物的摄取、消化、吸收、排泄等。某些高代谢性疾病如发热、甲状腺功能亢进、烧伤等，以及慢性消耗性疾病如结核等，机体所需营养素增加。某些疾病可引起机体营养素流失，如肾炎病人，通过尿液流失大量蛋白质，则所需营养也应增加。

（2）药物：有的药物可以促进或抑制食欲，而影响消化吸收。如盐酸赛庚啶、类固醇类、胰岛素等药物可以增进食欲；非肠溶性红霉素、氯贝丁酯等可降低食欲；苯妥英钠干扰叶酸和维生素 C 的吸收。

（3）食物：某些人会对某种特定食物发生过敏反应或不耐受。如虾、蟹等海产品可引起腹泻和哮喘。人体对食物不耐受的原因主要是由于人体内特定酶的遗传缺陷而导致对食物中的色素、添加剂或天然含有物质的不耐受，如由于乳糖酶缺乏而引起对乳制品的不耐受，食用后可发生腹泻及酸性便等。

（4）饮酒：长期大量饮酒可以导致食欲缺乏，对营养素的摄入造成影响，另外，也会对全身的各个系统和器官造成危害，如酒精性肝病、胰腺炎、心肌病等，严重时会危及生命。

（二）营养状况的评估（表 10-4）

表 10-4　营养状况的身体征象

评价项目	营养良好	营养不良
体重	正常范围	肥胖或低于正常体重
毛发	浓密、有光泽	干燥、稀疏、无光泽、易脱落
面色	滋润、平滑、无肿胀	暗淡无光泽、弹性差、肿胀
皮肤	有光泽、弹性好	无光泽、干燥、弹性差、肤色过淡或过深
黏膜	红润	苍白、干燥
皮下脂肪	丰满	菲薄
指甲	粉色，坚实	粗糙，无光泽；反甲；易断裂
肌肉和骨骼	肌肉结实；骨骼无畸形	肌肉松弛无力；肋间隙、锁骨上窝凹陷、肩胛骨和髂骨突出

二、病人的饮食护理

【目的】

依据对病人营养状况的评估，结合疾病的特点，护士确定护理诊断，制定有针对性的饮食护理计划，实施相应护理，可帮助病人摄入足量、合理的营养素，促进疾病康复。

【操作程序】

1. 评估

（1）进食情况：包括每日用餐次数、时间、摄食种类、摄入量、有无规律等。

(2) 饮食习惯:喜好或厌恶的食物、有无食物过敏、烟酒嗜好。

(3) 食欲状况:食欲有无增加或减少,以及引起变化的原因。

(4) 其他:有无影响营养需求和饮食摄入的因素,如咀嚼不便、口腔疾患等。

2. 计划

(1) 护士准备:着装整洁,洗手,必要时戴口罩。

(2) 饮食准备:尊重病人的饮食习惯,在病情允许的情况下,尽可能给病人提供喜好的食物,保证色、香、味、形美。

(3) 病人准备:协助病人做好进食前的准备,消除病人的焦虑、忧郁、恐惧、烦躁等不良情绪,使病人愉快进餐。

(4) 环境准备:营造良好的进食环境,整洁、安静、舒适、空气清新、气氛轻松为原则。

3. 实施

(1) 进食前护理

1) 整理清除:进食前半小时开窗通风,收拾床旁桌椅及床单位,去除一切不良气味及视觉印象,如粪、尿、便器、呕吐物、噪声等及同室病友需要用便器,用后及时撤除,以免进餐时不良气味影响食欲。

2) 暂停遮挡:进食前暂停非紧急的治疗、检查、护理。对病室的危重病人或呻吟的病人,以屏风遮挡或拉上帷帘。

3) 提供安排:提供清洁美观的餐具,病情允许可鼓励病人在餐厅集体就餐,利于沟通,促进食欲。

4) 督促协助:督促或协助病人洗手、漱口,病情严重者应做口腔护理。

5) 安置体位:协助病人采取舒适的进食姿势,如病情许可,协助病人下床进食;不能下床者可安置坐位或半坐位,摆好跨床小桌(图10-1)。卧床病人可取侧卧位或仰卧位,头偏向一侧,并给予适当的支托。将治疗巾或餐巾围于病人胸前,以保持衣服和被单的清洁,做好就餐准备。

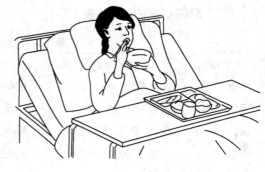

图 10-1 跨床桌

6) 解除不适:尽量减少或去除各种不舒适的因素,疼痛者于饭前半小时遵医嘱给止痛药;高热病人适时降温;敷料包扎固定过紧、过松者适当调整;因特定卧位引起疲劳时,帮助病人更换卧位或相应部位给予按摩。

(2) 进食时护理

1) 查对分发:核对饮食单,协助配餐员及时准确将饭菜分发给每位病人。

2) 解释观察:对进食有特殊要求的病人,如限量或禁食者,应告知原因,以取得合作,挂上标记,做好口头及书面交班,防止差错。观察病人的进食情况,检查、督促治疗饮食、试验饮食的实施情况,鼓励病人进食。对访客带来的食物,需经护士检查,符合治疗护理原则的方可食用。

3) 协助进餐:①不能自行进食的病人,根据病人的饮食习惯耐心喂食(图10-2),做到喂食适量,一般用汤匙盛1/3满;速度适中,便于咀嚼吞咽,不催促病人;温度适宜,避免过热过冷,如病人感到饭菜已凉,必须加热后再喂;顺序合理,固态和液态交替喂,进流质饮食,可用吸管或水壶吸吮。②双目失明或双眼遮盖的病人,除遵循上述喂食要求外,应告知病人食物名称(图10-3),以增加兴趣,刺激食欲,促进消化;如病人要求自己进食,可设置时钟平面图放置食物(图10-4),并告知方位、名称有利于病人按顺序摄取。

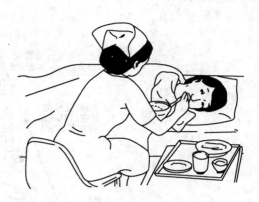

(3) 进食后护理

1) 及时清理:及时撤去餐具,清理食物残渣,整理床单位。

2) 督促协助:督促并协助病人进食后洗手、漱口或进行口腔护理。

图 10-2 喂食方法

3) 评价记录:根据需要做好记录,如进食的种类、量,病人进食时和进食后的反应,以评价病人进食是否达到营养需求。

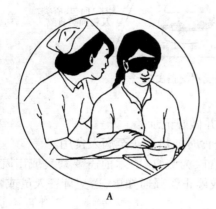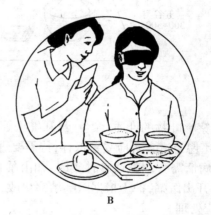

A   B

图 10-3 告知食物名称及位置

4) 做好交接:对进食的特殊情况,如暂时需要禁食、延迟进食等应做好交接班工作。

(4) 饮食指导:护士可参照中国居民平衡膳食宝塔(图 10-5)在协助病人进食的同时,适时讲述和解答有关饮食营养与健康的相关知识,帮助病人纠正不良饮食习惯及违反医疗原则的饮食行为。

4. 评价

(1) 病人体重维持在理想体重的 ±10% 内,能保持水电解质平衡且无并发症的发生。

(2) 病人的饮食营养需要得到满足。

(3) 病人了解饮食营养对健康与疾病的重要性。

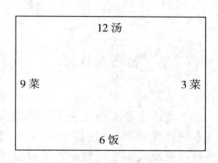

图 10-4 食物摆置平面图

【注意事项】

1. 在进食过程中如病人出现恶心,应鼓励其做深呼吸,并暂停进食。

2. 如发生呕吐、溢食,应及时给予帮助,提供盛装呕吐物的容器,将头偏向一侧,尽快清理,及时更换被服等,开窗通风换气,去除异味,帮助病人漱口,不能自理者给予口腔护理。

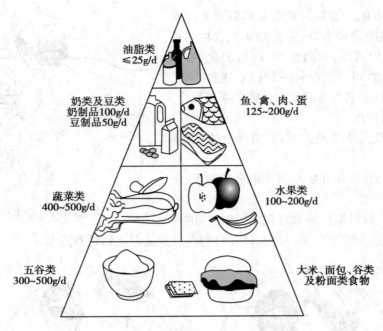

油脂类
≤25g/d

奶类及豆类
奶制品100g/d
豆制品50g/d

鱼、禽、肉、蛋
125~200g/d

蔬菜类
400~500g/d

水果类
100~200g/d

五谷类
300~500g/d

大米、面包、谷类
及粉面类食物

图10-5 中国居民平衡膳食宝塔

同时,应观察呕吐物的性质、颜色、量和气味等并做好记录。

3. 对不愿意进食者应妥善保存,待需要进食时加热后送至病人食用。

4. 当病情需要调整饮食种类时,如由禁食改为流食、手术前需要禁食或出院停止饮食等,需医生开出医嘱,护士根据医嘱填写更改或停止医嘱通知单,送交订餐人员或营养室,由其做出相应处理。

第三节 特殊饮食的护理

 工作情景与任务

导入情景:

急诊室今天来了一位病人袁先生,67岁,劳累后于清晨突然跌倒,女儿发现其意识不清,右侧肢体活动受限,伴言语不清,恶心呕吐2次,急来医院就诊。经头颅CT示"左基底节区脑出血破入脑室",现处于昏迷状态。医嘱:鼻饲。

工作任务:

1. 正确为袁先生鼻饲。

2. 插入所需刻度时,用三种方法确认胃管在胃内。

3. 正确为袁先生灌注鼻饲饮食。

对于病情危重、存在消化功能障碍、不能经口或不愿经口进食的病人,为保证其营养素的摄取、消化、吸收,维持细胞的代谢,保持组织器官的结构与功能,调控免疫、内分泌等功能并修复组织,促进康复,临床上常根据病人的情况采用不同的特殊饮食护理。

一、鼻饲技术

鼻饲(nasal feeding)是将胃管经一侧鼻腔插入胃内,从管内灌注流质饮食、水分和药物的方法。

管饲导管插入的途径

管饲饮食——是对不能由口进食者或拒绝进食者通过导管供给营养丰富的流质饮食或营养液,以保证病人摄入所需的营养物质、水分和药物。根据导管插入的途径,可分为:

1. 口胃管——导管由口腔插入胃内
2. 鼻胃管——导管经鼻腔插入胃内
3. 鼻肠管——将导管由鼻腔插入小肠
4. 胃造瘘管——导管经胃造瘘口插入胃内

【目的】

供给食物、营养液和药物以维持不能经口进食病人的营养和治疗的需要。适用于:

1. 不能经口进食者,如昏迷、口腔疾患、某些手术后、消化道肿瘤、食管狭窄、食管气管瘘。

2. 破伤风、厌食症、拒绝进食的病人(如精神异常者)。

3. 早产儿和病情危重的病人。

【操作程序】

1. 评估

(1) 病人的病情、治疗情况、意识状态。

(2) 鼻腔情况(如是否通畅,有无肿胀、炎症、畸形、阻塞、鼻中隔偏曲、鼻腔息肉、鼻黏膜损伤等)。

(3) 病人的心理状态、合作程度。

2. 计划

(1) 病人准备:了解鼻饲法的相关知识,包括鼻饲的目的、操作中的配合方法及注意事项,如戴眼镜或有活动义齿者应取下,妥善放置。

(2) 护士准备:着装整洁,修剪指甲,洗手,戴口罩。关心体贴病人,做好解释工作。

(3) 用物准备

1) 治疗车上层:①铺好的无菌治疗盘(插管时用):无菌巾内置治疗碗、镊子、压舌板、纱布、液状石蜡棉球或纱布、消毒胃管(或一次性胃管另备)。胃管可根据鼻饲持续的时间、病人的耐受程度选择橡胶胃管、硅胶胃管或新型胃管。②无菌巾外:治疗巾、治疗碗、弯盘、50ml注射器、水温计、量杯、温开水、棉签、胶布、夹子或橡皮圈、安全别针、听诊器、手电筒、保温杯(盛流质饮食200ml、38~40℃)、医用灭菌手套、手消毒液。③治疗盘(拔管时用):治疗碗(内有纱布)、松节油、酒精、棉签、弯盘、治疗巾、漱口杯(内盛温开水)、手套、手消毒液等。

2) 治疗车下层:浸泡桶、生活垃圾桶、医用垃圾桶。

（4）环境准备：安静整洁,光线适宜,无异味、无流动探视人员。

 知识窗

胃管种类

1. **橡胶胃管** 由橡胶制成,管壁厚,管腔小,质量重,对鼻咽黏膜刺激性强。可重复灭菌使用,价格便宜。可用于留置时间短于 7 天、经济困难的一般胃肠道手术病人。

2. **硅胶胃管** 由硅胶制成,质量轻,弹性好,无异味,与组织相容性好;管壁柔软,刺激性小;管壁透明,便于观察管道内情况;管道前端侧孔较大。价格比较低廉。可用于留置胃管时间较长的病人。

3. **DRW 胃管** 由无毒医用高分子材料精制而成,前端钝化,经硅化处理,表面光滑,无异味,易顺利插入,不易损伤食管及胃黏膜;管壁显影、透明,刻度明显,易于掌握插入深度;尾端有多用接头,可与注射器、吸引器等紧密连接。置管时间可达 15 天。

3. 实施（表 10-5）

表 10-5　鼻饲技术

操作过程	操作流程	要点解析
• 备齐用物,携至床旁,仔细核对病人床号、姓名、住院号,解释操作目的、配合要点	核对解释	• 核对床头卡、手腕带并询问,做到核对无误合理解释,取得配合
• 取下义齿	安置卧位	• 防止脱落、误咽
• 取坐位、半坐卧位,病情较重者取右侧卧位		• 减轻胃管通过鼻咽部时引起的呕吐反射
• 昏迷病人取去枕仰卧位,头向后仰		• 避免胃管误入气管
• 将治疗巾铺于病人颌下,确定病人剑突位置	铺巾置盘	• 防止污染被服
• 弯盘置于口角旁,做好剑突标志		• 为测量胃管长度做准备
• 选择通畅一侧鼻孔	清洁鼻腔	• 再次确认有无鼻腔疾患
• 用湿棉签清洁鼻腔		• 防止导管被鼻腔内容物堵塞
• 备好胶布,打开铺好的无菌盘,核对	测量长度	• 注重无菌原则
• 将 50ml 注射器和一次性胃管取出放入无菌盘内		
• 戴好无菌手套,从胃管末端注入少量空气		• 检查是否通畅,关闭胃管末端
• 测量插管长度,标记需插入长度（图 10-6）鼻尖经耳垂再至剑突,或前额发际至剑突距离		• 成人 45~55cm • 小儿:眉间到剑突与脐中点的距离
• 用液状石蜡棉球或纱布润滑胃管前端 10~20cm	润滑胃管	• 以减少插管时的摩擦力
• 清醒病人插管:一只手持纱布托住盘曲的胃管,另一只手持镊子或血管钳夹持胃管的前端,沿着一侧鼻孔缓缓插入	规范插管	• 如插入不畅,应检查胃管是否盘在口中 • 发现呛咳、呼吸困难、发绀等情况,表示误入气管,应立即拔出,休息片刻后重新插入胃管
• 插至咽喉部（10~15cm 处）,嘱病人做吞咽动作,同时迅速将胃管插至所标记处		• 吞咽动作便于胃管迅速插入食管,让病人随"咽"的口令边咽边插
• 如病人出现恶心、呕吐应暂停片刻,嘱病人做深呼吸或做吞咽动作随后将胃管插入,以减轻不适		• 深呼吸可缓解紧张

续表

操作过程	操作流程	要点解析
• 昏迷病人插管前先安置去枕仰卧位,头向后仰,当胃管插至15cm时,用左手将病人头部托起,使下颌尽量靠近胸骨柄,缓缓插至预定刻度		• 避免胃管误入气管 • 可以增大咽喉部通道的弧度,以便于胃管顺利通过会厌,提高插管成功率(图10-7)
• 用胶布固定胃管在鼻翼两侧	初步固定	• 防止验证时胃管脱出
• 抽,注射器接胃管末端回抽 • 看,将胃管开口端置于水中 • 听,将听诊器置于病人胃部,用注射器注入10ml空气(图10-8)	验证入胃	• 有胃液抽出 • 无气泡逸出 • 听到气过水声 • 插管后必须先验证胃管在胃
• 将胃管固定在同侧面颊部防止胃管脱出	再次固定	• 注意胶布位置,不可遮挡病人视线
• 接注射器,缓注少量温开水 • 注入流质饮食或药物,避免注入空气导致腹胀 • 注食完毕,再注入少量温开水	灌注食物	• 温开水润滑管腔,防止鼻饲液黏附于管壁 • 防止鼻饲液积存于管腔中变质造成胃肠炎或堵塞管腔
• 关闭胃管塞并反折胃管末端,用纱布包好,橡皮圈系紧或用夹子夹紧,用别针固定于病人衣服上或枕旁(图10-9)	反折固定	• 防止胃管脱出 • 固定留出的胃管长度应不影响病人翻身
• 清洁口鼻面部,撤去治疗巾,整理床单位 • 嘱病人维持原卧位20~30分钟 • 洗净注射器,放于治疗盘内,用纱布盖好备用 • 洗手,记录	整理记录	• 长期鼻饲每日两次口腔护理 • 维持原卧位,防止呕吐 • 鼻饲用物应每日更换消毒 • 鼻饲液种类、量、插管时间、病人反应
• 携用物至床旁,核对解释,戴清洁手套,铺治疗巾,放好弯盘,松开别针,揭去胶布,移动胃管 • 反折胃管末端,切断空气压 • 一手用纱布包裹近鼻处的胃管,嘱咐病人深呼吸,呼气时拔管,至咽喉处快速拔出 • 用纱布包裹胃管置医用垃圾桶,移至病人视线外 • 清洁病人口鼻及面部,用松节油擦去胶布痕迹,再用酒精擦除松节油,协助病人漱口	拔出胃管	• 取得病人合作,使病人精神放松 • 拔管前移动胃管可防止胃管粘连而损伤黏膜 • 预防管内液体流出进入气管 • 边拔管边擦拭胃管外壁 • 以免管内残留的液体滴入气管 • 迅速移除胃管可防止污染被服及给病人造成的不悦感 • 维持病人形象,必要时做口腔护理
• 清理用物,整理床单位 • 协助病人取舒适卧位 • 洗手,记录	整理记录	• 保持床单位的整洁 • 满足病人舒适需求 • 拔管时间及病人反应

4. 评价

(1)病人获得基本热能、营养、水及药物,无黏膜损伤及并发症。

(2)护士操作熟练规范,动作轻柔,关爱病人,插管顺利。

(3)护患沟通有效,清醒病人有身心准备,能积极配合。

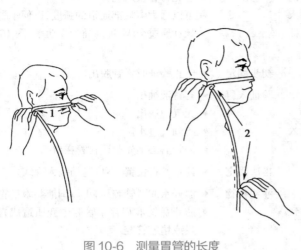

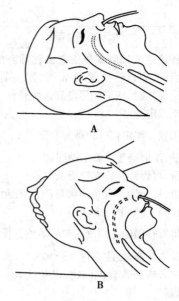

图 10-6　测量胃管的长度

图 10-7　为昏迷病人插胃管

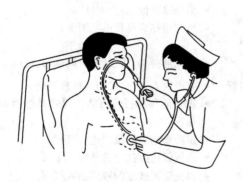

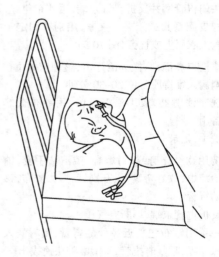

图 10-8　证实胃管插入胃内的方法

图 10-9　胃管固定法

【注意事项】

1. 有效沟通　向病人解释鼻饲的目的及配合方法,消除病人的疑虑及不安全感。

2. 动作轻稳　注意食管解剖特点,在通过食管三个狭窄处时(环状软骨水平处、平气管分叉处、食管通过膈肌处),要特别小心,避免损伤鼻腔及食管黏膜。

3. 灌注饮食

(1)灌食前:每次证实胃管在胃内,检查胃管是否通畅,先注入少量温开水冲管。

(2)灌食时:鼻饲混合流食应当间接加温,以免蛋白凝固;每次鼻饲量不超过 200ml,间隔时间不少于 2 小时。果汁、奶汁分别灌注,防止产生凝块;药片应先研碎溶解后注入。

(3)灌食后:再次注入少量温开水,防止鼻饲液残留而致凝结变质;避免注入空气而致腹胀;不要立即翻动病人,以免引起呕吐及呕吐物逆流入气管;并记录饮食量。

4. 长期鼻饲

(1) 每天检查胃管插入的深度,并检查病人有无胃潴留,胃内容物超过 150ml 时,应当通知医师减量或者暂停鼻饲。

(2) 每日进行口腔护理,每周更换一次胃管,硅胶胃管每月更换一次,于晚间末次喂食后拔管,翌晨从另一侧鼻腔插入。

5. 三个避免

(1) 避免灌入空气,以防造成腹胀。

(2) 避免灌注速度过快,防止不适应。

(3) 避免鼻饲液过热或过冷,防止烫伤黏膜和胃部不适。

6. 食管、胃底静脉曲张,食管癌和食管梗阻的病人禁忌鼻饲。

二、要素饮食

要素饮食(elemental diet)是一种化学精制食物,含有全部人体所需的易于消化吸收的营养成分,包含游离氨基酸、单糖、必需脂肪酸、维生素、无机盐类和微量元素。其特点是营养成分明确,营养价值高,无须经过消化过程,可直接被肠道吸收和利用。要素饮食可通过口服、鼻饲、滴注等方法供给病人。操作步骤以滴注法为例,适用于经空肠喂食的危重病人(图 10-10)。

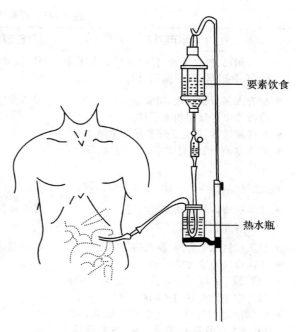

图 10-10　空肠造瘘滴入饮食

要素饮食

热水瓶

【目的】

供给化学精制食物,以促进危重病人伤口愈合,改善营养状况,达到辅助治疗的目的。适用于下列病人:

1. 严重烧伤及创伤、严重化脓性感染、多发性骨折等病人。

2. 外科手术前后需营养支持者。

3. 肿瘤或其他消耗性疾病引起的营养不良病人。

4. 肠炎及其他腹泻、消化道瘘、急性胰腺炎等病人。

5. 其他,如脑外伤、免疫功能低下病人。

【操作程序】

1. 评估　病人的病情、营养状况及对营养素的需求等,以保证供给病人适宜浓度和剂量的要素饮食。

2. 计划

(1) 病人准备:了解要素饮食的相关知识,以取得合作。

(2) 护士准备:着装整洁,修剪指甲,洗手,戴口罩。

(3) 用物准备

1) 治疗车上层:治疗盘内:碘附、无菌持物钳、无菌棉签、液状石蜡、弯盘、适量温开水、等渗盐水或蒸馏水、治疗碗(内盛纱布)、橡胶圈、别针、70%乙醇等;手消毒液;滴入器具:无菌有盖吊瓶、输液器、瘘管等,输液泵、输液架、热水瓶、夹子等;要素饮食:液态要素饮食、果汁、菜汤,粉状要素饮食应按比例添加水,配制成5%、10%、15%、20%或25%的液体。

2)治疗车下层:生活垃圾桶、医用垃圾桶。

(4)环境准备:病室安静、整洁,光线充足。根据病人需要选用帷帘。

3. 实施(表10-6)

表10-6 要素饮食滴注法

操作过程	操作流程	要点解析
• 备齐用物,携至床旁,仔细核对病人床号、姓名、住院号,解释操作目的、配合要点	核对解释	• 核对床头卡、手腕带并询问,做到核对无误 • 合理解释,取得配合
• 检查无菌有盖吊瓶、输液泵 • 输液器生产日期和灭菌日期 • 衔接输液器,将有盖吊瓶挂在输液架上 • 消毒水温计,测量要素饮食温度,倒入吊瓶内	准备液体	• 物品完好 • 均在有效期内 • 装置衔接正确 • 温度适宜
• 排尽输液器内的气体(茂菲滴管以下)	排尽空气	• 将输液器挂在输液架上
• 消毒造瘘口的皮肤及造瘘管 • 温开水冲注造瘘管	消毒冲管	• 少量温开水可湿润管腔
• 将头皮针取下弃掉,润滑输液器前端 • 再次排气与造瘘管连接 • 间歇滴注:每日4~6次,每次400~500ml每次输注持续时间30~60分钟 • 连续滴注:12~24小时内持续滴入,浓度宜从5%开始逐渐调至20%~25%,速度由40~60ml/h开始渐增至120ml/h,最高可达150ml/h或用输液泵保持恒定滴速	接管调速	• 保持输液器前端无菌 • 排尽空气,避免引起腹胀 • 此法反应少,多数病人能忍耐 • 此法多用于经空肠造瘘喂养的危重病人 • 浓度、速度应逐渐增加,利于病人耐受 • 温度应保持在41~42℃,避免过低引起腹泻
• 滴注毕,分离输液器和造瘘管,用少量温开水冲注造瘘管,并将造瘘管反折无菌纱布包好固定	拔管固定	• 温开水湿润管腔,防止食物黏附于管壁 • 防止灌入食物反流、造瘘管脱出
• 清理用物,整理床单,协助病人取舒适卧位 • 洗手,记录	整理记录	• 保持床单位的整洁,满足病人舒适需求 • 记录滴注饮食剂量、次数及病人的反应

4. 评价

(1)病人的饮食营养需要得到满足。

(2)护患沟通有效,病人理解操作目的,能积极配合。

(3)操作熟练规范、动作轻柔,插管顺利,病人未发生并发症。

【注意事项】

1. 无菌配制 要素饮食需新鲜配制,并严格执行无菌操作,所有配制用物应严格灭菌后使用。每天配制一次,置冰箱保存,应于24小时内用完。

2. 逐渐增减 要素饮食应以低浓度、低容量开始,逐渐增加。停用时需逐渐减量,不可骤停,以免引起低血糖反应。使用期间定期检查血糖、尿糖、大便潜血、出凝血时间、凝血酶原、氮排出量和肝功能、电解质等,定期测体重。

3. 加强巡视　滴注过程中应经常巡视病人，如出现恶心、呕吐、腹胀等症状时应及时查明原因，根据病人反应原因与轻重程度适当调整速度、温度及量，反应严重者可暂停滴入。

4. 及时补充　长期使用者应补充维生素和矿物质。

5. 禁用慎用　消化道出血病人、三个月内婴儿应禁用。糖尿病病人、胃切除术后病人应慎用。

 临床应用

完全胃肠外营养

完全胃肠外营养(total parenteral nutrition, TPN)，亦称静脉高营养或人工胃肠支持，是通过胃肠道以外的途径——从中心静脉或周围静脉以浓缩的形式输入病人所需的热能和全部营养素，预防和纠正热量和蛋白质缺乏所致的营养不良，达到促进病人康复的作用。完全胃肠外营养普遍应用于临床，凡是营养不良或潜在的营养不良且胃肠道无功能的病人可接受全胃肠外营养支持治疗，适应证同要素饮食，严重呼吸、循环衰竭病人，严重水电解质紊乱病人禁用完全胃肠外营养。全营养混合液需按严格的配制程序，尽量现配现用，如配好后暂不输注可置于4~10℃冷藏箱内，保存时间不超过24小时。

 知识窗

肠内营养泵

肠内营养泵(enteral feeding pump)是一种肠内营养输注系统，通过鼻胃管或鼻肠管连接泵管及其附件，以微电脑精确控制输注的速度、剂量、温度、输注总量等一套完整、封闭、安全、方便的系统(图10-11)。应用于处于昏迷状态或需要准确控制营养输入的管饲饮食病人，如严重创伤、大手术后的病人等。该系统可以按照需要定时、定量对病人进行肠道营养液输入，达到维持病人生命、促进术后康复的目的。

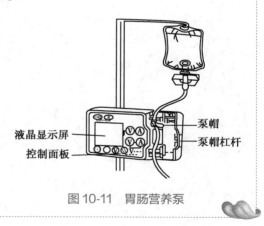

图10-11　胃肠营养泵

 边学边练

实践18：鼻饲技术

（贾丽萍）

 思考题

1. 章会计，女性，45岁，平素无其他不适，1个月前发现舌尖有一肿块，经检查，诊断为舌癌。昨天下午进行手术切除肿物，术后神志清，合作，伤口无渗血、渗液的现象，病人想进食。

请问：

(1) 此病人应给予何种饮食？为什么？

(2) 采用什么途径给予进食？

(3) 操作中应注意哪些问题？

2. 赵师傅,55 岁,平素健康,前三天因脑血管意外急诊入院。病人浅昏迷状态。医嘱为：鼻饲。

请问：

(1) 怎样操作才能提高插管成功率,为什么？

(2) 注意观察病人的反应,当发现呛咳、呼吸困难、发绀等情况,应如何处理？

(3) 如何验证胃管在胃内？

第十一章 排泄护理

排泄是机体将新陈代谢的终产物从体内排出体外的生理过程,是人体的基本生理需要之一,也是维持生命、提高生命质量的必要条件之一。人体排泄的途径有皮肤、呼吸道、消化道及泌尿道,其中泌尿道和消化道是主要的排泄途径。病人因疾病的影响丧失自理能力或因自身缺乏有关的保健知识,致使机体不能正常进行排尿、排便活动,护理人员应运用与排泄有关的护理知识和技能,帮助并指导病人维持和恢复正常的排泄功能,满足病人排泄的生理需要,使其获得最佳的健康和舒适状态。

第一节 排尿护理

工作情景与任务

导入情景:

产科病房收治了一位 31 岁的孕妇,孕 26^{+6} 周。该孕妇 12 小时前因头晕头痛、精神不振,卧床休息,4 小时前出现昏睡不醒,急救 120 接诊入院。查体:T36.2℃,P118 次 / 分,BP88/56mmHg,意识不清,神经反射消失。实验室检查:血糖 42mmol/L,尿糖(++++),尿酮体(+++)。呼吸中有烂苹果味,既往糖尿病史 3 年。医生诊断为"妊娠期糖尿病酮症酸中毒"。

工作任务:

1. 密切观察该孕妇的排尿量、排尿次数、尿液气味等。
2. 针对该孕妇出现意识不清的情况,正确实施导尿管留置技术。

机体通过排尿活动可将其代谢的终末产物、有毒物质和药物等排出体外,同时调节水、电解质及酸碱平衡,以维持人体内环境的相对稳定。护理人员在工作中应密切观察病人的排尿活动,了解其身心需要,提供恰当的护理措施,解决病人存在的排尿问题,促进其身心健康。

一、排尿状况评估

(一)正常排尿的评估

1. 尿量与次数　正常成人 24 小时尿量 1000~2000ml,平均约 1500ml。一般日间排尿 3~5 次,夜间排尿 0~1 次,每次尿量 200~400ml。

2. 颜色、透明度　新鲜尿液呈淡黄色、澄清、透明,冷却后因磷酸盐析出沉淀而呈浑浊状,加热后即可澄清。

3. 比重、酸碱性　尿比重波动在 1.015~1.025,pH 为 4.5~7.5,平均为 6,呈弱酸性。

4. 气味　新鲜尿液的气味来自尿中的挥发性酸,静置后因尿素分解产生氨,故有氨臭味。

(二)异常排尿的评估

1. 尿量与次数

(1)多尿(polyuria):指 24 小时尿量超过 2500ml 者。常见于糖尿病、尿崩症等病人。

(2)少尿(oliguria):指 24 小时尿量少于 400ml 或每小时尿量少于 17ml 者。常见于心、肾疾病和休克等病人。

(3)无尿(anuria):指 24 小时尿量少于 100ml 或 12 小时内无尿液者。常见于严重休克和急性肾衰竭的病人。

(4)膀胱刺激征:主要表现为尿频、尿急、尿痛。尿频(frequent micturition)是在单位时间里排尿次数增多;尿急(urgent micturition)是指病人突然有强烈的尿意而无法控制需要立即排出尿液;尿痛(dysuria)是指排尿时膀胱区及尿道有疼痛感。膀胱刺激征常见于膀胱及尿路感染等病人,并伴有血尿。

2. 颜色

(1)血尿:是指尿液内含有一定量的红细胞,其颜色的深浅与尿液中含有红细胞数量的多少有关。当红细胞含量很多时,尿液的颜色呈洗肉水样。常见于输尿管结石、泌尿系统结核、肿瘤及感染等病人。

(2)血红蛋白尿:由于各种原因导致大量红细胞在血管内被破坏,血红蛋白经肾脏排出形成血红蛋白尿,尿液呈酱油色或浓茶色,潜血试验阳性。常见于溶血性贫血、溶血反应和恶性疟疾等病人。

(3)胆红素尿:尿液中含有胆红素,呈黄褐色或深黄色。常见于肝细胞性黄疸及阻塞性黄疸等病人。

(4)脓尿:呈白色絮状浑浊。常见于泌尿系统结核、非特异性感染等病人。

(5)乳糜尿:因尿液中含有大量的淋巴液,排出的尿液呈乳白色。常见于丝虫病。

3. 透明度　当尿液中含有大量的脓细胞、红细胞和上皮细胞、管型时,新鲜尿液即为浑浊状,常见于泌尿系统感染等病人。蛋白尿不影响尿液的透明度,振荡尿液时可产生不易消失的泡沫。

4. 比重　如尿比重经常固定于 1.010 左右的低水平,提示严重肾功能障碍。

5. 气味　泌尿道感染时,其新鲜尿液有氨臭味;糖尿病酮症酸中毒时,因尿液含有丙酮,故有烂苹果味。

6. 活动

(1) 尿失禁(incontinence of urine):指排尿失去意识控制,尿液不自主的流出。常分为以下类型:①真性尿失禁:指膀胱完全不能贮存尿液,处于空虚状态,持续发生滴尿现象;可见于昏迷病人。②假性尿失禁(充溢性尿失禁):指膀胱充盈达一定压力时,尿液不自主的溢出或滴出;多见于糖尿病病人。③压力性尿失禁:指腹部压力增加(如咳嗽、打喷嚏、大笑)时出现不自主的排尿;多见于中、老年女性。

(2) 尿潴留(retention of urine):指膀胱内潴留大量尿液而又不能自主排出。常见于前列腺肥大或肿瘤压迫尿道、泌尿系统外伤、心理因素等。

(三) 影响排尿因素的评估

1. 年龄与性别　婴儿因大脑发育不完善,其排尿不受意识支配,2~3 岁后才能自我控制;老年人因膀胱肌肉张力减弱,会出现尿频;妇女在妊娠期和月经周期中排尿形态也有改变。

2. 个人习惯　大多数人会根据各自的作息时间形成排尿习惯,如早晨起床第一件事就是排尿,晚上睡前也要排尿。

3. 饮食与气候　大量饮水、食用含水量多的水果和蔬菜可增加尿量;饮用咖啡、浓茶及酒类饮料可利尿;食用含钠量多的食物可导致机体水钠潴留致使尿量减少。气温高时,人体大量出汗,可使尿量减少;气温低时,身体外周血管收缩,循环血量增加,可使尿量增多。

4. 治疗与检查　手术中使用麻醉药会导致尿潴留;某些诊断性检查要求病人暂时禁食禁水,体液减少影响尿量;某些泌尿道的检查可能造成水肿、损伤或不适,导致排尿形态的改变。

5. 疾病　泌尿系统的结石、肿瘤或狭窄,可导致泌尿道阻塞,出现尿潴留;泌尿系统的感染可引起尿频、尿急、尿痛;神经系统的损伤或病变会导致尿失禁;老年男性因前列腺肥大压迫尿道而造成尿滴沥及排尿困难。

6. 心理因素　情绪紧张、焦虑、恐惧可引起尿频、尿急,有时出现尿潴留。排尿还受听觉、视觉或身体其他感觉的刺激而诱导排尿。

7. 环境因素　当排尿活动在隐蔽的环境下发生了改变,病人就会产生诸多压力,影响排尿的正常进行。

二、排尿异常的护理

(一) 尿失禁病人的护理

1. 心理护理　尿失禁病人的心理压力较大,常表现为自卑、忧郁、丧失自尊等,期望得到他人的理解和帮助。护士应理解、尊重病人,消除病人焦虑情绪,积极配合治疗和护理。

2. 皮肤护理　保持局部皮肤的清洁和干燥。床上铺橡胶单和中单,也可使用尿垫或一次性纸尿裤;经常用温水清洗会阴部,勤换衣裤、床单、衬垫等;定期按摩受压部位,防止发生压疮。

3. 外部引流　男病人可用尿壶接尿,也可用阴茎套连接集尿袋接尿,此法使用时间宜短,每天需定时取下尿壶或阴茎套,用温水清洗阴茎、会阴部后将其暴露在空气中干燥。女病人也可用女式尿壶紧贴外阴部接取尿液,同时保证外阴周围的清洁卫生。

4. 导尿管留置技术　对于长期尿失禁的病人给予导尿管留置技术持续导尿或定期放尿,避免尿液的浸渍刺激皮肤发生压疮。根据病人情况,定时夹闭和引流尿液,锻炼膀胱壁肌肉张力,重建膀胱储存尿液的功能。

5. 改善环境　定期开门窗通风换气,保持室内空气清新,使病人感觉舒适。

6. 健康指导

(1) 鼓励多饮水:如病情允许,嘱病人每日摄入液体 2000~3000ml,促进排尿反射,预防泌尿系统感染。入睡前限制饮水,以减少夜间尿量。

(2) 训练膀胱功能:定时使用便盆建立排尿习惯,初起每隔 1~2 小时让病人排尿,以手掌用柔力自膀胱上方持续向下压迫,使膀胱内尿液被动排出,以后逐渐延长排尿时间,以增强膀胱控制排尿的能力,促进其功能的恢复。

(3) 锻炼盆底肌:指导病人取立、坐或卧位,试做排尿动作,先慢慢收紧盆底肌肉,再缓缓放松,每次 10 秒左右,连续 10 遍,每日锻炼 5~10 次,以不感疲乏为宜。

(二)尿潴留病人的护理

1. 心理护理　尿潴留病人常表现为急躁、紧张和焦虑,护士应针对病人的心态给予安慰和解释,鼓励其树立战胜疾病的信心。

2. 创设环境　通过关闭门窗、屏风遮挡、请无关人员回避等形式,为病人提供隐蔽的排尿环境。适当调整治疗和护理时间,使病人安心排尿。

3. 调整姿势　在病情许可的情况下,抬高病人的上身或让其坐起排尿,也可使病人按个人的习惯姿势排尿。对需绝对卧床休息或某些手术病人,应有计划地提前训练床上排尿,以免因改变排尿姿势而发生尿潴留。

4. 诱导排尿　利用某些条件反射诱导排尿,如让病人听流水声或是用温水冲洗会阴部等;采用针灸中极、三阴交、曲骨穴或艾灸关元、中极穴等方法,刺激排尿。

5. 热敷与按摩　通过热敷、按摩下腹部(膀胱高度膨胀时,按摩时应注意力度,以免造成膀胱破裂),促使肌肉放松利于排尿。

6. 药物治疗　必要时遵医嘱注射药物卡巴胆碱等。

7. 健康指导　指导病人养成定时、及时排尿的习惯,以预防尿潴留。前列腺肥大病人勿过度劳累和饮酒,并注意预防感冒等。

8. 导尿技术　如上述措施无效,则需采用导尿技术解决尿潴留。

三、导尿技术

导尿技术(catheterization)是指在严格无菌操作下,将无菌导尿管经尿道插入到膀胱引出尿液的方法。

【目的】

1. 为尿潴留病人引流出尿液,以减轻痛苦。

2. 协助临床诊断,如留取尿培养标本,测量膀胱容量、压力,检查残余尿液,进行尿道或膀胱造影等。

3. 为膀胱肿瘤的病人进行膀胱内化疗。

【操作程序】

1. 评估

(1) 病人的年龄、病情、临床诊断、治疗情况、意识状态、生命体征。

(2) 病人生活自理能力、膀胱充盈度、会阴部的皮肤黏膜情况及清洁度。

(3) 病人的心理状态、合作程度。

2. 计划

(1) 病人准备:向病人和家属说明导尿技术的目的、方法、注意事项、配合要点及安全性,做好心理准备;根据病人的自理能力嘱其清洁外阴,不能自理者给予协助。

(2) 护士准备:着装整洁,修剪指甲,洗手,戴口罩。关心体贴病人,做好解释工作。

(3) 物品准备

1) 治疗车上层:一次性无菌导尿包(初步消毒物品:小方盘、数个消毒液棉球袋、镊子、纱布、手套;再次消毒及导尿物品:弯盘、气囊导尿管,装有 4 个消毒液棉球袋、镊子 2 把、内有 10ml 无菌液体的注射器、润滑油棉球袋、标本瓶、纱布、集尿袋、方盘、孔巾、手套、外包治疗巾)、弯盘、手消毒液、小橡胶单和治疗巾 1 套或一次性尿垫、浴巾。

2) 治疗车下层:便盆及便盆巾,医用垃圾桶,生活垃圾桶。

(4) 环境准备:保证室内清洁,调节合适室温,酌情关闭门窗,屏风或帷帘遮挡病人。

 临床应用

导尿管的种类

- 单腔导尿管,用于一次性导尿,如留取无菌尿标本。
- 双腔导尿管,用于留置导尿。
- 三腔导尿管,用于膀胱冲洗或膀胱内药物滴入治疗。

后两种导尿管均有一个气囊,以便导尿管的头端固定在膀胱内不易脱落出。针对病人的具体情况,选择作用符合、型号适合的导尿管。

3. 实施 女病人导尿术见表 11-1,男病人导尿术见表 11-2。

表 11-1 女病人导尿术

操作过程	操作流程	要点解析
• 备齐用物携至床旁,核对病人床号、姓名、住院号	核对解释	• 核对床头卡、手腕带并询问,做到核对无误
• 解释操作目的、方法、注意事项、配合要点		• 合理解释,减轻病人的焦虑
• 移床旁椅于操作者同侧的床尾	移椅备盆	
• 将便盆放于床旁椅上,打开便盆巾		• 便于操作,省力、省时
• 松开床尾盖被,站在病人右侧,帮助病人脱去对侧裤腿,盖在近侧腿上,并加盖浴巾,上身和对侧腿部用盖被遮盖	安置卧位	• 关心病人,防止着凉
• 女病人取屈膝仰卧位,两腿略外展		• 暴露外阴,便于操作
• 将小橡胶单和治疗巾或一次性尿垫铺于病人臀下		• 保持床单位整洁
• 弯盘放于近外阴处,洗手	前期准备	• 严格按照无菌技术原则实施
• 核对检查、打开导尿包,取出初次消毒物品		
• 戴左手手套,取出无菌消毒液棉球倒入小方盘内		
• 操作者右手持血管钳夹取消毒液棉球,按序消毒阴阜、大阴唇,左手分开大阴唇,消毒小阴唇及尿道口	初次消毒	• 女病人初次消毒方法:由外向内,自上而下,先对侧再近侧,镊子不可接触肛门周围

续表

操作过程	操作流程	要点解析
• 污棉球放于弯盘内 • 消毒毕,将初次消毒物品撤离,脱手套		• 每个棉球限用一次 • 严格无菌技术原则
• 洗手后,将导尿包放于病人两腿之间,按无菌技术操作原则打开治疗巾	开导尿包	• 请病人保持安置的体位勿动,避免污染无菌区
• 按无菌技术操作原则取出并戴好无菌手套	戴好手套	• 防止手套污染
• 打开孔巾,铺在病人的外阴处,暴露出会阴部 • 按操作顺序整理好包内物品	铺巾整理	• 使孔巾和治疗巾的内层搭接成一无菌区 • 注意物品无污染
• 用润滑液棉球润滑导尿管前段 • 根据需要将导尿管和集尿袋的引流管连接,并放于方盘内备用	润滑尿管	• 减轻尿管对黏膜刺激和插管阻力 • 方便操作,避免污染床单位及环境
• 弯盘置于外阴处,左手分开并固定小阴唇,右手持镊子夹取消毒液棉球,分别消毒尿道口、两侧小阴唇、尿道口	再次消毒	• 女病人再次消毒方法:内→外→内,自上而下,消毒后左手始终固定小阴唇,消毒尿道口时稍停片刻 • 每个棉球限用一次
• 污棉球、弯盘、镊子放床尾		• 不可跨越无菌区
• 将方盘置于外阴处,嘱病人张口呼吸,用另一镊子夹持导尿管对准尿道口轻轻插入尿道 4~6cm(图 11-1),见尿液流出再插入 1cm,松开小阴唇下移固定导尿管 • 将尿液引流入方盘内	插管导尿	• 嘱病人张口呼吸,使尿道括约肌松弛,有助于插管 • 插管时动作轻柔,避免损伤尿道黏膜
• 尿液盛够 2/3 满时,及时夹住导尿管末端,倾倒尿液于便盆内,再打开导尿管继续放尿;或将尿液引流入集尿袋内至合适量	夹管倒尿	• 注意观察病人的反应,询问病人有无不适
• 若需作尿培养,用无菌标本瓶接取中段尿液 5ml,盖好瓶盖	留取标本	• 防止碰洒或污染
• 导尿完毕,夹闭导尿管,轻拔导尿管置于弯盘内 • 撤下孔巾,擦净会阴	拔导尿管	• 动作轻柔
• 撤去导尿包、治疗巾和小橡胶单于治疗车下层 • 脱手套协助病人穿裤子,取舒适体位,整理床单位 • 洗手,记录	整理记录	• 保护病人隐私,满足病人舒适的需求,保持床单位的整洁 • 记录导尿时间、引流量、尿液性状及病人反应
• 将尿标本瓶贴好标签连同化验单送检		• 标本及时送检,以防污染

表 11-2　男病人导尿术

操作过程	操作流程	要点解析
• 同女病人导尿术	核对解释	
• 同女病人导尿术	移椅备盆	
• 松开床尾盖被,站在病人右侧,帮助病人脱去对侧裤腿,盖在近侧腿上,并加盖浴巾,上身和对侧腿部用盖被遮盖	安置卧位	• 关心病人,防止着凉

续表

操作过程	操作流程	要点解析
• 病人取平卧位,两腿分开 • 将小橡胶单和治疗巾或一次性尿垫铺于病人臀下		• 暴露外阴,便于操作 • 保持床单位整洁
• 同女病人导尿术	前期准备	
• 操作者右手持血管钳夹取消毒液棉球,按序消毒阴阜、阴茎、阴囊,左手取无菌纱布裹住阴茎将包皮向后推暴露尿道口,自尿道口向外、向后旋转擦拭尿道口、龟头及冠状沟 • 污棉球、纱布放于弯盘内 • 消毒毕,将初次消毒物品撤离,脱手套	初次消毒	• 自阴茎根部向尿道口消毒,包皮及冠状沟易藏污垢,应注意加强消毒,每个棉球限用一次 • 严格无菌技术原则
• 同女病人导尿术	开导尿包	
• 同女病人导尿术	戴好手套	
• 打开孔巾,铺在病人的外阴处,暴露出阴茎 • 按操作顺序整理好包内物品	铺巾整理	• 使孔巾和治疗巾的内层搭接成一无菌区 • 注意物品无污染
• 同女病人导尿术	润滑尿管	
• 弯盘移至近外阴处,左手用纱布包住阴茎将包皮向后推,暴露出尿道口,右手持镊子夹取消毒液棉球消毒尿道口、龟头及冠状沟 • 污棉球、弯盘、镊子放床尾	再次消毒	• 男病人再次消毒方法:由内向外,消毒后左手始终固定包皮 • 每个棉球限用一次
• 左手继续持无菌纱布固定阴茎并提起,与腹壁成60°角(图11-2) • 嘱病人张口呼吸,用另一镊子夹持导尿管对准尿道口轻轻插入20~22cm,见尿液流出后再插入1~2cm • 将尿液引流入方盘内	插管导尿	• 为了使耻骨前弯消失,利于插管 • 男性尿道有三个狭窄,以防用力过猛损伤尿道黏膜
• 同女病人导尿术	夹管倒尿	• 同女病人导尿术
• 同女病人导尿术	留取标本	• 同女病人导尿术
• 同女病人导尿术	拔导尿管	• 同女病人导尿术
• 同女病人导尿术	整理记录	• 同女病人导尿术

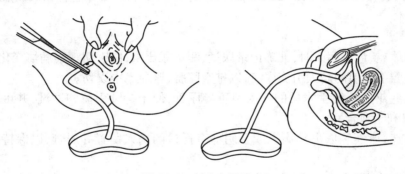

图 11-1 女病人导尿术

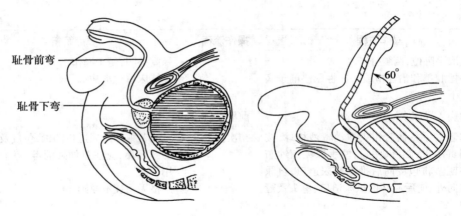

耻骨前弯

耻骨下弯

60°

图 11-2 男病人导尿术

4. 评价

(1) 病人痛苦减轻,感觉舒适。

(2) 护士操作熟练规范,符合无菌技术操作原则,动作轻柔,尊重病人,插管顺利。

(3) 护患沟通有效,清醒病人能理解操作的意义,并积极配合。

【注意事项】

1. 核对解释　严格执行查对制度,作好解释与沟通,取得病人合作。

2. 保证无菌　严格遵守无菌技术操作原则,防止尿路感染。

3. 关心病人　保护病人隐私,维护病人自尊,遮挡操作环境,规劝探视及无关人员回避,并采取适当措施以防病人着凉。

4. 正确插管　选择光滑和粗细适宜的导尿管。插管时动作要轻柔、准确,避免损伤尿道黏膜。为男病人插导尿管时,因膀胱颈部肌肉收缩产生阻力,应稍停片刻,嘱其做深呼吸后,再慢慢插入。为女病人导尿时,若导尿管误入阴道,必须更换导尿管后重新插入。老年女性尿道口回缩,插管时应仔细观察、辨认,避免误入阴道。

5. 放尿方法　对膀胱高度膨胀且又极度虚弱的病人,首次放尿量不得超过 1000ml。因大量放尿可导致腹腔内压力突然降低,大量血液滞留在腹腔血管内,引起病人血压突然下降产生虚脱,还会使膀胱内压突然降低,引起膀胱黏膜急剧充血而发生血尿。

四、导尿管留置技术

导尿管留置技术(retention catheterization)是在导尿后,将导尿管保留在膀胱内持续引流出尿液的技术。

【目的】

1. 抢救休克、危重病人时,准确记录尿量、测量尿比重,以密切观察病情变化。

2. 为盆腔手术前的病人引流尿液,以排空膀胱,避免术中误伤。

3. 为某些泌尿系统手术后的病人留置导尿管,便于持续引流和冲洗,并可减轻手术切口的张力,以利于愈合。

4. 为昏迷、瘫痪等尿失禁病人或会阴部有伤口的病人留置导尿管,以保持会阴部的清洁干燥。

5. 为尿失禁病人进行膀胱功能训练。

【操作程序】

1. 评估

(1) 病人的病情、治疗情况、意识状态。

(2) 病人的自理能力、心理状态、合作程度。

(3) 膀胱充盈度、会阴部的皮肤黏膜情况。

2. 计划

(1) 病人准备:了解操作目的、过程、注意事项,学会配合;根据病人的自理能力自行或协助清洁外阴。

(2) 护士准备:着装整洁,修剪指甲,洗手,戴口罩。

(3) 物品准备:同导尿技术。

(4) 环境准备:保持合适的室温及光线,酌情关闭门窗,屏风或帷帘遮挡。

3. 实施(表 11-3)

表 11-3 导尿管留置技术

操作过程	操作流程	要点解析
• 核对病人床号、姓名、住院号 • 解释操作目的、方法、注意事项	核对解释	• 核对床头卡、手腕带,做到无误 • 解释到位
• 同导尿技术	消毒导尿	• 严格无菌操作,防止泌尿系统感染
• 带气囊的导尿管插入膀胱后,见尿液流出再插入 7~10cm	固定尿管	
• 夹住导尿管尾端或连接集尿袋,连接注射器,根据导尿管上注明的气囊容积向气囊注入等量的无菌溶液		• 气囊膨大可将导尿管头端固定于膀胱内,防止尿管滑脱
• 轻拉导尿管有阻力感,即证实导尿管已固定于膀胱内(图 11-3)		
• 夹闭引流管,撤下孔巾,擦净外阴,用安全别针将集尿袋的引流管固定在床单上,集尿袋固定在床沿下(图 11-4),开放导尿管	固定尿袋	• 避免刺伤病人,并防止引流管滑脱 • 防止因翻身牵拉造成尿管脱出,故引流管要留出足够的长度 • 防止尿液逆流引起泌尿系统感染
• 撤用物于治疗车下层,脱手套 • 协助病人穿裤,取舒适体位,整理床单位 • 洗手,记录	整理记录	• 保护病人的隐私,满足病人舒适的需求,保持床单位的整洁 • 留置导尿管的时间及病人的反应

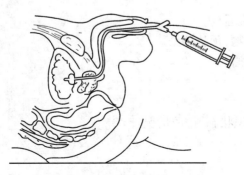

图 11-3 气囊导尿管固定法

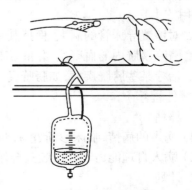

图 11-4 集尿袋固定法

4. 评价

(1) 动作轻柔,尊重病人,操作熟练规范,严格无菌技术操作。

(2) 尿液引流通畅,未发生泌尿系统感染,拔管后能自行排尿。

(3) 护患沟通有效,病人能理解操作的意义,并积极配合。

【注意事项】

1. 引流通畅　将引流管放置妥当,以免受压、扭曲、堵塞等造成引流不畅。

2. 防止感染　保持尿道口清洁干燥,每日用消毒液棉球消毒尿道口和外阴 1~2 次,并更换引流管及集尿袋;根据导尿管的材质每 1~4 周更换一次;及时放出集尿袋内的尿液并记录;放置和倾倒尿液时引流管末端不得高于膀胱和耻骨联合,以防因尿液反流导致泌尿系统感染。

3. 固定尿管　导尿管固定时,不可过度牵拉尿管,以防膨胀的气囊卡在尿道内口而压迫膀胱壁或尿道,引起黏膜组织出血、损伤。

4. 妥善安置　病人离床活动时,导尿管和集尿袋应固定妥当,以防导尿管脱落。

5. 异常处理　每周检查尿常规一次。如发现尿液浑浊、结晶或有沉淀,及时送检并进行膀胱冲洗。

知识窗

pH 与导尿管更换时间的确定

一般硅胶导尿管在使用 3~4 周后才可能发生硬化现象。美国疾病控制中心推荐的时间原则是:应尽量减少更换导尿管的次数,以避免尿路感染,导尿管只是在发生堵塞时才更换。其中病人尿液的 pH 是影响微生物繁殖和尿液沉淀的重要因素,尿液 pH>6.8 者发生堵塞的几率比尿液 pH<6.7 者高 10 倍。

在临床护理中,应动态监测留置导尿病人尿液的 pH,并根据结果把病人予以分类,对高危堵塞类病人(pH>6.8),更换导尿管的时间定为 2 周,非堵塞类病人(pH<6.7),更换导尿管的时间定为 4 周甚至更长。

五、膀胱冲洗技术

膀胱冲洗技术(bladder irrigation)指通过三通的导尿管,将无菌溶液灌入到膀胱内,然后运用虹吸原理将灌入的液体引流出来的方法。

【目的】

1. 对留置导尿管的病人,保持其尿液引流通畅。

2. 清除膀胱内的血凝块、黏液、细菌等异物,预防感染。

3. 治疗某些膀胱疾病,如膀胱炎,膀胱肿瘤。

【操作程序】

1. 评估

(1) 病人的病情、临床诊断、治疗情况、意识状态、排尿情况。

(2) 病人自理能力、心理状态、合作程度。

2. 计划

(1) 病人准备:向病人说明膀胱冲洗的目的、方法、注意事项、配合要点及安全性。

(2) 护士准备:着装整洁,修剪指甲,洗手,戴口罩。

(3) 物品准备

1) 治疗车上层:按导尿技术准备导尿用物,遵医嘱准备冲洗液,无菌膀胱冲洗器1套,消毒液,无菌棉签,医嘱执行本,手消毒液。

2) 治疗车下层:便盆及便盆巾,生活垃圾桶、医用垃圾桶。

3) 其他:常用冲洗溶液有生理盐水、0.02% 呋喃西林溶液、3% 硼酸溶液及 0.1% 新霉素溶液。灌入溶液的温度为 38~40℃。若为前列腺肥大摘除术后病人,用 4℃左右的 0.9% 氯化钠溶液灌洗。

(4) 环境准备:调节室温,酌情关闭门窗,屏风或帷帘遮挡病人。

3. 实施(表 11-4)

表 11-4　膀胱冲洗术

操作过程	操作流程	要点解析
• 备齐用物,携至床旁,核对病人床号、姓名、住院号	核对解释	• 核对床头卡、手腕带,做到核对无误
• 解释目的、方法、注意事项、配合要点		• 合理解释,减轻病人的焦虑
• 按留置导尿术插好并固定导尿管	导尿固定	• 严格按照无菌技术原则实施,防止泌尿系统感染
• 打开引流管,引流出尿液并排空	排空膀胱	• 有利于药液与膀胱壁充分接触,并保持有效浓度,达到冲洗目的
• 冲洗液体与膀胱冲洗器连接,将冲洗液倒挂于输液架上,排气后关闭导管	准备冲洗	
• 分开导尿管与集尿袋引流管接头的连接处,消毒导尿管尾端开口和引流管接头,将导尿管和引流管分别与"Y"形管的两个分管相连接,"Y"形管的主管连接冲洗导管		• 膀胱冲洗装置与静脉输液导管类似,其末端与"Y"形管的主管连接,"Y"形管的一个分管连接引流管,另一个分管连接导尿管。应用三腔管导尿时,可免用"Y"形管
• 关闭引流管,开放冲洗管,使溶液滴入膀胱,调节滴速。待病人有尿意或滴入 200~ 300ml 溶液后,关闭冲洗管,放开引流管,将冲洗液全部引流出来后,再关闭引流管(图 11-5) • 依照上法,按需要反复冲洗	实施冲洗	• 一般滴速为 60~80 滴 / 分,滴速不宜过快,防止病人尿意强烈,导致冲洗液从导尿管侧溢出尿道外 • 若病人出现不适或有出血情况,立即停止冲洗,并与医生及时联系 • 在冲洗过程中,询问病人感受,观察其反应及引流液的性状
• 冲洗完毕,取下冲洗管,消毒导尿管口和引流管接头并连接	整理记录	
• 清洁外阴部,固定好导尿管		• 减少外阴部细菌的数量
• 协助病人取舒适体位,整理床单位,清理用物		
• 洗手、记录		• 记录冲洗液名称、冲洗量、引流液性质、冲洗过程中病人反应等

4. 评价

(1) 尿液引流通畅,满足病人治疗膀胱疾病的需要。

（2）操作熟练规范,严格无菌技术操作,无异常情况发生。

（3）护患沟通有效,清醒病人能理解操作的意义,并积极配合。

【注意事项】

1. 防止感染　严格无菌技术操作原则,避免逆行性尿路感染。病情允许的情况下,病人每天可饮水 2000ml 左右,使产生足够多的尿量冲洗尿路。

2. 关心病人　冲洗时,嘱病人放松、深呼吸,若病人出现腹痛、腹胀、膀胱剧烈收缩等情形,应暂停冲洗。

3. 密切观察　避免用力回抽造成黏膜损伤。若引流的液体少于灌入的液体量,应考虑是否有血块或脓液阻塞,可增加冲洗次数或更换导尿管予以解决。冲洗后,如出血较多或血压下降,应立即报告医生及时处理,并注意准确记录冲洗液量及性状。

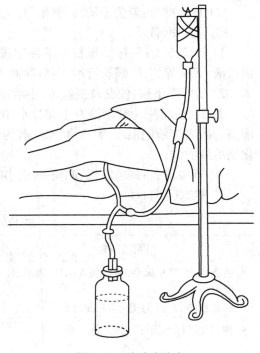

图 11-5　膀胱冲洗术

第二节　排便护理

 工作情景与任务

导入情景:

　　一名初产妇,足月剖宫产后 5 日,主诉腹胀、腹痛,不思饮食,未排便。经触诊发现,腹部紧张,可触及包块,肛诊可触及粪块。

工作任务:

1. 密切观察该产妇的排便量、排便次数、粪便气味等。
2. 针对该产妇出现的情况,正确实施灌肠技术,为其解除痛苦。

　　当食物经口进入胃和小肠消化吸收后,残渣贮存于大肠内,除一部分水分被大肠吸收外,其余经过细菌发酵和腐败作用后形成粪便。粪便的性质与形状可以反映消化系统的功能状况。因此,护理人员通过对病人排便活动及粪便的观察,及早发现和鉴别消化道疾患,有助于诊断、治疗和制定相应的护理计划。

一、排便状况评估

（一）正常排便的评估

1. 量与次数　排便是人体基本生理需要,每日排便量与食物的种类、数量及消化器官的功能有关。一般成人每日排便 1~2 次,婴幼儿 3~5 次,平均排便量 100~300g。

2. 形状与颜色 正常粪便柔软成形,呈黄褐色或棕黄色,婴儿的粪便呈黄色或金黄色。粪便的颜色可因摄入的食物和药物的不同而发生变化,如大量摄入绿色蔬菜,粪便颜色呈暗绿色;食用铁制剂或动物血,粪便颜色呈无光样黑色。

3. 气味与混合物 粪便的气味是由于蛋白质经过细菌的分解发酵而产生的,其气味又因摄入食物的种类而有所不同。粪便中含有少量黏液,有时可伴有未消化的食物残渣、脱落的大量肠上皮细胞、细菌及代谢后的废物。

(二)异常排便的评估

1. 次数 成人每日排便超过 3 次或每周少于 3 次且形状发生改变,为排便异常。

2. 形状 粪便呈糊状或水样,见于消化不良或急性肠炎;粪便干结坚硬,有时呈栗子样,见于便秘;粪便呈扁条状或带状,见于直肠、肛门狭窄或肠道部分梗阻。

3. 颜色 柏油样便见于上消化道出血;暗红色血便见于下消化道出血;陶土色便见于胆道梗阻;果酱样便见于阿米巴痢疾或肠套叠;粪便表面有鲜血或便后有鲜血滴出见于直肠息肉、肛裂或痔疮;白色"米泔水"样便见于霍乱、副霍乱。

4. 气味 严重腹泻的病人粪便呈恶臭味;下消化道溃疡、恶性肿瘤病人粪便呈腐败臭味;上消化道出血病人粪便呈腥臭味;消化不良、乳儿因糖类未消化或吸收脂肪酸产生气体使粪便呈酸败味。

5. 混合物 粪便中混有大量黏液常见于肠炎;粪便中伴有脓血常见于直肠癌、痢疾;肠道寄生虫感染的粪便中可检出蛔虫、蛲虫等。

6. 排便形态

(1)便秘(constipation):指正常排便形态发生改变,排便次数减少,粪质干硬,排便不畅、困难。

(2)腹泻(diarrhea):正常排便形态改变,肠蠕动增快,排便次数增多,粪便稀薄而不成形。

(3)排便失禁(faecal incontinence):是指肛门括约肌不受意识控制而不自主地排便。

(三)影响排便因素的评估

1. 年龄 幼儿期由于神经肌肉系统发育不全,不能控制排便;老年人由于腹壁肌肉张力降低、肠蠕动减弱、肛门括约肌松弛等导致排便功能异常。

2. 饮食 食物是影响排便的主要因素,如果饮食不均衡、摄入量过少、食物中缺少纤维或摄入液体量不足等,均会引起排便困难或便秘。

3. 运动 适当运动可刺激肠蠕动,有助于维持正常的排便功能。但长期卧床,缺乏活动,可使肌肉张力减退导致排便困难或便秘。

4. 个人排泄习惯 每个人都有自己的排便习惯,如在固定的时间和场所排便、使用习惯的便具、排便时喜好阅读等。

5. 心理因素 心理因素是影响排便的重要因素。精神抑郁时身体活动减少,肠蠕动减少可导致便秘;情绪紧张、焦虑可导致迷走神经兴奋,肠蠕动增加而引起吸收不良、腹泻。

6. 治疗因素 长期应用抗生素,肠内正常菌群受到干扰可造成腹泻;大剂量使用镇静药可导致便秘;手术时使用麻醉药物可使肠蠕动暂停,一般腹部手术 24~48 小时后胃肠功能才趋于恢复;服用止痛药也可使肠运动减弱,导致便秘。

7. 疾病因素 腹部和会阴部的伤口疼痛,可抑制便意;肠道感染时肠蠕动增加可发生腹泻;脊髓损伤、脑卒中等可导致排便失禁。

二、排便异常的护理

(一)便秘病人的护理

1. 心理护理　了解病人心态和排便习惯,向病人解释便秘的原因及护理措施,消除病人思想顾虑。

2. 排便环境　为病人提供隐蔽的环境及充裕的排便时间,适当调整查房、治疗、护理和进餐时间,使病人安心排便。

3. 选取适宜的排便姿势　床上使用便盆时,病人取坐位或抬高床头,利用重力作用增加腹内压利于排便。病情允许时病人可入厕排便。对手术病人,在术前应有计划地训练其在床上使用便盆。

4. 腹部环形按摩　按结肠解剖位置自右向左做环形按摩,以此增加腹内压,促使降结肠的内容物向下移动,利于肠蠕动,促进排便。

5. 口服缓泻药　遵医嘱给予口服缓泻药,如蓖麻油、植物油、液状石蜡、硫酸镁等,起到导泻的作用。

6. 使用简易通便剂　指导病人或家属学会正确使用简易通便剂,达到软化粪便、润滑肠壁、刺激肠蠕动以促进排便的作用。

(1)开塞露:是一种常用的通便剂,由50%甘油或小量山梨醇制成,装在密封塑料壳内,成人用量20ml,小儿用量10ml。用时剪去封端口,挤出少量液体润滑开口处,病人取左侧卧位,嘱其作排便动作,以放松肛门括约肌,再轻轻插入肛门,将药液全部挤入后退出,嘱病人忍耐5~10分钟后再排便(图11-6)。

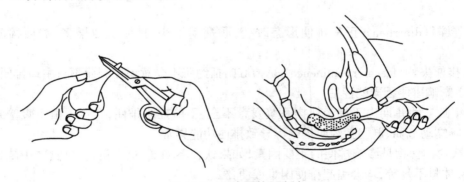

图11-6　开塞露使用方法

(2)甘油栓:是用甘油和明胶制成的栓剂,适用于小儿及年老体弱的便秘病人,使用时手垫纱布或戴指套,捏住栓剂底部,嘱病人张口呼吸,轻轻插入肛门至直肠内,并用纱布轻轻按揉,嘱病人忍耐5~10分钟后再排便。

7. 健康指导

(1)养成习惯:向病人讲解有关排便知识,养成定时排便习惯,不随意使用缓泻药及灌肠的方法排便,避免产生依赖。

(2)合理食谱:多食蔬菜、小米、粗粮等富含膳食纤维的食物;病情允许的情况下可多饮水;适当摄取油脂类食物;也可食用具有轻泻作用的食物,如梅子汁等。

(3)鼓励活动:通过散步、打太极拳等促进肠蠕动利于排便;指导病人加强腹肌、盆底部肌肉的锻炼,增强肌张力利于排便。

8. 如经上述措施处理无效,则需采用灌肠技术。

（二）腹泻病人的护理

1. 心理护理　维护病人因腹泻污染衣裤、被服等产生的心理问题,及时做好皮肤清洁护理及更换衣裤、被服。

2. 卧床休息　减少体力消耗,注意腹部保暖。对不能自理的病人应及时给予便盆。

3. 饮食护理　鼓励病人多饮水,酌情给予低脂、少渣、流质或半流质饮食,避免辛辣食物。腹泻严重时暂禁食。

4. 维持皮肤完整性　每次便后用软纸擦净肛门,再用温水清洗,肛门周围涂油膏,以保护局部皮肤,特别是幼儿、老年人及体弱者。

5. 遵医嘱给药　如止泻药、抗感染药物,口服补盐液或静脉输液以维持体液和电解质平衡。

6. 观察记录　观察粪便的次数和性质,及时记录,需要时留取标本送检。疑为传染病时,按肠道隔离原则护理。病情危重者注意生命体征的变化。

7. 健康指导

（1）向病人解释引起腹泻的原因和防治措施。

（2）指导病人多饮水,饮食宜清淡并注意饮食卫生。

（3）指导病人观察排便情况,有异常及时与医护人员联系。

（三）排便失禁病人的护理

1. 心理护理　排便失禁的病人心情紧张而窘迫,常感到自卑和忧郁。护理人员应尊重和理解病人,鼓励病人树立信心。

2. 保持室内空气清新　定时开窗通风换气,除去不良气味,使病人舒适。

3. 皮肤护理　床上铺橡胶单和中单或一次性尿垫,及时更换污染的被单和衣裤;保护肛周皮肤清洁,必要时涂润滑油保护;注意病人骶尾部皮肤情况,定时翻身按摩,防止压疮的发生。

4. 观察病人排便反应　了解病人排便时间、规律,观察排便的表现,助病人重建排便的控制能力。

5. 在病情允许的情况下,保证病人每天摄入足量的液体。

6. 健康指导

（1）向病人及家属解释排便失禁的原因及护理方法。

（2）指导病人及家属有关饮食卫生的知识。

（3）教会病人进行肛门括约肌及盆底部肌肉收缩锻炼的方法。

三、灌肠技术

灌肠（enema）是将一定量的溶液由肛门经直肠灌入结肠,以帮助病人清洁肠道、排便、排气或由肠道供给药物或营养,达到确定诊断和进行治疗目的的技术。

根据灌肠的目的可分为不保留灌肠和保留灌肠,不保留灌肠又可分为大量不保留灌肠和小量不保留灌肠。为了达到清洁肠道的目的,反复进行的大量不保留灌肠则为清洁灌肠。

（一）大量不保留灌肠

【目的】

1. 解除便秘和肠胀气。

2. 清洁肠道,为手术、检查或分娩做准备。

3. 稀释并清除肠道内有毒物质,减轻中毒。

4. 为高热病人降温。

【操作程序】

1. 评估

(1) 病人的病情、临床诊断、治疗情况、意识状态。

(2) 病人生活自理能力、排便情况、肛门周围皮肤情况及清洁度。

(3) 病人的心理状态、合作程度。

2. 计划

(1) 病人准备:了解大量不保留灌肠的目的、方法、注意事项、配合要点。

(2) 护士准备:着装整洁,修剪指甲,洗手,戴口罩。

(3) 物品准备

1) 治疗车上层:灌肠筒 1 套(引流管、玻璃接管)、肛管(24~26 号)、灌肠液、润滑剂、棉签、弯盘、血管钳 1 把或调节器、一次性手套、纸巾、橡胶单及治疗巾(或一次性垫巾)、水温计、医嘱执行本、手消毒液。

常用灌肠溶液:0.1%~0.2% 肥皂液、生理盐水。成人每次用量为 500~1000ml,小儿 200~500ml。溶液温度以 39~41℃为宜,降温时用 28~32℃,中暑病人用 4℃。

2) 治疗车下层:便盆及便盆巾,医用垃圾桶,生活垃圾桶。

3) 其他:输液架、屏风。

(4) 环境准备:酌情关闭门窗,保持合适的室温,照明充足,遮挡病人。

3. 实施(表 11-5)

表 11-5 大量不保留灌肠

操作过程	操作流程	要点解析
• 备齐用物携至床旁,核对病人床号、姓名、住院号及灌肠溶液 • 解释操作目的、方法、注意事项	核对解释	• 核对床头卡、手腕带并询问,做到核对无误 • 合理解释,减轻病人的焦虑
• 协助病人取左侧卧位,双膝屈曲,退裤至膝部,臀部移至床沿 • 盖好盖被,暴露臀部 • 臀下垫橡胶单和治疗巾,臀边放弯盘	安置卧位	• 对不能自控排便者可取仰卧位,臀下放便盆 • 防止着凉,维护病人隐私 • 防止污染被服
• 检查灌肠筒,打开包装 • 先关闭引流管开关,再将灌肠液倒入筒内 • 灌肠筒挂于输液架上,筒内液面距肛门 40~60cm,利用重力作用使灌肠液顺利流入降结肠、乙状结肠	备灌肠筒	• 确认灌肠筒的完好无损 • 防止灌肠液流失 • 灌肠筒过高,压力大,灌肠液流入速度过快,不易保留,还易造成病人肠道黏膜损伤。为伤寒病人灌肠时灌肠液液面低于肛门 30cm
• 戴手套 • 润滑肛管前端,连接肛管 • 排净肛管内空气 • 夹管或关闭开关	润管排气	• 保护操作者 • 减轻插管时引起的疼痛 • 避免气体进入直肠 • 防止灌肠液流失
• 一手垫纸巾分开臀部,显露肛门	插管灌液	

操作过程	操作流程	要点解析
• 嘱病人深呼吸,另一手持肛管轻轻插入直肠 7~10cm(图 11-7) • 固定肛管 • 松管或打开开关,使灌肠液缓缓流入		• 小儿插入 4~7cm • 防止肛管脱落
• 观察灌肠筒内液面下降的速度 • 密切观察病人的反应	注意观察	• 液面下降过慢或停止,说明肛管前端的孔道被粪便或肠壁阻塞,可通过转动肛管或挤捏肛管解除 • 病人出现腹胀或有便意,嘱其张口深呼吸,转移病人注意力,放松腹部肌肉;短时暂停或降低灌肠筒高度使流速减慢,减少灌注压,减轻腹压
• 灌肠完毕,夹管或关闭开关 • 用纸巾包住肛管轻轻拔出,弃于医疗垃圾桶内,擦净肛门 • 脱手套,洗手 • 协助病人取舒适卧位	拔出肛管	• 不可将液体滴尽,避免空气进入
• 嘱病人尽量保留 5~10 分钟 • 排便,排便后及时取出便盆,擦净肛门 • 撤去橡胶单和治疗巾	安置病人	• 使灌肠液充分软化粪便,便于排出,降温灌肠时,灌肠液保留 30 分钟 • 能下床的病人协助其入厕排便;不能下床的病人,将便盆、纸巾、呼叫器放在易取处
• 协助病人穿裤,整理床单位,开窗通风 • 注意观察粪便的性质、颜色和量,必要时留取标本送检 • 洗手,记录,在体温单"大便"栏处记录灌肠结果	整理记录	• 保暖,保持病房整洁,去除异味 • 以"E"表示灌肠,如灌肠后排便一次,表示为 1/E;如灌肠后未排便,表示为 0/E;如自行排便一次,灌肠后又排便二次,表示为 $1^2/E$

4. 评价

(1) 解除便秘和肠胀气,清洁病人肠道,发热病人的体温降低。

(2) 护士操作熟练规范,护理措施有效,动作轻柔,体贴病人。

(3) 护患沟通有效,病人积极配合。

【注意事项】

1. 特殊情况 消化道出血、妊娠、急腹症、严重心血管疾病等病人禁忌灌肠。肝性脑病病人,禁用肥皂水灌肠;伤寒病人,灌肠时的溶液量少于 500ml,压力要低(即液面低于肛门 30cm);充血性心力衰竭或水钠潴留的病人禁用生理盐水灌肠。

2. 准确掌握 准确掌握灌肠溶液的温度、浓度、流速、压力和溶液量。

3. 注意观察 灌肠时病人如出现腹胀或便意,应嘱病人做深呼吸以减轻不适。当病人出现脉速、面色苍白、出冷汗、剧烈腹痛、心慌气急等病情变化时,应立即停止,并与医生联系给予紧急处理。

(二) 小量不保留灌肠

【目的】

1. 为年老体弱、幼儿、孕妇及腹部或盆腔手术后病人软化粪便,解除便秘。

2. 排出肠道积气,减轻腹胀。

【操作程序】

1. 评估

(1) 病人的年龄、病情、临床诊断、意识状态、心理状态、理解合作程度。

(2) 病人生活自理能力、排便情况、肛门周围皮肤情况及清洁度。

2. 计划

(1) 病人准备:了解小量不保留灌肠的目的、方法、注意事项、配合要点,学会取适合操作卧位的方法。

(2) 护士准备:着装整洁,修剪指甲,洗手,戴口罩。

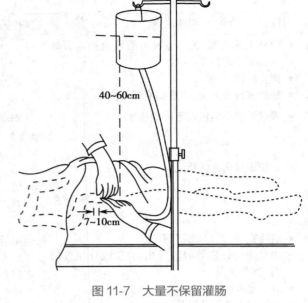

图 11-7 大量不保留灌肠

(3) 物品准备

1) 治疗车上层:注洗器、量杯或小容量灌肠筒、肛管(20~22号)、灌肠液、润滑剂、温开水5~10ml、止血钳、棉签、弯盘、一次性手套、纸巾、橡胶单及治疗巾(或一次性垫巾)、水温计、医嘱执行本、手消毒液。

常用灌肠溶液:1、2、3溶液(50%硫酸镁30ml、甘油60ml、温开水90ml);甘油50ml加等量温开水;各种植物油120~180ml。溶液温度38℃。

2) 治疗车下层:便盆及便盆巾,医用垃圾桶,生活垃圾桶。

(4) 环境准备:关闭门窗,调节室温,帷帘或屏风遮挡病人。

3. 实施(表11-6)

表11-6 小量不保留灌肠

操作过程	操作流程	要点解析
• 备齐用物携至床旁,核对病人床号、姓名、住院号及灌肠溶液	核对解释	• 核对床头卡、手腕带并询问,做到核对无误
• 解释操作目的、方法、注意事项		• 合理解释,减轻病人的焦虑
• 协助病人取左侧卧位,双膝屈曲,退裤至膝部,臀部移至床沿	安置卧位	• 利用重力作用使灌肠液顺利流入乙状结肠
• 盖好盖被,暴露臀部		
• 臀下垫橡胶单和治疗巾,臀边放弯盘		• 关心病人,防止着凉,维护病人隐私 • 防止被服污染
• 戴手套	润管排气	• 自我保护
• 用注洗器抽吸灌肠液		• 排尽空气
• 连接肛管		
• 润滑肛管前端		• 减轻插管时引起的疼痛
• 排气,止血钳夹管		• 防止气体进入肠道

续表

操作过程	操作流程	要点解析
• 一手垫纸巾分开臀部,显露肛门 • 嘱病人深呼吸,另一手持肛管轻轻插入直肠 7~10cm(图 11-8) • 固定肛管,松开止血钳,缓慢注入灌肠液	插管灌液	• 利于病人放松便于插管,勿用力防止损伤肠道黏膜 • 注入速度不可过快过猛,以免刺激肠黏膜,引起排便反射;如用小容量灌肠筒,液面距肛门小于 30cm
• 注毕夹管,取下注洗器再抽吸灌肠液,直至灌肠液注完 • 注入温开水 5~10ml,抬高肛管末端,使溶液全部灌入		• 注意观察病人反应 • 防止气体进入肠道
• 同大量不保留灌肠	拔出肛管	
• 嘱病人尽量保留 10~20 分钟 • 排便,排便后及时取出便盆,擦净肛门 • 撤去橡胶单和治疗巾	安置病人	• 使灌肠液充分软化粪便,利于排便。
• 协助病人穿裤,整理床单位,开窗通风 • 洗手,记录	整理记录	• 保暖,保持病房整洁,去除异味 • 记录灌肠时间、灌肠液的种类、液量及病人的反应

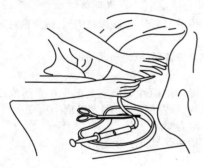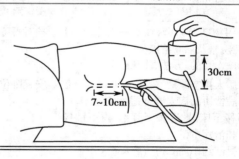

图 11-8 小量不保留灌肠

4. 评价

(1) 解除便秘,排出病人肠道积气,减轻腹胀,自述感觉舒适。

(2) 护士动作熟练规范,措施有效,动作轻柔,体贴病人。

(3) 护患沟通有效,病人能积极配合。

【注意事项】

1. 操作正确 灌肠时插管深度为 7~10cm,压力宜低,灌肠液注入的速度不宜过快。

2. 勿进空气 每次抽吸灌肠液时应夹住肛管,防止空气进入肠道,引起腹胀。

(三) 保留灌肠

保留灌肠(retention enema)是将药液灌入到直肠或结肠内,通过肠黏膜吸收以达到治疗疾病目的的技术。

【目的】

1. 用于镇静、催眠。

2. 治疗肠道感染。

【操作程序】

1. 评估

(1) 病人的病情、临床诊断、意识状态、心理状态、理解合作程度。

(2) 病人的排便情况、肛门周围皮肤情况和清洁度以及生活自理能力。

2. 计划

(1) 病人准备:了解保留灌肠的目的、方法、注意事项、配合要点及安全性,做好心理准备。

(2) 护士准备:着装整洁,修剪指甲,洗手,戴口罩。

(3) 物品准备

1) 治疗车上层:同小量不保留灌肠。应选择较细的肛管(20 号以下),另备抬高臀部的小垫枕。

常用溶液:镇静催眠用 10% 水合氯醛;肠道炎症用 2% 小檗碱或 0.5%~1% 新霉素或其他抗生素溶液。药物量遵医嘱,灌肠溶液量不超过 200ml,温度为 38℃。

2) 治疗车下层:便盆及便盆巾,医用垃圾桶,生活垃圾桶。

(4) 环境准备:关闭门窗,保持合适室温,帷帘或屏风遮挡病人,保护其隐私。

3. 实施(表 11-7)

表 11-7　保留灌肠

操作过程	操作流程	要点解析
• 备齐用物携至床旁,核对病人床号、姓名、住院号及灌肠溶液	核对解释	• 核对床头卡、手腕带并询问,做到核对无误
• 解释操作目的、方法、注意事项		• 合理解释,减轻病人的焦虑
• 协助病人排空尿液、粪便	安置卧位	
• 根据病情协助病人取合适卧位		• 慢性细菌性痢疾病变部位在直肠或乙状结肠,取左侧卧位;阿米巴痢疾病变在回盲部,取右侧卧位
• 臀部移至床沿,退裤至膝部,臀下铺橡胶单和治疗巾		
• 抬高臀部约 10cm,臀边放弯盘		• 抬高臀部防止药液流出
• 戴手套	润管排气	
• 用注洗器抽吸药液		• 排尽空气
• 连接肛管		
• 润滑肛管前端		• 减轻插管时引起的疼痛
• 排气,止血钳夹管		• 防止气体进入肠道
• 一手垫纸巾分开臀部显露肛门,嘱病人深呼吸	插管注药	• 有利于病人放松,便于插管
• 另一手持肛管轻轻插入肛门 15~20cm		• 使药液充分吸收达到治疗目的
• 固定肛管,松开止血钳,缓慢注入药液		• 注入速度不可过快过猛,注意观察病人反应
• 药液注完,注入温开水 5~10ml,抬高肛管末端,使溶液全部灌入		
• 同大量不保留灌肠	拔出肛管	
• 嘱病人尽量保留 1 小时以上	交代事项	• 使药液达到治疗目的
• 整理床单位,开窗通风	整理记录	• 保持病房整洁,去除异味
• 洗手,记录		• 记录时间、灌肠液的种类、液量及病人反应

4. 评价

(1) 疾病症状减轻,达到灌肠的目的。

(2) 护士操作熟练规范,措施有效,动作轻柔,注入药物的速度合适。

(3) 护患沟通有效,清醒病人和家属能理解操作的意义,能积极配合。

【注意事项】

1. 评估病人 护士要正确评估病人,了解灌肠的目的和病变部位,以便掌握灌肠的卧位和插管的深度。

2. 特殊情况 肠道感染的病人,最好选在临睡前灌肠,因此时活动量小,药液易于保留吸收。肛门、直肠、结肠等手术后及排便失禁的病人均不宜保留灌肠。

3. 操作正确 灌肠前嘱病人排便,选用的肛管要细,插管要深,液量要小,压力要低,液面距肛门不超过 30cm,灌入速度要慢,利于肠黏膜对药液的充分吸收。

知识窗

特殊病人的灌肠要求

1. 心力衰竭病人 要控制钠盐的摄入,减轻体液潴留,降低心脏前负荷以缓解心衰,故灌肠禁用等渗盐水。

2. 肝性脑病病人 如用碱性溶液灌肠,易破坏肠内 pH5~6 的偏酸环境,使肠腔内的铵盐(NH_4^+)形成氨(NH_3)进入脑内,加重肝性脑病,故灌肠禁用肥皂水。

3. 伤寒病人 可先用等渗盐水低压灌肠,无效时改用 50% 的甘油或液状石蜡100ml 灌肠。禁用泻药或高压灌肠,以免引发肠出血、肠穿孔等并发症,故灌肠时溶液量要少、压力要低。

四、排气护理

(一)肠胀气病人的护理

肠胀气(intestinal tympanites)是指胃肠道内有过多的气体积聚,不能自行排出。

1. 心理护理 耐心向病人解释肠胀气的原因、治疗及护理措施,缓解病人紧张情绪。

2. 适当活动 卧床病人应经常更换卧位,在病情许可下鼓励并协助病人下床散步。

3. 健康指导 肠胀气与饮食有关,应为病人制定科学的饮食计划,少食或勿食豆类、糖类等产气食品,嘱病人少饮碳酸饮料,进食速度不宜过快。指导病人腹部热敷或按摩。

4. 必要时遵医嘱给予药物治疗或行肛管排气。

(二)肛管排气技术

肛管排气技术是将肛管经肛门插入直肠,以排出肠道内积存的气体的技术。

【目的】

帮助病人排出肠腔积气,减轻腹胀。

【操作程序】

1. 评估

(1) 病人的意识状态、心理状况、排气情况、肛门周围皮肤情况。

(2) 腹胀的原因及程度。

2. 计划

(1) 病人准备:了解肛管排气技术的目的、方法、注意事项、配合要点。

(2) 护士准备:着装整洁,修剪指甲,洗手,戴口罩。

（3）物品准备

1）治疗车上层：肛管（26号）、玻璃接管、橡胶管、玻璃瓶（内盛水3/4满）,瓶口系带、润滑剂、一次性手套、棉签、胶布（1cm×15cm）、橡皮圈及别针、纸巾、弯盘、手消毒液。

2）治疗车下层：医用垃圾桶,生活垃圾桶。

（4）环境准备：关闭门窗,保持合适室温。遮挡病人,保护其隐私。

3. 实施（表11-8）

表 11-8　肛管排气技术

操作过程	操作流程	要点解析
• 备齐用物携至床旁,核对病人床号、姓名、住院号 • 解释目的、方法、注意事项、配合要点	核对解释	• 核对床头卡、手腕带并询问,做到核对无误 • 合理解释,减轻病人的焦虑
• 根据病情协助病人取左侧卧位 • 注意遮盖病人,暴露肛门	安置卧位	• 有利于肠腔内气体排出 • 保暖,维护病人隐私
• 将瓶系在床边（图11-9） • 戴手套 • 橡胶管一端插入瓶内液面以下,另一端与肛管相接	系瓶连管	• 利于观察
• 润滑肛管前端 • 左手分开臀部,嘱病人张口呼吸,将肛管轻轻插入直肠 15~18cm • 用胶布固定肛管于臀部 • 橡胶管留出一定的长度,用别针固定于床单上（图11-10）	插管固定	• 减轻插管时引起的疼痛 • 有利于病人放松便于插管 • 使药液充分吸收达到治疗目的 • 便于病人翻身
• 观察排气情况	观察处理	• 如瓶中见气泡逸出,说明有气体排出;如瓶中气泡很少或无,则说明排气不畅,应帮助病人更换卧位或按摩腹部
• 肛管保留时间 <20 分钟 • 拔出肛管,擦净肛门,脱手套	拔出肛管	• 防止肛门括约肌永久性松弛
• 协助病人取舒适卧位,询问病人有无腹胀 • 整理床单位,开窗通风 • 记录	整理记录	 • 记录排气时间及效果,病人的反应

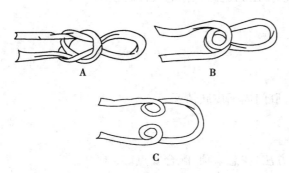

图 11-9　瓶口系带法

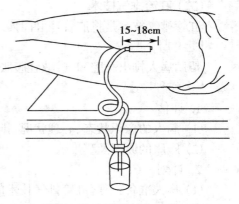

图 11-10　肛管排气技术

4. 评价

(1) 能有效解除病人肠腔积气的痛苦。

(2) 护士操作熟练规范,肛管按时拔除,健康指导贯穿操作始终。

(3) 护患沟通有效,病人能积极配合操作。

【注意事项】

1. 关心病人 注意遮挡,保护病人的隐私,维护病人自尊。

2. 保留方法 保留肛管的时间少于 20 分钟,否则会减弱肛门括约肌反应,甚至导致肛门括约肌永久性松弛,必要时可间隔 2~3 小时后重新插管排气。

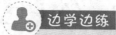 边学边练

实践 19:导尿技术
实践 20:导尿管留置技术
实践 21:灌肠技术
实践 22:肛管排气技术

（袁 征）

 思考题

1. 李女士,45 岁。行胃大部切除术后,12 小时未排尿,诉下腹胀痛,排尿困难。护士小王采用了很多方法帮助该病人促进排尿,但均无效。

请问:

(1) 护士小王采取什么护理措施可以更好地解除病人的痛苦?

(2) 在操作过程中应注意什么?

2. 吴先生,62 岁,因外伤导致尿失禁,护士小胡遵医嘱要为病人进行留置导尿技术。

请问:

(1) 为吴先生留置导尿技术的目的是什么?

(2) 导尿管插入的长度是多少?

(3) 怎样做不会引起逆行性尿路感染?

3. 丁先生,76 岁,因下肢骨折卧床 3 个月,近 3 天未排便,主诉腹胀、无食欲。查体:触诊腹部较硬实且紧张,可触及包块,肛诊可触及粪块。

请问:

(1) 该病人出现了什么情况?

(2) 你将针对性地采取哪些护理措施?

第十二章　冷热疗技术

学习目标

1. 具有严谨求实的工作态度,关心尊重病人,确保安全。
2. 掌握冷、热疗的禁忌证;热水袋、冰袋的使用;乙醇拭浴操作程序及注意事项。
3. 熟悉冷、热疗的作用;烤灯的使用;湿热疗法。
4. 了解影响冷、热疗效果的因素;冷湿敷。
5. 熟练掌握乙醇拭浴;热水袋、冰袋的使用方法;学会烤灯的使用方法;湿热疗法;冰帽、冰槽的使用方法;冷湿敷;温水拭浴方法。

　　冷疗(cold therapy)技术和热疗(heat therapy)技术是利用低于或高于人体温度的物质作用于人体表面,通过神经传导引起皮肤和内脏器官血管的收缩或舒张,改变机体各系统体液循环和新陈代谢,达到治疗的目的,是临床上常用的物理治疗方法。护理人员应及时、有效地评估病人局部或全身的冷热状况,正确应用冷热疗技术,防止不良反应发生,确保病人安全,满足病人身心需要。

第一节　概　述

　工作情景与任务

导入情景:
　　急诊科来了位病人小丽,18岁,打羽毛球时不慎扭伤踝关节,立即被同学送到医院就诊。经检查:神志清楚,T36.4℃、P72次/分,R20次/分,BP104/64mmHg,局部疼痛、肿胀、活动受限,X线检查确定无骨折。护士立即取来冰袋为小丽冷敷脚踝,并嘱咐小丽48小时后再改用热敷。

工作任务:
1. 正确给小丽解释冷热敷的目的。
2. 正确指导小丽使用冷热疗技术。

一、冷热疗的作用

(一)热疗的作用

　　1. 促进炎症消散和局限　热疗可使局部血管扩张,促进血液循环,增强新陈代谢和白细胞的吞噬功能。炎症早期用热,可促进炎性渗出物的吸收和消散;炎症后期用热,可促使白细胞释放蛋白溶解酶,溶解坏死组织,使炎症局限。如踝关节扭伤48小时后,用热湿敷促进踝关节软组织瘀血的吸收和消散。

2. 减轻深部组织充血　热疗可使体表血管扩张,血流量增加,使全身循环血量重新分布,深部组织血流量减少,减轻深部组织充血。

3. 减轻疼痛　热疗可降低痛觉神经兴奋性,提高疼痛阈值;又可改善血液循环,加速致痛物质排出和炎性渗出物吸收,解除对神经末梢的刺激和压迫;还可使肌肉、肌腱和韧带松弛,增强肌肉组织的伸展性,增加关节的活动范围,减少肌肉痉挛和关节强直,从而解除或减轻疼痛。

4. 保暖　热疗可使局部血管扩张,促进血液循环,使病人感到温暖、舒适。适用于年老体弱、早产儿、末梢循环不良、危重的病人。

(二) 冷疗的作用

1. 控制炎症扩散　冷疗可使局部血管收缩,血流量减少,细胞的新陈代谢和细菌的活力降低,限制炎症扩散及抑制化脓,适用于炎症早期。

2. 减轻局部充血或出血　冷疗可使毛细血管收缩,通透性降低,减轻局部组织的充血和水肿;同时冷疗还可使血液循环减慢,血液黏稠度增加,促进血液凝固而控制出血。适用于软组织挫伤的早期及体表组织的出血。如鼻出血、扁桃体摘除术后等。

3. 减轻疼痛　冷疗可抑制组织细胞的活动,降低神经末梢的敏感性而减轻疼痛;冷疗还可使血管收缩,通透性降低,渗出减少,从而减轻由于局部组织肿胀压迫神经末梢所引起的疼痛。适用于急性损伤初期(48小时内)、烫伤、牙痛等。

4. 降温　冷直接与皮肤接触,通过传导与蒸发的散热方式,降低体温。适用于高热、中暑病人降温。头部用冷降低脑细胞的代谢,提高脑组织对缺氧的耐受性,减少脑细胞损害。适用于脑外伤、脑缺氧的病人。

二、冷热疗的禁忌证

(一) 热疗禁忌证

1. 急腹症未明确诊断前　热疗可减轻疼痛,从而掩盖病情真相而贻误诊断和治疗。

2. 面部危险三角区感染时　该处血管丰富,无静脉瓣,且与颅内海绵窦相通,热疗可使该处血管扩张,血流量增多,导致细菌及毒素进入血液循环,易引起颅内感染和败血症。

3. 软组织损伤或扭伤早期(48小时内)　热疗可使血管扩张,通透性增高,加重皮下出血、肿胀、疼痛。

4. 各种脏器内出血时　热疗可增加脏器的血流量和血管的通透性,从而加重出血。血液凝固障碍的病人,用热会增加出血的倾向。

5. 其他

(1) 心、肝、肾功能不全者:大面积热疗使皮肤血管扩张,减少对内脏器官的血液供应,加重病情。

(2) 皮肤湿疹:热疗可加重皮肤受损,也可使病人增加痒感而不适。

(3) 急性炎症:热疗可使局部温度升高,有利于细菌繁殖及分泌物增多,加重病情。如牙龈炎、中耳炎、结膜炎。

(4) 孕妇:热疗可影响胎儿的生长。

（5）金属移植物部位、人工关节：金属是热的良好导体，用热易造成烫伤。

（6）恶性肿瘤：热疗可使癌细胞加速新陈代谢而加重病情，同时又促进血液循环而使肿瘤扩散、转移。

（7）麻痹、感觉异常者慎用。

（8）睾丸：用热会抑制精子发育并破坏精子。

（二）冷疗禁忌证

1. 血液循环障碍　冷疗可加重血液循环障碍，导致局部组织缺血缺氧而变性坏死。如大面积组织损伤、全身微循环障碍、休克、周围血管病变、动脉硬化等病人。

2. 慢性炎症或深部化脓病灶　冷疗可使局部血流减少，妨碍炎症的吸收。

3. 组织损伤、破裂　冷疗可降低血液循环，增加组织损伤，且影响伤口愈合，尤其是大范围组织损伤，应禁止用冷。

4. 对冷过敏者　冷疗后可出现皮疹、荨麻疹、关节疼痛、肌肉痉挛等过敏症状。

5. 慎用冷疗的情况　如昏迷、感觉异常、年老体弱者、婴幼儿、关节疼痛、心脏病、哺乳期产妇胀奶等应慎用冷疗。

6. 禁忌冷疗的部位

（1）枕后、耳廓、阴囊处：用冷易引起冻伤。

（2）心前区：用冷易引起反射性心率减慢、心律不齐、心房纤颤或心室纤颤及房室传导阻滞。

（3）腹部：用冷易引起腹痛、腹泻。

（4）足底：用冷易引起反射性末梢血管收缩而影响散热或反射性地引起一过性冠状动脉收缩。

三、影响冷热疗的因素

（一）方式

冷、热应用方式不同效果也不同。冷、热疗分湿法（湿冷及湿热）和干法（干冷及干热）两大类。因水的传导性能比空气好，渗透力强，速度快，因此，在同样温度条件下，湿冷、湿热效果优于干冷、干热。

（二）时间

冷、热应用的时间对治疗效果有直接影响，在一定的时间内其效应随着时间的延长逐渐增强，以达到最大的治疗效果。如果时间过长，会产生继发效应而抵消治疗效应，甚至还可引起不良反应，如疼痛、皮肤苍白、冻伤、烫伤等。

（三）温度

冷、热疗的温度与机体治疗前体表的温度相差越大，机体对冷、热刺激的反应越强；反之，则越小。此外，环境温度也会影响冷热效应，如环境温度高于或等于身体温度时用热，传导散热被抑制，热效应会增强；而在干燥冷环境中用冷，散热会增加，冷效应会增强。

（四）面积

冷、热疗的效果与应用的面积大小有关。应用面积越大，效果就越强；反之，则越弱。但须注意使用面积越大，病人的耐受性越差，且会引起全身反应。如大面积用热时，导致广泛性周围血管扩张，血压下降，病人容易发生晕厥；而大面积用冷时，导致血管收缩，使病人血压升高。

（五）部位

不同厚度的皮肤对冷、热反应的效果不同，皮肤较厚的区域，如手、脚，对冷、热的耐受力强,冷、热效果较差;而皮肤较薄的区域,如前臂内侧、颈部、躯干,对冷、热的敏感性强,冷、热效果较好。皮肤的不同层次对冷、热反应也不同,皮肤浅层,冷觉感受器较温觉感受器数量多,故浅层皮肤对冷较敏感。此外,血液循环情况也能影响冷、热疗效果,血液循环良好的部位,可增强冷、热应用的效果。因此,临床上为高热病人物理降温,将冰袋、冰囊放置在颈部、腋下、腹股沟等体表大血管流经处,以增加散热。

(六) 个体差异

年龄、性别、身体状况、居住习惯、肤色等影响冷、热治疗的效果。老年人因体温调节能力较差,对冷、热刺激的敏感性降低;婴幼儿体温调节中枢发育不完善,对冷、热刺激的适应能力有限;女性对冷、热的反应较男性敏感;身体虚弱、意识不清、昏迷、感觉迟钝、麻痹及血液循环障碍等病人的敏感性降低,尤要注意防止冻伤与烫伤。

第二节 常用的热疗技术

 工作情景与任务

导入情景:

妇科病房有位病人李阿姨,65 岁,3 天前行腹腔镜探查术后返回病房,麻醉未完全清醒,护士使用热水袋为其保暖。3 天后,李阿姨主诉大便干结、排便困难,导致肛门充血,医生开出医嘱:热水坐浴。

工作任务:

1. 正确使用热水袋为李阿姨保暖。
2. 正确指导李阿姨进行热水坐浴。

热疗分干热疗法和湿热疗法两大类。干热疗法有:热水袋(hot water bags)、烤灯(hot lamp)、化学加热袋等;湿热疗法有:热湿敷(hot moist compress)、热水坐浴(hot site bath)、温水浸泡(warm soak)等。

一、热水袋的使用

【目的】

保暖、解痉、镇痛、舒适。

【操作程序】

1. 评估

(1) 病人的年龄、病情、体温、意识、治疗情况。

(2) 病人的局部皮肤状况,如颜色,温度,有无硬结、瘀血及开放伤口等,有无感觉障碍及对热的耐受情况等。

(3) 病人的活动能力、心理状态及合作程度。

2. 计划

(1) 病人准备:病人了解用热的目的、部位及配合要点。

(2) 护士准备:着装整洁,修剪指甲,洗手,戴口罩。

（3）用物准备

1）治疗车上层：治疗盘内备热水袋及布套、水温计、毛巾；水壶或量杯、热水（水温 60~70℃）、手消毒液。

2）治疗车下层：生活垃圾桶、医用垃圾桶。

（4）环境准备：整洁、温度适宜，酌情关闭门窗。

3. 实施（表 12-1）

表 12-1 热水袋的使用

操作过程	操作流程	要点解析
• 测量水温，调节水温至 60~70℃	备热水袋	• 昏迷、老人、婴幼儿、感觉迟钝、循环障碍等病人，水温应低于 50℃
• 检查热水袋有无破损、漏气		
• 灌水：放平热水袋，取下塞子，一手提热水袋口边缘，另一手灌水（图 12-1），至 1/2~2/3 满		• 边灌水边提高热水袋，使水不致溢出 • 灌水过多，热水袋膨胀变硬，柔软舒适感下降
• 排气：逐渐放平热水袋，驱尽袋内空气，旋紧塞子		• 排尽空气，以防影响热的传导
• 检查：用毛巾擦干热水袋，倒提		• 检查有无漏水
• 加套：将热水袋装入布套内，系紧带子		• 可避免热水袋与病人皮肤直接接触，增进舒适
• 备齐用物，携至床边，仔细核对病人床号、姓名、住院号	核对解释	• 核对床头卡、手腕带并询问，做到核对无误
• 解释操作目的、配合要点		• 合理解释，取得配合
• 将热水袋放置于所需部位，袋口朝向身体外侧	置热水袋	• 避免烫伤
• 用热时间根据目的而定		• 用于治疗一般不超过 30 分钟，用于保暖可持续使用
• 询问病人感觉，观察局部皮肤及热水袋情况	观察效果	• 如皮肤出现潮红、疼痛，应停止使用，并在局部涂凡士林以保护皮肤
• 热水袋内水温降低后及时更换		• 保证热水温度，达到治疗效果
• 用毕，取下热水袋	撤热水袋	• 倒空热水袋，倒挂晾干，向袋内吹气，旋紧塞子，置于阴凉处备用；布套清洁后晾干备用
• 协助病人舒适卧位	整理记录	
• 整理病床单位		
• 洗手，记录		• 记录用热部位、时间、效果及反应

4. 评价

（1）护士能与病人有效沟通，得到理解与配合。

（2）病人感觉温暖、舒适，局部皮肤无烫伤，达到热水袋使用的目的。病人会正确使用热水袋。

（3）护士操作熟练，动作轻巧。

【注意事项】

1. 炎症部位热敷，热水袋灌水 1/3 满，

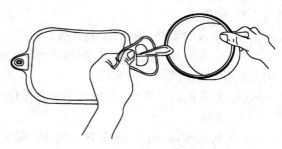

图 12-1 灌热水袋法

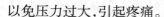

以免压力过大,引起疼痛。

2. 特殊病人使用热水袋时,布套外再包一块大毛巾或放于两层毛毯之间,防止烫伤。

3. 使用热水袋过程中经常巡视病人,观察局部皮肤情况。

4. 若要持续使用热水袋时,应每30分钟检查水温一次,及时更换热水,并严格执行交接班制度。

5. 血液循环障碍、感觉障碍或减退、意识不清、年老体弱等病人应慎用热疗。

二、烤灯的使用

烤灯主要是利用红外线、可见光线、电磁波等的辐射热产生热效应,用于婴儿红臀、会阴部伤口及植皮供皮区等的照射治疗。临床上常用的烤灯有:鹅颈灯、红外线灯及特定电磁波治疗器等。

【目的】

消炎、消肿、解痉、镇痛。促进创面干燥、结痂和肉芽组织生长。

【操作程序】

1. 评估

(1) 病人的年龄、病情、意识、治疗情况。

(2) 病人的局部皮肤及开放伤口情况,有无感觉障碍等。

(3) 病人的活动能力、心理状态及合作程度。

2. 计划

(1) 病人准备:病人了解使用烤灯的目的、部位及配合要点。

(2) 护士准备:着装整洁,修剪指甲,洗手,戴口罩。

(3) 用物准备:鹅颈灯或红外线灯,手消毒液,必要时备湿纱布或有色眼镜、屏风。

(4) 环境准备:整洁、温度适宜,酌情关闭门窗,必要时用屏风或帷帘遮挡病人。

3. 实施(表 12-2)

表 12-2　烤灯的使用

操作过程	操作流程	要点解析
• 根据病情需要选择适合功率的灯泡,准备并检查好烤灯	准备烤灯	• 胸、腹、腰、背 500~1000W,手、足部 250W(鹅颈灯 40~60W)
• 备齐用物,携至床边,仔细核对病人床号、姓名、住院号	核对解释	• 核对床头卡、手腕带并询问,做到核对无误
• 解释操作目的、配合要点		• 合理解释,取得配合
• 体位舒适,暴露患处	安置体位	• 必要时帷帘或屏风遮挡,保护病人自尊
• 连接电源,打开开关	照射患处	
• 将烤灯灯头移至治疗部位上方或侧方,有保护罩的灯头可垂直照射,调节灯距,一般为 30~50cm,用手试温(图 12-2)		• 温度以病人感觉温热为宜 • 照射时间一般为 20~30 分钟
• 照射面颈部及前胸部时,用湿纱布遮盖病人眼睛或让病人戴有色眼镜		• 防止眼睛受红外线伤害
• 询问病人感觉 • 观察局部皮肤颜色	观察效果	• 有无过热、心慌、头晕及皮肤有无疼痛等 • 如皮肤出现桃红色,则为合适剂量

续表

操作过程	操作流程	要点解析
		• 如皮肤出现紫红色,应立即停止照射,局部涂凡士林保护
• 照射完毕,关闭开关,移开烤灯	撤除烤灯	• 烤灯擦拭整理后备用 • 嘱病人休息15分钟后方可外出,防止感冒
• 协助病人舒适卧位,整理病床单位 • 洗手,记录	整理记录	• 记录照射部位、时间、效果及反应

4. 评价

(1) 护士能与病人有效沟通,得到理解与配合。

(2) 病人感觉温暖、舒适,局部皮肤无烫伤,达到烤灯使用的目的。

(3) 护士操作熟练,动作轻巧。

【注意事项】

1. 意识不清、局部感觉障碍、血液循环障碍、瘢痕者,治疗时应加大灯距,防止烫伤。

2. 红外线多次治疗后,治疗部位皮肤可出现网状红斑、色素沉着。

3. 使用时避免触摸灯泡,或用布覆盖烤灯,以免发生烫伤及火灾。

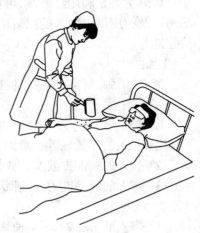

图 12-2 烤灯的使用

 知识窗

热磁寒通宝

热磁寒通宝是一直径 10cm 左右的圆形盒,内有电热材料和磁性材料,外接电源,通电 1~2 分钟即开始发热。治疗时通电 2~3 分钟,待温度适宜时断电,拔掉电源线,将"寒通宝"敷于患处,可持续 2~3 小时。盒外还配有戴系带的布套,可系在腰、腿等部位,而不妨碍日常活动。

三、热湿敷

【目的】

消炎、消肿、解痉、镇痛。

【操作程序】

1. 评估 同热水袋的使用。

2. 计划

(1) 病人准备:病人了解热湿敷的目的、部位及配合要点。

(2) 护士准备:着装整洁,修剪指甲,洗手,戴口罩。

(3) 用物准备

1) 治疗车上层:①治疗盘内:敷布 2 块、敷钳 2 把、纱布、凡士林、棉签、一次性治疗巾、弯盘、塑料薄膜、棉垫或毛巾、水温计。②治疗盘外:小盆内盛热水(水温 50~60℃)、手消毒液,酌情备热源,必要时备大毛巾、热水袋,有伤口者备换药用物。

 2)治疗车下层:生活垃圾桶、医用垃圾桶。

 3)其他:必要时备屏风。

(4)环境准备:整洁、温度适宜,酌情关闭门窗。

 3. 实施(表 12-3)

表12-3 热湿敷

操作过程	操作流程	要点解析
• 备齐用物,携至床边,仔细核对病人床号、姓名、住院号 • 解释操作目的,配合要点	核对解释	• 核对床头卡、手腕带并询问,做到核对无误 • 合理解释,取得配合
• 协助病人取舒适卧位,暴露患处	安置体位	• 必要时屏风或帷帘遮挡,保护病人自尊
• 在热敷部位下垫一次性治疗巾 • 热敷部位涂凡士林,上盖一层纱布	局部湿敷	• 保护皮肤及床单位 • 凡士林可减缓热传导,既可防止烫伤又可保持热效
• 敷布浸入热水中,敷钳夹起拧至半干(图12-3) • 抖开,放在手腕掌侧试温,无烫感,折叠敷布敷于患处,上盖塑料薄膜及棉垫或毛巾 • 每 3~5 分钟更换一次敷布 • 持续 15~20 分钟		• 拧至不滴水为宜 • 塑料薄膜可防止棉垫或毛巾潮湿 • 棉垫、毛巾等可维持热敷温度 • 用热源维持水温或及时更换盆内热水 • 以防产生继发效应
• 询问病人感觉,观察局部皮肤颜色及全身状况	观察效果	• 若病人感觉过热,可掀起敷布一角散热
• 热敷完毕,轻轻拭干热敷部位	撤除敷布	• 勿用摩擦方法擦干,因皮肤长时间处于湿热气中容易破损
• 协助病人舒适卧位,整理病床单位 • 整理用物 • 洗手,记录	整理记录	• 按规定消毒处理后放回原处 • 记录热敷部位、时间、效果及反应

 4. 评价

(1)护士能与病人有效沟通,得到理解与配合。

(2)病人感觉温暖、舒适,局部皮肤无烫伤,无感染发生,达到热湿敷的目的。

(3)护士操作熟练,动作轻巧。

【注意事项】

1. 若病人热敷部位不禁忌压力,可用热水袋放置在表面上再盖以大毛巾,以维持温度。

2. 面部热敷者,应间隔 30 分钟方可外出,以防感冒。

3. 热敷部位若有伤口严格执行无菌操作,热敷后按外科换药法处理伤口。

四、热水坐浴

【目的】

 消炎、消肿、止痛、减轻充血,使病人清洁、舒适。用于会阴、肛门、外生殖器疾病和手术后及盆腔充血、水肿、炎症、疼痛。

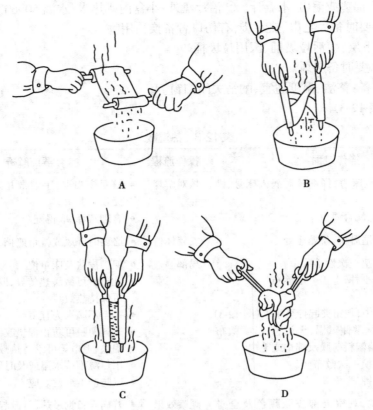

图 12-3　热湿敷拧敷布法

【操作程序】

1. 评估　同热水袋的使用。

2. 计划

(1) 病人准备:病人了解正确的坐浴方法,排空大小便及清洗坐浴部位。

(2) 护士准备:着装整洁,修剪指甲,洗手,戴口罩。

(3) 用物准备

1) 治疗车上层:①治疗盘内:药液(遵医嘱)、无菌纱布、毛巾、浴巾、水温计。②治疗盘外:热水(水温 40~45℃)、手消毒液。必要时备换药用物。

2) 治疗车下层:生活垃圾桶、医用垃圾桶。

3) 其他:坐浴椅(图 12-4)上置坐浴盆、屏风。

(4) 环境准备:整洁、温度适宜,酌情关闭门窗,必要时用帷帘或屏风遮挡病人。

3. 实施(表 12-4)

4. 评价

(1) 护士能与病人有效沟通,得到理解与配合。

(2) 病人感觉温暖、舒适,局部皮肤无烫伤,达到热水坐浴的效果。

(3) 护士操作熟练,动作轻巧。

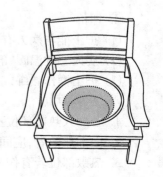

图 12-4　坐浴椅

表 12-4　热水坐浴

操作过程	操作流程	要点解析
• 备齐用物,携至床边,仔细核对病人床号、姓名、住院号	核对解释	• 核对床头卡、手腕带并询问,做到核对无误
• 解释操作目的、配合要点		• 合理解释,取得配合
• 遵医嘱配制药液置于浴盆内 1/2 满,调节水温	配药调温	• 水温 40~45℃,避免烫伤
• 协助病人脱裤至膝部后取坐姿	协助坐浴	
• 嘱病人用纱布蘸药液擦拭外阴部皮肤试温		• 防止烫伤
• 待适应水温后,坐入浴盆中,腿部用浴巾遮盖		• 臀部完全浸入水中
• 注意保暖,及时添加热水及药物		• 添加热水时,应嘱病人臀部离开坐浴盆
• 浸泡 15~20 分钟		• 以防产生继发效应
• 随时观察病人反应及局部皮肤情况	观察效果	• 若出现面色苍白、脉搏加快、眩晕、软弱无力,应停止坐浴
• 坐浴毕,用毛巾拭干臀部	整理记录	
• 协助病人穿好裤子,取舒适卧位		• 记录坐浴时间、药液、效果及反应
• 撤除用物,整理病床单位		
• 洗手,记录		

【注意事项】

1. 热水坐浴前先排尿、排便,因热水可刺激会阴部、肛门易引致排尿、排便反射。

2. 女病人月经期、妊娠后期、产后 2 周内、阴道出血和盆腔急性炎症均不宜坐浴,以免引起或加重感染。

3. 坐浴部位若有伤口,坐浴盆及药液需要无菌,坐浴后按外科换药法处理伤口。

五、温水浸泡

【目的】

消炎、镇痛、清洁和消毒伤口,用于手、足、前臂、小腿等部位的感染。

【操作程序】

1. 评估　同热水袋的使用。

2. 计划

(1) 病人准备:病人需清楚温水浸泡的目的、部位及配合要点。

(2) 护士准备:着装整洁,修剪指甲,洗手,戴口罩。

(3) 用物准备

1) 治疗车上层:①治疗盘内:药液(遵医嘱)、长镊子、纱布、毛巾、水温计。②治疗盘外:浸泡盆(内盛 43~46℃热水)、手消毒液。必要时备换药用物。

2) 治疗车下层:生活垃圾桶、医用垃圾桶。

(4) 环境准备:整洁、温度适宜,酌情关闭门窗。

3. 实施(表 12-5)

表 12-5 温水浸泡

操作过程	操作流程	要点解析
• 备齐用物,携至床边,仔细核对病人床号、姓名、住院号	核对解释	• 核对床头卡、手腕带并询问,做到核对无误
• 解释操作目的、配合要点		• 合理解释,取得配合
• 遵医嘱配制药液置于浸泡盆内 1/2 满,调节水温	配药调温	• 水温 43~46℃,防止不适或烫伤
• 体位舒适,暴露患处	暴露患处	
• 协助病人将肢体慢慢浸入盆内,必要时用长镊子夹纱布轻擦创面,使之清洁(图12-5)	协助浸泡	• 使病人逐渐适应
• 浸泡 30 分钟		• 以防产生继发效应
• 随时观察局部皮肤情况	观察效果	• 有无发红、疼痛等反应
		• 如水温不足,应先移开肢体后加热水,以免烫伤
• 浸泡毕,用毛巾擦干肢体,撤除用物	整理记录	• 如有伤口按无菌技术处理伤口
• 协助病人舒适卧位,整理病床单位		
• 洗手,记录		• 记录浸泡部位、时间、药液、效果及反应

4. 评价

(1) 护士能与病人有效沟通,得到理解与配合。

(2) 病人感觉舒适,局部皮肤无烫伤,浸泡后局部炎症和疼痛减轻。

(3) 护士操作熟练,动作轻巧。

【注意事项】

1. 浸泡过程中注意观察局部皮肤情况,如出现发红、疼痛等反应要及时处理。

2. 浸泡部位若有伤口,浸泡盆、药液及用物需要无菌;浸泡后按外科换药法处理伤口。

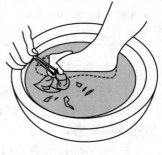

图 12-5 温水浸泡

第三节 常用的冷疗技术

工作情景与任务

导入情景:

妇科今天来了一位病人王老师,40 岁,4 小时前在家突然感到下腹疼痛,伴寒战、发冷急诊入院。入院时,T39.6℃,P96 次 / 分,R24 次 / 分,面色潮红。查体:下腹有压痛、反跳痛,宫颈充血、有举痛,子宫体增大、有压痛。诊断为"急性盆腔炎"。医嘱:物理降温。

工作任务:

1. 正确使用冰袋。

2. 正确为王老师实施乙醇拭浴。

冷疗分局部冷疗法与全身冷疗法两大类。局部冷疗法有冰袋(ice bag)、冰囊(ice capsule)、化学冰袋、冰帽(ice cap)、冰槽(ice trough)、冷湿敷(cold moist compress)等;全身冷疗法有乙醇拭浴(alcohol sponge bath)、温水拭浴(tepid water sponge bath)等。

一、冰袋、冰囊的使用

【目的】
降温、镇痛、止血、局部消肿、抑制炎症扩散。

【操作程序】

1. 评估
(1) 病人的年龄、病情、意识、体温、治疗情况。
(2) 病人局部皮肤状况,如颜色、温度、有无硬结、瘀血等,有无感觉障碍及对冷过敏。
(3) 病人的活动能力、心理状态及合作程度。

2. 计划
(1) 病人准备:病人需清楚用冷的目的、部位及配合要点。
(2) 护士准备:着装整洁,修剪指甲,洗手,戴口罩。
(3) 用物准备

1) 治疗车上层:治疗盘内:冰袋或冰囊(图 12-6)、布套、毛巾;治疗盘外:冰块、脸盆及冷水、冰匙、木槌,手消毒液。

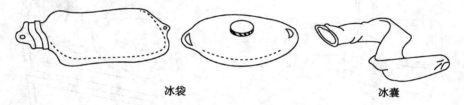

冰袋　　　　　　　　　　　　　　冰囊

图 12-6　冰袋、冰囊

2) 治疗车下层:生活垃圾桶、医用垃圾桶。
(4) 环境准备:病室安静、整洁,温度适宜,酌情关闭门窗或遮挡病人。

3. 实施(表 12-6)

表 12-6　冰袋、冰囊的使用

操作过程	操作流程	要点解析
• 检查冰袋或冰囊有无破损、漏气	准备冰块	• 确保冰袋可正常使用
• 将冰块放入帆布袋内,用木槌敲成小块,放入脸盆内,用冷水冲去棱角		• 避免棱角引起病人不适及损坏冰袋
• 装袋:将冰块装袋至 1/2~2/3 满	装冰入袋	• 便于冰袋与皮肤接触
• 排气:排出冰袋内空气,夹紧袋口		• 空气可加速冰的融化
• 检查:用毛巾擦干冰袋,倒提		• 检查冰袋有无漏水
• 加套:套上布套		• 避免冰袋与病人皮肤直接接触,也可吸收冷凝水气
• 备齐用物,携至床边,仔细核对病人床号、姓名、住院号	核对解释	• 核对床头卡、手腕带并询问,做到核对无误
• 解释操作目的、配合要点		• 合理解释,取得配合

续表

操作过程	操作流程	要点解析
• 高热降温时冰袋可置于前额、头顶部,冰囊置于体表大血管分布处	放置冰袋	• 放置前额时,也可将冰袋悬吊于支架上,以减轻局部压力,但冰袋必须与前额皮肤接触(图 12-7)
• 扁桃体摘除术后冰囊可置于颈前颌下(图 12-8)		• 冰块已融化应及时更换,以保证疗效
• 鼻出血者将冰囊置于鼻部		
• 询问病人感觉,观察局部皮肤及冰袋情况	观察效果	• 如皮肤出现发紫、麻木感,应停止使用
• 30 分钟后,取下冰袋	撤除冰袋	• 以防产生继发效应
• 协助病人舒适卧位		
• 整理病床单位		
• 整理用物,倒空冰袋,倒挂晾干,向袋内吹气,夹紧袋口,置阴凉处备用	整理用物	• 防止冰袋内面相互粘连
• 布套清洁后晾干备用		
• 洗手,记录	准确记录	• 记录用冷部位、时间、效果及反应

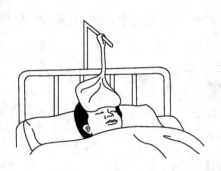

图 12-7　冰袋使用法

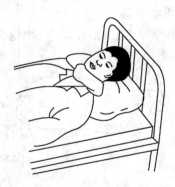

图 12-8　颈部冷敷

4. 评价

(1) 护士能与病人有效沟通,得到理解与配合。

(2) 病人无冻伤,无不良反应,达到冷疗目的。

(3) 护士操作熟练,动作轻巧。

【注意事项】

1. 注意观察病人局部皮肤变化,每 10 分钟查看一次局部皮肤颜色,如出现皮肤苍白、青紫或有麻木感等,应立即停止用冷并给予相应处理。

2. 应根据不同目的掌握用冷时间,用于治疗不超过 30 分钟;用于降温,30 分钟后测体温,当体温降至 39℃以下,取下冰袋,并在体温单上做好记录。如需长时间用冷者,可间隔 1 小时后再重复使用。

二、冰帽、冰槽的使用

【目的】

头部降温,防治脑水肿,减轻脑细胞损害。

【操作程序】

1. 评估

(1) 病人的年龄、病情、意识、治疗情况。

(2) 病人头部状况。

(3) 病人的心理状态及合作程度。

2. 计划

(1) 病人准备:病人需清楚用冷的目的、部位及配合要点。

(2) 护士准备:着装整洁,修剪指甲,洗手,戴口罩。

(3) 用物准备

1) 治疗车上层:①治疗盘内:帆布袋、木槌、海绵垫、肛表,若使用冰槽降温备不脱脂棉球及凡士林纱布。②治疗盘外:冰帽或冰槽(图 12-9)、冰块、脸盆、冷水、冰匙、小垫枕、手消毒液。

2) 治疗车下层:生活垃圾桶、医用垃圾桶、水桶。

(4) 环境准备:病室安静、整洁,温度适宜,酌情关闭门窗或遮挡病人。

3. 实施(表 12-7)

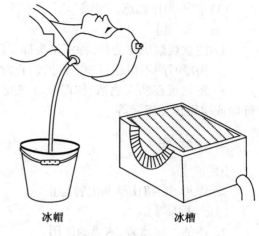

冰帽　　　　冰槽

图 12-9　冰帽、冰槽

表 12-7　冰帽、冰槽的使用

操作过程	操作流程	要点解析
• 检查冰帽或冰槽有无破损 • 备冰:方法同冰袋 • 装袋:将冰块装入冰帽或冰槽内约 2/3 满(其余方法同冰袋)	备冰装帽	• 确保冰帽可正常使用
• 备齐用物,携至床边,仔细核对病人床号、姓名、住院号 • 解释操作目的、配合要点	核对解释	• 核对床头卡、手腕带并询问,做到核对无误 • 合理解释,取得配合
• 去枕,在病人后颈部、双耳外侧与冰帽或冰槽接触部位垫海绵垫,肩下垫小垫枕 • 将病人头部置于冰帽或冰槽内,引流管放在水桶内	放置冰帽	• 如用冰槽,病人耳内塞不脱脂棉球,以防冰槽内冰水流入耳内;双眼覆盖凡士林纱布,保护角膜
• 注意观察病人生命体征、局部皮肤情况、感觉等	观察效果	• 每 30 分钟测量一次体温,维持肛温在 33℃,不可低于 30℃,以防心室纤颤等并发症出现
• 用毕,取下冰帽或冰槽,协助病人舒适卧位 • 整理病床单位	撤除冰帽	
• 冰帽:处理同冰袋 • 冰槽:将冰水倒空后消毒备用	整理用物	• 防止粘连
• 洗手,记录	正确记录	• 记录用冷部位、时间、效果及反应

4. 评价

(1) 护士能与病人有效沟通,得到理解与配合。

(2) 病人无冻伤,无不良反应,达到冷疗目的。

(3) 护士操作熟练,动作轻巧。

【注意事项】

1. 注意观察皮肤变化,特别是头部皮肤变化,防止耳廓发生青紫、麻木及冻伤。

2. 用冷时间不得超过 30 分钟,防止发生继发效应。

3. 密切观察病人病情、体温及心率变化,肛温不得低于 30℃,防止发生心房纤颤、心室纤颤或房室传导阻滞等。

三、冷湿敷

【目的】

降温、止血、扭伤早期消肿与止痛。

【操作程序】

1. 评估 同冰袋、冰囊的使用。

2. 计划

(1) 病人准备:病人需清楚冷湿敷的目的、部位及配合要点。

(2) 护士准备:着装整洁,修剪指甲,洗手,戴口罩。

(3) 用物准备

1) 治疗车上层:①治疗盘内:敷布 2 块、敷钳 2 把、纱布、凡士林、棉签、一次性治疗巾、塑料薄膜、棉垫或毛巾。有伤口者备换药用物。②治疗盘外:盛放冰水的容器、手消毒液。

2) 治疗车下层:生活垃圾桶、医用垃圾桶。

3) 其他:必要时备屏风。

(4) 环境准备:整洁、温度适宜,酌情关闭门窗,必要时用帷帘或屏风遮挡病人。

3. 实施(表 12-8)

表12-8 冷湿敷

操作过程	操作流程	要点解析
• 备齐用物,携至床边,仔细核对病人床号、姓名、住院号	核对解释	• 核对床头卡、手腕带并询问,做到核对无误
• 解释操作目的、配合要点		• 合理解释,取得配合
• 协助病人取舒适卧位,暴露患处	安置体位	• 必要时帷帘或屏风遮挡,保护病人自尊
• 冷敷部位下垫一次性治疗巾	湿敷患处	
• 涂凡士林于患处(范围略大于患处),上盖一层纱布		• 凡士林可减缓热传导,防止烫伤又可保持热效
• 敷布浸入冰水盆中,敷钳夹起拧至半干(方法同热湿敷)		• 敷布须浸透,拧至不滴水为宜
• 抖开,敷于患处,上盖塑料薄膜及棉垫或毛巾		• 高热病人降温敷于前额
		• 若冷敷部位为开放性伤口,须按无菌技术处理伤口
• 每 3~5 分钟更换一次敷布,持续 15~20 分钟		• 确保冷敷效果,以防产生继发效应

续表

操作过程	操作流程	要点解析
● 询问病人感觉,观察局部皮肤及全身状况	观察效果	● 避免冻伤
● 冷敷毕,用纱布擦去凡士林	撤除敷布	
● 协助病人舒适卧位,整理病床单位,用物处理	整理记录	
● 洗手,记录		● 记录冷敷部位、时间、效果及反应

4. 评价

(1) 护士能与病人有效沟通,得到理解与配合。

(2) 病人无冻伤,无不良反应,达到冷湿敷的目的。

(3) 护士操作熟练,动作轻巧。

【注意事项】

1. 注意观察局部皮肤变化,每 10 分钟查看一次局部皮肤颜色。

2. 用于高热病人降温时,应冷湿敷 30 分钟后测量体温,并将体温记录在体温单上,若体温降至 39℃ 以下时则停用冷湿敷。

四、乙醇拭浴或温水拭浴

【目的】

为高热病人降温。

乙醇是一种挥发性的液体,拭浴时在皮肤上迅速蒸发,吸收和带走机体大量的热,而且乙醇又具有刺激皮肤使血管扩张的作用,因而散热能力较强。

温水散热能力较乙醇弱,因此适用于小儿、老人及体质虚弱病人的降温。

【操作程序】

1. 评估

(1) 病人的年龄、病情、体温、意识、治疗情况、有无乙醇过敏史。

(2) 病人局部皮肤状况,如颜色、温度、有无硬结、瘀血等,有无感觉障碍及对冷过敏。

(3) 病人的活动能力、心理状态及合作程度。

2. 计划

(1) 病人准备:病人需清楚乙醇或温水拭浴的目的、部位及配合要点,排空大小便。

(2) 护士准备:着装整洁,修剪指甲,洗手,戴口罩。

(3) 用物准备

1) 治疗车上层:①治疗盘内:大毛巾、小毛巾 2 条、热水袋及布袋套、冰袋及布袋套。②治疗盘外:脸盆内盛放 30℃ 的 25%~35% 乙醇 200~300ml 或 32~34℃ 温水 2/3 满,手消毒液。必要时备干净衣裤、大单、被套。

2) 治疗车下层:生活垃圾桶、医用垃圾桶。

3) 其他:必要时备屏风、便器。

(4) 环境准备:整洁、温度适宜,酌情关闭门窗,必要时用帷帘或屏风遮挡病人。

3. 实施(表 12-9)

4. 评价

(1) 护士能与病人有效沟通,得到理解与配合。

表 12-9　乙醇拭浴或温水拭浴

操作过程	操作流程	要点解析
• 备齐用物,携至床边,仔细核对病人床号、姓名、住院号	核对解释	• 核对床头卡、手腕带并询问,做到核对无误
• 解释操作目的、配合要点		• 合理解释,取得配合
• 用帷帘或屏风遮挡病人,协助病人取舒适卧位,松开床尾盖被,协助病人脱去上衣	安置体位	• 注意保暖,保护病人自尊,尽量减少暴露 • 便于拍拭
• 置冰袋于头部	安置冰袋	• 有助于降温并防止头部充血而致头痛
• 置热水袋于足底	置热水袋	• 促进下肢血管扩张,有利于散热、减轻头部充血,并使病人感觉舒适
• 将大毛巾垫于拍拭部位下,将浸湿的小毛巾拧至半干,缠于手掌成手套状,以离心方向拍拭	拍拭上肢	• 每拍拭一个部位更换一次小毛巾,以维持拭浴温度
• 侧颈→肩→上臂外侧→前臂外侧→手背		• 拍拭腋窝、肘窝、掌心处稍用力并延长停留时间,以促进散热
• 侧胸→腋窝→上臂内侧→肘窝→前臂内侧→掌心		• 每侧肢体或背部拍拭 3 分钟,拭浴全过程不宜超过 20 分钟,以防产生继发效应
• 用大毛巾擦干皮肤		
• 同法拍拭对侧上肢		
• 大毛巾垫于拍拭部位下,浸湿的小毛巾拧至半干	拍拭背部	
• 协助病人侧卧,分上、中、下三部分纵向拍拭背部		
• 颈下肩部→背部→臀部		
• 用大毛巾擦干皮肤,协助病人穿衣、仰卧		• 根据需要更换干净衣服
• 协助病人脱裤,大毛巾垫于拍拭部位下,将浸湿的小毛巾拧至半干,拍拭	拍拭下肢	
• 髋部→下肢外侧→足背		
• 腹股沟→下肢内侧→内踝		• 拍拭至腹股沟、腘窝处稍用力并延长停留时间,以促进散热
• 臀下→下肢后侧→腘窝→足跟		
• 用大毛巾擦干皮肤		
• 同法拍拭对侧下肢		
• 协助病人穿好裤子,舒适卧位		
• 拭浴过程中观察病人反应	观察效果	• 如出现寒战、面色苍白、脉搏及呼吸异常时,应立即停止拭浴,及时处理
• 拭浴毕,取出热水袋	撤热水袋	• 冰袋继续冰敷降温
• 整理病床单位,整理用物	整理记录	
• 洗手,记录		• 记录拭浴时间、效果及反应
• 拭浴后 30 分钟测量体温,将体温绘制于体温单上	观察处置	• 体温降至 39℃以下时取下冰袋 • 可酌情给予热饮料,帮助降温,防止病人虚脱

（2）病人无畏寒、寒战、不适等不良反应。30 分钟后体温有所下降,达到乙醇或温水拭浴的目的。

（3）护士操作熟练,动作轻巧。

【注意事项】
1. 禁忌拍拭胸前区、腹部、后颈、足底等部位,以免引起不良反应。
2. 新生儿及血液病高热病人禁用乙醇拭浴。
3. 拭浴时,以拍拭(轻拍)方式进行,避免用摩擦方式,因摩擦易生热。

 临床应用

医用冰毯全身降温仪

　　医用冰毯全身降温仪又称冰毯机,是利用半导体制冷原理,将水箱内蒸馏水冷却后通过主机与冰毯内的水进行循环交换,促进与毯面接触皮肤进行散热,以达到降温的目的。冰毯机上连有肛温传感器,可设定肛温的上下限,根据肛温变化自动切换"制冷"开关,将肛温控制在设定的范围内。冰毯机有两种应用方法:单纯降温法和亚低温治疗法,前者用于高热病人,后者用于重型颅脑损伤病人。使用时病人脱去上衣,在冰毯面覆盖中单,将冰毯置于病人整个背部,并保持接触。

边学边练

　　实践23:乙醇拭浴技术
　　实践24:热疗技术

(潘　燕)

附:化学加热袋、一次性化学致冷袋、化学冰袋的使用

　　化学加热袋是密封的塑料袋,内装两种化学物质,使用时通过搓揉,使袋内的两种化学物质充分混合,发生化学反应而产热。具有保暖、解痉、镇痛作用。化学物质反应初期热度不足,以后逐渐加热并达到高峰期,化学加热袋的最高温度可达76℃,平均温度为56℃,可持续使用2小时左右。使用时特别要注意防止烫伤,袋外一定要加布套或包裹,必要时可加双层布套或包裹,老年人、小儿、昏迷、感觉麻痹的病人不宜使用化学加热袋。

　　一次性化学致冷袋为特制密封的聚乙烯塑料袋,用隔离夹分为两个独立的部分,分别装有两种不同的化学物质:碳酸钠和硝酸铵。使用时取下隔离夹,使两种化学物质充分混匀,约3分钟后袋内温度降至0℃左右,用两层布套或毛巾包裹,置于冷敷部位,并每隔10~15分钟更换一次冷敷部位以防冻伤。每个化学致冷袋可维持2小时,使用过程中应注意观察致冷袋有无破损、漏液现象,若嗅到氨味应立即更换,以防药液漏出而损伤皮肤。若皮肤受到药液刺激,可酌情用食醋外敷或按外科换药法进行处理。由于经过化学反应后制剂的消耗,不可反复使用。

　　化学冰袋是将无毒、无味的凝胶或其他化学冰冻介质密封于聚乙烯塑料袋内,使用前将化学冰袋放入冰箱中吸冷4小时,其内容物由凝胶状变为固体状。使用时从冰箱取出,用布套或毛巾包裹后置于冷敷部位,可维持2小时。由于冰袋吸收了大量的热,其内容物又由固体状变为凝胶状,因此,可以反复使用。每次使用后,用消毒液擦拭、消毒外壁,置入冰箱内,

4 小时后可再次使用。

 思考题

1. 妇科门诊来了一位 47 岁的女性病人,因外阴瘙痒、红肿、疼痛、有烧灼感不适前来就诊,诊断:外阴炎。医嘱:1∶5000 高锰酸钾溶液坐浴,Bid。

请问:

(1) 给予坐浴的目的是什么?

(2) 护士指导病人坐浴时,告知其选择的水温是多少?

(3) 如何指导病人进行正确的坐浴?

2. 内科病房收治一位 24 岁的女性病人,因急性肺炎入院,入院时测 T39.8℃,遵医嘱为其进行乙醇拭浴。

请问:

(1) 所需乙醇的浓度和温度分别是多少?

(2) 进行乙醇拭浴时应注意哪些问题?

3. 林师傅,45 岁。因颅脑外伤、脑水肿入院。入院时,呈昏迷状态,查体:T39.6℃、P114 次 / 分、R24 次 / 分,BP110/60mmHg。医嘱:物理降温。

请问:

(1) 最适宜的降温方式是什么?

(2) 采用这种降温方式的目的是什么?

(3) 为林师傅降温时,需每 30 分钟测量肛温 1 次,其体温不能低于多少?

第十三章 药 物 疗 法

学习目标

1. 具有高度的责任心,严格遵守查对制度及无菌操作原则,确保用药安全。
2. 掌握给药的原则;注射原则;常用注射技术的目的、部位、注意事项;青霉素过敏试验、预防及过敏性休克的抢救;各种皮试液的配制。
3. 熟悉安全有效用药指导;给药常用外文缩写及中文译意。
4. 了解手压式雾化吸入和局部给药。
5. 熟练掌握口服给药技术、常用注射技术、吸入给药及药物过敏试验技术的操作。

药物广泛应用于预防、诊断及治疗疾病的过程中。药物疗法(pharmacotherapy)是最常用的一种治疗手段,护士是给药的直接执行者。为了保证合理、准确、安全、有效地给药,护士必须了解给药的相关知识,掌握正确的给药方法和技术,正确评估病人用药后的疗效和反应,指导病人合理用药,防止和减少不良反应,并做好药品的管理工作,确保临床用药安全有效。

第一节 给药的基本知识

工作情景与任务

导入情景:

妇科门诊今天来了一位产妇,宋老师,28 岁,5 天前顺利分娩一女婴,重 3500g。产妇自昨日开始下腹疼痛、高热、呕吐,被其丈夫送来医院。入院时,宋女士烦躁、高热、痛苦面容、呕吐,恶露量多,有臭味。经检查初步诊断为:产褥感染。医嘱:对乙酰氨基酚 0.5g tid po,青霉素 80 万 U bid im。

工作任务:
1. 指导宋老师正确服药。
2. 观察宋老师服药后疗效及有无不良反应。

一、概述

(一) 药物的种类

常用药物的种类依据给药的途径不同可分为:

1. 内服药　包括片剂、丸剂、散剂、胶囊、溶液、酊剂、合剂等。
2. 注射药　包括溶液、混悬液、油剂、结晶、粉剂等。
3. 外用药　包括软膏、搽剂、酊剂、洗剂、滴剂、粉剂、涂膜剂、栓剂等。
4. 新剂型　包括粘贴敷片、胰岛素泵、植入慢溶药片等。

(二) 药物的领取

药物的领取必须凭医生的处方进行。药物的领取方法各医院的规定不一,大致包括:

1. 病区　设有药柜,备有一定基数的常用药物,由专人负责保管,按期进行领取和补充。贵重药、特殊药物、剧毒药、麻醉药凭医生处方领取。

2. 中心药房　医院内设中心药房,中心药房的人员负责摆药,病区护士核对并领回。

一些医院采用电子计算机联网管理,即病人用药从医生开出医嘱,到医嘱处理、药物计价、记账、药品的消耗结算等,均经计算机处理,从而提高管理效率。

(三) 药物的保管

1. 药柜放置　药柜应放在通风、干燥、光线充足处,避免阳光直射,保持整洁,专人负责,定期检查药品质量,以确保安全。

2. 分类保管　药品应按内服、外用、注射、剧毒药等分类放置,定期检查药品有效期,并按有效期的先后顺序使用。贵重药、剧毒药和麻醉药加锁保管,专人负责,使用专本登记,每班交接。

3. 标签明确　药瓶应贴有明显的标签,注明药品名称、剂量、浓度,药名应用中英文对照书写。标签的颜色为:内服药用蓝色边,外用药用红色边,剧毒药和麻醉药用黑色边。

4. 定期检查　药品要定期检查,发现药品如有沉淀、浑浊、异味、变色、变性、潮解及标签脱落或模糊不清等,应立即停止使用。

5. 妥善保存　根据药物的不同性质,采取不同的保存方法。

(1) 易被热破坏的某些生物制品和抗生素:如疫苗、胰岛素、抗毒血清、胎盘球蛋白、血液制品和青霉素皮试液等,应置于干燥阴凉(约 20℃)处或冰箱内保存(冷藏于 2~10℃)。

(2) 易挥发、潮解或风化的药物:如干酵母、糖衣片、乙醇、过氧乙酸、碘酊等,应装瓶密闭保存,用后盖紧瓶盖。

(3) 易氧化和遇光变质的药物:如维生素 C、氨茶碱、盐酸肾上腺素等,应装入有色密盖瓶中,而针剂类则应放在黑纸遮光的药盒内,置于阴凉处。

(4) 易燃、易爆的药物:如乙醚、环氧乙烷、乙醇等。应单独存放,密闭瓶盖置于阴凉处,远离明火。

(5) 易过期的药物:如各种抗生素、胰岛素等,应定期检查,按有效期的先后,有计划地使用,避免因药物过期造成浪费。

(6) 个人专用的贵重或特殊药物:应单独存放,并注明床号、姓名。

二、给药的原则

为保证用药的安全,在给药中必须严格遵守以下原则。

(一) 根据医嘱给药

给药时护士必须严格执行医嘱,不得擅自更改。对有疑问的医嘱,应立即向医生提出,询问清楚后方可给药。切不可盲目执行,也不可擅自更改医嘱。

（二）严格执行查对制度

三查：操作前、操作中、操作后查（查七对的内容）。

七对：对床号、姓名、药名、浓度、剂量、时间和方法。

（三）安全正确给药

1. 做到五准确，即将准确的药物，按准确的剂量，用准确的途径，在准确的时间内给予准确的病人。备好的药物及时使用，避免放置过久引起药物污染或药效降低等。

2. 熟练掌握给药方法和技术，能与病人有效沟通并给予相应的用药指导。

3. 注意配伍禁忌。当有两种或两种以上的药物联合使用时，应核查有无配伍禁忌。

4. 防止过敏反应发生。对易发生过敏反应的药物，使用前应了解过敏史，必要时做药物过敏试验，结果阴性方可使用。

（四）密切观察用药反应

给药后护士要监测病人的病情变化，动态评价药物疗效和不良反应，并做好记录。如硝苯地平治疗心绞痛时，应观察心绞痛发作的次数、强度、心电图等情况。

三、影响药物作用的因素

（一）药物的因素

1. **药物用量** 临床上规定的药物治疗量或有效量，是指能对机体产生明显效应而不引起毒性反应的剂量，也是适用于大多数人使用的常用量。若药物超过有效量，则引起毒性反应。

2. **药物剂型** 不同剂型的药物吸收量与速度不同，影响药物作用的快慢和强弱。以注射剂为例，水溶液比油剂、混悬剂吸收速度快，因而作用发挥较快。

3. **给药途径** 不同的给药途径药物吸收速度不同，除动、静脉注射药物直接进入血液循环外，其他给药途径均有一个吸收过程。吸收速度由快至慢的顺序是：吸入 > 舌下含服 > 直肠 > 肌内 > 皮下 > 口服 > 皮肤。不同的给药途径可使药物作用产生质的差别。如硫酸镁口服给药产生导泻、利胆作用，而注射给药则产生镇静、降压作用。

4. **给药时间** 给药的间隔时间应以药物的半衰期作为参考依据，尤其是抗生素类药物更应注意维持药物在血中的有效浓度。若肝、肾功能不良者可适当调整给药间隔时间，否则易导致蓄积中毒。医院常用给药时间与安排见表13-1。

表13-1　医院常用给药时间与安排

给药时间	时间安排	给药时间	时间安排
qm	6am	qid	8am, 12n, 4pm, 8pm
qd	8am	q2h	6am, 8am, 10am, 12n, 2pm…
bid	8am, 4pm	q4h	8am, 12n, 4pm, 8pm, 12mn…
tid	8am, 12n, 4pm	qn	8pm

5. **联合用药** 联合用药是指为了达到治疗目的而采取的两种或两种以上药物同时或先后应用。若联合用药后使原有的效应增强，称为协同作用；若使原有的效应减弱，称为拮抗作用。临床上联合用药的目的是发挥药物的协同作用，增强治疗效果，避免和减少药物不良反应。

（二）机体的因素

1. 生理因素

（1）年龄与体重：一般来说，药物用量与体重成正比。小儿的神经系统、内分泌系统以及肝、肾功能发育尚不完善，新陈代谢旺盛，故对药物的敏感性较成人高。而老年人则因器官功能减退，使药物的代谢和排泄减慢，因而对药物的耐受性降低，所以儿童和老年人的用药剂量均应酌情减少。

（2）性别：性别不同对药物的反应一般无明显差异。值得注意的是女性月经期和妊娠期，子宫对泻药、子宫收缩药及刺激性较强的药物较敏感，容易造成月经量过多、早产或流产；妊娠期用药须注意，禁用某些致畸胎的药物；哺乳期应注意某些药物可通过乳汁进入婴儿体内引起中毒。

2. 病理因素 在病理因素中，肝、肾功能具有特别重要的意义。肝、肾功能受损，药物代谢缓慢，易导致中毒。药物还可损伤肝、肾功能，常见引起肝毒性的药物有：氯丙嗪、苯妥英钠、水杨酸类等。常见引起肾毒性的药物有：磺胺类药、氨基糖苷类抗生素、四环素类抗生素等。

3. 心理因素 其中以病人的情绪、对药物的信赖程度、医护人员的语言和暗示作用等较为重要，这些因素在一定程度上可影响药物的疗效。病人对药物信赖，可提高药物疗效。

（三）饮食方面

饮食可以影响药物的吸收和排泄，进而影响药物的疗效。

1. 促进药物吸收和增加疗效 饮食能促进药物吸收，如酸性食物可增加铁剂的溶解度，促进铁的吸收。

2. 干扰药物吸收和降低疗效 饮食能干扰药物吸收，如补钙时不宜同吃菠菜，因菠菜中含有大量草酸，草酸与钙结合形成草酸钙而影响钙的吸收。

3. 改变尿液 pH 从而影响疗效 动物脂肪在体内代谢产生酸性物质，牛奶、豆制品、蔬菜等碱性食物在体内代谢产生碳酸氢盐，它们排出时影响尿液 pH，从而影响药效。

四、给药常用外文缩写及中文译意

临床工作中常用外文缩写来描述给药时间、部位和次数等，医院常见外文缩写及中文译意（表 13-2）。

表 13-2 医院常用给药的外文缩写及中文译意

外文缩写	中文译意	外文缩写	中文译意
qd	每日 1 次	q2h	每 2 小时 1 次
bid	每日 2 次	q3h	每 3 小时 1 次
tid	每日 3 次	q4h	每 4 小时 1 次
qid	每日 4 次	am	上午
qod	隔日 1 次	pm	下午
biw	每周 2 次	12n	中午 12 点
qm	每晨 1 次	12mn	午夜 12 点
qn	每晚 1 次	g	克
qh	每小时 1 次	ml	毫升

续表

外文缩写	中文译意	外文缩写	中文译意
gtt	滴	IM/im	肌内注射
ad	加至	IV/iv	静脉注射
OS	左眼	ivgtt/ivdrip	静脉滴注
OD	右眼	aa	各
OU	双眼	po	口服
AS	左耳	mist	合剂
AD	右耳	sup	栓剂
AU	双耳	pulv	粉剂 / 散剂
ac	饭前	syr	糖浆剂
pc	饭后	tr	酊剂
hs	临睡前	caps	胶囊
st	即刻	tab	片剂
DC	停止	pil	丸剂
prn	必要时（长期）	ung	软膏剂
sos	需要时（限用 1 次）	ext	浸膏
ID	皮内注射	lot	洗剂
H	皮下注射	inj	注射剂

第二节 口 服 给 药

 工作情景与任务

导入情景：

今天妇科门诊来了一位学生，小王，女性，18 岁，月经初潮后 5 年，经期下腹痛 2 年。每次月经来潮后下腹部阵发性疼痛，前 1~2 日最重。就诊时下腹部疼痛，伴恶心、呕吐、面色苍白。医嘱：山莨菪碱 10mg tid po。

工作任务：

1. 正确为小王实施口服给药。

2. 观察小王腹部疼痛情况。

口服给药（administering oral medication）是临床最常用的给药方法，具有方便、经济、安全的特点。药物口服后经胃肠道黏膜吸收入血，从而发挥局部或全身的治疗作用。但口服给药吸收慢，故不适用于急救、意识不清、呕吐不止、禁食等病人。

一、安全口服给药指导

1. **抗生素及磺胺类药物** 必须准时给药，以维持药物在血液中的有效浓度。

2. 健胃药　应饭前服,因可刺激味觉感受器,促进消化液分泌,增加食欲。

3. 助消化药和对胃黏膜有刺激性的药物　宜饭后服,有利于消化,减少药物对胃黏膜的刺激。

4. 磺胺类药物　服药后应多饮水,因药物经肾脏排出,尿少时易析出结晶,引起肾小管堵塞。

5. 止咳糖浆　对呼吸道黏膜有安抚作用,服后不宜立即饮水,以免冲淡药液,降低疗效。同时服用多种药物时,应最后服止咳糖浆。

6. 强心苷类药物　服用前应先测量病人脉率(心率)及节律,若成人脉率低于60次/分或节律异常时,应暂停服药并报告医生。

7. 对牙齿有腐蚀作用或使牙齿染色的药物　如酸剂、铁剂,服用时应避免与牙齿接触,可用吸水管吸入,服药后及时漱口。

8. 缓释片、肠溶片、胶囊吞服时不可嚼碎。

9. 对危重及不能自行服药者应喂服;鼻饲者须将药物研碎,用水溶解后,从胃管注入,再以少量温开水冲净胃管。

二、口服给药技术

【目的】

协助病人遵照医嘱安全、正确地服用药物,以达到减轻症状、治疗疾病、维持正常生理功能、协助诊断和预防疾病的目的。

【操作程序】

1. 评估

(1)病人的病情、年龄、治疗情况及意识状态。

(2)病人的吞咽能力,有无口腔、食管疾患,有无恶心、呕吐状况。

(3)病人对药物相关知识的了解程度。

2. 计划

(1)病人准备:了解口服给药的目的、方法、注意事项和配合要点,取舒适体位。

(2)护士准备:着装整洁,修剪指甲,洗手,戴口罩。

(3)用物准备

1)治疗车上层:药盘、药杯、量杯、药匙、滴管、研钵、纱布、治疗巾、服药本、小药卡、水壶(内盛温开水),根据需要另备纸、吸管。

2)治疗车下层:浸泡桶、生活垃圾桶、医用垃圾桶。

(4)环境准备:环境清洁、安静,光线、温湿度适宜。

3. 实施(表13-3)

表13-3　口服给药技术

操作过程	操作流程	要点解析
● 核对服药卡和服药本,按床号顺序将小药卡插入药盘内,放好药杯。对照服药本上的床号、姓名、住院号、药名、剂量、浓度、时间进行配药	严格查对	● 严格执行查对制度

续表

操作过程	操作流程	要点解析
• 固体药:用药匙取。一手拿药瓶,标签朝向自己,另一手用药匙取出所需药量,放入药杯	正确取药	• 先备固体药,然后备油剂与水剂 • 粉剂、含化片用纸包好,放入药杯内
• 水剂:用量杯取。先摇匀药液,打开瓶盖,一手持量杯,拇指置于所需刻度,并使药液水平与量杯刻度同高,保证剂量刻度与视线平;另一手持药瓶,瓶签向掌心,倒药液至所需刻度(图13-1),再倒入药杯内,倒毕,用纱布擦净瓶口,盖好瓶盖放回原处,将药液倒入药杯		• 摇匀药液以避免药液内溶质沉淀而影响给药的浓度 • 不同的药液应倒入不同的药杯内,更换药物品种时,应洗净量杯再用,以免更换药液时发生化学变化
• 油剂、滴剂药量不足 1ml 时,在药杯内倒入少量温开水,以滴计算的药液用滴管吸取		• 1ml 以 15 滴计算。滴药时滴管稍倾斜,保证药量准确
• 摆药完毕,物归原处,并根据服药本重新核对一遍,发药前由另一护士再核对一次,准确无误	再次查对	
• 洗手,在规定时间内携带服药本,发药盘,准备温开水	准备分发	
• 携用物至床旁,核对床号、姓名、住院号,向病人解释,以取得合作	核对解释	• 核对床头卡、手腕带并询问,做到核对无误
• 协助病人服药,视病人病情、年龄等灵活运用不同方法,确认已服后方可离开	协助服药	• 对危重病人及不能自行服药病人应喂药
• 服药后,收回药杯、药盘。先浸泡消毒,后清洗,再消毒备用。观察并记录病人用药后的反应	整理记录	• 盛油剂的药杯,先用纸擦净再作初步消毒

4. 评价

(1) 护士操作熟练规范,给药剂量准确。

(2) 病人理解服药的目的、方法、注意事项,能积极配合治疗。

(3) 病人感觉舒适。

【注意事项】

1. 严格执行查对制度,一次不能取出两位病人的药物,确保病人用药安全。

2. 发药前应了解病人的有关情况,如病人不在或因故暂时不能服药,则不能分发药物,同时应做好交接班。

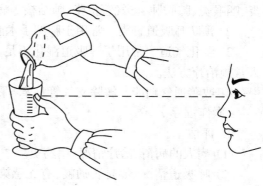

图 13-1 量取药液的方法

3. 发药时若病人提出疑问,护士应认真听取,重新核对,确认无误后耐心解释。

4. 观察病人服药后的治疗效果和不良反应,有异常情况及时与医生联系,酌情处理。

5. 需吞服的药物通常用 40~60℃温开水送下,不要用茶水服药。

6. 婴幼儿、鼻饲或上消化道出血病人所用的固体药,发药前需将药片研碎。

第三节 吸入给药

 工作情景与任务

导入情景：

今天内科门诊来了一位病人陈阿姨，57 岁，2 天前受凉后，咳嗽、咳痰、痰液黏稠不易咳出。医嘱：α- 糜蛋白酶 4000 单位　氧气雾化吸入　bid。

工作任务：

1. 指导陈阿姨有效咳痰的方法。

2. 正确为陈阿姨实施氧气雾化吸入。

3. 观察痰液的黏稠度及排出情况。

吸入给药（inhalation）是利用雾化装置将药液形成细小雾滴，通过鼻或口腔吸入呼吸道，达到预防和治疗疾病的目的。常用的方法有超声波雾化吸入、氧气雾化吸入和手压式雾化吸入。

一、超声波雾化吸入

超声波雾化吸入（ultrasonic nebulization）是应用超声波声能，将药液变成细微的气雾，由呼吸道吸入的方法。其特点是：雾量大小可以调节；雾滴小而均匀（直径 <5μm）；药液可随深而慢的吸气到达终末支气管和肺泡，治疗效果好；并因雾化器的电子部件产热而对药物温和加热，使病人感觉温暖舒适。

【目的】

1. 控制呼吸道感染　消除炎症，减轻呼吸道黏膜水肿，稀释痰液，帮助祛痰。常用于肺炎、咽喉炎、肺脓肿、支气管扩张、肺结核等病人。

2. 预防呼吸道感染　常用于胸部手术前后的病人。

3. 湿化气道　常用于呼吸道湿化不足、痰液黏稠、气道不通畅者，也是气管切开术后病人常规治疗方法。

4. 改善通气功能　解除支气管痉挛，保持气道通畅。常用于支气管哮喘等病人。

【操作程序】

1. 评估

（1）病人的病情、治疗情况、用药史。

（2）呼吸道情况（如是否通畅，有无感染、支气管痉挛、呼吸道黏膜水肿，痰液是否黏稠，面部及口腔黏膜有无感染及溃疡等）。

（3）病人的意识状态、心理状态及合作程度。

2. 计划

（1）病人准备：了解超声波雾化吸入的目的、方法、注意事项和配合要点，取舒适体位。

（2）护士准备：着装整洁，修剪指甲，洗手，戴口罩。

（3）用物准备

1) 超声波雾化吸入器(图 13-2)

构造:①超声波发生器:通电后输出高频电能,面板上有电源开关、雾量调节开关、指示灯及定时器;②水槽与晶体换能器:水槽内盛冷蒸馏水,其底部有一晶体换能器,接收发生器输出的高频电能,并将其转化为超声波声能;③雾化罐与透声膜:雾化罐盛药液,其底部是透声膜,超声波声能可透过此膜与罐内药液作用,产生雾滴喷出;④螺纹管和口含嘴(或面罩)。

原理:超声波发生器通电后输出高频电能,使水槽底部晶体换能器转换为超声波声能,声能透过雾化罐底部的透声膜作用于罐内的药液,使药液表面张力及惯性受到破坏成为细微雾滴,通过导管随病人的深吸气进入呼吸道。

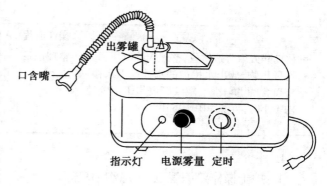

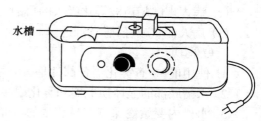

图 13-2 超声波雾化吸入器

2) 常用药物:①控制呼吸道感染,消除炎症:常用庆大霉素、卡那霉素等抗生素。②解除支气管痉挛:常用氨茶碱、沙丁胺醇(舒喘灵)等。③稀释痰液,帮助祛痰:常用 α- 糜蛋白酶等。④减轻呼吸道黏膜水肿:常用地塞米松等。

3) 其他:水温计、弯盘、冷蒸馏水、0.9% 氯化钠溶液。

(4) 环境准备:环境清洁、安静,光线、温湿度适宜。

3. 实施(表 13-4)

表 13-4 超声波雾化吸入

操作过程	操作流程	要点解析
• 检查连接雾化器主件与附件,水槽内加冷蒸馏水	检查连接	• 蒸馏水量视不同的雾化器而定,要求浸没雾化罐底部的透声膜
• 核对药液并将其稀释至 30~50ml,倒入雾化罐内,检查无漏水后,将雾化罐放入水槽,盖紧水槽盖	配制药液	
• 携用物至床旁,核对床号、姓名、住院号,向病人解释,以取得合作	核对解释	• 核对床头卡、手腕带并询问,做到核对无误
• 协助病人取舒适体位	开始雾化	
• 接通电源,打开电源开关(指示灯亮)		
• 调整定时开关至所需时间		• 一般每次设定 15~20 分钟
• 打开雾化开关调节雾量		• 大挡 3ml/min,中挡 2ml/min,小挡 1ml/min
• 将口含嘴放入病人口中(也可用面罩),指导病人做深呼吸		
• 治疗毕,取下口含嘴,擦干病人面部,关雾量开关,再关电源开关	结束雾化	

245

续表

操作过程	操作流程	要点解析
• 协助病人取舒适体位,整理床单位 • 清理用物,放出水槽内的水并擦干水槽,将口含嘴、雾化罐、螺纹管浸泡于消毒液内 1 小时,再洗净晾干备用 • 洗手,记录	整理记录	• 记录开始及持续时间,病人的反应及效果等

4. 评价

(1) 护士操作熟练规范,护患沟通良好。

(2) 病人理解超声波雾化吸入的目的、方法、注意事项,能积极配合治疗。

(3) 病人症状减轻,感觉舒适。

【注意事项】

1. 使用前,检查雾化器各部件是否完好,有无松动、脱落等异常情况。注意仪器的保养。

2. 水槽底部的晶体换能器和雾化罐底部的透声膜薄而质脆,易破碎,应注意保护。

3. 水槽内要始终保持有足够量的蒸馏水,水温不宜超过 50℃;如超过 50℃应关机更换冷蒸馏水;水槽和雾化罐内切忌加热水或温水。

4. 连续使用雾化器时,中间需间隔 30 分钟。

5. 治疗过程中需添加药液时,直接从小孔中添加,不必关机。

6. 观察病人痰液排出情况,若因黏稠的分泌物经湿化后膨胀致痰液不易咳出时,应予拍背以协助痰液排出,必要时吸痰。

二、氧气雾化吸入

氧气雾化吸入(oxygen nebulization)是借助高速氧气气流,使药液形成雾状,随吸气进入呼吸道的方法。

氧气雾化吸入器(图 13-3)也称射流式雾化器,是借助高速氧气气流通过毛细管并在管口产生负压,将药液由邻近的小管吸出,所吸出的药液又被毛细管口的高速气流撞击成微小的雾滴喷出,随病人吸气而进入呼吸道。

【目的】

同超声波雾化吸入。

【操作程序】

1. 评估 同超声波雾化吸入。

2. 计划

(1) 病人准备:同超声波雾化吸入。

(2) 护士准备:着装整洁,修剪指甲,洗手,戴口罩。

(3) 用物准备:氧气雾化吸入器、氧气装置一套、弯盘,根据医嘱备药液和适量 0.9% 氯化

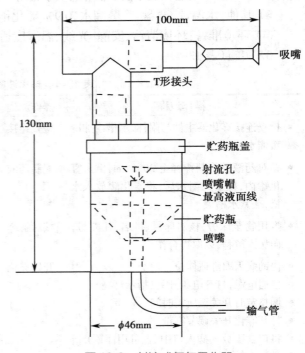

图 13-3 射流式氧气雾化器

钠溶液。

(4) 环境准备：环境清洁、安静，光线、温湿度适宜，室内避免火源。

3. 实施（表 13-5）

表 13-5 氧气雾化吸入

操作过程	操作流程	要点解析
● 检查氧气雾化吸入器，遵医嘱将药液稀释至 5ml，注入雾化器的药杯内	检查配药	● 使用前检查雾化吸入器连接是否完好，有无漏气
● 携用物至病人床旁，核对床号、姓名、住院号，向病人解释，以取得合作，将雾化器的进气口与氧气装置的输出管连接	核对连接	● 核对床头卡、手腕带并询问，做到核对无误
● 调节氧气流量	调节流量	● 氧气流量一般为 6~8L/min
● 指导病人手持雾化器，将吸嘴放入口中紧闭口唇深吸气，用鼻呼气，如此反复，直至药液吸完为止	开始雾化	● 深长吸气，使药液充分到达细支气管和肺内，屏气 1~2 秒钟，再轻松呼气，以提高治疗效果
● 取出雾化器，关闭氧气开关	结束雾化	
● 协助清洁口腔，取舒适体位，整理床单位	整理记录	
● 清理用物		● 一次性雾化吸入器用后按规定消毒处理
● 洗手，记录		● 记录内容同超声波雾化吸入

4. 评价

(1) 护士操作熟练规范，护患沟通良好。

(2) 病人理解氧气雾化吸入的目的、方法、注意事项，能积极配合治疗。

(3) 病人症状减轻，感觉舒适。

【注意事项】

1. 正确使用供氧装置　注意用氧安全，室内应避免火源。

2. 氧气湿化瓶内勿盛水　以免液体进入雾化器内使药液稀释影响疗效。

3. 观察及协助排痰　注意观察痰液排出情况，可予以拍背、吸痰等方法排痰。

三、手压式雾化吸入

手压式雾化吸入（hand pressure atomizing inhalation）（图 13-4）是将雾化器倒置，用拇指按压雾化器顶部，使药液从喷嘴喷出，形成雾滴作用于口腔、咽部、气管及支气管黏膜，药物经黏膜吸收的治疗方法。

【目的】

通过吸入拟肾上腺素类药、氨茶碱或沙丁胺醇等支气管解痉药，改善通气功能。适用于支气管哮喘、喘息性支气管炎的对症治疗。

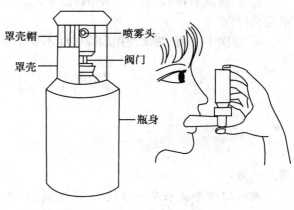

罩壳帽　喷雾头
罩壳　阀门
瓶身

图 13-4　手压式雾化器及吸入

247

【操作程序】

1. 评估 同超声波雾化吸入。

2. 计划

(1) 病人准备:同超声波雾化吸入。

(2) 护士准备:着装整洁,修剪指甲,洗手,戴口罩。

(3) 用物准备:根据医嘱准备手压式雾化器(内含药物)。

(4) 环境准备:环境清洁、安静,光线、温湿度适宜。

3. 实施(表13-6)

表13-6 手压式雾化吸入

操作过程	操作流程	要点解析
• 遵医嘱准备手压式雾化吸入器	操作准备	
• 携用物至床旁,核对床号、姓名、住院号,向病人解释,以取得合作,协助病人取坐位或半坐位	核对解释	• 核对床头卡、手腕带并询问,做到核对无误
• 取下雾化器保护盖,充分摇匀药液	摇匀药液	
• 将雾化器倒置,接口端放入双唇间,平静呼气,吸气开始时,按压气雾瓶顶端,使之喷药,深吸气、屏气、呼气,反复1~2次	开始雾化	• 按压与吸气应该同时进行,可以使药液充分吸入
• 取出雾化器,协助病人清洁口腔,取舒适体位	整理记录	
• 清理用物,洗手记录		• 记录内容同超声波雾化吸入

4. 评价

(1) 护士操作熟练规范,护患沟通良好。

(2) 病人能正确使用手压式雾化器,积极配合治疗。

(3) 病人症状减轻,感觉舒适。

【注意事项】

1. 雾化器使用后应放置在阴凉处(30℃以下)保存,外壳定期清洁。

2. 使用前检查雾化器各部件是否完好,有无松动、脱落等异常情况。

3. 药液随着深吸气的动作经口腔吸入,尽可能延长屏气时间,最好坚持10秒钟左右,然后再呼气。

4. 每次1~2喷,两次使用间隔时间不少于3~4小时。

第四节 注 射 给 药

 工作情景与任务

导入情景:

内科门诊今天来了一位病人,汤阿姨,63岁。因高热、咳嗽、咳痰、呼吸急促,被其儿子送来医院。入院后诊断为支气管扩张合并肺部感染。医嘱:先锋霉素Ⅵ 0.5g bid im。

工作任务：

1. 正确安置汤阿姨的注射体位。

2. 正确为汤阿姨实施肌内注射。

3. 观察局部皮肤情况及用药后的反应。

注射给药法（administering injection）是将无菌药液注入体内的方法，以达到诊断、预防和治疗疾病的目的。注射给药的优点是药物吸收快，血药浓度迅速升高，适用于需要药物迅速发挥作用或不宜口服给药的病人。常用注射方法包括皮内、皮下、肌内及静脉注射。

一、注射原则（principles of injection）

（一）严格遵守无菌操作原则

1. 注射前护士必须修剪指甲、洗手、戴口罩，保持衣帽整洁；注射后护士应洗手。

2. 注射部位按要求进行消毒，用棉签蘸取 2% 碘酊，以注射点为中心向周围呈螺旋式消毒，直径在 5cm 以上，待干（约 20 秒）后，用 75% 乙醇同法脱碘，范围大于碘酊消毒面积，乙醇挥发后方可注射。若用 0.5% 碘附或安尔碘消毒，以同法涂擦消毒两遍，无需脱碘。

3. 注射器的空筒内壁、活塞、乳头和针头的针梗、针尖、针栓内壁必须保持无菌。

（二）严格执行查对制度

1. 严格执行"三查七对"，确保给药准确无误。

2. 仔细检查药液质量，发现药液浑浊、沉淀、变质、变色、过期或安瓿有裂痕等现象，则不可应用。

3. 同时注射多种药物，应查对有无配伍禁忌。

（三）严格执行消毒隔离制度

注射时做到一人一套物品，包括注射器、针头、止血带、小垫枕。所用物品须按消毒隔离制度处理；对一次性物品应按规定处理，不可随意丢弃。

（四）选择合适的注射器和针头

根据药液剂量、黏稠度和刺激性的强弱选择注射器和针头。注射器完整无损，不漏气；针头应锐利、无钩、不弯曲、型号合适；注射器和针头衔接紧密。一次性注射器在有效期内使用，且包装须密封。

（五）选择合适的注射部位

注射部位应避开神经、血管处（动、静脉注射除外）。不可在炎症、瘢痕、硬结及皮肤病处注射。对长期注射的病人，应有计划地更换注射部位。

（六）药液应现用现配

药液按规定时间临时抽取，及时注射，以防药物效价降低或被污染。

（七）注射前排尽空气

注射前须排尽注射器内空气，以防气体进入血管形成栓塞。排气时，应防止药液浪费。

（八）注射前检查回血

进针后、推注药液前，须抽动活塞，检查有无回血。动、静脉注射必须见回血方可注射药物，皮下、肌内注射无回血方可注入药物，若有回血，应拔出针头重新进针。

（九）掌握无痛注射技术

1. 解除病人顾虑，分散其注意力，指导并协助病人取合适的体位，使肌肉放松。

2. 注射时做到"二快一慢",即进针、拔针快,推药速度慢且均匀。

3. 注射刺激性较强的药物,选用粗长针头,且需深部注射。

4. 多种药物同时注射时,一般先注射刺激性较弱的药物,再注射刺激性强的药物。

二、药液抽吸技术

【目的】

根据医嘱,应用无菌操作技术,准确地从安瓿或密封瓶内抽吸药液,为注射药物做准备。

【操作程序】

1. 评估

(1) 操作区域清洁、宽敞,操作前30分钟停止清扫。

(2) 给药目的及药物性能。

(3) 给药的方法。

2. 计划

(1) 病人准备:了解给药的目的、方法、注意事项和配合要点,取舒适体位。

(2) 护士准备:着装整洁,修剪指甲,洗手,戴口罩。

(3) 用物准备

1) 治疗车上层:注射盘内备:①无菌持物镊:放于灭菌后的干燥容器内。②皮肤消毒液:2% 碘酊,75% 乙醇;0.5% 碘附或安尔碘。③其他:无菌棉签、砂轮、弯盘、启瓶器。静脉注射时加止血带、小垫枕等。④注射器及针头(图 13-5):注射器分为空筒和活塞两部分。空筒前端为乳头,空筒上标有刻度,活塞后部为活塞轴、活塞柄。针头分为针尖、针梗和针栓三部分。注射器规格和针头型号有多种(表 13-7)。⑤根据医嘱准备注射药液、注射本或注射卡;手消毒液。

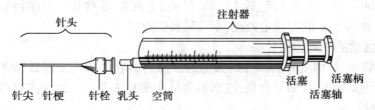

图 13-5 注射器和针头的构造

2) 治疗车下层:医用垃圾桶、生活垃圾桶、锐器盒。

(4) 环境准备:环境清洁、安静,光线、温湿度适宜。

表 13-7 注射器和针头规格及主要用途

注射器规格(ml)	针头型号(号)	主要用途
1	4~5	皮内注射,注射小剂量药液
1,2	5~6	皮下注射
2,5	6~7	肌内注射、静脉采血
5,10,20,30,50,100	6~9	静脉注射、静脉采血

3. 实施(表 13-8)

表13-8 药液抽吸技术

操作过程	操作流程	要点解析
• 洗手,戴口罩,查对药物	查对药物	• 严格执行无菌操作原则和查对制度
◆ 自安瓿内吸取药液(图13-6,图13-7)		
• 将安瓿尖端药液弹至体部,在安瓿颈部划一锯痕,用75%乙醇棉签消毒后用棉球或纱布按住颈部,折断安瓿	消毒折断	• 安瓿顶端若有蓝色标记,则不需划痕,用75%乙醇棉签消毒颈部后,折断安瓿
• 一手持注射器,将针尖斜面向下置入安瓿内液面下,另一手持活塞柄抽动活塞,吸取药液	抽吸药液	• 针头不可触及安瓿外口,针尖斜面向下,利于吸药
• 将针头垂直向上,轻拉活塞,使针头内的药液流入注射器,并使气泡集于乳头口,轻推活塞,驱出气体	排尽空气	• 如注射器乳头偏向一边,排气时,使注射器乳头向上倾斜,使气泡集中于乳头根部,轻推活塞,排出气体
• 排气毕,核对无误后放入无菌注射盘内备用	查对备用	
◆ 自密封瓶内吸取药液(图13-8)		
• 除去铝盖中心部分,常规消毒瓶塞,待干	消毒瓶塞	
• 注射器内吸入与所需药液等量的空气,将针头插入瓶内,注入空气	注入空气	• 以增加瓶内压力,利于吸药
• 倒转药瓶,使针头位于液面下,吸取药液至所需量,以示指固定针栓,拔出针头	抽吸药液	
• 排尽空气、查对备用同自安瓿内吸取药液法		

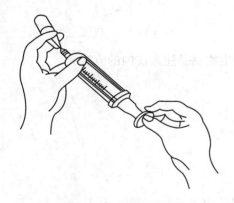

图13-6 自小安瓿内吸取药液

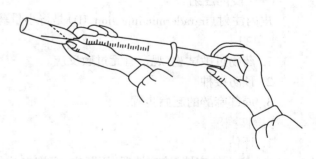

图13-7 自大安瓿内吸取药液

  4. 评价

（1）护士无菌观念强,查对认真,操作熟练规范。

（2）抽吸药液过程中无污染和差错发生。

【注意事项】

  1. 认真执行无菌操作原则和查对制度。

  2. 抽药时不可用手握住活塞体部,以免污染空筒内面和药液,排气时不可浪费药液以免影响药量的准确性。

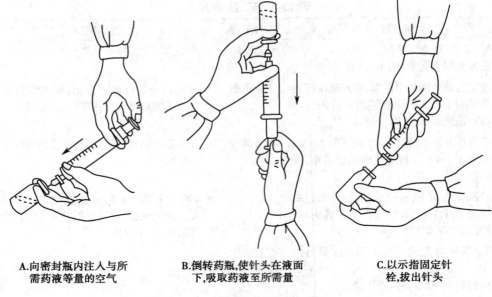

A.向密封瓶内注入与所　　　　B.倒转药瓶,使针头在液面　　　C.以示指固定针
需药液等量的空气　　　　　　 下,吸取药液至所需量　　　　栓,拔出针头

图 13-8 自密封瓶内吸取药液

3. 根据药液的性质抽取药液,结晶、粉剂药用无菌 0.9% 氯化钠溶液、注射用水或专用溶媒将其充分溶解后吸取;混悬剂应摇匀后立即吸取;油剂可稍加温或双手对搓药瓶(药液易被热破坏者除外)后,用稍粗针头吸取。

4. 药液现用现抽吸,避免药液污染和效价降低。

三、常用注射技术

(一) 皮内注射

皮内注射(intradermic injection,ID)是将小量药液或生物制品注入皮内的方法。

【目的】

1. 药物过敏试验,观察有无过敏反应。

2. 预防接种。

3. 局部麻醉的起始步骤。

【操作程序】

1. 评估

(1) 病人的病情、治疗情况、用药史、家族史及药物过敏史。

(2) 注射部位的皮肤情况。

(3) 病人的意识状态、心理状态、对用药的认知及合作程度。

2. 计划

(1) 病人准备:了解皮内注射的目的、方法、注意事项和配合要点,取舒适体位。

(2) 护士准备:着装整洁,修剪指甲,洗手,戴口罩。

(3) 用物准备:根据医嘱准备注射药液、注射本或注射卡;1ml 注射器、4~5 号针头;做药物过敏试验时备 0.1% 盐酸肾上腺素和注射器。其余同药液抽吸技术。

(4) 环境准备:环境清洁、安静,光线、温湿度适宜。

3. 实施(表13-9)

表13-9 皮内注射

操作过程	操作流程	要点解析
• 按照医嘱吸取药液	吸取药液	• 严格执行查对制度和无菌操作原则
• 携用物至床旁,核对病人床号、姓名、住院号、药液,向病人解释	核对解释	• 操作前查对 • 核对床头卡、手腕带并询问,做到核对无误
• 根据目的选择合适的注射部位	选择部位	• 药物过敏试验常用前臂掌侧下段,因该处皮肤较薄,肤色较淡,易于注射,且易观察局部反应;预防接种常选用上臂三角肌下缘,局部麻醉则选择麻醉处
• 用75%乙醇消毒皮肤,待干	消毒皮肤	
• 再次核对药物,排尽空气	核对排气	• 操作中查对
• 一手绷紧局部皮肤,一手持注射器,示指固定针栓,针尖斜面向上与皮肤呈5°刺入皮内,待针尖斜面完全刺入皮内后,放平注射器	进针推药	勿污染消毒区域皮肤
• 用绷紧皮肤的手的拇指固定针栓,另一手推入药液0.1ml,使局部隆起形成一皮丘(图13-9)		• 注入剂量要准确 • 皮丘呈半球状,皮肤变白并显露毛孔
• 注射完毕,迅速拔出针头,勿按压针眼,看表计时	拔针观察	20分钟后观察局部反应
• 再次核对		• 操作后查对
• 协助取舒适体位	整理记录	
• 清理用物		
• 洗手,记录		• 记录结果:阳性"+",阴性"−"

4. 评价

(1)护士无菌观念强,查对认真,操作熟练规范。

(2)注入药液剂量准确,皮丘形成,观察记录正确及时。

(3)护患沟通良好,解释合理,病人满意,能积极配合治疗。

【注意事项】

1. 做药物过敏试验前,护士应详细询问病人的用药史、过敏史及家族史,如病人对该药物过敏,则不可做皮内试验,应与医生联系,更换其他药物。

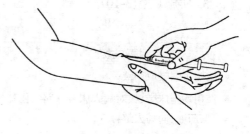

图13-9 皮内注射

2. 忌用含碘消毒剂,以免着色影响对局部反应的观察及与碘过敏反应相混淆。

3. 进针角度不宜太大,以免将药液注入皮下,影响药物作用的效果及反应的观察。

4. 做皮内过敏试验时,嘱病人勿按揉注射部位,以免影响对反应结果的判断。

皮肤的临床应用

做青霉素过敏试验时,药物被注射到真皮浅层,称为皮内注射。这里有许多肥大细胞,如果它们已对青霉素处于致敏状态,那么很快便会脱颗粒,在局部形成类似荨麻疹的红肿块。由于这个部位神经末梢丰富,皮内注射比较疼痛。而皮下注射和肌内注射虽然也要经过皮肤,但只要操作得好,病人可以毫无感觉。

(二) 皮下注射

皮下注射(hypodermic injection,H)是将小量药液或生物制剂注入皮下组织的方法。

【目的】

1. 用于不宜口服,且需在一定时间内发挥药效的药物。适合小剂量及刺激性弱的药物。

2. 预防接种。

3. 局部麻醉用药。

【操作程序】

1. 评估

(1) 病人的病情、治疗情况、用药史、家族史及药物过敏史。

(2) 注射部位的皮肤及皮下组织情况。

(3) 病人的意识状态、心理状态、对用药计划的了解及合作程度。

2. 计划

(1) 病人准备:了解皮下注射的目的、方法、注意事项和配合要点,取舒适体位。

(2) 护士准备:着装整洁,修剪指甲,洗手,戴口罩。

(3) 用物准备:根据医嘱准备注射药液、注射本或注射卡;1~2ml 注射器、5~6 号针头;其余同药液抽吸技术。

(4) 环境准备:环境清洁、安静,光线、温湿度适宜,必要时用屏风或帷帘遮挡病人。

3. 实施(表 13-10)

表 13-10　皮下注射

操作过程	操作流程	要点解析
• 按照医嘱吸取药液	吸取药液	• 严格执行查对制度和无菌操作原则
• 携用物至床旁,核对病人床号、姓名、住院号、药液,向病人解释	核对解释	• 操作前查对 • 核对床头卡、手腕带并询问,做到核对无误 • 若注射胰岛素应告知病人,在餐前半小时注射
• 按注射原则选择注射部位	选择部位	• 常选用上臂三角肌下缘、两侧腹壁、后背、大腿前侧和外侧等(图 13-10)
• 常规消毒皮肤,待干	消毒皮肤	
• 再次核对,排尽空气	核对排气	• 操作中查对

续表

操作过程	操作流程	要点解析
• 一手绷紧局部皮肤，一手持注射器，以示指固定针栓，针尖斜面向上，与皮肤呈30°~40°，快速刺入皮下（图13-11），松开绷紧皮肤的手，抽动活塞，如无回血，缓慢推注药液	进针推药	• 勿污染消毒区域皮肤 • 一般将针梗的 1/2~2/3 刺入皮下
• 注射毕，用无菌干棉签轻压针刺处，快速拔针后按压片刻 • 再次核对	拔针按压	• 操作后查对
• 协助取舒适体位，整理床单位 • 清理用物 • 洗手，记录	整理记录	• 严格按消毒隔离原则分类处理用物 • 记录注射时间、病人的反应

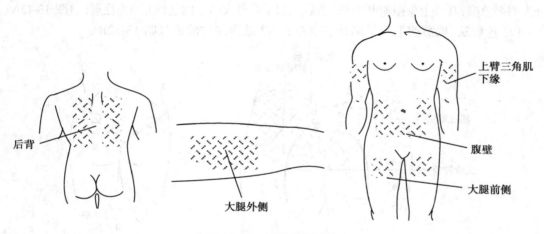

图 13-10 皮下注射部位

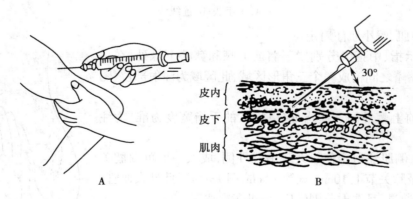

图 13-11 皮下注射

4. 评价

（1）护士无菌观念强，查对认真，操作熟练规范。

（2）注入药液剂量准确。

（3）护患沟通良好，解释合理，病人满意，能积极配合治疗。

【注意事项】

1. 对长期注射者,应有计划地更换注射部位,以免局部产生硬结,保证药物吸收的最好效果。如糖尿病病人胰岛素治疗时可采用多部位皮下轮流注射。

2. 刺激性强的药物不宜皮下注射。

3. 注射药液少于 1ml 时,应选择 1ml 注射器抽吸药液,以保证剂量准确。

4. 进针角度不宜超过 45°,以免刺入肌层;过瘦者可捏起局部组织并减小进针角度。

(三) 肌内注射

肌内注射(intramuscular injection,IM)是将一定量药液注入肌肉组织的方法。注射部位一般选择肌肉丰厚且远离大血管、神经处。最常用的部位为臀大肌,其次为臀中肌、臀小肌、股外侧肌及上臂三角肌。

1. 臀大肌注射定位

(1) 十字法:从臀裂顶点向左侧或右侧划一水平线,然后从髂嵴最高点做一垂直线,将臀部分为四个象限,其外上象限避开内角(髂后上棘至股骨大转子的连线),即为注射区(图 13-12A)。

(2) 连线法:取髂前上棘与尾骨连线外上 1/3 处为注射部位((图 13-12B)。

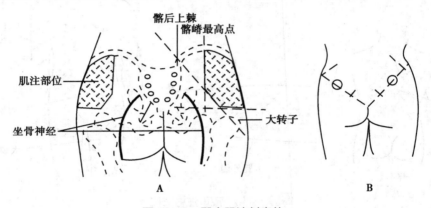

图 13-12 臀大肌注射定位
A. 十字法;B. 连线法

2. 臀中肌、臀小肌注射定位

(1) 以示指、中指尖分别置于髂前上棘和髂嵴下缘处,在示指、中指和髂嵴之间构成一个三角形区域,此区域为注射部位(图 13-13)。

(2) 髂前上棘外侧三横指处(以病人的手指宽度为准)为注射部位。

3. 股外侧肌注射定位 大腿中段外侧,成人一般可取髋关节下 10cm 至膝关节上 10cm,宽约 7.5cm(图 13-14)。此处大血管、神经干很少通过,且注射范围较广,可供多次注射。

4. 上臂三角肌注射定位 上臂外侧、肩峰下 2~3 横指处(图 13-15)。该部位注射方便,但此处肌层较薄,只能用于小剂量药液注射。

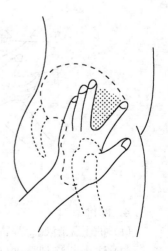

图 13-13 臀中肌、臀小肌
注射定位

【目的】

1. 用于不宜或不能口服或静脉注射的药物,且要求比皮下

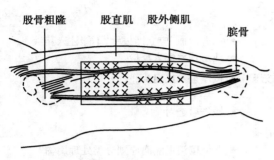

图 13-14 股外侧肌注射定位

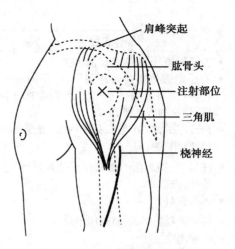

图 13-15 上臂三角肌注射定位

注射更迅速发挥药效时采用。

2. 注射剂量较大或刺激性较强的药物。

【操作程序】

1. 评估

(1) 病人的病情及治疗情况。

(2) 注射部位的皮肤及肌肉组织情况。

(3) 病人的意识状态、心理状态、对用药计划的了解及合作程度。

2. 计划

(1) 病人准备：了解肌内注射的目的、方法、注意事项和配合要点，常用注射体位准备：

1) 臀部注射：侧卧位时，下腿弯曲上腿伸直，肌肉放松；俯卧位时，足尖相对，足跟分开；仰卧位用于危重及不能翻身的病人，限于臀中、小肌注射。

2) 上臂三角肌注射：单手叉腰使三角肌显露。

3) 股外侧肌注射：以自然坐位为宜。

(2) 护士准备：着装整洁，修剪指甲，洗手，戴口罩。

(3) 用物准备：根据医嘱准备注射药液、注射本或注射卡；2~5ml 注射器、6~7 号针头；其余同药液抽吸技术。

(4) 环境准备：环境清洁、安静，光线、温湿度适宜，必要时用屏风或帷帘遮挡病人。

3. 实施（表 13-11）

表 13-11 肌内注射

操作过程	操作流程	要点解析
● 按照医嘱吸取药液	吸取药液	● 严格执行查对制度和无菌操作原则
● 携用物至床旁，核对病人床号、姓名、住院号、药液，向病人解释	核对解释	● 操作前查对 ● 核对床头卡、手腕带并询问，做到核对无误
● 协助病人取合适体位，选择注射部位	选择部位	
● 按照正确方法定位，常规消毒皮肤，待干	定位消毒	
● 再次核对，排尽空气	核对排气	● 操作中查对

257

续表

操作过程	操作流程	要点解析
• 左手拇指、示指绷紧局部皮肤 • 右手以握笔姿势持注射器,中指固定针栓,针头与皮肤呈90°,右手手腕带动手臂,快速刺入针梗的2/3 • 松开左手,抽动活塞,如无回血,缓慢推注药液(图13-16)	进针推药	• 勿污染消毒区域皮肤 • 如有回血,应立即拔针,不能注入药液 • 注意观察病人反应
• 注射毕,用无菌干棉签轻压针刺处,快速拔针,按压片刻 • 再次核对	拔针按压	• 按压至不出血为止 • 操作后查对
• 协助取舒适体位,整理床单位 • 清理用物 • 洗手,记录	整理记录	• 严格按消毒隔离原则分类处理用物 • 记录注射的时间、病人的反应

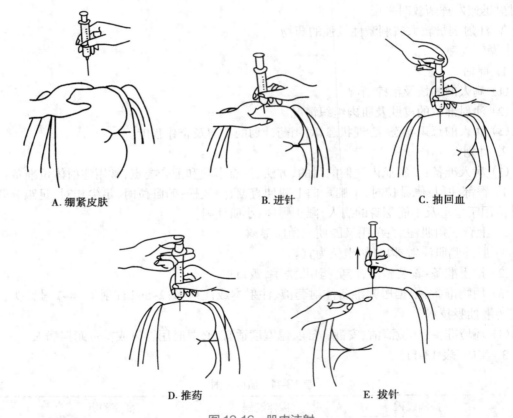

A. 绷紧皮肤   B. 进针   C. 抽回血

D. 推药   E. 拔针

图 13-16 肌内注射

4. 评价

(1) 护士无菌观念强,查对认真,操作熟练规范。

(2) 注入药液剂量准确,无痛注射。

(3) 护患沟通良好,解释合理,病人满意,能积极配合治疗。

【注意事项】

1. 2岁以下婴幼儿不宜选用臀大肌注射,因臀大肌尚未发育完善,注射时有损伤坐骨神经的危险,最好选择臀中肌、臀小肌注射。

2. 注射时切勿将针梗全部刺入,以防针梗从衔接处折断。若针头折断,应嘱病人保持原位不动,以防针头移位,尽快使用无菌血管钳将断端取出。若断端全部埋入,速请外科医生处理。

3. 需长期注射者,应交替更换注射部位,并选用细长针头,避免或减少硬结的发生。如长期注射出现硬结时,可采用热敷、理疗等方法处理。

4. 两种或两种以上药物同时注射时,应注意药物的配伍禁忌。

 知识窗

一、Z型注射

肌内注射进针时用一手将皮肤和皮下组织向一侧牵拉,然后针头呈90°刺入,固定,回抽,无回血后缓缓将药液注入,稍停片刻,使药液散入肌肉。拔出针头,迅速将牵拉到一侧的皮肤和皮下组织复位,使针刺通道闭合。此法用于注射刺激性较强的药物,预防药液溢至肌肉上层组织,而造成的疼痛与组织受损。

二、留置气泡技术

留置气泡技术用于肌内注射,方法是在注射器抽吸药液后,再吸入0.2~0.3ml的空气(空气量可依据注射器与针头的规格和型号来决定)。注射时气泡在上,全部药液注入后再注入空气。该技术可使针头内的药液全部注入而不留在注射器乳头及针头内,空腔内存留气体,而非药液,从而确保药物的剂量准确;另外拔针时可防止药液渗入皮下组织而引起疼痛,还可将药液限制在注射肌肉局部而利于组织的吸收。

(四)静脉注射

静脉注射(intravenous injection, IV)是自静脉注入无菌药液的方法。是发挥药效最快的给药方法。常用的静脉包括:①四肢浅静脉:上肢常选用肘部静脉(贵要静脉、正中静脉、头静脉)及腕部、手背静脉;下肢常选用大隐静脉、小隐静脉和足背静脉(图13-17)。②头皮静脉:小儿头皮静脉极为丰富,分支甚多,互相沟通交错成网,且静脉表浅易见,易于固定,方便患儿肢体活动(图13-18)。③股静脉:股静脉位于股三角区,在股动脉内侧0.5cm处(图13-19)。

【目的】

1. 药物不宜口服、皮下或肌内注射,又需要迅速发挥药效时。

2. 做某些诊断性检查或试验,如静脉注入造影剂。

3. 静脉营养治疗。

4. 输液或输血。

5. 股静脉注射,主要用于急救时加压输液和采集血标本。

【操作程序】

1. 评估

(1) 病人的病情及治疗情况。

(2) 注射部位的皮肤状况、静脉充盈度及管壁弹性。

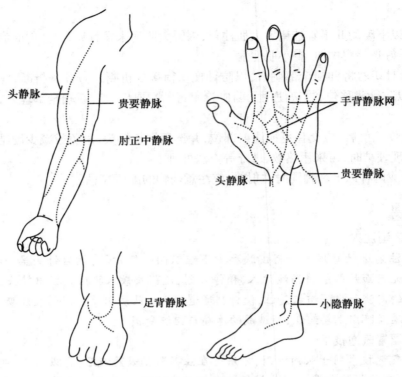

图 13-17 四肢浅静脉

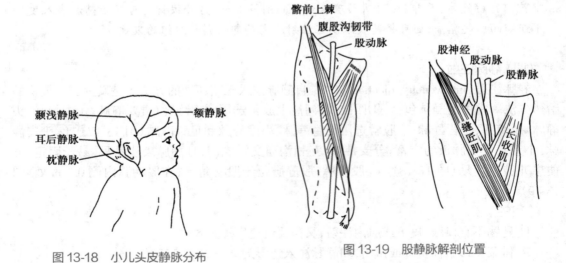

图 13-18 小儿头皮静脉分布

图 13-19 股静脉解剖位置

(3) 病人的意识状态、心理状态、对给药计划的了解及合作程度。

2. 计划

(1) 病人准备：了解静脉注射的目的、方法、注意事项和配合要点,取舒适体位。

(2) 护士准备：着装整洁,修剪指甲,洗手,戴口罩。

(3) 用物准备：根据医嘱准备注射药液、注射本或注射卡;根据药量选择合适的注射器、6~9 号针头或头皮针、无菌纱布、止血带、小垫枕,必要时备胶布,其余同药液抽吸技术。

（4）环境准备：环境清洁、安静，光线、温湿度适宜，必要时用屏风遮挡病人。

3. 实施（表13-12）

表13-12　静脉注射

操作过程	操作流程	要点解析
◆ **四肢静脉注射**		
● 按照医嘱吸取药液	吸取药液	● 严格执行查对制度和无菌操作原则
● 携用物至床旁，核对病人床号、姓名、住院号、药液，向病人解释	核对解释	● 操作前查对 ● 核对床头卡、手腕带并询问，做到核对无误
● 选择粗直、弹性好、易于固定的静脉，避开关节和静脉瓣	选择静脉	● 对需长期静脉注射者，应有计划地由远心端到近心端选择静脉
● 在穿刺部位下垫小垫枕，在穿刺部位上方约6cm处扎紧止血带	扎止血带	● 止血带末端向上，以免污染无菌区域
● 常规消毒皮肤，待干	消毒皮肤	
● 再次核对，排尽空气	核对排气	● 操作中查对
● 一手绷紧静脉下端皮肤，使其固定；一手持注射器（或头皮针针柄），示指固定针栓，针尖斜面向上，与皮肤呈15°~30°	穿刺静脉	
● 自静脉上方或侧方刺入皮下，再沿静脉走向潜行刺入静脉（图13-20），见回血，可再顺静脉进针少许		● 一旦出现局部肿胀，应立即拔出针头，按压局部，另选其他静脉重新穿刺
● 松开止血带，嘱病人松拳，固定针头（如为头皮针，用胶布固定）	两松固定	
● 缓慢注入药液（图13-21）	注药观察	● 注药过程中要试抽回血确定针头是否在静脉内，并随时听取病人主诉，观察局部情况及病情变化
● 注射毕，将无菌干棉签放于穿刺点上方，快速拔出针头，按压片刻，或嘱病人屈肘	拔针按压	
● 再次核对	整理记录	● 操作后查对
● 协助病人取舒适卧位，整理床单位		
● 清理用物		● 严格按消毒隔离原则分类处理用物
● 洗手，记录		● 记录注射时间、病人的反应
◆ **头皮静脉注射**		
● 吸取药液、核对解释同四肢静脉注射		
● 患儿取仰卧或侧卧位，选择常用小儿头皮静脉	选择静脉	● 必要时剃去注射部位毛发
● 常规消毒皮肤，待干	消毒皮肤	
● 再次核对，连接头皮针并排尽空气	核对排气	
● 由助手固定患儿头部，术者一手拇指、示指固定静脉两端，一手持头皮针针柄，沿静脉向心方向平行刺入	进针推药	● 注射过程中注意约束患儿，保护注射部位
● 见回血后推药少许，如无异常，用胶布固定针头，缓慢推注药液		● 如无回血、局部疼痛或肿胀，应拔出针头，更换部位，重新穿刺

续表

操作过程	操作流程	要点解析
● 拔针按压、整理记录同四肢静脉注射		
◆ **股静脉注射**		
● 吸取药液、核对解释同四肢静脉注射		
● 协助病人取仰卧位,下肢伸直略外展外旋	安置体位	● 暴露注射部位
● 于股三角区扪及股动脉搏动最明显处或以髂前上棘和耻骨结节连线中点作为股动脉的定位,股静脉位于股动脉内侧 0.5cm 处	准确定位	
● 常规消毒皮肤,待干;同时消毒术者左手示指和中指	消毒皮肤	
● 再次核对,排尽空气	核对排气	● 操作中查对
● 左手示指和中指扪及股动脉搏动最明显处并固定,右手持注射器,针头和皮肤呈 90°或 45°	进针推药	
● 在股动脉内侧 0.5cm 处刺入,抽出暗红色血,固定针头,根据需要注入药液		● 如抽出鲜红色血液提示针头刺入股动脉,应立即拔出针头,用无菌纱布紧压穿刺处 5~10 分钟,确认无出血后,改由另一侧穿刺
● 注射毕,拔出针头,局部用无菌纱布加压止血 3~5 分钟,确认无出血,用胶布固定	拔针按压	● 以免引起出血或血肿
● 整理记录同四肢静脉注射		

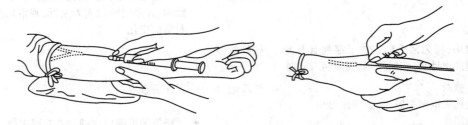

图 13-20　静脉注射进针法

4. 评价

（1）护士无菌观念强,查对认真,操作熟练规范。

（2）注入药液剂量准确,静脉穿刺一次成功。

（3）护患沟通良好,解释合理,病人满意,能积极配合治疗。

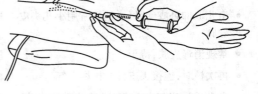

图 13-21　静脉注射推药法

【注意事项】

1. 根据病人年龄、病情及药物性质,掌握推药速度,随时听取病人主诉,观察病人及注射局部情况。

2. 注射对组织有强烈刺激性的药物时,应另备有 0.9% 氯化钠溶液的注射器和头皮针,穿刺成功后,先注入少量 0.9% 氯化钠溶液,证实针头在静脉内,再换上抽有药液的注射器缓慢推药,以免药液外溢而致组织坏死。

3. 静脉注射常见失败原因

(1) 针头未完全进入静脉,针尖斜面部分在皮下,部分在静脉内。表现为:抽吸可有回血,推药时药液溢至皮下,局部隆起并有痛感(图 13-22A)。

(2) 针头穿破对侧血管壁,针尖斜面部分在静脉内,部分在静脉外。表现为:抽吸有回血,药液溢至深层组织,局部无隆起,但有痛感(图 13-22B)。

(3) 针头穿透对侧血管壁,针头刺入过深。表现为:抽吸无回血,药液注入深层组织,局部无隆起,有疼痛感(图 13-22C)。

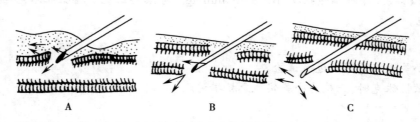

图 13-22 静脉穿刺常见失败原因

以上三种失败原因中任意一种情况发生,均应立即拔针,以无菌棉签或棉球压迫止血,选择血管重新穿刺。

4. 特殊病人的静脉穿刺要点

(1) 肥胖病人:肥胖者皮下脂肪较厚,静脉较深,但较易固定。注射时,在触摸血管走向后由静脉上方进针,稍加大进针角度。

(2) 水肿病人:沿静脉解剖位置,用手按揉局部,以暂时驱散皮下水分,使静脉充分显露后再行穿刺。

(3) 脱水病人:血管充盈不良,穿刺困难。可做局部按摩、热敷,待血管充盈后再穿刺。

(4) 老年病人:老年人皮下脂肪较少,静脉易滑动且脆性较大,针头难以刺入,且易刺破血管壁。注射时,可用手指分别固定穿刺点静脉上下两端,再沿静脉走向穿刺。

 临床应用

微量注射泵的使用

微量注射泵是将小剂量药液持续、均匀、定量注入人体静脉的注射装置。临床常见于:ICU 或 CCU 的液体药剂连续低流量注射;连续注射麻醉剂、抗癌剂或抗凝剂;早产儿或新生儿营养剂的连续注射;各种激素的连续注射等。具体操作方法如下:

1. 将抽吸药液的注射器与泵管相连,妥善固定于注射泵上。

2. 接通电源,根据医嘱调整好注射速度和注射时间。

3. 将抽吸 0.9% 氯化钠溶液的注射器与头皮针相连,穿刺静脉,成功后固定头皮针。

4. 分离注射器与头皮针将注射泵延长管和头皮针连接,按"开始"键启动注射泵,并推注药液。

5. 药液推注完毕,按"停止"键。拔针、按压、整理床单位,关闭注射泵,取下注射器。

第五节 药物过敏试验

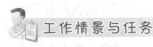

导入情景：

　　门诊注射室今天来了一位病人小美，2天前因淋雨出现咳嗽、发热等症状，前来就诊，诊断为"上呼吸道感染"。医生开出医嘱：青霉素皮试。小美进行皮试5分钟后，出现胸闷、心慌、气促、皮肤瘙痒、大汗淋漓等症状，BP 80/54mmHg。考虑其出现了过敏性休克，护士立即采取急救措施。

工作任务：

1. 正确为小美进行青霉素过敏试验。
2. 出现过敏性休克时，正确为小美实施急救措施。

　　临床上病人应用某些药物时，常可引起不同程度的过敏反应，严重者可发生过敏性休克而危及生命。因此，在使用此类致敏性高的药物之前，应详细询问病人的用药史、过敏史和家族史，并做药物过敏试验，同时做好急救的准备，以防止过敏性休克的发生。

一、药物过敏反应的特点

　　药物过敏反应（anaphylactic reaction）是异常的免疫反应，其基本原因在于抗原抗体的相互作用，具有以下特点：

　　1. **个别性**　虽然各种药物引起过敏反应的发生率有高有低，但一般发生于用药人群中的少数人，不具有普遍性。

　　2. **特异性**　药物过敏反应是在用法、用量都正常的情况下的不正常反应，其临床表现与正常药理反应、毒性反应及药物剂量无关。一旦病人对药物过敏，即使用很小的剂量也足以引起过敏反应，因此可作为与药物中毒反应相鉴别的重要依据。

　　3. **再次性**　药物过敏反应的发生需有致敏阶段，即过敏原的获得来源于过敏发生前的多次药物接触，因此药物过敏反应通常不发生在首次用药，一般在再次用药后发病。

　　4. **个体性**　药物过敏反应的发生与过敏体质有关，因此是对某些药物"质"的过敏，而不是"量"的中毒。

　　5. **交叉性**　化学结构相似的药物可能发生交叉或不完全交叉的过敏反应。

二、常用药物过敏试验技术

（一）青霉素过敏试验（penicillin allergic test）

　　青霉素是从青霉菌培养液中获取的一种具有抗菌作用的药物，具有疗效高、毒性低的优点，主要用于敏感的革兰氏阳性球菌、阴性球菌和螺旋体感染，但在使用中较易发生过敏反应，发生率可达3%~6%。因此，在使用各种剂型青霉素制剂前，务必做过敏试验，结果阴性者方可用药。

　　1. **发生机制**　青霉素本身不具有免疫原性，其制剂中所含的高分子聚合物及其降解产

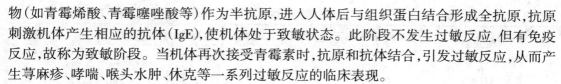

物(如青霉烯酸、青霉噻唑酸等)作为半抗原,进入人体后与组织蛋白结合形成全抗原,抗原刺激机体产生相应的抗体(IgE),使机体处于致敏状态。此阶段不发生过敏反应,但有免疫反应,故称为致敏阶段。当机体再次接受青霉素时,抗原和抗体结合,引发过敏反应,从而产生荨麻疹、哮喘、喉头水肿、休克等一系列过敏反应的临床表现。

2. 预防措施

(1) 青霉素过敏试验前详细询问病人的用药史、药物过敏史及家族过敏史。

(2) 使用青霉素前必须做过敏试验:对青霉素过敏的人,任何给药途径(如注射、口服、外用等)、任何剂量和任何剂型均可发生过敏反应。因此,首次使用各种剂型的青霉素都应做过敏试验。对接受青霉素治疗的病人,停药3天以上,或在用药过程中更换批号时,须重新做过敏试验。有青霉素过敏史者禁止做过敏试验。

(3) 正确实施药物过敏试验:准确配制皮试液,正确实施皮内注射,及时观察和准确判断反应结果。

(4) 试验结果阳性的处理:试验结果为阳性反应时,禁用青霉素;并在体温单、医嘱单、门诊卡、病历卡、注射卡及床头卡上醒目地标明"青霉素(+)",同时告知病人及其家属。

(5) 青霉素应现用现配:青霉素的水溶液在室温下非常不稳定,易增加其降解产物的产生,使其致敏性增高,药效下降。故青霉素使用时要临时稀释,新鲜配制,不宜放置过久。

(6) 加强工作责任心:工作人员必须严格执行查对制度。注射前认真核对有无过敏史。首次注射青霉素者需观察30分钟,注意局部和全身反应,倾听病人主诉,同时做好急救准备工作。

3. 试验方法

【目的】

预防青霉素过敏反应。

【操作程序】

(1) 评估

1) 病人的病情、用药史、过敏史及家族史。

2) 病人是否进食,空腹时不宜进行过敏试验。

3) 病人的注射部位皮肤情况、心理状态及合作态度。

(2) 计划

1) 病人准备:了解过敏试验的目的、方法、注意事项及配合要点。

2) 护士准备:衣帽整洁,修剪指甲,洗手,戴口罩。

3) 用物准备:①治疗车上层:注射盘内备1ml注射器、2~5ml注射器、41/2~5号针头、6~7号针头、青霉素药物(青霉素G 80万U/瓶)、0.9%氯化钠溶液、75%乙醇、棉签、砂轮、手消毒液;抢救物品:0.1%盐酸肾上腺素,急救车(备常用抢救药物),氧气,吸痰器等。②治疗车下层:医用垃圾桶、生活垃圾桶、锐器盒。

4) 环境准备:注射环境安静、整洁、光线适宜。

(3) 实施

1) 试验液的配制:以每毫升试验液含青霉素G 200~500U为标准,用0.9%氯化钠溶液作为稀释液(表13-13)。

每次配制时均需将溶液混匀。青霉素试验液不稳定,在室温下可保存4小时,在冰箱冷藏可保存24小时,过时弃掉。

表 13-13 青霉素试验液配制(500U/ml)

青霉素 G	加 0.9% 氯化钠溶液(ml)	每毫升药液青霉素 G 含量(U/ml)	要求
80 万 U	4	20 万	溶解
取上液 0.1ml	0.9	2 万	摇匀
取上液 0.1ml	0.9	2000	摇匀
取上液 0.25ml	0.75	500	摇匀

2) 试验方法:于病人前臂掌侧下段皮内注射,青霉素试验液 0.1ml(含青霉素 G 20U 或 50U),20 分钟后观察结果并记录。

3) 结果判断(表 13-14)

表 13-14 青霉素过敏试验结果的判断

结果	局部皮丘反应	全身情况
阴性	大小无改变,周围无红肿,无红晕	无自觉症状,无不适表现
阳性	皮丘隆起增大,出现红晕,直径大于 1cm,周围有伪足伴局部痒感	可有头晕、心慌、恶心,甚至发生过敏性休克

(4) 评价:①病人理解过敏试验的目的。②病人配合完成过敏试验。③病人清楚过敏试验的结果。

【注意事项】

(1) 配制试验液时浓度与剂量必须准确。

(2) 如对皮试结果有怀疑,应在对侧前臂皮内注射 0.9% 氯化钠溶液 0.1ml,以作对照,确认青霉素皮试结果为阴性方可用药。使用青霉素治疗过程中要继续严密观察病人反应。

4. 临床表现

(1) 过敏性休克:是最严重的过敏反应。可发生在青霉素皮试或注射药物过程中。一般在用药后数秒或数分钟内发生,呈闪电般出现,有时也可在用药半小时后发生,极少数病人发生于连续用药的过程中。主要表现为:

1) 呼吸道阻塞症状:由喉头水肿和肺水肿引起,可表现为胸闷、气促、呼吸困难伴濒死感。

2) 循环衰竭症状:由于周围血管扩张导致循环血量不足,可表现为面色苍白,出冷汗、发绀、脉细弱、血压下降等。

3) 神经系统症状:因脑组织缺血缺氧所致,可表现为头晕眼花、面部及四肢麻木、意识丧失、抽搐、大小便失禁等。

4) 皮肤过敏反应:瘙痒、荨麻疹等。

上述症状中常以呼吸道症状或皮肤瘙痒最早出现,因此需注意倾听病人的主诉。

(2) 血清病型反应:一般于用药后 7~14 天发生,临床表现和血清病相似,有发热、关节肿痛、全身淋巴结肿大、皮肤发痒、荨麻疹、腹痛等症状。

(3) 各器官或组织的过敏反应

1) 皮肤过敏反应:轻者荨麻疹,严重者可发生剥脱性皮炎。

2) 呼吸道过敏反应:可引起哮喘或促发原有的哮喘发作或发作加重。

3) 消化系统过敏反应:可引起过敏性紫癜,以腹痛和便血为主要症状。

5. 急救措施　由于青霉素过敏性休克发生迅猛,务必要做好预防和急救准备,一旦出现过敏性休克应立即采取有效抢救措施。处理原则是迅速及时、分秒必争、就地抢救。

(1) 立即停药、平卧、保暖,同时报告医生,就地抢救。

(2) 立即皮下注射 0.1% 盐酸肾上腺素 1ml,小儿剂量酌减。症状如不缓解,可每隔 30 分钟行皮下注射或静脉注射该药 0.5ml,也可气管内滴入,直至病人脱离危险期。此药是抢救过敏性休克的首选药物,具有收缩血管、增加外周阻力、提升血压、兴奋心肌、增加心排出量及松弛支气管平滑肌等作用。

(3) 给予氧气吸入,改善缺氧症状。呼吸受抑制时,应立即行口对口人工呼吸,并肌内注射尼可刹米或洛贝林等呼吸兴奋剂。喉头水肿影响呼吸时,应立即准备气管插管或配合施行气管切开。

(4) 根据医嘱给药:地塞米松 5~10mg 静脉推注或氢化可的松 200~400mg 加入到 5% 或 10% 葡萄糖溶液 500ml 内静脉滴注,此类药有抗过敏作用,能迅速缓解症状;静脉滴注 10% 葡萄糖溶液 500ml 或平衡溶液扩充血容量,如血压仍不回升,可按医嘱加入多巴胺或去甲肾上腺素静脉滴注;应用抗组胺类药物,如盐酸异丙嗪 25~50mg 或苯海拉明 40mg 肌内注射;纠正酸中毒等。

(5) 如发生心跳、呼吸停止,立即行心肺复苏。如施行体外心脏按压、气管内插管或人工呼吸等急救措施。

(6) 密切观察病人生命体征、尿量及神志等变化,并记录。不断评价治疗与护理效果,为进一步处理提供依据。病人未脱离危险期前不宜搬动。

(二) 链霉素过敏试验(streptomycin allergy test)

链霉素由于本身的毒性作用及所含杂质具有释放组胺的作用,可引起中毒反应和过敏反应,使用时应引起重视。链霉素可引起皮疹、发热、荨麻疹、血管神经性水肿等较为常见的过敏反应。过敏性休克发生率虽较青霉素低,但死亡率很高,故使用链霉素时,应做皮肤过敏试验。

1. 试验液的配制　以每毫升试验液含链霉素 2500U 为标准,用 0.9% 氯化钠溶液作为稀释液(表 13-15)。

表 13-15　链霉素试验液配制(2500U/ml)

链霉素	加 0.9% 氯化钠溶液(ml)	每毫升药液链霉素含量(U/ml)	要求
100 万 U	3.5	25 万	溶解
取上液 0.1ml	0.9	2.5 万	摇匀
取上液 0.1ml	0.9	2500	摇匀

2. 试验方法　皮内注射链霉素试验液 0.1ml(含 250U),20 分钟后判断结果并记录。其结果判断标准同青霉素过敏试验。

3. 过敏反应及其处理　链霉素过敏反应的临床表现与青霉素过敏反应大致相同。轻者表现为发热、皮疹、荨麻疹,重者可致过敏性休克。一旦发生过敏性休克,其救治措施与青霉素过敏性休克基本相同。

链霉素的毒性反应比过敏反应更常见、更严重,可出现全身麻木、抽搐、肌肉无力、眩晕、耳鸣、耳聋等症状。病人若有抽搐,可用 10% 葡萄糖酸钙或 5% 氯化钙溶液缓慢静脉推注,因链霉素可与钙离子络合,而使链霉素的毒性症状减轻或消失;病人若有肌肉无力、呼吸困

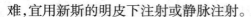

难,宜用新斯的明皮下注射或静脉注射。

（三）头孢菌素过敏试验

头孢菌素是一类高效、低毒、广谱的抗生素。因可致过敏反应,故用药前需做皮肤过敏试验。头孢菌素和青霉素之间呈现不完全的交叉过敏反应,对青霉素过敏者约有 10%~30% 对头孢菌素过敏,而对头孢菌素过敏者绝大多数对青霉素过敏。

1. 试验方法　以先锋霉素Ⅵ为例,以每毫升试验液含先锋霉素 500μg 的 0.9% 氯化钠溶液为标准,皮试注入剂量为 0.1ml(含先锋霉素 50μg)。试验液配制方法见表 13-16。

表 13-16　先锋霉素Ⅵ试验液配制(500μg/ml)

先锋霉素Ⅵ	加 0.9% 氯化钠溶液(ml)	每毫升药液先锋霉素Ⅵ含量	要求
0.5g	2	250mg	溶解
取上液 0.2ml	0.8	50mg	摇匀
取上液 0.1ml	0.9	5mg	摇匀
取上液 0.1ml	0.9	500μg	摇匀

2. 其他　皮试的评估、准备、结果的判断以及过敏反应的处理,参阅青霉素过敏试验有关内容。

（四）破伤风抗毒素过敏试验及脱敏注射

破伤风抗毒素(tetanus antitoxin,TAT)是破伤风抗毒素免疫马血清经物理、化学方法精制而成,能中和病人体液中的破伤风毒素。破伤风抗毒素对人体是一种异种蛋白,具有抗原性,注射后容易出现过敏反应。因此首次用药前须做过敏试验。停药超过 1 周者,如需再用应重做过敏试验。如果结果为阴性,方可把所需剂量一次注射完。若皮试结果为阳性,可采用脱敏注射法或注射人破伤风免疫球蛋白。

1. 过敏试验

(1) 试验液的配制:以每毫升试验液含 TAT 150IU 为标准,用 0.9% 氯化钠溶液作为稀释液。TAT 注射液每支为 1ml,含 TAT 1500IU。取 0.1ml,加 0.9% 氯化钠溶液至 1ml,摇匀即得。

(2) 试验方法:皮内注射 TAT 试验液 0.1ml(含 TAT 15IU),20 分钟后观察结果。

(3) 结果判断(表 13-17)

表 13-17　TAT 过敏试验结果的判断

结果	局部皮丘反应	全身情况
阴性	局部皮丘无变化	全身无反应
阳性	局部皮丘红肿、硬结,直径大于 1.5cm,红晕超过 4cm,有时出现伪足、痒感	全身过敏反应、血清病型反应与青霉素过敏反应相同

2. 脱敏注射　对 TAT 过敏试验阳性者,可采用小剂量多次注射。其机制是小剂量抗原进入机体后,同吸附于肥大细胞或嗜碱性粒细胞上的 IgE 结合,使其逐步释放出少量的组胺等活性介质。而机体自身会释放组胺酶,可使组胺分解,不至于对机体产生严重损害。因此,临床上可不出现症状。经过多次小量的反复注射后,可使细胞表面的 IgE 抗体大部分被结合而消耗掉,最终全部注射 TAT 时,便不会发生过敏反应。但这种脱敏只是暂时的,故再使用 TAT 时,还需重做过敏试验。脱敏注射法见表 13-18。

表 13-18　破伤风抗毒素脱敏注射

次数	TAT（ml）	加 0.9% 氯化钠溶液（ml）	注射途径
1	0.1	0.9	肌内注射
2	0.2	0.8	肌内注射
3	0.3	0.7	肌内注射
4	余量	稀释至 1ml	肌内注射

　　每隔 20 分钟注射 1 次，每次注射后均需密切观察。如发现病人有气促、发绀、荨麻疹等不适或发生过敏性休克时应立即停止注射，并迅速处理。如反应轻微，待反应消退后，酌情增加次数，减少剂量，以达到顺利脱敏的目的。

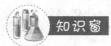知识窗

TAT 替代药品——破伤风人免疫球蛋白（HTIG）

　　HTIG 是由乙型肝炎疫苗免疫后，再经破伤风类毒素免疫的献血员中，采集破伤风抗体效价高的人血浆或血清，经低温乙醇法提取的特异性免疫球蛋白，主要用于预防和治疗破伤风。

　　HTIG 属于同种异蛋白，一般无禁忌证，使用前不必做过敏试验，可以作为 TAT 的替代药物使用。

（五）普鲁卡因过敏试验

　　普鲁卡因是一种常用局部麻醉药，可作浸润麻醉、传导麻醉、腰椎麻醉及硬膜外麻醉。偶可引起过敏反应。当首次因手术或特殊检查需用普鲁卡因时，须先做皮肤过敏试验，结果阴性才可使用。

　　1. 试验液的配制　以 0.25% 普鲁卡因为标准。以一支 1% 普鲁卡因（1ml，10mg）为例，取 0.25ml 药液，加 0.9% 氯化钠溶液稀释到 1ml，则每毫升含 2.5mg，即成普鲁卡因试验液。

　　2. 过敏试验方法　皮内注射普鲁卡因试验液 0.1ml，20 分钟后观察试验结果并记录。

　　3. 结果判断和过敏反应的处理　同青霉素过敏试验及过敏反应的处理。

（六）细胞色素 C 过敏试验

　　细胞色素 C 是一种细胞呼吸激活剂，常作为组织缺氧治疗的辅助用药。偶见过敏反应发生，用药前须做过敏试验。过敏试验常用方法有两种：

　　1. 皮内试验　取细胞色素 C 溶液（每支 2ml，内含 15mg）0.1ml 加 0.9% 氯化钠溶液至 1ml（1ml 内含细胞色素 C 0.75mg），皮内注射 0.1ml（含细胞色素 C 0.075mg）。20 分钟后观察反应。局部发红、直径大于 1cm，出现丘疹者为阳性。

　　2. 划痕试验　在前臂下段内侧，用 75% 乙醇常规消毒皮肤。取细胞色素 C 原液 1 滴，滴于皮肤上，用无菌针头在表皮上划痕两道，长度约 0.5cm，深度以使微量渗血为度。20 分钟后观察反应，结果判断同上述皮内试验法。

（七）碘过敏试验

　　临床上常用碘化物造影剂作肾脏、胆囊、膀胱等造影，此类药物可发生过敏反应，因此，在造影前 1~2 天需做过敏试验，阴性者方可做碘造影检查。

1. 试验方法

(1) 口服法：口服 5%~10% 碘化钾 5ml，每日 3 次，共 3 天，观察结果。

(2) 皮内注射法：皮内注射碘造影剂 0.1ml，20 分钟后观察结果。

(3) 静脉注射法：静脉注射碘造影剂(30% 泛影葡胺)1ml，5~10 分钟后观察结果。

在静脉注射造影剂前，必须先做皮内注射，试验阴性再行静脉注射，结果阴性者可进行碘剂造影。

2. 结果判断

(1) 口服法：有口麻、头晕、心慌、恶心、呕吐、流涕、流泪、荨麻疹等症状为阳性。

(2) 皮内注射法：局部有红肿、硬块，直径超过 1cm 为阳性。

(3) 静脉注射法：有血压、脉搏、呼吸和面色等改变为阳性。

有少数病人试验为阴性，但在注射碘造影剂时也会发生过敏反应，故造影时仍需备好急救药品。过敏反应的处理同青霉素过敏试验。

 护理警示

青霉素过敏反应的特殊临床表现一例

青霉素是半抗原，容易发生过敏反应，大多数发生在皮试或注射青霉素后，也可通过某些特殊途径发生过敏。

某医院中西医结合科有一名 45 岁女病人，因肺炎住院。入院后第二天，早班护士配青霉素药液时，双手沾有青霉素药物，未洗手即给该病人行左肘部静脉抽血。抽血完毕，拔出针头时，即发现病人肘部凡被护士接触过的皮肤均出现红斑、发痒，病人主诉心慌、气短、胸闷，测血压、脉搏正常，接着病人左侧面部、左上下肢皮肤弥漫性发红、痒较前加剧，立即给予吸氧，肌注肾上腺素 1mg，氯苯那敏 8mg，约 2 小时后，症状逐渐消失。后经询问病史，该病人有青霉素过敏史。

在临床工作中，为了防止青霉素过敏反应的发生，除了详细询问有无青霉素过敏史，密切观察皮试及注射后的反应外，医务人员接触青霉素后及时洗手，也是一项不可忽视的工作。

第六节 局部给药

一、滴入给药技术

滴入给药技术是指将药物滴入某些体腔产生疗效的给药技术。

(一) 滴眼药法

【目的】

用滴管或眼药滴瓶将药液滴入结膜囊，以达到杀菌、收敛、消炎、麻醉、散瞳、缩瞳等治疗或诊断作用。

【操作方法】

1. 指导或协助病人取坐位或卧位。

2. 备齐用物携至床旁，用药前严格查对，保证准确给药。

3. 用棉签或棉球拭净眼部分泌物。

4. 病人头稍后仰,眼向上看,便于滴药。

5. 一手将病人下眼睑向下方牵引,另一手持滴管或滴瓶,手掌根部轻轻置于病人前额上;滴管距离眼睑 1~2cm,将药液 1 滴滴入眼下部结膜囊内(图 13-23)。

6. 轻轻提起上眼睑,使药液均匀扩散于眼球表面;以干棉球拭干流出的药液,并嘱病人闭目 2~3 分钟,以利于药液充分发挥作用。

7. 用棉球紧压泪囊部 1~2 分钟,以免药液流入泪囊和鼻腔后经黏膜吸收引起全身不良反应。

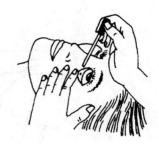

图 13-23　滴眼药法

(二) 滴耳药法

【目的】

将滴耳剂滴入耳道,以达到清洁,消炎的目的。

【操作方法】

1. 备齐用物携至床旁,用药前严格查对,保证准确给药。

2. 指导或协助病人取坐位或卧位,头偏向健侧,患耳朝上。

3. 吸净耳内分泌物,必要时用 3% 过氧化氢溶液反复清洗至清洁,用棉签拭干,以利药物发挥作用。

4. 用一手将耳廓向后上方轻轻牵拉,使耳道变直,便于药液流入耳内(图 13-24)。如为小儿滴药,需将其耳廓向下牵拉,方可使耳道变直。一手持滴瓶,将药液 2~3 滴滴入耳道,轻压耳屏,使药液充分进入中耳。

5. 用小棉球塞入外耳道口,以免药液流出。注意避免滴管触及外耳道,污染滴管及药物。

6. 嘱病人保持原体位 1~2 分钟,使药物充分发挥作用。

7. 观察有无出现迷路反应,如眩晕、眼球震颤等。应注意避免由于药液过凉而引起迷路反应。

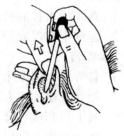

图 13-24　滴耳药法

(三) 滴鼻药法

【目的】

通过鼻腔滴入药物,治疗上颌窦炎、额窦炎,或滴入血管收缩剂,减少分泌,减轻鼻塞症状。

【操作方法】

1. 备齐用物携至床旁,用药前严格查对,保证准确给药。

2. 指导病人取坐位,头垂直向后仰,鼻孔向上或取垂头仰卧位。如治疗上颌窦炎、额窦炎时,则取头后仰并向患侧倾斜(图 13-25)。擤鼻,以纸巾抹净,解开衣领。

3. 用一手轻轻推鼻尖以充分显露鼻腔,另一手持滴管距鼻孔约2cm处滴入药液 3~5 滴。

4. 轻捏鼻翼,使药液均匀布于鼻腔黏膜。

5. 稍停片刻才恢复如常体位,用纸巾揩去外流的药液。

6. 观察疗效反应,并注意有无出现反跳性黏膜充血加剧,原因与血管收缩剂连续使用时间过长(超过 3 天)有关,应注意避免。

271

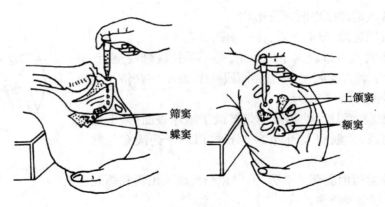

筛窦
蝶窦
上颌窦
额窦

图 13-25　滴鼻药法

二、栓剂给药技术

常用的药物为栓剂,包括直肠栓剂和阴道栓剂。栓剂是药物与适宜基质制成的供腔道给药的固体制剂。其熔点为 37℃左右,插入体腔后栓剂缓慢融化而产生疗效。

(一)直肠栓剂插入法

【目的】

1. 直肠插入甘油栓,软化粪便,以利排出。

2. 栓剂中有效成分被直肠黏膜吸收,产生全身治疗作用,如解热镇痛药栓剂。

【操作方法】

1. 备齐用物携至床旁,用药前严格查对,保证准确给药。

2. 指导或协助病人取侧卧位,膝部弯曲,暴露出肛门括约肌。

3. 戴上指套或手套,嘱病人张口深呼吸,尽量放松。

4. 将栓剂插入肛门,用示指将栓剂沿直肠壁朝脐部方向送入。

5. 置入栓剂后,保持侧卧位 15 分钟,以防药物栓滑脱或融化后渗出肛门外(图13-26)。

6. 观察是否产生预期药效,若栓剂滑脱出肛门外,应重新插入。

该方法较简单,可教会病人或家属使用的方法,并说明置入药物后至少平卧 15 分钟。

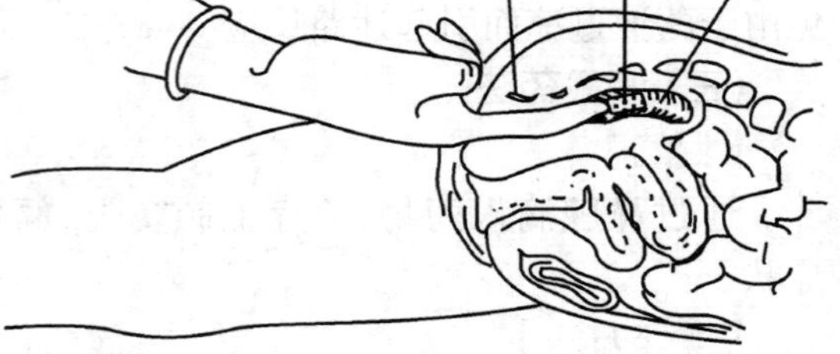

直肠括约肌　栓剂　直肠

图 13-26　直肠栓剂插入法

(二)阴道栓剂插入法

【目的】

阴道插入栓剂,以起到局部治疗的作用,如插入消炎、抗菌药物栓剂治疗阴道炎。

【操作方法】

1. 备齐用物携至床旁,用药前严格查对,保证准确给药。

2. 协助病人取仰卧位,双腿分开,屈膝仰卧于检查床上,支起双腿。

3. 一手戴指套或手套取出栓剂,嘱病人张口深呼吸,尽量放松。

4. 利用置入器或戴上手套将阴道栓剂沿阴道下后方轻轻送入 5cm，达阴道穹隆（图 13-27）。

5. 嘱病人至少平卧 15 分钟，以利药物扩散至整个阴道组织和利于药物吸收。

6. 为避免药物或阴道渗出物弄污内裤，可使用卫生棉垫。

7. 指导病人在治疗期间避免性交，观察用药效果。

三、皮肤给药技术

皮肤给药是将药物直接涂于皮肤，以起到局部治疗的作用。常用的剂型有溶液、油膏、粉剂、糊剂等。

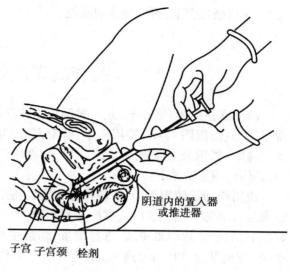

阴道内的置入器或推进器

子宫 子宫颈 栓剂

图 13-27 阴道栓剂插入法

【操作方法】

1. 涂搽药物前先用温水与中性肥皂清洁皮肤，如皮炎则仅用清水清洁即可。

2. 根据药物剂型的不同，采用相应的护理方法。

（1）溶液剂：一般为非挥发性药物的水溶液。方法：用塑料布或橡胶单垫于患部下面，用钳子夹持沾湿药液的棉球洗抹患处，至清洁后用干棉球抹干。亦可用湿敷法给药。

（2）糊剂：为含有多量粉末的半固体制剂。方法：用棉签将药糊直接涂于患处，不宜涂得太厚，亦可先将糊剂涂在纱布上，然后贴在受损皮肤处，外加包扎。

（3）软膏：为药物与适宜基质制成有适当稠度的膏状制剂。方法：用搽药棒或棉签将软膏涂于患处，不必过厚，如为角化过度的皮损，应略加摩擦，除用于溃疡或大片糜烂受损皮肤外，一般不需包扎。

（4）乳膏剂：药物与乳剂型基质制成的软膏，分霜剂和脂剂两种。方法：用棉签将乳膏剂涂于患处，禁用于渗出较多的急性皮炎。

（5）酊剂和醑剂：不挥发性药物的乙醇溶液为酊剂，如碘酊；挥发性药物的乙醇溶液为醑剂，如樟脑醑。方法：用棉签蘸药涂于患处，注意因药物有刺激性，不宜用于有糜烂面的急性皮炎、黏膜及眼、口的周围。

（6）粉剂：为一种或数种药物的极细粉均匀混合制成的干燥粉末样制剂。方法：将药粉均匀地扑撒在受损皮肤处。注意粉剂多次应用后常有粉块形成，可用 0.9% 氯化钠溶液湿润后除去。

四、舌下给药技术

药物通过舌下口腔黏膜丰富的毛细血管吸收，可避免胃肠刺激，吸收不全和首过消除作用，而且生效快。如目前常用的硝酸甘油片剂，舌下含服一般 2~5 分钟即可发挥作用，对心绞痛病人心前区压迫感或疼痛感可减轻或消除。

告知病人此类药物应放在舌下，让其自然溶解

边学边练

实践 25：口服给药技术

实践 26：氧气雾化吸入技术

实践 27：药液抽吸技术

实践 28：注射技术

实践 29：青霉素过敏试验技术

吸收,不可嚼碎吞下,否则会影响药效。

(宫春梓 徐荣 潘燕)

附:胰岛素注射笔的应用

胰岛素注射笔(诺和笔)是一种附用型注射器,外观呈笔形(拓展图 13-1),使用简单、携带方便、剂量准确,消除了抽取及自混胰岛素的麻烦,为临床广泛应用,具体使用方法如下:

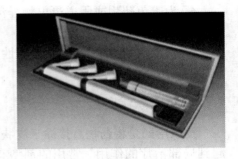

拓展图 13-1 胰岛素笔一套

使用前阅读使用手册,掌握操作要领。将笔芯按要求装入笔芯架,装上针头,排净诺和笔内的空气,选好注射部位,常规消毒皮肤,选择剂量,绷紧注射部位皮肤,与皮肤呈 30°~40°进针,快速完全按下注射推键,针尖在皮下停留 6 秒,并紧按注射推键,用无菌干棉签按压进针点,快速拔针。

思考题

1. 小刘,男性,25 岁,因极度口渴、多尿、食量大增、体重减轻、恶心呕吐、嗜睡而入院。护理体检发现呼吸稍快,呼气有烂苹果味,眼球下陷。紧急查血糖 27.2mmol/L,尿酮阳性。入院诊断为酮症酸中毒。医嘱:胰岛素 8U H tid。

请问:

(1) 评估的内容包括哪些?

(2) 如何实施皮下注射?

(3) 实施皮下注射时应注意什么问题?

2. 王女士,23 岁,因咽喉疼痛,吞咽时加剧来院就诊,诊断为"化脓性扁桃体炎",医嘱:青霉素皮试 st。

请问:

(1) 如何配制皮试液?

(2) 如何正确进行皮内注射?

(3) 皮试后 3 分钟,病人出现胸闷、心慌、气促伴濒危感,皮肤瘙痒,面色苍白,出冷汗,脉搏细弱,血压 80/50mmHg,烦躁不安。考虑王某可能出现什么问题? 首先采取的紧急措施是什么?

第十四章 静脉输液与静脉输血

学习目标

1. 具有严谨求实的工作态度,严格执行无菌操作和查对制度,确保安全。
2. 掌握输液、输血反应的原因、症状及护理措施、静脉输血的目的。
3. 熟悉静脉输液的目的、常用溶液与作用、血液制品的种类。
4. 了解输液泵的应用。
5. 熟练掌握静脉输液技术及故障的排除技术。
6. 学会静脉输血技术。

　　正常人体内,水、电解质、酸碱度都保持在一定数值范围内,以维持机体内环境的相对稳定,保证机体正常生理功能。但在疾病和创伤时,体液平衡易发生紊乱,使内外环境不能维持稳态,如不纠正,将导致严重后果。静脉输液和输血可以纠正人体水、电解质与酸碱平衡失调,增加血容量,维持血压;通过静脉输入药物,达到治疗疾病的目的,是临床病人疾病治疗与抢救常用的重要措施之一。

第一节 静脉输液

工作情景与任务

导入情景:

　　产科病房收治了一名病人小李,停经 48 天,在停经 40 天左右出现呕吐,后逐渐加重,不能进食,呕吐物有胆汁和咖啡渣样物,有明显脱水症状,医嘱给予补液。

工作任务:

1. 正确为小李实施静脉输液。
2. 正确保护静脉,预防输液反应的发生。

　　静脉输液(intravenous infusion)是利用大气压和液体静压所形成的输液系统内压高于人体静脉压的物理原理,将大量的无菌溶液或药液直接输入静脉的技术。

一、静脉输液的目的

　　1. 补充水分及电解质,维持酸碱平衡。常用于腹泻、剧烈呕吐等引起的脱水、酸碱平衡紊乱的病人。

2. 补充营养,供给热能,促进组织修复。常用于大手术后、慢性消耗性疾病、昏迷、禁食、口腔疾病等不能经口进食及胃肠道吸收障碍的病人。

3. 输入药物,治疗疾病。常用于中毒、各种感染、脑及组织水肿,以及各种需经静脉输入药物治疗的病人。

4. 补充血容量,维持血压,改善微循环。常用于严重烧伤、大出血、休克等病人。

二、常用溶液与作用

(一)晶体溶液

晶体溶液(crystal solution)的分子量小,在血管内存留时间短,对维持细胞内、外水分的相对平衡有重要作用,对纠正体内电解质失调效果显著。

1. 葡萄糖溶液 常用 5% 葡萄糖溶液、10% 葡萄糖溶液。用于补充水分和热量。

2. 等渗电解质溶液 常用 0.9% 氯化钠溶液、5% 葡萄糖氯化钠溶液、复方氯化钠溶液(即林格液,内含氯化钠、氯化钾和氯化钙)等。用于补充水和电解质,维持体液容量和渗透压平衡。

3. 高渗溶液 常用 20% 甘露醇、25% 山梨醇、25% 葡萄糖溶液、50% 葡萄糖溶液等。用于利尿脱水,降低颅内压,提高血浆渗透压,消除水肿。

4. 碱性溶液 常用 5% 碳酸氢钠溶液、1.4% 碳酸氢钠溶液、11.2% 乳酸钠溶液和 1.84% 乳酸钠溶液。用于纠正酸中毒,调节酸碱平衡。

(二)胶体溶液

胶体溶液(colloid solution)的分子量大,在血管内存留时间长,对维持血浆胶体渗透压,增加血容量,改善微循环,提升血压效果显著。

1. 右旋糖酐 常用中分子右旋糖酐和低分子右旋糖酐。中分子右旋糖酐可提高血浆胶体渗透压,补充血容量;低分子右旋糖酐可降低血液黏稠度,改善微循环及抗血栓形成。

2. 代血浆 常用羟乙基淀粉(706 代血浆)、氧化聚明胶、聚维酮等。能增加循环血量和心输出量,在急性大出血时可与全血共用。

3. 血液制品 常用 5% 清蛋白和血浆蛋白。可补充蛋白质和抗体,有助于组织修复和增加机体免疫力;能提高血浆胶体渗透压,减轻组织水肿。

(三)静脉高营养溶液

常用溶液有复方氨基酸、脂肪乳剂等。静脉高营养溶液可供给病人热能,维持正氮平衡,补充各种维生素和矿物质。其成分主要由氨基酸、脂肪酸、维生素、矿物质、高浓度葡萄糖或右旋糖酐以及水分组成。

三、静脉输液技术

临床常用的输液技术有周围静脉、头皮静脉及颈外静脉输液技术等。周围静脉输液技术根据输入的液体是否与大气相通,可分为密闭式静脉输液技术和开放式静脉输液技术,本章节主要阐述密闭式静脉输液技术。

(一)密闭式静脉输液技术

密闭式静脉输液技术分为头皮针静脉输液技术和静脉留置针输液技术。

【目的】

同"静脉输液的目的"。

【操作程序】

1. 评估

(1) 身体状况：收集病人病史，评估病人皮肤情况、脱水类型、心肺功能及有关需要，以作为合理输液的依据。

(2) 穿刺静脉：根据病情、输液量、液体的种类及病人年龄选择静脉。一般选用粗、直、弹性好的四肢浅静脉。

(3) 心理、社会状况：了解病人的心理状态、合作程度。

2. 计划

(1) 病人准备：了解输液的目的，排空大小便，取舒适卧位。

(2) 护士准备：着装整洁，修剪指甲，洗手，戴口罩。

(3) 用物准备

1) 治疗车上层：注射盘内备无菌消毒液、无菌棉签或安尔碘棉签，药液、输液器、注射器、止血带、小垫枕、治疗巾、输液贴、砂轮；输液瓶贴、输液卡、输液架、手消毒液；需要时备启瓶器、瓶套、夹板及绷带。静脉留置针输液技术需另备静脉留置针一套、封管液（无菌等渗盐水或稀释肝素溶液）。

2) 治疗车下层：生活垃圾桶、医用垃圾桶、锐器盒。

(4) 环境准备：环境安静、整洁、光线充足，操作环境宽敞。

3. 实施（表 14-1、表 14-2）

表 14-1　头皮针周围静脉输液技术

操作过程	操作流程	要点解析
• 根据医嘱及输液卡准备液体及药物，仔细核对液体及药物的名称、浓度、剂量、有效期 • 对光检查液体及药物质量	准备药液	• 严格执行查对制度，确认医嘱合法有效，液体及药物准确无误 • 液体无变色、浑浊、沉淀或絮状物，瓶或袋无漏液漏气，药物质量符合要求
• 拉开拉环（若无拉环挂钩，套上瓶套，打开瓶盖的中心部分），常规消毒瓶塞，按医嘱加入药液并填写输液瓶贴，倒贴于输液瓶上	消毒加药	• 消毒范围至瓶颈处 • 加药过程中注意无菌原则，加药方法正确，加入的药物应合理分配，注意药物之间的配伍禁忌
• 再次消毒瓶塞 • 检查输液器质量，打开输液器包装 • 关闭调节器，将输液管和通气管针头插入瓶塞至针头根部	检查插针	• 检查输液器是否过期，包装有无破损 • 确认头皮针处针帽无脱落 • 将针头插入根部，防止被污染
• 备齐用物携至床旁，核对病人床号、姓名、住院号，解释输液目的，备好输液贴	核对解释	• 操作前查对，核对床头卡、手腕带并询问，做到核对无误，合理解释，减轻病人的焦虑
• 将输液瓶挂在输液架上，将茂菲滴管倒置，抬高滴管下输液管，打开调节器，使液体流入滴管内，当达到 1/2~2/3 满时（图 14-1），迅速转正滴管，使液体缓缓下降，直至液体流入头皮针管内即可关闭调节器，将输液管放置妥当	初步排气	• 高度适中，保证液体压力超过静脉压 • 排气手法正确，排尽空气，若茂菲滴管下端的输液管有小气泡不易排出时，可轻弹输液管，将气泡弹至茂菲滴管内

操作过程	操作流程	要点解析
• 协助病人取舒适卧位,在穿刺静脉肢体下垫小垫枕与治疗巾,放好止血带,消毒皮肤,在穿刺点上方6~8cm处扎止血带,再次消毒皮肤	消毒皮肤	• 皮肤消毒规范,不跨越消毒部位 • 止血带位置合适,松紧度适宜,并使其尾端向上,以防影响消毒范围
• 再次核对病人,取下护针帽,打开调节器,再次排气至液体滴出,关闭调节器并检查针头与输液管内空气确实排尽	核对排气	• 操作中查对,避免差错事故的产生 • 注意无菌,防止污染针头 • 滴出液体不宜过多,最好控制在5滴以内
• 嘱病人握拳,一手拇指绷紧并固定静脉下端皮肤,一手持针柄,使针尖斜面向上并与皮肤呈15°~30°进针,见回血后再将针头沿血管方向潜行少许	静脉穿刺	• 使静脉充盈 • 进针角度正确,防止刺破血管 • 见回血后再进针少许可使针斜面全部进入血管
• 一手固定针柄,一手松开止血带,打开调节器,嘱病人松拳,待液体滴入通畅后用输液贴分别固定针柄、针梗(针眼部位)和头皮针下段输液管(图14-2),必要时用夹板固定关节。取出止血带、小垫枕与治疗巾	固定针头	• 固定针柄可防止由于病人活动导致针头刺破血管或滑出血管外 • 覆盖穿刺部位以防污染 • 头皮针下端输液管可环绕固定,防止牵拉输液针头
• 根据病人的年龄、病情、药物性质调节滴速(图14-3)。一般成人40~60滴/分,儿童20~40滴/分	调节滴速	• 对年老、体弱、婴幼儿、心肺疾患病人及输入高渗盐水、含钾药物、升压药时输液速度宜慢 • 对严重脱水,心肺功能良好者输液速度可适当加快
• 再次查对,填写输液卡并挂在输液架上	记录挂卡	• 操作后查对,避免差错事故的发生
• 整理床单位,协助病人取舒适卧位,告知病人所输药物,交代输液过程中注意事项,将呼叫器置于可取处 • 清理用物,洗手,记录	整理嘱咐	• 滴速不可自调;输液管不可扭曲、受压、牵拉等;液体滴完及时呼叫;有任何不适及时呼叫 • 记录输液时间及病人反应
• 需连续输入液体时,核对后常规消毒第二瓶瓶塞,拔出第一瓶的输液管和排气管(或通气针头),迅速插入第二瓶内,并检查输液管内有无气泡	更换液体	• 持续输液应及时更换输液瓶,以防空气栓塞 • 认真核对,根据药液的性质重新调节滴速并再次交代注意事项及记录
• 输液过程中加强巡视,密切观察病人有无输液反应,及时处理输液故障	巡视观察	• 在规定时间进行巡视并做好记录,发现问题,及时正确进行处理
• 输液完毕,揭去头皮针管与针柄处输液贴,关闭调节器,轻压穿刺点上方,迅速拔针,按压片刻至无出血	拔针按压	• 输液毕,及时拔针,以防空气栓塞 • 切勿用力按压局部,以免引起疼痛 • 压迫静脉进针点,防止皮下出血
• 协助病人躺卧舒适,整理床单位,清理用物 • 洗手,记录	整理记录	• 正确处理针头,防止锐器伤 • 结束时间,病人反应及液体总量

表 14-2　静脉留置针输液技术

操作过程	操作流程	要点解析
• 准备药液～初步排气同头皮针静脉输液技术	准备药液～初步排气	• 准备药液～初步排气同头皮针静脉输液技术
• 打开静脉留置针及肝素帽,手持外包装将肝素帽对接在留置针的侧管上,将输液器与肝素帽连接,打开调节器,将套管针内的气体排出,关闭调节器,将留置针放回针盒内	连接排气	• 打开外包装时注意检查有效期及有无破损,针头斜面有无倒钩,导管边缘是否粗糙 • 连接时注意严格无菌操作
• 协助病人取舒适卧位,在穿刺静脉肢体下垫小垫枕与治疗巾,放好止血带,消毒皮肤,在穿刺点上方 8~10cm 处扎止血带 • 再次消毒皮肤,备好胶布及透明胶布,并在透明胶布上写上日期和时间	消毒皮肤	• 止血带位置合适,松紧度适宜,并使其尾端向上,以防影响消毒范围 • 便于计算留置针留置时间,以防留置过长,导致静脉炎
• 再次核对,取下针套,旋转松动外套管(转动针芯)(图 14-4),右手拇指与示指夹住两翼,再次排气	核对排气	• 操作中查对,松动是为了防止套管与针芯粘连 • 确认输液管内无气泡
• 嘱病人握拳,绷紧皮肤,固定静脉,一手持留置针针翼,针尖与皮肤呈 15°~30° 进针,见回血后放平针翼,压低角度,沿静脉走行再进针 0.2cm,左手持 Y 接口,右手后撤针芯 0.5cm,持针座将外套管全部送入静脉内,左手固定针翼,右手迅速将针芯抽出	静脉穿刺	• 固定静脉,便于穿刺,并可减轻病人的疼痛 • 进针角度正确,避免针芯刺破血管 • 确保外套管在静脉内 • 将针芯放入锐器盒,防止针刺伤
• 松开止血带,打开调节器,嘱病人松拳。用无菌透明敷贴固定留置针,用透明胶布固定三叉接口,再用输液贴固定头皮针及输液管(图 14-5)	三松固定	• 固定牢固,避免过松或过紧 • 用无菌透明敷贴是避免穿刺点及周围被污染,而且便于观察穿刺点的情况
• 同头皮针静脉输液技术	调节滴速	• 同头皮针静脉输液技术
• 再次查对姓名、床号、药物	再次查对	• 操作后查对,防止出现差错
• 输液完毕,用肝素稀释液封管 • 拔出头皮针,常规消毒肝素帽,用注射器向肝素帽内注入封管液 • 边推药液边退针,确保正压封管,至针头完全退出为止	拔针封管	• 封管可以保证静脉输液管道的通畅,并可将残留的刺激性药液冲入血管,保护静脉 • 封管液:无菌等渗盐水(5~10ml/ 次,每隔 6 小时冲管一次)或稀释肝素溶液(10~100U/ml),每次 2~5ml
• 常规消毒肝素帽,将头皮针插入,完成输液	再次输液	• 注意无菌操作

279

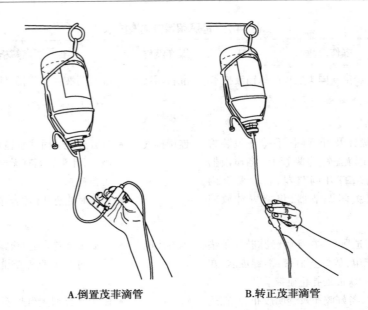

A.倒置茂菲滴管　　　　　　　B.转正茂菲滴管

图 14-1　输液管排气法

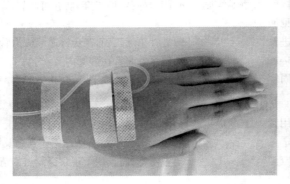

图 14-2　针头固定法

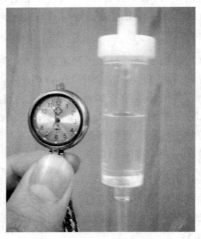

图 14-3　滴速调节法

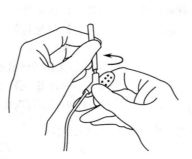

图 14-4　旋转松动外套管

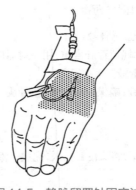

图 14-5　静脉留置针固定法

4. 评价

(1) 病人补充液体、获取能量及治疗等需要得到满足。

(2) 护士操作熟练规范,无菌观念强,穿刺成功,爱护病人。

(3) 护患沟通有效,病人积极配合。

【注意事项】

1. 遵守原则 严格执行无菌操作原则和查对制度。

2. 合理选择 长期输液者,注意合理使用和保护静脉,一般从远端小静脉开始穿刺。

3. 顺序恰当 根据病情需要,有计划地安排输液顺序。

4. 严防气栓 输液前应排尽输液管及针头内的空气,药液滴尽前按需要及时更换输液瓶或拔针,严防造成空气栓塞。

5. 加强巡视 输液过程中要加强巡视,耐心听取病人的主诉;严密观察输液部位的皮肤有无肿胀,针头有无脱出、阻塞、移位,输液管有无扭曲、受压以及输液滴速是否适宜,并及时处理输液故障。

6. 留置观察 采用静脉留置针输液时,应严格掌握留置时间,一般留置 3~5 天,最好不超过 7 天。输液前后均应检查穿刺部位静脉有无红肿,询问病人有无不适,发现异常及时拔除导管,并对局部进行处理;每次输液后,嘱病人穿刺部位不要用力过猛,以免引起大量回血。

7. 定时更换 需 24 小时连续输液者,应每天更换输液器。

(二) 头皮静脉输液技术

头皮静脉输液技术多适用于小儿,因小儿头皮静脉表浅易见,不易滑动,便于固定且不影响肢体活动。常用的有颞浅静脉、额静脉、耳后静脉及枕静脉。

【目的】

同"静脉输液的目的"。

【操作程序】

1. 评估

(1) 身体状况:同"密闭式静脉输液"。

(2) 穿刺静脉:正确选择头皮静脉,注意与头皮动脉的区别。

(3) 心理、社会状况:了解病人的心理状态、合作程度。

2. 计划

(1) 病人准备:排空大小便,取舒适卧位,根据需要剃去局部头发。

(2) 护士准备:着装整洁,修剪指甲,洗手,戴口罩。

(3) 用物准备:同"密闭式静脉输液",另备无菌等渗盐水、头皮针。

(4) 环境准备:环境安静、整洁、光线充足,操作台面宽敞。

3. 实施(表 14-3)

表 14-3 头皮静脉输液技术

操作过程	操作流程	要点解析
• 备齐用物携至床旁,核对床号、姓名、住院号,向病人解释,协助排尿,取得信任	核对解释	• 操作前查对,核对床头卡、手腕带并询问
• 挂输液瓶于输液架上,备输液贴、排气	挂液排气	• 同头皮针静脉输液技术

续表

操作过程	操作流程	要点解析
• 操作者在患儿头侧选择静脉,助手固定患儿头部及肢体,寻找较粗直的头皮静脉,必要时剃去局部头发	选择静脉	• 安慰哭闹患儿,动作轻柔准确 • 固定患儿动作合理,不损伤患儿 • 注意与动脉相区别
• 常规消毒局部皮肤、待干	消毒穿刺	
• 注射器抽取适量等渗盐水,连接头皮针头,用一手拇指、示指分别固定静脉两端,一手持头皮针沿静脉向心方向平行进针,见回血后,再进针少许,推入少量等渗盐水		• 固定静脉,便于穿刺,防止刺破血管 • 先推注少量等渗盐水的目的是为了确定针头在血管内,防止刺激性药物损伤组织,减轻患儿疼痛
• 确定针头在血管内后分离注射器,连接输液器,待液体滴入通畅后用输液贴固定针头,调节滴速	固定调速	• 妥善固定,防止针头滑出血管 • 滴速一般不超过 20 滴 / 分
• 整理床单位,清理用物,加强巡视	整理巡视	• 定时巡视,及时发现、解决问题

4. 评价

(1) 病人补充液体、获取能量及治疗等需要得到满足。

(2) 护士操作熟练规范,无菌观念强,穿刺成功。

(3) 护患沟通有效,患儿或家属能够配合。

【注意事项】

1. 鉴别小儿动静脉(表 14-4)

表 14-4 小儿动静脉区别

区别点	小儿动脉	小儿静脉
位置	较深	较浅
外观	正常肤色或浅红色	微蓝色
管壁	厚、不易被压瘪、易滑动	薄、易被压瘪、不易滑动
搏动感	有	无
血液颜色	鲜红	暗红
血流方向	离心	向心

2. 密切观察 观察危重患儿的面色和一般情况,及时发现病情变化。

3. 更换体位 长期输液的患儿应经常更换体位,以防发生压疮和坠积性肺炎。

(三) 输液泵的应用

输液泵是机械或电子的输液控制装置,它通过作用于输液导管达到控制输液速度的目的。常用于需要严格控制输液速度和药量的情况,如应用升压药物、抗心律失常药物以及婴幼儿的静脉输液或静脉麻醉时。

输液泵的种类很多,其主要结构与功能大致相同。现以 JMS-OT-601(图 14-6)为例简单介绍输液泵的使用方法。

1. 将输液泵固定在输液架上,接通电源,打开电源开关。

2. 按常规排尽输液管内的空气。

3. 打开"泵门",将输液管呈"S"形放置在输液泵的管道槽中,关闭"泵门",设定每毫升

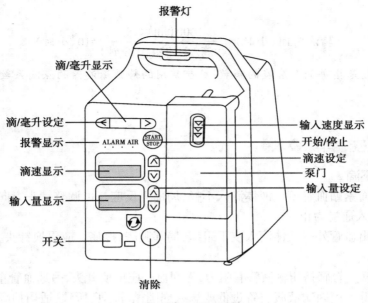

图 14-6 输液泵

滴数以及输液量限制。

4. 按常规穿刺静脉后,将输液针和输液泵连接。

5. 确认输液泵设置无误后,按压"开始/停止"键,启动输液。

6. 当输液量接近预先设定的"输液量限制"时,"输液量显示"键闪烁,提示输液结束。

7. 输液结束时,再次按压"开始/停止"键,停止输液。

8. 按压"开关"键,关闭输液泵,打开"泵门",取出输液管。

 知识窗

输液速度及时间的计算

静脉输液的速度和时间可按下列公式计算:

1. 已知输入液体总量与计划所用输液时间,计算每分钟滴数。

$$每分钟滴速=\frac{液体总量(ml)\times 点滴系数}{输液时间(分钟)}$$

例如,病人输液 1600ml,需用 10 小时输完,所用输液器点滴系数为 15,求每分钟滴数?

$$每分钟滴速=\frac{1600(ml)\times 15}{60\times 10(分钟)}=40滴/分钟$$

2. 已知每分钟滴数与输液总量,计算输液所需用的时间。

$$输液时间(小时)=\frac{液体总量(ml)\times 点滴系数}{每分钟滴数 \times 60(分钟)}$$

例如,病人输液 1600ml,每分钟滴数为 40 滴,所用点滴系数为 15,求需用多长时间输完液体?

$$输液时间（小时）=\frac{1600（\text{ml}）\times 15}{40\text{滴}/\text{分钟}\times 60（\text{分钟}）}=10（\text{小时}）$$

点滴系数是指每毫升溶液的滴数，目前常用的静脉输液器的点滴系数有10、15、20等多种型号。

四、输液故障排除技术

（一）溶液不滴

1. 针头斜面紧贴血管壁　液体滴入不畅，局部无反应。可调整针头方向或适当变换肢体位置，直到滴入通畅为止。

2. 针头滑出血管外　液体滴入皮下组织，局部肿胀、疼痛。应更换针头，另选血管重新穿刺。

3. 针头阻塞　轻轻挤压输液管有阻力，无回血。应更换针头，另选血管重新穿刺。

4. 压力过低　可因输液瓶位置过低或病人周围循环不良所致，适当抬高输液瓶位置或降低肢体位置。

5. 静脉痉挛　由于穿刺肢体在寒冷的环境中暴露时间过长或输入的液体温度过低所致。可在肢体穿刺部位上方实施热敷。

6. 输液管扭曲受压　可因病人及肢体活动所致。检查病人肢体位置，排除扭曲、受压因素，保持输液管通畅。

（二）茂菲滴管内液面过高

可将输液瓶取下，倾斜瓶身，使瓶内的针头露出液面，待溶液缓缓流下，直至滴管露出液面，再将输液瓶挂回输液架上即可。

（三）茂菲滴管内液面过低

夹紧茂菲滴管下端的输液管，用手挤压滴管，使液体下流至滴管内，当液面升至所需高度时，停止挤压，松开滴管下端输液管即可。

（四）茂菲滴管内液面自行下降

若茂菲滴管内液面自行下降，应检查上端输液管与茂菲滴管的衔接是否紧密，有无漏气或裂隙，必要时更换输液管。

五、输液反应与护理

（一）发热反应

1. 原因　因输入致热物质所引起。多由于药液、输液管和注射器质量不合格，消毒保存不良，输液过程中未能严格执行无菌技术操作等因素引起。

2. 症状　多发生于输液后数分钟至1小时。病人表现为发冷、寒战继而高热。轻者体温在38℃左右，停止输液数小时后可自行恢复正常；重者体温可达40℃以上，伴有头痛、恶心、呕吐、脉速等症状。

3. 护理措施

（1）减慢输液滴速或停止输液，及时通知医生。

（2）遵医嘱给予抗过敏药物或激素治疗。

（3）观察生命体征的变化,病人寒战时给予保暖,高热时采用物理降温。

（4）保留剩余药液和输液器进行检测,查找发热反应的原因。

4. 预防 输液前应认真检查药液的质量、输液器具的包装与灭菌日期,严格执行无菌技术操作。

（二）急性肺水肿（循环负荷过重）

1. 原因 由于短时间内输入过多液体,输液速度过快,使循环血容量急剧增加,心脏负荷过重引起。

2. 症状 病人突然出现气促、咳嗽、呼吸困难、出冷汗、咳粉红色泡沫样痰,严重时痰液自口鼻涌出,两肺听诊布满湿啰音,心率快且节律不齐。

3. 护理措施

（1）出现症状时,立即停止输液,通知医生,若病情允许安置病人取端坐位,双腿下垂。

（2）给予高流量氧气吸入,一般氧流量为 6~8L/min,以提高肺泡内压力,减少肺泡内毛细血管渗出液的产生,湿化瓶内置 20%~30% 乙醇湿化氧气,乙醇可以降低肺泡内泡沫表面张力,使泡沫破裂消散,从而改善肺部的气体交换,缓解缺氧症状。

（3）遵医嘱给予镇静、平喘、强心、利尿和扩血管药物。

（4）必要时用止血带或血压计袖带轮流适当加压四肢,以阻断静脉血流,减少回心血量,减轻心脏负担,但动脉血仍能通过。每隔 5~10 分钟轮流放松一个肢体上的止血带,症状缓解后,逐渐解除止血带。

（5）静脉放血 200~300ml 也是一种有效减少回心血量的最直接的方法,但应慎用,贫血者应禁忌采用。

4. 预防 严格控制输液速度和输液量,对心肺功能不良、老年人、儿童输液时更要慎重。

（三）静脉炎

1. 原因 长期输入浓度较高,刺激性较强的药物;静脉内放置刺激性较强的输液导管时间过长;输液中未严格执行无菌技术操作等。

2. 症状 沿静脉走行出现条索状红线,局部组织发红、肿胀、灼热、疼痛,有时伴有畏寒、发热等症状。

3. 护理措施

（1）局部用 50% 硫酸镁溶液热湿敷,每日 2 次,每次 20 分钟。或用中药如意金黄散加醋调成糊状,局部外敷,每日 2 次。

（2）患肢抬高并制动。

（3）超短波理疗,每日 1 次,每次 15~20 分钟。

（4）合并感染,根据医嘱给予抗生素治疗。

4. 预防 对刺激性强、浓度高的药物充分稀释后再输入,静脉内置管时间不宜过长,严格执行无菌技术操作,有计划的更换静脉穿刺部位。

（四）空气栓塞

1. 原因 与输液时导管内空气未排尽,液体输完未及时更换药液、拔针,输液管连接不紧,加压输液无人守护有关。

2. 症状 病人胸部异常不适,呼吸困难,严重发绀,心前区听诊可闻及响亮的、持续的"水泡音"。

由于气体进入静脉后,随血液循环经右心房到右心室。如空气量少,则被右心室压入肺动脉,并分散到肺小动脉内,最后经毛细血管吸收,因而损害较小;如果空气量大,则在右心室内阻塞肺动脉的入口(图14-7),使血液不能进入肺内,引起机体严重缺氧而危及生命。

3. 护理措施

(1) 立即安置病人取左侧头低足高位,使肺动脉的位置低于右心室,使阻塞肺动脉入口的气泡向上漂移,气泡随心脏舒缩混成泡沫,分次小量的进入肺动脉内,弥散至肺泡逐渐被吸收(图14-8)。

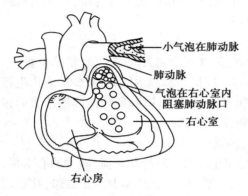

图 14-7 空气阻塞肺动脉入口

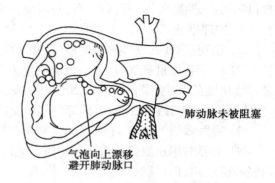

图 14-8 置病人左侧头低足高位,使气泡避开肺动脉入口

(2) 给予高流量氧气吸入,可提高病人血氧浓度,改善严重的缺氧状态。

(3) 有条件者可通过中心静脉导管抽出空气。

(4) 密切观察病情变化,做好病情的动态记录。

4. 预防 输液前认真检查输液器的质量,排尽输液导管内的空气;输液中及时更换输液瓶并及时添加药液;输液完毕及时拔针;加压输液时要有专人守护;输液过程中注意加强巡视。

 知识窗

输液微粒污染的防护

输液微粒是指输入液体中的非代谢颗粒杂质,其直径一般在 $1{\sim}15\mu m$,大的直径可达 $50{\sim}300\mu m$。微粒在溶液中的多少决定液体的透明度。输液微粒随液体进入人体,对人体造成严重危害的过程称为输液微粒污染。

输液微粒的来源:药液生产过程中混入的异物和微粒;盛装药液的容器不洁净;输液器和注射器不洁净;配液环境不洁净。

输液微粒进入人体可引起的危害有血管栓塞、静脉炎、肺内肉芽肿、血小板减少和过敏反应等。最易受微粒损害的脏器有肺、脑、肝和肾等部位。

临床操作中为防止微粒污染,应采用一次性密闭式输液器;输液器通气管末端使用终端滤器;配液与输液的环境应空气净化;输液前认真检查药液的透明度、质量和有效期;药液现用现配,遵守操作规程;严格无菌技术操作等。

第二节 静脉输血

 工作情景与任务

导入情景：

产科病房收治了一名病人小张，停经 45 天，阴道少量滴血 2 天。今早 6 时突发下腹剧痛，面色苍白，血压 70/40mmHg，脉搏 120 次 / 分，妇科检查：阴道有少量血液，宫颈举痛，后穹隆穿刺抽出不凝血液，需紧急输血。

工作任务：

1. 正确为小张实施静脉输血。
2. 输血时正确预防输血反应。

静脉输血（blood transfusion）是将全血或成分血通过静脉输入人体内的方法。是急救和治疗疾病的重要措施之一。

一、静脉输血的目的

1. **补充血容量** 常用于失血、失液引起的血容量减少或休克病人，增加循环血量，提升血压，增加心输出量，促进血液循环。

2. **补充血红蛋白** 常用于严重贫血病人，促进血液携氧功能，纠正贫血。

3. **补充血小板和凝血因子** 常用于凝血功能障碍的病人，改善凝血功能，有助于止血。

4. **补充血浆蛋白** 常用于低蛋白血症的病人，维持胶体渗透压，减轻组织渗出和水肿。

5. **补充抗体、补体** 常用于严重感染、免疫力低下的病人，以增强机体免疫能力。

6. **排出有害物质** 常用于一氧化碳、苯酚等化学物质中毒、溶血性输血反应及重症新生儿溶血病，可改善组织缺氧状况，排出血浆中的自身抗体的目的。

二、血液制品的种类

（一）全血

全血（whole blood）是将采集的血液不经任何加工而存入保养液血袋中的血液。分为新鲜血和库存血两种。

1. **新鲜血** 指在 4℃ 的冰箱内保存 1 周内的血。它保留了血液原有的各种成分。输入新鲜血可补充各种血细胞、凝血因子及血小板。多用于血液病病人。

2. **库存血** 指在 4℃ 冰箱内保存 2~3 周内的血。它含有血液的各种成分，但随着保存时间的延长，血液中的各种有效成分逐渐被破坏，血液中钾离子含量增多，酸性增高。因而大量输入库存血时，应防止引起高血钾和酸中毒。临床常用于各种原因引起的大出血或手术病人。

（二）成分血

成分血是将血液成分进行分离，加工成各种高浓度、高纯度的血液制品，根据病情需要输入相关的成分。成分输血体现了一血多用，既节省了血源，也减少了由于输入全血而引起的不良反应,目前成分输血已在临床上广泛应用。

1. 血浆 血浆是全血分离后所得的液体部分,主要成分为血浆蛋白,不含血细胞,无凝集原,分为以下 3 种:

(1)新鲜血浆:采血后立即分离输入,保存了血液中除红细胞外的各种成分,含所有凝血因子。适用于凝血因子缺乏的病人。

(2)冰冻血浆:在 –30℃低温下保存,有效期为 1 年,使用时放在 37℃的温水中融化,并在 6 小时内输入。

(3)干燥血浆:是冰冻血浆在真空装置下加以干燥制成,有效期为 5 年,使用时加适量的等渗盐水溶解。

2. 红细胞 经沉淀、离心、洗涤等方法分离血浆后提取。

(1)浓缩红细胞:新鲜全血经离心或沉淀分离血浆后的余下部分。适用于急性失血、贫血和心肺功能不全的病人。

(2)红细胞悬液:提取血浆后的红细胞加入等量红细胞保养液制成。适用于战地救护和中小手术的病人。

(3)洗涤红细胞:红细胞经等渗盐水洗涤 3 次后,再加入适量的等渗盐水。适用于免疫性溶血性贫血、一氧化碳中毒及输全血或血浆过敏的病人等。

3. 白细胞浓缩悬液 由新鲜全血经离心后而成的白细胞,在 4℃的温度下保存,有效期为 48 小时。适用于粒细胞缺乏合并严重感染的病人。

4. 血小板浓缩悬液 由全血离心后所得,在 22℃的温度下保存,有效期为 24 小时。适用于功能障碍性出血或血小板减少的病人。

(三)其他血液制品

1. 清蛋白液 从血浆中提纯而得,能提高机体血浆蛋白和胶体渗透压,适用于低蛋白血症的病人。

2. 凝血制剂 如凝血酶原复合物、抗血友病因子、浓缩Ⅷ、Ⅺ因子。用于各种凝血因子缺乏的病人。

3. 免疫球蛋白和转移因子 含多种抗体,可增加机体免疫力。

三、静脉输血的技术

(一)输血前的准备

1. 备血 根据医嘱抽取血标本,与填写好的输血申请单一起送往血库,作血型鉴定和交叉配血试验。

2. 取血 凭提血单到血库取血,与血库人员共同做好"三查八对"工作。"三查"即查血液的有效期、血液质量和输血装置是否完好。"八对"即对床号、姓名、住院号、血袋号、血型、交叉配血试验结果、血液种类和剂量。核对完毕,确认血液没有过期,血袋完整无破漏或裂缝,血液分为明显的两层(上层血浆呈淡黄色,下层血细胞呈暗红色,两者之间界限清楚,无凝块),护士在交叉配血试验单上签名。

3. 取血后 勿剧烈震荡血液,以免红细胞被大量破坏而引起溶血。不能将血液加温,防止血浆蛋白凝固变性而引起反应,取回的库存血可在室温下放置 15~20 分钟后再输入。

4. 输血前 须经两名护士再次核对,确定无误后方可输入。

5. 知情同意　输血前,应先取得病人的理解并征求病人的同意,签署知情同意书。

 知识窗

临床输血病例标准化内容

　　①病程记录:病情叙述、输血目的、输血成分、血型及血袋编码、输入量、输血过程有无输血反应及其处理、手术及外伤病人出血量。②临时医嘱:输血前检查项目、备血数量及何种成分血、备血目的。③麻醉记录:手术及外伤病人出血量、输血成分、输入量。④术后小结记录:手术及外伤病人术中病情叙述、输血目的、出血量、输血成分、输入量。⑤输血过程护理记录:输血前核对双签名、开始输血时间、输血成分、血型及血袋编码、输入量、输血完毕时间、输血过程有无输血反应及其处理等。

(二)静脉输血技术

目前临床均采用密闭式输血技术,密闭式输血技术有间接静脉输血技术和直接静脉输血技术两种。间接静脉输血技术是将已经备好的血液,按静脉输液技术输给病人。直接静脉输血技术是将供血者血液抽出后,立即输入受血者体内。常用于婴幼儿少量输血或无血库条件而病人急需输血时。

【目的】

同"静脉输血的目的"。

【操作程序】

1. 评估

(1) 身体状况:收集病人病史,评估病人病情、治疗情况,血型、输血史及过敏史,以作为合理输血的依据。

(2) 穿刺静脉:根据病情、输血量、年龄选择静脉,并避开破损、发红、硬结、皮疹等部位的血管。

(3) 心理、社会状况:了解病人的心理状态、合作程度。

2. 计划

(1) 病人准备:了解输血的目的,排空大小便,取舒适卧位。

(2) 护士准备:着装整洁,修剪指甲,洗手,戴口罩。

(3) 用物准备:①间接输血技术:一次性输血器一套(输血器茂菲滴管内有过滤网,可以通过血细胞、血浆、血小板和凝血因子,大的细胞碎屑和纤维蛋白等微粒可被清除,输血器穿刺针头为9号针头)。其他同密闭式周围静脉输液技术用物。②直接输血技术:无菌注射盘内放50ml注射器数支(根据输血量而定)、9号穿刺针头、3.8%枸橼酸钠等渗盐水(每50ml注射器内抽取5ml备用),余同静脉注射用物。

(4) 环境准备:环境安静、整洁、明亮,操作空间宽敞。

3. 实施(表14-5、表14-6)

4. 评价

(1) 病人补充血容量等的需要得到满足。

(2) 护士操作熟练规范,无菌观念强,查对准确,穿刺成功,爱护病人。

(3) 护患沟通有效,病人能够积极配合。

表 14-5　间接静脉输血技术

操作过程	操作流程	要点解析
• 备齐用物携至床旁,与另一位护士一起再次核对和检查 • 解释输血的目的、注意事项	核对解释	• 按"三查八对"内容逐项进行核对和检查,确保无误 • 合理解释,取得配合
• 按密闭式静脉输液技术,穿刺固定后,先输入少量等渗盐水	输入液体	• 在输入血液前先输入少量等渗盐水,冲洗输血器管道
• 用手腕转动动作将血袋内的血液轻轻摇匀	摇匀血液	• 避免剧烈震荡,以防红细胞破坏
• 戴手套,打开储血袋封口,常规消毒开口处塑料管,将输血器针从输液瓶上拔下,垂直插入血袋塑料管内,将血袋倒挂于输液架上	输入血液	• 戴手套是为了自我保护 • 输液袋若为双插口,则夹住等渗盐水通路,打开另一输血通路开始输血
• 调节滴速,开始速度宜慢,观察 15 分钟左右,如无不良反应,根据病情和年龄调节滴速 • 再次核对,观察病情变化,注意有无输血反应	调速观察	• 开始滴速不要超过 20 滴 / 分,成人一般 40~60 滴 / 分 • 操作后查对,避免差错事故发生
• 更换等渗盐水继续输入,将输血器内的血液全部输入体内	输血完毕	• 滴入等渗盐水,保证输血量准确
• 拔针,交代注意事项,整理床单位并致谢	输液完毕	• 因输血针头较粗,拔针后延长按压时间
• 输血器及针头按要求处理 • 洗手,记录	整理记录	• 针头放锐器盒,避免针刺伤 • 记录内容:输血时间、种类、血量、血袋号,有无输血反应

表 14-6　直接静脉输血技术

操作过程	操作流程	要点解析
• 供血者和受血者分别卧于相邻的两张床上,暴露一侧手臂	准备卧位	• 方便操作
• 核对供血者和受血者的姓名、血型及交叉配血试验结果并作好解释工作	核对解释	• 严格执行查对制度,避免差错发生,合理解释,取得配合
• 用备好的注射器抽取一定量的抗凝剂	抽抗凝剂	• 一般 50ml 血中需加入 3.8% 枸橼酸钠溶液 5ml
• 将血压计袖带缠于供血者上臂并充气 • 选择粗直静脉,常规消毒皮肤,待干 • 用加入抗凝剂的注射器抽取供血者的血液,然后立即行静脉注射将抽出的血液输给病人,此过程由 3 位护士协同操作,即一人抽血,一人传递,一人输血	抽输血液	• 使静脉充盈,压力维持在 13.3kPa 左右 • 常用肘正中静脉 • 从供血者处抽血不可过急过快,注意观察 • 推注速度不可过快,随时观察病人情况 • 连续抽血在更换注射器时不需拔出针头,仅用手指压迫穿刺部位前端静脉,以减少出血
• 输血结束,拔出针头,用无菌纱布按压穿刺点止血。洗手,记录	输血完毕	• 记录内容:输血时间、血量、血型,有无输血反应

临床应用

自体输血技术

自体输血技术是指收集病人自身血液,在需要时还输给本人。

自体输血的优点是:节约血源;不良反应少;降低医疗费用等。

自体输血的方法,主要有预存法、稀释法和回收法三种,其中以自体血液预存法应用最为广泛。

1. 自体血液预存法 适用于病人身体情况良好,择期手术,自愿合作者。在术前2~3周内,定期反复采血保存,待手术时回输给病人。

2. 术前血液稀释法 适用于手术的病人。在手术开始前采集病人血液,采集的血液可在术中或术后再回输给病人。

3. 术中失血回收法 适用于脾破裂、输卵管破裂大失血,血液流入腹腔6小时内,无污染和无凝血的病人。在手术中收集失血,采用自体输血装置,加入适量抗凝剂,经过滤后回输给病人,总量应限制在 3500ml 以内。

有严重贫血、凝血因子缺乏、肝肾功能不全、菌血症等病人禁忌采用自体输血法。

【注意事项】

1. 严格查对 严格执行查对制度,输血前须经两人核对无误后方可输血。

2. 每次一位 采集血标本应根据输血申请单,每次只为一位病人采集,禁止同时采集两位病人的血标本,以避免差错。

3. 检查质量 认真检查库存血质量,如血浆变红,血细胞呈暗紫色,两者界限不清,提示可能溶血,不能使用。

4. 输入盐水 输血前后及输入两袋血液之间均须输入少量等渗盐水。

5. 不可加药 输入血液内不可随意加入其他药品,如钙剂、酸性或碱性药物、高渗或低渗溶液,以防止血液变质。

6. 加强巡视 输血过程中加强巡视,认真听取病人主诉,密切观察有无输血反应,如发生严重反应,立即停止输血,通知医生,采取相应的护理措施,并保留余血以供检查分析原因。

四、输血反应与护理

(一)发热反应

1. 原因 血液、保养液、贮血器或输血器被致热源污染;违反无菌技术操作原则,造成血液污染;多次输血后,受血者血液中产生抗体所致的免疫反应。

2. 症状 一般发生在输血后的1~2小时内,有畏寒或寒战、继而高热,体温可达38~41℃,伴有皮肤潮红、头痛、恶心、呕吐和肌肉酸痛等全身症状。

3. 护理措施

(1)反应轻者减慢输血滴速,反应严重者,立即停止输血,给予等渗盐水静脉滴入,以维持静脉通路。

(2)对症处理:发冷者给予保暖,高热时给予物理降温,并密切观察生命体征的变化。

（3）遵医嘱给予退热药、抗过敏药或肾上腺皮质激素。

（4）将输血器、贮血袋及剩余血液一同送血库进行检验。

4. 预防　严格管理血液保养液和输血用具，有效去除致热源，输血过程中严格执行无菌操作，防止污染。

（二）过敏反应

1. 原因　病人为过敏体质，对某些物质易引起过敏反应；输入血液中含有使病人致敏的蛋白质或药物；多次输血，病人体内产生了过敏性抗体；供血者的变态反应性抗体传给受血者所致。

2. 症状　表现轻重不一，轻者出现皮肤瘙痒、局部或全身出现荨麻疹、轻度血管神经性水肿（眼睑、口唇水肿明显）；重者因喉头水肿出现呼吸困难，两肺可闻及哮鸣音，甚至发生过敏性休克。

3. 护理措施

（1）轻者减慢输血速度，给予抗过敏药物，密切观察病情变化。

（2）重者立即停止输血，遵医嘱皮下注射 0.1% 肾上腺素 0.5~1ml 或静脉注射地塞米松等抗过敏药物。

（3）呼吸困难者给予氧气吸入，严重喉头水肿者行气管切开；循环衰竭者给予抗休克治疗，如发生过敏性休克，立即配合抢救。

4. 预防　勿选用有过敏史的献血员的血液；献血员在采血前 4 小时内不宜吃高蛋白和高脂肪食物，宜用清淡饮食或饮糖水；对有过敏史的病人，在输血前给予抗过敏的药物。

（三）溶血反应

溶血反应是受血者或供血者的红细胞发生异常破坏或溶解，而引起的一系列临床症状。是输血反应中最严重的反应。

1. 原因

（1）输入异型血：由于 ABO 血型不相容引起，供血者与受血者血型不符而造成，反应发生快，后果严重。

（2）输入变质血：输血前红细胞已经变质溶解，如血液储存过久、保存温度过高或过低、血液受细菌污染、输血前血液加温或剧烈震荡、血液内加入高渗、低渗溶液或加入能影响血液 pH 的药物等，致使红细胞大量破坏所致。

（3）输入 Rh 因子不同的血：人类红细胞除含有 A、B 凝集原外，还有另一种凝集原，即 Rh 因子。我国人口 99% 为阳性，1% 为阴性。Rh 阴性者首次输入 Rh 阳性血液后，不发生反应，血清中产生抗 Rh 阳性的抗体，当再次接受 Rh 阳性血液，即可发生溶血反应。Rh 因子不合所引起的反应，可在输血后几小时至几天后发生，反应发生较慢。

2. 症状　典型症状是在输血 10~15ml 后发生，随着输入血量的增加症状加重，临床表现可分为三个阶段：

（1）第一阶段：头胀痛、四肢麻木、腰背部剧痛、胸闷、恶心、呕吐等症状。由于红细胞凝集成团，阻塞部分小血管引起。

（2）第二阶段：黄疸和血红蛋白尿，同时伴有寒战、高热、呼吸困难、血压下降等症状。由于凝集的红细胞发生溶解，大量血红蛋白释放到血浆中。

（3）第三阶段：少尿或无尿，尿内出现蛋白和管型，尿素氮滞留，高钾血症和酸中毒，严重者可导致死亡。由于大量血红蛋白进入肾小管，遇酸性物质变成结晶，导致肾小管阻塞；另外,由于抗原、抗体的相互作用,引起肾小管内皮缺血、缺氧而坏死脱落,也可导致肾小管阻塞而造成急性肾衰竭。

因溶血反应发生,红细胞被破坏释放凝血物质,消耗了血小板和凝血因子,故还可引起弥散性血管内凝血(DIC),病人表现出血倾向。

3. 护理措施

(1)立即停止输血,维持静脉输液通道,通知医生给予紧急处理。

(2)保护肾脏,双侧腰部封闭,并用热水袋敷双侧肾区,以解除肾小管痉挛。

(3)遵医嘱用药,静脉滴注 5% 碳酸氢钠溶液,以碱化尿液,防止血红蛋白结晶阻塞肾小管。

(4)密切观察生命体征和尿量,做好病情动态记录。

(5)出现休克症状,立即配合抢救。对少尿、无尿者按急性肾衰竭处理,控制入水量,纠正水、电解质紊乱,必要时行透析疗法。

(6)保留余血和血标本送血库重新鉴定。

4. 预防 认真做好血型鉴定和交叉配血试验;输血前认真查对,杜绝差错;严格执行血液保存制度,不使用变质血液。

(四)大量输血后反应

大量输血是指在 24 小时内紧急输血,输血量大于或等于病人总血容量。常见的反应有急性肺水肿、出血倾向、枸橼酸钠中毒等。

1. 急性肺水肿 同静脉输液反应。

2. 出血倾向

(1)原因:长期反复输血或短时间内输入库存血较多,由于库存血中的血小板已基本破坏,使凝血因子减少而引起出血。

(2)症状:皮肤、黏膜瘀点或瘀斑,穿刺部位可见大块瘀血或手术伤口渗血。

(3)护理措施:在短时间内大量输入库存血时,应密切观察病人意识、血压、脉搏等变化,注意皮肤、黏膜或手术伤口有无出血倾向。

(4)预防:遵医嘱间隔输入新鲜血或血小板悬液,以补充足够的血小板和凝血因子。

3. 枸橼酸钠中毒

(1)原因:由于大量输血随之输入大量枸橼酸钠,如肝功能不全,枸橼酸钠尚未氧化即和血中游离钙结合而使血钙下降,导致凝血功能障碍、毛细血管张力减低、血管收缩不良和心肌收缩无力等。

(2)症状:病人手足抽搐、出血倾向、血压下降、心率缓慢、心室纤维颤动甚至出现心搏骤停。

(3)护理措施:严密观察病人反应,出现症状及时通知医生紧急处理,根据医嘱给药,配合医生采取治疗。

(4)预防:输库存血 1000ml 以上时,遵医嘱静脉注射 10% 葡萄糖酸钙或氯化钙 10ml,以补充钙离子,防止发生低血钙。

(五)其他反应

输血不当,还可以引起空气栓塞、细菌污染反应以及因输血传播的疾病,如病毒性肝炎、疟疾、艾滋病、梅毒等。严格筛选供血员,严格管理血液及血液

边学边练

实践 30:静脉输液技术
实践 31:静脉输血技术

制品,严格把握采血、贮血和输血操作的各个环节,以保证病人输血安全。

(寿 菲)

附1:颈外静脉插管输液技术

颈外静脉插管输液技术是选用质软、光滑、无毒、不易老化、对人体组织刺激性小、能在大静脉内存留较长时间的医用硅胶管插入静脉内进行输液的方法。颈外静脉属于颈部最大的表浅静脉,位于颈部外侧皮下,位置较固定。

适用范围:长期持续输液而周围静脉不易穿刺的病人;长期静脉内滴注高浓度或有刺激性药物的病人;行胃肠外营养疗法的病人;周围循环衰竭需测量中心静脉压的危重病人。

穿刺部位:下颌角与锁骨上缘中点连线的上1/3处,颈外静脉外侧缘(拓展图14-1)为穿刺点。

进针角度:针头与皮肤呈45°角进针,入皮后呈25°角沿静脉方向穿刺(拓展图14-2)。

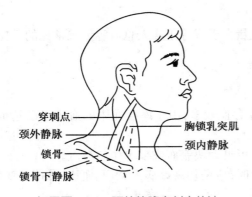

拓展图14-1 颈外静脉穿刺定位法

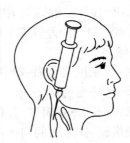

拓展图14-2 颈外静脉穿刺进针方向

局部护理:每天常规消毒穿刺点与硅胶管,观察局部有无红肿,更换硅胶管外纱布。

附2:经外周中心静脉置管(PICC)输液技术

经外周中心静脉置管(PICC)输液技术是由周围静脉穿刺置管,并将导管末端置于上腔静脉中下1/3或锁骨下静脉进行输液的技术。常用的PICC导管有两种:一种是三向瓣膜式PICC导管(拓展图14-3);另一种是末端开放式PICC导管(拓展图14-4)。

适用范围:需要给予化疗药物等刺激性溶液的病人;需要给予静脉高营养液等高渗溶液的病人;需要中长期静脉输液治疗的病人;外周静脉条件差且需要用药的病人。

用物准备:PICC穿刺套件;PICC穿刺包;注射器、无菌手套,0.9%氯化钠溶液,透明敷贴,皮肤消毒液,抗过敏无菌胶布,皮尺、止血带。

操作过程:见拓展表14-1。

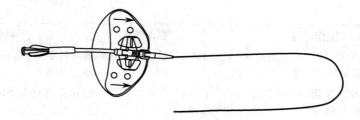

A.导管整体观

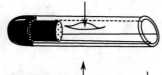

负压时，阀门向内打开，可抽血

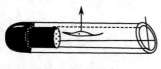

正压时，阀门向外打开，可输液

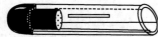

平衡时，阀门关闭，避免了空气栓塞、
血液反流或凝固的风险

B.导管末端结构图

拓展图 14-3 三向瓣膜式 PICC 导管

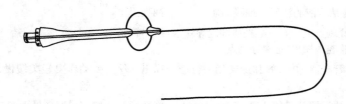

拓展图 14-4 末端开放式 PICC 导管

拓展表 14-1 PICC 输液技术(以三向瓣膜式导管为例)

操作过程	操作流程	要点解析
• 常在肘部以贵要静脉、肘正中静脉和头静脉为序选择静脉	选择静脉	• 首选右侧贵要静脉
• 协助病人采取平卧位,暴露穿刺区域,穿刺侧上肢外展与躯干呈 90°	安置体位	• 充分暴露穿刺部位,便于穿刺
• 常规首选肘窝区肘下 2 横指	选穿刺点	• 位置过下,血管相对较细易引起回流受阻,或导管与血管发生摩擦而出现并发症;位置过上,易损伤淋巴系统或神经系统,且上臂静脉瓣较多
• 用皮尺从穿刺点到右胸锁关节,再向下至第三肋间隙的长度	测量长度	• 插入过深,导管尖端进入右心房可引起心律失常等
• 在肘窝上 9cm 处测量双臂围并记录	测量臂围	• 用于监测可能发生的并发症
• 打开 PICC 穿刺包,戴无菌手套,将一块治疗巾铺于穿刺肢体下。用消毒溶液消毒 3 遍,注意消毒范围上下直径 20cm,两侧至臂缘,待干	开包消毒	• 每次消毒方向需与上次相反 • 消毒范围要大,避免感染

续表

操作过程	操作流程	要点解析
• 更换无粉无菌手套,铺孔巾及治疗巾,并将 PICC 穿刺套件及所需无菌用物置于无菌区域中	建无菌区	• 若有粉手套,需先将滑石粉冲洗干净
• 用注射器抽吸 0.9% 氯化钠溶液 20ml 冲洗导管,检查导管是否通畅,再将导管置于 0.9% 氯化钠溶液	预冲导管	• 使导管内充满液体,防止空气进入血管内
• 由助手协助系止血带,注意止血带的末端反向于穿刺部位	系止血带	• 使静脉充盈
• 视情况可于穿刺前先由助手用 2% 利多卡因在穿刺部位行局部麻醉	麻醉穿刺	• 保持插管鞘留在血管腔内不易脱出
• 左手绷紧皮肤,右手以 15°~30° 进针,见回血后立即放低穿刺针以减小穿刺角度,再推进少许		
• 嘱助手松止血带后,再用右手保持钢针针芯位置,左手单独向前推进外插管鞘并用拇指固定,再用左手示指和中指按压并固定插管鞘上方的静脉以减少出血,右手撤出针芯		
• 用镊子夹住导管尖端,将导管缓慢、匀速送入,当导管置入约 15cm 即导管尖端到达病人肩部时,嘱病人将头转向穿刺者贴近肩部,以防止导管误入颈静脉,直至置入预定长度	匀速送管	• 镊子夹住导管不宜过紧,以免损坏导管
• 用盛有 0.9% 氯化钠溶液的注射器抽吸回血	抽吸回血	
• 用无菌纱布块在穿刺点上方 6cm 处按压固定导管,将插管鞘从静脉管腔内撤出,远离穿刺点	撤出管鞘	
• 将支撑导丝与导管分离,并于静脉走向相平行撤出支撑导丝	撤出导丝	• 动作要轻柔缓慢,禁止暴力抽去导丝
• 用无菌生理盐水纱布清洁导管上血迹,确认置入长度后,保留体外导管 5cm,用锋利的无菌剪刀与导管成直角,小心地剪断导管,注意勿剪出斜面与毛碴	修剪管长	• 如果留在外面的导管长度 ≤5cm,应轻轻将置入的导管外拉,拉出的长度以保证剪去 1cm 后体外导管长度达 5cm 为度
• 将减压套筒安装到导管上,再将导管与连接器相连	安装连接	• 确认导管退至根部,但不可出皱褶
• 连接肝素帽或正压接头,再用 0.9% 氯化钠溶液 20ml 行脉冲式冲管。如为肝素帽,当 0.9% 氯化钠溶液推至最后 5ml 时,则需行正压封管,边推边退针	冲注封管	• 冲管时禁止用小于 10ml 的注射器,勿用暴力,以免压强过大导致导管破损 • 冲净肝素帽
• 用生理盐水纱布清洁穿刺点周围皮肤,然后涂以皮肤保护剂	清洁固定	• 注意勿触及穿刺点
• 在近穿刺点约 0.5cm 处放好白色固定护翼,导管出皮肤处逆血管方向摆放 "L" 或 "U" 弯,使用无菌胶布横向固定连接器翼形部分,穿刺点上方放置无菌纱布块,用 10cm×12cm 透明敷贴无张力粘贴		• 保护穿刺点周围处于无菌状态
• 用已注明穿刺日期、时间及操作者的指示胶带固定透明敷贴下缘,再用无菌脱敏胶布固定延长管		
• 向病人交代注意事项	交代事项	• 耐心仔细
• 经 X 线确认导管在预置位置后即可按需要进行输液	X 线确认	• 导管末端位于上腔静脉的中上段为宜,在第 4~6 胸椎水平

续表

操作过程	操作流程	要点解析
• 操作结束后,应将相关信息记录在护理病历中	做好记录	• 内容包括:穿刺日期和时间、操作者、导管规格和型号、所选静脉及穿刺部位、操作过程等
• 暂停输液时,同静脉留置针输液技术封管	暂停处理	• 短期内不输液病人每 3 天冲管 1 次
• 再行输液时,同静脉留置针输液技术封管	再行输液	
• 穿刺后第一个 24 小时更换敷料,以后每周更换敷料 1~2 次	导管维护	
• 每次进行导管维护前,先确认导管体外长度,并询问病人有无不适。再抽回血以确定导管位置,再将回血注回静脉		
• 注意揭开敷贴时应由下至上 • 观察并记录导管体内外刻度		• 防止导管脱出
• 拔管时应沿静脉走向,轻轻拔出,拔出后立即压迫止血 • 用无菌纱布块覆盖伤口,再用透明敷贴粘贴 24 小时 • 观察导管有无损伤、断裂、缺损	拔管处理	• 有出血倾向的压迫时间要超过 20min • 以免发生空气栓塞和静脉炎 • 导管尖端常规送细菌培养
• 协助病人躺卧舒适,整理床单位,清理用物 • 洗手,记录	整理记录	• 记录拔管时间,病人反应

思考题

1. 小周在输液的过程中,去卫生间回来,发现输液部位肿胀疼痛,呼叫护士,护士到来后发现溶液不滴,挤压输液管,发现无回血。

请问:

(1) 溶液不滴的原因是什么?

(2) 护士该如何处理?

2. 王大爷,76 岁,因慢性阻塞性肺气肿住院治疗。今天早上 8:30 起开始静脉输入 5% 葡萄糖溶液 1000ml。滴速为 72 滴 / 分。十点左右,当护士巡视病房时,发现病人咳嗽、咳粉红色泡沫样痰,呼吸急促,大汗淋漓。

请问:

(1) 病人可能出现了什么问题?

(2) 护士应该如何处理?

3. 刘阿姨因病情需要行加压静脉输液。当护士去治疗室取物品回到病人床前时,发现病人呼吸困难,有严重发绀。病人自述胸闷、胸骨后疼痛、眩晕,护士立即给病人测血压,其值为 70/50mmHg。

请问:

(1) 病人可能出现了什么问题?

(2) 护士应立即协助病人取何种卧位?

(3) 护士应怎样预防此问题的出现呢?

第十五章 标本采集

学习目标

1. 具有严谨的工作态度,操作规范,方法正确。
2. 掌握标本采集的原则、注意事项;12 小时或 24 小时尿标本采集防腐剂的选用。
3. 了解标本采集的意义。
4. 学会正确采集各种标本。

标本采集(specimens collection)是指以检验为目的而采集病人的血液、排泄物(尿液、粪便)、分泌物(痰、鼻咽分泌物)、呕吐物、体液(胸腔积液、腹水)和脱落细胞(食管、阴道)等样品,经物理、化学和生物学的实验技术和方法对其进行检验。

工作情景与任务

导入情景:

张老师,28 岁,结婚 2 年,现怀孕 12 周,到医院妇产科进行妊娠初诊检查,医生进行系统检查并开具了实验检查单,包括:血常规,肝功能及乙肝系列抗原、抗体,甲胎蛋白,梅毒血清抗体,尿常规等。

工作任务:
1. 按照标本采集的原则,为张老师做好标本采集的准备工作。
2. 正确为张老师采集各项检验标本。

第一节 标本采集的意义和原则

一、标本采集的意义

标本检验是诊断疾病的重要方法之一,检验结果可反映机体的正常生理功能和病理变化,与其他临床检查相配合,对确定诊断、观察病情、制定防治措施及抢救等起着重要作用。因此,护士应正确掌握标本采集的基本知识和技能,确保标本采集的质量,以保证检验结果的准确性。

二、标本采集的原则

1. 遵照医嘱 按医嘱采集各种标本,由医生填写检验申请单,并签全名。

2. 做好准备　采集标本前应认真评估病人的病情、检验目的、心理反应和合作程度,耐心向病人解释以取得信任和合作,选择适当的容器并贴上标签。

3. 严格查对　严格执行查对制度,确保标本采集无误。采集前、中、后及送检前认真核对:医嘱、检验项目、时间、病人所在科别、床号、姓名、性别、住院号、采集容器及方法等。

4. 正确采集　要保证送检标本的质量,护士必须掌握标本采集的方法、时间、容器及量。如留取细菌培养标本,应选择无菌容器,容器无裂缝,瓶塞干燥,培养基无浑浊、变质,采集时严格无菌操作,勿混入防腐剂、消毒剂及其他药物,并在病人使用抗生素前采集。

5. 及时送检　标本应及时留取,及时送检,以免污染或变质而影响检验结果,某些特殊标本应注明采集时间。

第二节　各种标本采集技术

一、血标本采集技术

血标本采集技术包括:静脉血标本采集、动脉血标本采集和毛细血管采集。

(一) 静脉血标本采集技术

静脉血标本检查包括:全血标本、血清标本和血培养标本。

【目的】

1. 全血标本　用于测定血液中某些物质的含量,如血糖、尿素氮、尿酸、肌酐、肌酸、血氨等。

2. 血清标本　用于测定血清酶、脂类、电解质和肝功能等。

3. 血培养标本　用于查找血液中的病原菌。

【操作程序】

1. 评估

(1) 病人年龄、病情、意识及治疗情况等。

(2) 病人肢体的活动情况,采集血标本部位的皮肤及血管情况。

(3) 病人的心理状态、合作程度。

2. 计划

(1) 病人准备:了解采集静脉血标本的目的和配合要点,愿意合作,情绪稳定。做生化检验时应空腹。

(2) 护士准备:衣帽整洁,洗手,戴口罩,戴手套。

(3) 用物准备

1) 治疗车上层:检验单,注射盘内备消毒液、棉签、止血带、小垫枕、真空采血针、真空采血管(按检验项目选用)。或备 5ml 或 10ml 一次性注射器(按采血量选用)、干燥试管、抗凝试管、血培养瓶,需要时备酒精灯、火柴等。手消毒液。

2) 治疗车下层:生活垃圾桶、医用垃圾桶、锐器盒。

(4) 环境准备:病室环境整洁,光线明亮,温湿度适宜。

3. 实施(表 15-1)

表 15-1 静脉血标本采集技术

操作过程	操作流程	要点解析
• 核对医嘱及检验单,选择适合的真空采血管或试管,并在试管外贴好标签	准备容器	• 严格执行查对制度 • 避免发生差错
• 备齐用物至床旁,核对病人床号、姓名、住院号,向病人解释	核对解释	• 核对床头卡、手腕带并询问,做到核对无误
• 选择合适的静脉 • 按静脉注射法扎紧止血带,嘱病人握拳 • 常规消毒局部皮肤	选择静脉	• 常选择肘正中静脉、头静脉或贵要静脉 • 充分暴露血管 • 严格执行无菌技术操作
	采集标本	
◆ 真空采血器采血 • 手持真空采血针,按静脉注射法穿刺 • 见回血后,将真空采血针的另一端针头刺入真空采血管,松开止血带,自动留取至所需血量 • 如需继续采集,置换另一真空采血管 • 采血即将完毕时(血流变慢),嘱病人松拳 • 迅速拔针头,以干棉签按压穿刺点片刻		• 真空采血器预留负压,血流至需要血量会自动停止 • 防止皮下出血或瘀血
◆ 注射器采血 • 手持注射器,按静脉注射法穿刺 • 见回血后,抽取所需血量 • 松开止血带,嘱病人松拳 • 用干棉签按压穿刺点,迅速拔出针头,嘱病人屈肘按压穿刺点片刻		• 抽动注射器活塞,血液被吸出 • 减轻穿刺处血管压力 • 防止皮下出血或瘀血
• 取下针头,将血液注入标本瓶内	注入标本	• 防止注入标本时破坏血细胞 • 同时抽取几个项目的标本时,先注入血培养标本,再注入全血标本,最后注入血清标本
◆ 培养标本 • 先除去铝盖中心部分,消毒瓶盖,更换针头后将血液注入瓶内,轻轻摇匀		• 严格无菌操作,防止污染 • 让血液和培养基混匀,有利于培养 • 注意无菌操作,防止污染 • 一般血培养取血 5ml • 亚急性细菌性心内膜炎病人应取血 10~15ml,以提高细菌培养阳性率 • 让血液和培养基混匀,有利于培养
◆ 全血标本 • 将血液顺管壁缓缓注入盛有抗凝剂的试管内,立即轻轻转动试管		• 使血液和抗凝剂混匀,以防血液凝固 • 勿将泡沫注入
◆ 血清标本 • 将血液顺管壁缓缓注入干燥试管内,不可摇动		• 防止红细胞破裂造成溶血 • 勿将泡沫注入
• 整理病床单位和用物 • 洗手,记录	整理记录	• 协助病人取舒适卧位 • 记录采血时间及病人情况
• 将血标本和化验单一同送检	送检标本	• 及时送检,以免影响检验结果

4. 评价

(1) 病人采集部位无血肿、无感染发生。

(2) 护士无菌观念强,采集方法正确、量准确、保证质量,送检及时。

(3) 护患沟通有效,病人能积极配合,有安全感。

【注意事项】

1. 做生化检验时,宜清晨空腹采血,应提前通知病人。

2. 根据不同的检验目的准备标本容器,并计算采血量。

3. 严禁在输液、输血的针头处抽取血标本,以免影响检验结果。

4. 真空试管采血时,不可先将真空试管与采血针头相连,以免试管内负压消失而影响采血。

(二)动脉血标本采集技术

【目的】

常用于作血液气体分析。

【操作程序】

1. 评估

(1) 病人年龄、病情、意识、心理状态、合作程度及治疗情况等。

(2) 病人肢体活动情况,采集血标本部位的皮肤及血管情况。

2. 计划

(1) 病人准备:病人了解采集动脉血标本的目的和配合要点,愿意合作。

(2) 护士准备:衣帽整洁,洗手,戴口罩,必要时戴手套。

(3) 用物准备:

1) 治疗车上层:检验单,注射盘内备消毒剂、棉签、小沙袋、动脉血气针、无菌纱布、无菌软塞、无菌手套,或备1ml一次性注射器、肝素,手消毒液。

2) 治疗车下层:生活垃圾桶、医用垃圾桶、锐器盒。

(4) 环境准备:病室环境整洁,光线明亮,温湿度适宜。

3. 实施(表15-2)

表15-2 动脉血标本采集技术

操作过程	操作流程	要点解析
• 核对医嘱及检验单,按要求在动脉血气针或1ml一次性注射器外贴好标签	准备容器	• 严格执行查对制度 • 避免发生差错
• 备齐用物至床旁,核对病人床号、姓名、住院号,向病人解释,以取得合作	核对解释	• 核对床头卡、手腕带并询问,做到核对无误
• 一般选用桡动脉或股动脉 • 以动脉搏动最明显处作为穿刺点 • 选用股动脉时,协助病人仰卧,下肢稍屈膝外展,可垫沙袋于腹股沟下,以充分显露穿刺部位 • 常规消毒局部皮肤,戴无菌手套	选择动脉	• 桡动脉穿刺点位于前臂掌侧腕关节上2cm,股动脉穿刺点位于髂前上棘与耻骨结节连线中点 • 严格执行无菌技术操作原则
	穿刺取血	
◆ **动脉血气针采血** • 将血气针活塞拉至所需的血量刻度,血气针筒自动形成负压		• 血气分析采血量一般为0.1~1ml

续表

操作过程	操作流程	要点解析
• 用左手示指和中指在已消毒范围内摸到动脉搏动最明显处,固定于两指间		• 确定穿刺点
• 右手持血气针,在两指间搏动处刺入		• 进针角度可选择 90° 或 40°
• 见有鲜红色回血,固定血气针,血气针会自动抽取所需血量		
◆ **普通注射器采血**		
• 取出一次性注射器,抽吸肝素 0.5ml 湿润注射器内壁后,弃去余液		• 肝素可防止血液凝固
• 用左手示指和中指在已消毒范围内摸到动脉搏动最明显处,固定于两指间		• 确定穿刺点
• 右手持注射器,在两指间搏动处刺入		• 进针角度可选择 90° 或 40°
• 见有鲜红色血涌入注射器时,一手固定注射器,另一手抽取所需血量		• 血气分析采血量一般为 0.1~1ml
• 采血毕,迅速拔出针头,用无菌纱布按压穿刺点 5~10 分钟,必要时用沙袋压迫止血	拔针按压	• 按压至无出血为止 • 防止皮下出血或瘀血
• 拔出针头后立即刺入软木塞或橡胶塞 • 用手轻轻转动注射器	隔绝空气	• 防止空气进入影响检验结果 • 使血液与肝素混匀,防止凝血
• 整理病床单位和用物 • 洗手、记录	整理记录	• 协助病人取舒适卧位 • 记录采血时间及病人情况
• 将血标本和化验单一同送检	送检标本	• 及时送检,以免影响检验结果

4. 评价

(1)病人采集部位无肿块、无青紫、无感染。

(2)采集动脉血标本的方法正确、量准确、送检及时,符合检验要求。

(3)病人愿意配合、有安全感。

【注意事项】

1. 严格执行查对制度和无菌操作原则。

2. 注射器与针头连接应紧密,注射器内不可留有空气,防止气体混入标本,影响检验结果。

3. 有出血倾向的病人,应谨慎使用。

(三)毛细血管采集技术

用于血常规检查,目前此项标本采集技术由医学检验人员完成。

 知识窗

真空采血器的优点

1. 采用国际通用的头盖颜色来标记采血管的用途,易辨认,避免采血时添加剂使用错误。

2. 有效地避免了医务人员在采血中接触血样,同时减少开盖时血样外溅及附着于试管外缘,有利于控制血源性传染病的院内感染。

3. 强化的玻璃管壳耐受 3 次以上 2 米高度的自由落体运动,有效防止采集、运输、试验过程中标本泄漏污染环境。

4. 预置添加剂,省略采血前繁杂的准备工作,同时保证检验结果更准确。

5. 预留真空度自动抽取标本。

6. 采用双向采血针,一次静脉穿刺可采集多管血样,大大减少了病人的痛苦,同时减低治疗成本。

7. 干净安全、简单快捷、准确可靠、经济有效。

二、尿标本采集技术

尿标本检查包括:尿常规标本、12 小时或 24 小时尿标本和尿培养标本。

【目的】

1. 尿常规标本　用于检查尿液的颜色、透明度、有无细胞及管型,测定比重,并做尿蛋白及尿糖定性检测。

2. 12 小时或 24 小时尿标本　用于做尿的定量检查,如钠、钾、氯、17- 羟类固醇、17- 酮类固醇、肌酐、肌酸及尿糖定量或尿浓缩查结核杆菌等。

3. 尿培养标本　采集未被污染的尿液做细菌学检查。

【操作程序】

1. 评估

(1) 病人年龄、病情、意识、心理状态、合作程度和治疗等情况。

(2) 病人泌尿系统功能、排尿情况等。

2. 计划

(1) 病人准备:了解采集尿标本的目的和配合要点,情绪稳定,愿意合作。

(2) 护士准备:衣帽整洁,洗手,戴口罩,必要时戴手套。

(3) 用物准备

1) 治疗车上层:检验单、尿常规标本备容量为 100ml 的集尿器、12 小时或 24 小时尿标本备容量为 3000~5000ml 的清洁广口集尿器及防腐剂(表 15-3)、尿培养标本备消毒外阴部用物、无菌试管及试管夹或备导尿术用物、手消毒液。

表 15-3　常用防腐剂的作用及用法

名称	作用	用法	举例
甲醛	固定尿中有机成分,防腐	24 小时尿液中加 40% 甲醛 1~2ml	爱迪计数
浓盐酸	防止尿中激素被氧化,防腐	24 小时尿液中加 5~10ml	17- 酮类固醇 17- 羟类固醇
甲苯	保持尿液的化学成分不变	100ml 加入 0.5%~1% 甲苯 2ml	尿蛋白定量、尿糖定量、钠、钾、氯、肌酐、肌酸的定量

2) 治疗车下层:生活垃圾桶、医用垃圾桶。

(4) 环境准备:病室安静、整洁、通风,酌情关闭门窗或遮挡病人。

3. 实施(表 15-4)

表 15-4 尿标本采集技术

操作过程	操作流程	要点解析
• 选择适合的容器,并在容器外贴好标签	准备容器	• 避免发生差错
• 12 小时或 24 小时标本,应按检验项目选用适合的防腐剂,加入容器内		• 防止尿液久放变质
• 注明留取尿液的起止时间		• 确保准确性
• 备齐用物至床旁,核对病人床号、姓名、住院号,向病人解释,以取得合作	核对解释	• 核对床头卡、手腕带并询问,做到核对无误
	留取标本	
◆ 尿常规标本		
• 嘱病人将晨起第一次尿留于标本容器内		• 晨尿浓度较高,检验结果较准确
• 除测定尿比重需留尿 100ml 外,其余检验留尿 30~50ml 即可		
• 对不能自理的病人应协助留尿		• 昏迷或尿潴留病人可通过导尿术留取标本
◆ 12 小时或 24 小时尿标本		
• 将容器置于阴凉处		• 防止尿标本变质
• 留 24 小时标本,指导病人于晨起排空膀胱后开始留尿,至次日晨起排最后一次尿于容器内作为结束		• 24 小时尿标本时间为早晨 7 时至次晨 7 时
• 留 12 小时标本,则自傍晚排空膀胱后开始留取尿液,至次晨排最后一次尿排于容器内作为结束		• 12 小时尿标本时间为晚 7 时至次晨 7 时
• 将全部尿液留于加入防腐剂的容器中		• 保护尿液、防腐、防氧化
◆ 尿培养标本		
• 通过导尿术或留取中段尿的方法,接取中段尿 5~10ml		• 避免污染尿培养标本
		• 应在病人膀胱充盈时留取
• 整理床单位及用物	整理记录	• 协助病人取舒适卧位
• 洗手、记录		• 记录尿液总量、性质等
• 将尿标本和化验单一同送检	送检标本	• 及时送检,以免影响检验结果

4. 评价

(1) 病人无泌尿系统感染。

(2) 留取尿标本的方法正确、量准确、送检及时。

(3) 护患沟通有效,病人能主动配合。

【注意事项】

1. 采集尿标本时,不可将粪便混入,以免影响检验结果。

2. 采集 12 小时或 24 小时尿标本时,应妥善放置容器,做好交接班,督促检查病人正确留取尿标本。如选用防腐剂为甲苯,应在第一次尿液倒入之后再加入,使之形成薄膜覆盖在尿液表面。

3. 女性病人在月经期不宜留取尿标本。

4. 如会阴分泌物过多,应先清洁,再留尿标本。

5. 做早孕诊断试验应留取晨尿。

三、粪便标本采集技术

粪便标本检查包括:粪常规标本、粪潜血标本、寄生虫及虫卵标本、粪培养标本。

【目的】

1. 常规标本　用于检查粪便的性状、颜色、混合物及寄生虫等。

2. 潜血标本　用于检查粪便内肉眼不能观察到的微量血液。

3. 寄生虫及虫卵标本　用于检查寄生虫成虫、幼虫及虫卵。

4. 粪培养标本　用于检查粪便中的病原菌。

【操作程序】

1. 评估

(1) 病人年龄、病情、意识、自理能力、合作程度、治疗及留取标本的目的。

(2) 病人消化系统功能、排便情况等。

2. 计划

(1) 病人准备:病人了解采集粪便标本的目的和配合要点,排便前先排空膀胱。

(2) 护士准备:衣帽整洁,洗手,戴口罩,必要时戴手套。

(3) 用物准备:

1) 治疗车上层:检验单、手套、检便盒(内附棉签或检便匙)、清洁便器,手消毒液。根据检验目的的不同,寄生虫及虫卵标本另备:透明胶带及载玻片(查找蛲虫)。粪培养标本另备:无菌培养瓶,无菌长棉签或竹签,消毒便器。

2) 治疗车下层:生活垃圾桶、医用垃圾桶。

(4) 环境准备:病室安静、整洁、通风,酌情关闭门窗或遮挡病人。

3. 实施(表 15-5)

表 15-5　粪便标本采集技术

操作过程	操作流程	要点解析
• 选择适合的容器并在容器外贴好标签	准备容器	• 避免发生差错
• 备齐用物至床旁,核对病人床号、姓名、住院号,向病人解释,以取得合作	核对解释	• 核对床头卡、手腕带并询问,做到核对无误
	留取标本	
◆ 粪常规标本		
• 病人排便于清洁便器内		• 避免尿液混入,影响检验结果
• 用竹签取异常粪便 5g 放入蜡纸盒内		• 约蚕豆大小
• 腹泻者应取黏液部分,如为水样便应取 15~30ml 放入容器内		• 提高检出阳性率
◆ 粪潜血标本		
• 采集方法同常规标本		• 按潜血试验饮食要求病人

操作过程	操作流程	要点解析
◆ **粪寄生虫及虫卵标本**		
● 病人排便于清洁便器内		● 避免尿液混入,影响检验结果
● 寄生虫卵检查时,应在不同部位取带血及黏液的粪便 5~10g 放入蜡纸盒内		● 服驱虫剂后或做血吸虫孵化检查时,应留取全部粪便
● 查阿米巴虫时,应在采集前将容器用热水加温,便后连同容器立即送检		● 保证阿米巴原虫的活动状态,防止阿米巴原虫在低温下失去活力或死亡
● 查蛲虫时,嘱病人在晚间睡觉或清晨未起床前,将透明胶带粘贴在肛门周围		● 蛲虫常在午夜或清晨时爬到肛门处产卵
● 取下粘有虫卵的透明胶带,粘贴在玻璃片上或将透明胶带对合		● 将虫卵固定在透明胶带上
◆ **粪培养标本**		
● 病人排便于消毒便器内		● 避免尿液混入,影响检验结果
● 用无菌长棉签或竹签带带脓血或黏液的粪便 2~5g,放入无菌培养管或无菌蜡纸盒中,立即送检		● 尽量多处取标本,以提高阳性率
● 病人无便意时,可用长棉签蘸无菌等渗盐水,插入肛门 6~7cm,沿一个方向边旋转边退出棉签,放入无菌培养管中		● 注意无菌操作,防止标本污染
● 整理床单位及用物	整理记录	● 协助病人取舒适卧位
● 洗手、记录		● 记录粪便的颜色、形状、气味等
● 将粪标本和化验单一同送检	送检标本	● 及时送检,以免影响检验结果

4. 评价

(1) 留取粪标本的方法正确、量准确、送检及时。

(2) 护患沟通有效,病人能认真配合。

【注意事项】

1. 采集粪标本时,应避免大、小便混合,以免影响检验结果。

2. 粪标本采集后容易干结,应及时送检。

3. 查阿米巴原虫时,在收集标本的前几天,禁忌给病人服用钡剂、油质、含金属的泻剂等,以免影响阿米巴虫卵或包囊显露。

四、痰标本采集技术

痰标本检查包括:痰常规标本、24 小时痰标本和痰培养标本。

【目的】

1. 痰常规标本　用于检查痰液的一般性状,涂片检查痰内细菌、虫卵、癌细胞等。

2. 24 小时痰标本　用于检查 24 小时痰液的量及性状,以协助诊断。

3. 痰培养标本　用于检查痰液中的病原菌。

【操作程序】

1. 评估

(1) 病人年龄、病情、意识、心理状态、合作程度、治疗等情况。

（2）病人口咽部功能、有无分泌物堵塞。

2. 计划

（1）病人准备：了解采集痰标本的目的和配合要点,愿意合作。

（2）护士准备：衣帽整洁,洗手,戴口罩,必要时戴手套。

（3）用物准备

1）治疗车上层：检验单、常规标本备集痰盒、24小时标本备广口集痰器、培养标本备无菌集痰器、漱口溶液。必要时备电动吸引器、吸痰管、特殊集痰器、手套、手消毒液。

2）治疗车下层：生活垃圾桶、医用垃圾桶。

（4）环境准备：病室安静、整洁、通风。

3. 实施（表15-6）

表15-6　痰标本采集

操作过程	操作流程	要点解析
• 选择适合的容器,并在容器外贴好标签 • 24小时标本的容器内应先加少量水,并注明留取痰液的起止时间	准备容器	• 避免发生差错 • 避免痰液黏附在容器壁上,保证标本质量
• 备齐用物至床旁,核对病人床号、姓名、住院号,向病人解释,以取得合作	核对解释	• 核对床头卡、手腕带并询问,做到核对无误
	留取标本	
◆ 痰常规标本 • 能自行排痰的病人,嘱其晨起后漱口 • 深呼吸数次后用力咳出气管深处的痰液,盛于集痰盒内,加盖 • 无法咳痰或不合作的病人,给病人取适当的体位,自下而上叩击病人背部数次 • 将特殊集痰器（图15-1）分别连接吸痰管和电动吸引器,按吸痰法将痰液吸入集痰器内		• 以清水漱口,去除口腔中的杂质 • 勿将唾液、鼻涕、漱口水等混入 • 使气道痰液松动,易于吸痰 • 集痰试管高的一端接吸引器,低的一端接吸痰管,注意无菌操作
◆ 24小时痰标本 • 嘱病人从晨起漱口后第一口痰开始留取,至次日晨起漱口后第一口痰结束 • 将24小时的全部痰液吐入集痰器内		• 以清水漱口,去除口腔中的杂质 • 注明收集痰液时间 • 勿将唾液、鼻涕、漱口水等混入
◆ 痰培养标本 • 嘱病人晨起后先用漱口液漱口,再用清水漱口 • 深呼吸数次后用力咳出气管深处的痰液,将痰液吐入无菌集痰器内,加盖		• 漱口液可去除口腔中的杂菌 • 昏迷病人可用无菌吸痰法吸取痰液培养
• 按需要协助病人漱口或口腔护理 • 洗手、记录	整理记录	• 记录痰液的外观和性状 • 24小时痰标本应记录总量
• 将痰标本和化验单一同送检	送检标本	• 及时送检,以免影响检验结果

4. 评价

(1) 病人了解留取痰标本的相关知识。

(2) 痰标本的留取方法正确、量准确、送检及时。

(3) 护患沟通有效,病人能认真配合。

【注意事项】

1. 留取各种痰标本时,不可将唾液、漱口液、鼻涕等混入痰液内。

2. 如痰液不易咳出时,可先进行雾化吸入以湿化痰液。

3. 痰常规标本用于检查癌细胞时,应立即送检或用95%乙醇或10%甲醛固定后送检。

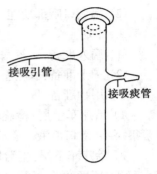

图 15-1 集痰器吸取痰标本

五、咽拭子标本采集技术

【目的】

从咽部及扁桃体部采集分泌物做细菌培养或病毒分离,以协助诊断、治疗。

【操作程序】

1. 评估

(1) 病人年龄、病情、意识及治疗等情况。

(2) 病人口咽部功能,有无分泌物。

(3) 病人的心理状态、自理能力及合作程度。

2. 计划

(1) 病人准备:病人了解采集咽拭子标本的目的和配合要点,愿意合作。

(2) 护士准备:护士衣帽整洁,洗手,戴口罩。

(3) 用物准备

1) 治疗车上层:检验单、无菌咽拭子培养管、酒精灯、火柴、压舌板、0.9% 氯化钠溶液、手消毒液。

2) 治疗车下层:生活垃圾桶、医用垃圾桶。

(4) 环境准备:病室安静、整洁、通风。

3. 实施(表 15-7)

表 15-7 咽拭子标本采集技术

操作过程	操作流程	要点解析
• 核对医嘱和检验单 • 按要求在咽拭子培养管外贴好标签	准备容器	• 严格执行查对制度,避免差错发生
• 备齐用物至床旁,核对病人床号、姓名、住院号,向病人解释,以取得合作	核对解释	• 核对床头卡、手腕带并询问,做到核对无误
• 点燃酒精灯 • 嘱病人张口发"啊"音,用培养管内的长棉签蘸无菌 0.9% 氯化钠溶液后,以轻柔的动作擦拭两侧腭弓、咽、扁桃体上的分泌物 • 在酒精灯火焰上消毒培养管口及棉塞,将棉签插入试管,塞紧棉塞	采集标本	• 用于消毒试管口 • 以充分暴露咽喉部 • 可配合使用压舌板 • 动作要轻快而敏捷,防止恶心、呕吐 • 防止标本污染
• 整理床单位及用物 • 洗手,记录	整理记录	• 协助病人取舒适卧位 • 记录标本采集的时间及病人情况
• 将咽拭子标本和化验单一同送检	送检标本	• 及时送检,以免影响检验结果

4. 评价

（1）病人在留取标本过程中安全、无不适。

（2）护士操作熟练、规范，采集咽拭子标本的方法正确、无菌观念强。

（3）护患沟通有效，病人能积极配合。

【注意事项】

1. 咽拭子标本采集时，方法应正确，防止污染标本，影响检验结果。动作应轻柔，以免刺激病人咽部引起呕吐或不适。

2. 做真菌培养时，应在口腔溃疡面上采取分泌物。

六、呕吐物标本采集技术

呕吐物标本用于观察呕吐物的性质、颜色、气味、次数及数量，以协助诊断；也可用于明确中毒病人毒物的性质和种类。

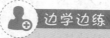

边学边练

实践32：各种标本采集技术

当病人呕吐时，用弯盘或痰杯接取呕吐物后，在容器外贴好标签，立即送检；不明原因中毒的病人，抽出胃内容物送检。

（任 静）

 思考题

1. 产科病房有一名 30 岁初产妇，顺产，产后 5 天，主诉外阴伤口部位疼痛，有下坠感，伤口发硬、红肿，并有脓性分泌物，体温持续 38℃，脉搏 90 次/分，畏寒，医生开具的相关检查中有血液细菌培养。

请问：

（1）标本采集时，应遵循哪些原则？

（2）采集血培养标本的方法及注意事项？

2. 王女士，28 岁，结婚 2 年，怀孕 18 周，近一个月出现不明原因发热，体温 38~39℃，病人主诉不想吃饭，进食后上腹饱胀不适，恶心，四肢乏力来院就诊。医嘱：查血、尿、大便、肝功能、肾功能、电解质、血培养等。

请问：

（1）怎样正确的采集血标本？采集血标本的注意事项是什么？

（2）怎样采集尿标本？采集的时间及量？

第十六章　危重病人的护理及抢救技术

危重病人(critical clients)是指病情危重,随时可发生生命危险的病人。在危重病人的抢救过程中,护士必须及时、准确地观察病人的病情变化,熟练掌握抢救技术,熟悉抢救室工作的组织管理和抢救流程,与医生密切配合,保证抢救工作的顺利进行,争分夺秒挽救病人的生命。

第一节　危重病人的护理

 工作情景与任务

导入情景:

　　产科病房收住一位先兆子痫的孕妇小梅,25 岁,孕 1 产 0,孕 38 周,2 天来感觉头痛、眼花、恶心,入院后呕吐一次,无腹痛。体查:T 36.8℃,P 86 次 / 分,R 18 次 / 分,BP 170/120mmHg,烦躁不安,水肿"+++",尿蛋白"+++"。枕前位,胎心音156 次 / 分,无临产征兆。

工作任务:

1. 严密监护小梅的病情。
2. 正确为小梅提供支持性护理。

一、危重病人的病情评估

(一)一般情况

1. 表情与面容　高热、急性感染性疾病或传染病病人常表现为面颊潮红、烦躁、表情痛苦、呼吸急促等急性病容;恶性肿瘤、肝硬化、严重结核等疾病常表现为面色苍白、灰暗、憔悴,目光黯淡,精神萎靡等慢性病容。

2. 皮肤与黏膜 应观察皮肤的颜色、弹性、温度、完整性,有无瘀点、瘀斑、皮疹、水肿、黄疸和发绀;黏膜颜色、有无溃疡、出血点等情况。如严重缺氧病人口唇发绀;贫血病人面色、甲床及黏膜苍白等。

3. 姿势与体位 病人的姿势与体位变化对病情的判断具有一定的意义。如破伤风病人可出现角弓反张,急性腹痛常呈强迫体位;昏迷或极度衰竭的病人由于不能自行调整或变换肢体位置,常呈被动卧位。

4. 饮食与营养 危重病人分解代谢增强,摄入量减少,消化、吸收功能减退。应观察病人进食、饮水情况,准确记录出入液量,评估营养、水分能否满足机体的基本需要。

5. 呕吐与排泄 注意观察呕吐物、排泄物(引流物)的性状、颜色、气味、量、次数、呕吐和排泄方式等。如喷射状呕吐常见于颅内压增高的病人;柏油样便常见于上消化道出血的病人。

(二) 生命体征

1. 体温 低于35℃,多见于休克或重度衰竭的病人;体温突然升高,多见于急性感染;体温持续不升、持续高热均提示病情严重。

2. 脉搏 应观察脉搏的频率、节律、强弱的变化。脉率 <60 次 / 分或 >100 次 / 分,出现间歇脉、脉搏短绌均说明病情有变化。如严重的心脏疾患、电解质紊乱、药物中毒等。

3. 呼吸 应观察呼吸的频率、节律、深浅度、呼吸音、呼吸困难和伴随气味。呼吸频率 >40 次 / 分或 <8 次 / 分,都是病情危重的征象。

4. 血压 对危重病人的病情观察具有重要意义,如血压过高、过低或不稳定均为病情严重的表现。收缩压、舒张压持续升高,应警惕发生高血压危象。

(三) 意识状态

意识是大脑功能活动的综合表现。意识障碍是指个体对内外环境刺激缺乏正常反应的一种精神状态。按其程度可分为嗜睡、意识模糊、昏睡和昏迷。

(四) 瞳孔

瞳孔的大小、形态变化及对光反应是许多疾病病情变化的一个重要指标。

1. 形状、大小和对称性 正常人瞳孔双侧等大,呈圆形居中,边缘整齐,在自然光线下直径为 2~5mm。瞳孔散大(直径 >5mm),常见于颠茄类药物中毒、颅内压增高及濒死期病人;瞳孔缩小(直径 <2mm),常见于有机磷农药、巴比妥及吗啡类药物中毒等;一侧瞳孔散大常见于脑疝、脑肿瘤、脑出血压迫一侧动眼神经等。

2. 对光反应 正常人瞳孔对光反应灵敏,若瞳孔大小不随光线刺激而变化,称瞳孔对光反应消失,常见于深度昏迷或濒死期病人。

(五) 自理能力

自理能力是指病人进行自我照顾的能力。通过观察病人的活动能力、活动耐力、有无医疗限制以及对日常生活料理的能力,如进食、如厕、上下床、穿衣等,可了解病人的自理程度、确定需要帮助的等级。

(六) 心理反应

对病人心理状态的观察应从病人对健康的理解、对疾病的认识、处理和解决问题的能力、对疾病和住院的反应、价值观、信念等方面来观察其语言和非语言行为、思维能力、认知能力、情绪状态、感知情况等是否正常。危重病人常会产生恐惧、焦虑、绝望、抑郁、猜疑等心理反应。

(七) 特殊检查或药物治疗

辅助检查和药物应用是临床诊疗的重要手段。一些特殊检查和治疗会对病人产生不同程度的创伤,如冠状动脉造影后局部有无出血情况、锁骨下静脉穿刺后有无胸闷或呼吸困难、吸氧后缺氧症状有无改善等,是护理病人时应该注意观察的内容,同时某些特殊药物如降压药、利尿药、止痛药、抗心律失常药等的不良反应及毒性反应,用药后也应随时观察。

二、危重病人的支持性护理

(一) 病情观察与记录

及时观察、准确判断危重病人的病情变化,是抢救危重病人的重要环节。要注意病人病情及生命体征的动态变化,了解各项治疗反应与效果,准确及时做好各项护理记录。如病人出现呼吸心搏骤停等危急情况,要立即报告医生,并做好应急处理。

(二) 保持呼吸道通畅

昏迷病人头偏向一侧,及时清理呼吸道分泌物,防止误吸;舌后坠者,用舌钳拉出,保持功能位;人工气道者应及时雾化、吸痰;如病情允许,及时为病人翻身、叩背,促进病人咳嗽、排痰,改善通气功能,预防继发感染。

(三) 确保病人安全

对意识丧失、谵妄或昏迷的病人要保证其安全,合理使用保护具,防止跌倒、坠床等意外发生。对牙关紧闭、抽搐的病人,可用牙垫、开口器,防止咬伤舌。室内光线宜柔和,工作人员动作要轻稳,避免引起病人抽搐。及时、准确执行医嘱,确保医疗安全。

(四) 加强临床护理

1. 注意眼、口、鼻及皮肤的护理　危重病人眼、口、鼻常出现分泌物,应及时用湿棉球或纱布擦拭。眼睑不能自行闭合者易发生角膜干燥,导致结膜炎或并发角膜溃疡,可涂抗生素眼膏、覆盖凡士林纱布保护。做好口腔护理,每日 2~3 次。注意保持床褥、内衣整洁、舒适,防止压疮的发生。

2. 补充营养及水分　应设法增进病人的食欲,帮助自理缺陷的病人进食。对不能进食者,给予鼻饲或胃肠外营养。对液体不足的病人,应补充足够的水分。

3. 维持排泄功能　保持大小便通畅,尿潴留或尿失禁者,可采取相应措施,必要时实施留置导尿。便秘者可酌情给予缓泻药物或灌肠;大便失禁者要保持床褥整洁,做好皮肤护理。

4. 保持各种导管通畅　危重病人身上常安置多种导管,如输液管、输血管、吸氧管、导尿管、术后引流管等,要妥善固定,安全放置,防止导管扭曲、受压、堵塞、脱落,确保通畅。

5. 维持肢体功能　要保持关节功能位,对于病情允许者,可协助病人做肢体被动活动、按摩,每日 2~3 次,以促进血液循环,增加肌肉张力,预防肌肉萎缩或静脉血栓形成。

(五) 提供心理护理

注意观察清醒病人的心理变化,及时满足病人的需求,尊重病人的权利,保护病人的自尊。及时鼓励、安慰、疏导病人,解释说明各种抢救措施的目的,关心理解病人,缓解病人的心理压力。

第二节 危重病人的抢救技术

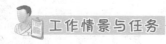 工作情景与任务

导入情景：

急诊科来了一位女病人张奶奶，82 岁，晚餐进食红烧鱼、青菜 30 分钟后，出现头晕、恶心、呕吐、腹痛，被家人送来医院。经评估张奶奶有心脏病史 30 年，心功能Ⅲ级 12 年。现张奶奶突然剧烈胸痛，面色苍白，呼之不应，颈动脉搏动消失，呼吸停止。

工作任务：

1. 正确评估张奶奶出现的情况。
2. 正确为张奶奶实施抢救措施。

危重病人病情复杂、变化快，抢救工作必须争分夺秒、有条不紊。因此，护士必须具备相应的组织管理能力，熟练掌握急救知识与各项抢救技术。

一、抢救工作管理

（一）抢救工作的组织管理

抢救工作的组织管理是抢救工作及时、准确、有效进行的基本保证。遇有紧急情况，病区应立即组织抢救：

1. 指定抢救负责人，组成抢救小组。
2. 立刻制定抢救护理方案。
3. 配合医生抢救并做好查对和记录。
4. 安排专人参与会诊、病例讨论分析。
5. 抢救小组人员要分工明确、听从指挥。
6. 抢救时，人员及器械位置要合理。
7. 抢救结束要及时整理核对抢救记录及医嘱，补足物品、药品。

（二）抢救室管理

急诊室、病区应设抢救室。抢救室宜设在靠近医护办公室的单独房间内，环境要宽敞、安静、光线适宜，设专人管理，有严格的管理制度。一切抢救物品应做到"五定"，即定数量品种、定点安置、定人保管、定期消毒灭菌、定期检查维修。未经批准，一律不能外借。护士要熟悉抢救器械的性能和使用方法，能处理一般故障，保证完好率 100%，做好交接班。

1. 抢救床　以能升降的活动床为宜，另备胸外心脏按压板一块。
2. 抢救车　车内需准备急救药品、无菌物品和其他物品。

（1）急救药品（表 16-1）

（2）一般用物：血压计、听诊器、开口器、手电筒、压舌板、舌钳、止血带、玻璃接头、绷带、夹板、宽胶布、火柴、酒精灯、多项电源插座等。

（3）各种无菌物品及无菌包：各种规格注射器、输液器、输血器、静脉切开包、气管插管

表 16-1 常用急救药品

类别	常用药物
心三联	盐酸利多卡因、硫酸阿托品、盐酸肾上腺素
呼二联	尼可刹米、洛贝林
升压药	间羟胺、多巴胺
脱水利尿药	呋塞米、20% 甘露醇
强心药	西地兰(去乙酰毛花苷丙)
抗心绞痛药	硝酸甘油
平喘药	氨茶碱
促凝血药	垂体后叶素、维生素 K_1
解毒药	硫酸阿托品、解磷定
镇痛、镇静、抗惊厥药	哌替啶、地西泮、异戊巴比妥、苯巴比妥钠、氯丙嗪、硫酸镁
抗过敏药	异丙嗪、苯海拉明
其他	地塞米松、等渗盐水等

注:高危药品及麻醉、精神药品应严格按照相关管理规定进行储存、保管

包、气管切开包、导尿包、开胸包、穿刺包、吸痰包、缝合包、各种型号及用途的无菌导管、无菌手套、无菌敷料、无菌治疗巾等。

3. 急救器械 包括供氧装置[氧气筒和(或)中心供氧系统、加压给氧设备]、电动吸引器或中心负压吸引装置、心电图机、心脏除颤起搏器、心电监护仪、简易呼吸器、呼吸机、洗胃机等。

二、常用抢救技术

(一) 吸痰技术

吸痰技术(aspiration of sputum) 是利用负压吸引的原理,经口、鼻或人工气道吸出分泌物,保持呼吸道通畅的一种方法。适用于无力咳嗽、排痰的病人,如新生儿、危重、昏迷、麻醉未清醒、气管切开的病人。临床上常用中心负压吸引装置和电动吸引器作为动力源。中心负压吸引装置,吸引器管道连接到各病区床单位,使用时只需连接贮液瓶和吸痰导管,开启开关,即可吸痰,十分便利。电动吸引器由马达、偏心轮、气体过滤器、负压表、安全瓶、贮液瓶组成(图 16-1)。安全瓶和贮液瓶可贮液 1000ml,瓶塞上有两个玻璃管,并通过橡胶管相互连接。接通电源后马达带动偏心轮,从吸气孔吸出瓶内空气,并由排气孔排出,不断循环转动,使瓶内产生负压,将痰液吸出。

【目的】

1. 清除病人呼吸道分泌物,保持呼吸道通畅。

2. 防止窒息和吸入性肺炎等并发症。

3. 改善肺通气,促进呼吸功能。

【操作程序】

1. 评估

(1) 病人的年龄、病情、意识、治疗情况,有无呼吸道分泌物排出的能力,心理状态及合作程度。

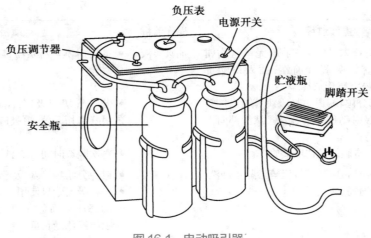

图 16-1 电动吸引器

（2）向病人及家属解释吸痰的目的、方法、注意事项及配合要点。

2. 计划

（1）病人准备：了解吸痰目的、方法、注意事项及配合要点，体位舒适，情绪稳定。

（2）护士准备：着装整洁、修剪指甲、洗手、戴口罩。

（3）用物准备

1）治疗车上层：①治疗盘内：无菌持物钳 2 把，有盖无菌罐 2 个（试吸罐和冲洗罐，内盛无菌等渗盐水）、一次性无菌吸痰管数根、弯盘、无菌纱布、无菌手套。②治疗盘外：手消毒液、必要时备压舌板、开口器、舌钳、标本容器等。

2）治疗车下层：生活垃圾桶、医用垃圾桶。

3）另备：中心负压吸引装置或电动吸引器，电插板。

（4）环境准备：光线充足，空气流通，温、湿度适宜。

3. 实施（表 16-2）

表 16-2 吸痰技术

操作过程	操作流程	要点解析
◆ **电动吸引器吸痰**		
• 携用物至床前，核对床号、姓名、住院号，说明目的，取得合作	核对解释	• 核对床头卡、手腕带并询问，做到核对无误
• 检查吸引器电压与电源电压是否相符，接通电源，打开开关，调节负压	检查调压	• 成人为 300~400mmHg(40.0~53.3kPa)，小儿 <300mmHg(<40.0kPa)
• 将病人的头偏向操作者一侧。嘱病人张口，昏迷病人用开口器帮助张口	安置体位	• 避免痰液误吸，引起窒息
• 取下活动义齿，舌后坠者用舌钳将舌拉出		• 防止义齿脱落、误咽
• 评估口鼻腔黏膜及人工气道情况，痰液深度、性质和量		• 防止加重黏膜的损伤，确定放置痰管深度
• 连接吸痰管，试吸等渗盐水	试吸检畅	• 检查吸痰管是否通畅，润滑导管前端

续表

操作过程	操作流程	要点解析
• 一手反折吸痰管末端,另一手用无菌持物钳或戴无菌手套持吸痰管前端,插入口咽部(10~15cm),放松吸痰管末端	抽吸痰液	• 插管时不可有负压,以免损伤呼吸道黏膜
• 先吸净口咽部分泌物,再更换吸痰管吸出气管内分泌物,抽吸时动作轻柔、敏捷,从深部向上提拉,左右旋转		• 若气管切开吸痰,注意无菌操作,先吸气管切开处,再吸口(鼻)部
• 如有咳嗽反射,应轻轻拉出吸痰管		• 每次吸痰时间 <15 秒
• 每次吸痰管退出后,应立即抽吸等渗盐水冲洗 • 观察气道是否通畅、病人反应	冲管观察	• 避免分泌物堵塞吸痰导管 • 一根吸痰管只使用一次 • 动态评估面色、呼吸、心率、血压等;吸出液色、质、量
• 拭净病人口鼻喷出的分泌物,帮助病人采取舒适卧位,整理床单位	安置病人	• 使病人舒适
• 吸痰管按一次性用物处理,吸痰管的玻璃接管插入盛有消毒液的试管中浸泡	整理用物	• 吸痰用物根据吸痰操作性质每班更换,或每日更换 1~2 次
• 洗手,记录	准确记录	• 记录吸痰时间、次数,痰液色、质、量,呼吸改善情况等
◆ **中心负压装置吸痰**(图 16-2) • 将贮液瓶装置插入墙壁中心负压吸引装置插孔内,连接导管,打开开关,调节负压,检查吸引性能,管道有无漏气,是否通畅	检查调压	• 具体吸痰的方法和要求同电动吸引器吸痰
◆ **注射器吸痰**		• 适用于家庭或无吸引装置、吸引器的紧急情况
• 用 50~100ml 注射器连接吸痰管抽吸痰液	抽吸痰液	
◆ **口对口吸痰** • 由操作者托起病人下颌,使其头后仰并捏住病人鼻孔,口对口吸出呼吸道分泌物		• 解除呼吸道梗阻症状

4. 评价

(1)护患沟通有效,病人能够理解并配合操作。

(2)操作熟练迅速,手法正确,程序规范。

(3)呼吸道痰液及时吸出,气道通畅,呼吸功能改善,黏膜未发生损伤。

【注意事项】

1. 严格执行无菌操作,治疗盘内吸痰用物每天更换 1~2 次,吸痰管每次更换,勤做口腔护理。贮液瓶、安全瓶内的液体应及时倾倒,做好消毒处理。

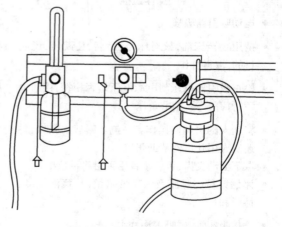

图 16-2 中心负压吸引装置

2. 注意观察病情,保持呼吸道通畅,听到病人喉头有痰鸣音或排痰不畅应及时抽吸。痰液黏稠可配合叩背、雾化吸入,气管插管或气管切开者也可向气管内滴入少量等渗盐水或化痰药物,使痰液稀释,便于吸出。

3. 吸痰时,每次插入吸引时间 <15 秒,人工气道者连续吸痰不可超过 3 次,以免引起缺氧。使用呼吸机或缺氧严重者,吸痰前后可根据病情增加氧流量。

4. 为婴幼儿吸痰时,吸痰管要细、动作要轻、负压要小,以免损伤黏膜。

5. 吸痰过程中应鼓励病人咳嗽。

(二) 洗胃技术

洗胃技术(gastric savage)是让病人口服引吐或将洗胃导管由口腔或鼻腔插入胃内灌入洗胃溶液,反复冲洗并排出胃内容物的方法。

【目的】

1. 解毒 清除胃内有毒物质或刺激物,减少毒物吸收。

2. 减轻胃黏膜水肿 清除幽门梗阻病人胃内滞留食物,减轻胃黏膜充血水肿。

3. 为手术或某些检查做准备 如食管下段、胃部、十二指肠手术前准备。

【操作程序】

1. 评估

(1) 病人生命体征、意识状态、合作程度、有无洗胃禁忌证。

(2) 有无胃部疾病史及心脏病史。

(3) 口服毒物中毒时,摄入毒物的种类、剂量、时间,有无呕吐以及曾采取的处理措施等。

2. 计划

(1) 病人准备:了解目的、方法、注意事项及配合要点,取合适体位,围好围裙。

(2) 护士准备:着装整洁、修剪指甲、洗手、戴口罩。

(3) 用物准备

1) 治疗车上层:按医嘱根据毒物性质准备洗胃液 10 000~20 000ml(表 16-3)。①口服催吐:治疗盘内放量杯、饮水杯、压舌板、毛巾、围裙或橡胶单、水温计、弯盘;水桶 2 只(分别盛25~38℃洗胃液、污水);为病人准备洗漱用物(可取自病人处)。②胃管洗胃:治疗盘内放水温计、量杯、检验标本容器或试管、润滑油、棉签、50ml 注射器、听诊器、手电筒、胶布,必要时备压舌板、开口器、牙垫、舌钳放于治疗碗内;无菌洗胃包(内有胃管、镊子、纱布或使用一次性胃管)、围裙或橡胶单、治疗巾、弯盘、手消毒液。

表 16-3 常用洗胃溶液

毒物种类	洗胃溶液	禁忌药物
酸性物	镁乳、蛋清水①、牛奶	强酸药物
碱性物	5% 醋酸、白醋、蛋清水、牛奶	强碱药物
敌敌畏	2%~4% 碳酸氢钠、1% 盐水、1∶15 000~1∶20 000 高锰酸钾溶液	
1605、1059、4049(乐果)	2%~4% 碳酸氢钠	高锰酸钾②
敌百虫	1% 盐水或清水,1∶15 000~1∶20 000 高锰酸钾	碱性药物③
DDT、666	温开水或等渗盐水、50% 硫酸镁导泻	油性药物

续表

毒物种类	洗胃溶液	禁忌药物
巴比妥类(安眠药)	1:15 000~1:20 000 高锰酸钾,硫酸钠导泻④	硫酸镁
灭鼠药(磷化锌)	1:15 000~1:20 000 高锰酸钾、0.5% 硫酸铜洗胃、0.5%~1% 硫酸铜溶液每次 10ml,每 5~10 分钟口服一次,配合用压舌板刺激舌根引吐	油类 脂肪类食物⑤

注:①蛋清水可黏附于黏膜或创面上,从而对胃肠黏膜起到保护作用,并可使病人减轻疼痛。② 1605、1059、4049(乐果)等禁用高锰酸钾洗胃,否则可能氧化成毒性更强的物质。③敌百虫遇碱性药物可分解出毒性更强的敌敌畏,其分解随碱性的增强和温度的升高而加速。磷化锌中毒时,口服硫酸铜可使其成为无毒的磷化铜沉淀,阻止吸收,并促进其排出体外。④硫酸钠对心血管和神经系统没有抑制作用,不会加重巴比妥类药物的中毒。⑤磷化锌易溶于脂类物质,忌用油性食物,以免促使其溶解吸收

2) 治疗车下层:放水桶 2 只(分别盛 25~38℃洗胃液、污水)、生活垃圾桶、医用垃圾桶。

3) 洗胃设备:漏斗胃管洗胃备漏斗胃管,电动吸引器洗胃备电动吸引器、输液架、输液瓶、输液器、止血钳、Y 型三通管,全自动洗胃机洗胃另备全自动洗胃机。

(4) 环境准备:整洁、安静、温度适宜、必要时屏风遮挡。

3. 实施(表 16-4)

表 16-4 洗胃技术

操作过程	操作流程	要点解析
• 遵医嘱配制洗胃液 • 携用物至床旁,核对病人床号、姓名、住院号,做好解释,取得合作	核对解释	• 根据毒物性质选用拮抗性溶液洗胃 • 核对床头卡、手腕带并询问,做到核对无误,合理解释,减轻病人的焦虑
◆ 口服催吐		• 适用于病情较轻,清醒合作的病人
• 病人取坐位,围好围裙或橡胶单 • 污水桶放于病人座位前或床旁	安置体位	• 以防污染衣物 • 便于盛放污物
• 嘱病人自饮大量灌洗液后引吐 • 不易吐出时,用压舌板刺激舌根催吐 • 反复自饮、催吐	口服催吐	• 一次饮液量 300~500ml • 直至吐出的灌洗液澄清无味
• 协助病人漱口,整理用物 • 记录,必要时留取标本送检	整理记录	• 病人舒适 • 记录洗胃时间,洗胃液的名称、量及呕吐物的性质、颜色、气味、量及病人的一般情况
◆ 漏斗胃管洗胃		• 利用虹吸原理,将洗胃液灌入胃内后再引出的方法。仅用于无电力供应时
• 病人取坐位或半坐位,中毒较重者取左侧卧位 • 取下活动义齿,弯盘置于口角旁	安置卧位	• 病人舒适,便于插管 • 昏迷病人取平卧位头偏向一侧
• 嘱病人张口,润滑胃管前端约 1/3,由口腔插入漏斗胃管 55~60cm,证实胃管在胃内后,胶布固定	插入胃管	• 为昏迷或不合作者插管时,用开口器放在上下白齿之间打开口腔,放牙垫于上下磨牙之间,如有舌根后坠,可用舌钳将舌拉出,将胃管经口腔插至病人咽部,再按照昏迷病人鼻饲技术继续插入胃内
• 将漏斗放置低于胃部水平的位置,挤压橡胶球,抽尽胃内容物	抽内容物	• 利用挤压橡胶球所形成的负压作用抽出胃内容物,必要时留取抽出物送检

操作过程	操作流程	要点解析
• 举漏斗高过头部(坐位时)30~50cm,将灌洗液缓慢倒入漏斗,当漏斗内尚余少量液体时,迅速将漏斗降至低于胃部的位置,倒置于污水桶内,利用虹吸原理引出胃内灌洗液(图 16-3) • 反复灌洗至流出液澄清无味	灌液洗胃	• 每次灌液量以 300~500ml 为宜,过多可加速毒素的吸收,导致呛咳、窒息;过少达不到洗胃目的
• 整理用物,洗手,记录	观察记录	• 记录灌洗液的名称、量及吸出液(呕吐物)的量、性状、颜色、气味、病人情况等
◆ **电动吸引器洗胃**		• 利用负压吸引原理,吸出胃内容物和毒物。能迅速有效地清除毒物,节省人力,并能准确计算洗胃的液体量
• 接通电源,检查吸引器功能 • 夹闭导管,输液瓶内倒入灌洗液,将瓶挂于输液架上	检查准备	• 确保安全
• 给病人安置卧位、插入胃管(同漏斗胃管洗胃)	插管洗胃	
• 将输液管与病人胃管相连,打开吸引器,吸出胃内容物,打开输液导管,使液体流入胃内 300~500ml,夹闭导管,打开吸引器,吸出灌洗液,如此反复至洗出液澄清无味为止(图 16-4)		• 吸引器负压保持在 100mmHg 左右,压力过高易损伤胃黏膜
• 同漏斗胃管洗胃	整理记录	
◆ **自动洗胃机洗胃**		• 利用电磁泵为动力源,通过自控电路控制,使电磁阀自动转换动作,完成洗胃,迅速、彻底清除胃内毒物
• 通电,检查仪器功能完好,连接各种管道	检查准备	• 确保安全
• 经口腔插入洗胃管,证实在胃内后固定	插洗胃管	• 同漏斗胃管洗胃
• 连接导管,将三根橡胶管分别与机器的药管(进液口)、胃管、污水管(排液口)相连(图 16-5),将药管和污水管分别放于备好的洗胃液桶和污水桶内	连接胃管	• 药管(进液口)必须始终浸没在洗胃液的液面下
• 按"手吸"键,吸出胃内容物,再按"自动"键,机器对胃进行自动冲洗,每次入量 300~500ml,待反复冲洗至洗出液澄清无味后,按"停机键",停止工作	反复灌洗	• 遵循先抽后灌、灌抽相抵的原则 • 必要时将吸出物送检
• 洗胃过程中,随时注意观察洗出液的性质、颜色、气味、洗出量及病人的面色、脉搏和血压变化	观察情况	• 如病人有腹痛、休克,洗出液呈血性,应立即停止洗胃,采取相应的急救措施
• 洗胃完毕,反折胃管末端,迅速拔出,协助病人漱口、洗脸,采用舒适卧位,并嘱病人休息	反折拔管	• 防止管内液体误入气道

续表

操作过程	操作流程	要点解析
• 将洗胃机的胃管、药管、污水管同时放在清水中，按"清洗"键清洗干净取出，排尽机器内的水，关机	清洁管腔	• 以免各管道被污物堵塞或腐蚀
• 协助病人漱口、洗脸，取舒适卧位，整理床单位及用物	整理记录	
• 洗手，记录		• 记录洗胃时间，灌洗液名称、量，吸出液(呕吐物)的量、性状、颜色、气味，病人情况 • 幽门梗阻记录胃内潴留量，胃内潴留量 = 洗出量 - 灌入量

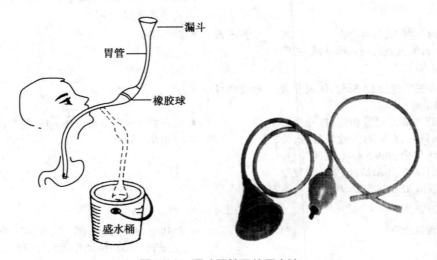

图 16-3　漏斗胃管及使用方法

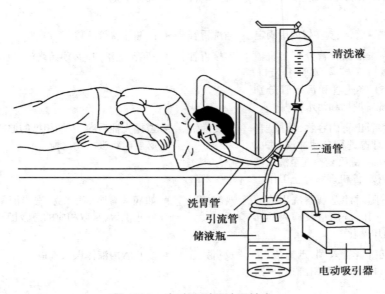

图 16-4　电动吸引器洗胃技术

320

4. 评价

（1）护患沟通有效，病人积极配合操作。

（2）操作过程规范、准确、安全、动作轻巧，达到洗胃目的。

（3）洗胃彻底有效，无并发症，衣被清洁无污染。

【注意事项】

1. 急性中毒病人，应立即采取口服催吐法进行洗胃，如病人不合作或合作困难者应迅速插管洗胃，以减少毒物的吸收，插管动作要轻柔、迅速，切勿损伤食管黏膜或误入气管。

2. 中毒物质不明时，应抽取少量胃内容物（洗胃前）送检。洗胃溶液可选用温开水或等渗盐水，待毒物性质明确后，再选用拮抗剂进行洗胃。

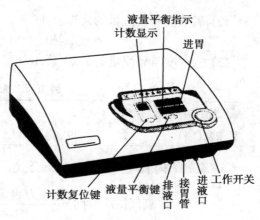

图 16-5 自动洗胃机

3. 洗胃过程中，注意随时观察病人的呼吸、脉搏、神志变化，倾听病人主诉，每次灌入量以 300~500ml 为宜，灌入量与引出量需平衡。如病人感到腹痛，引出液体呈血性或出现休克，应立即停止洗胃。

4. 幽门梗阻病人洗胃宜在饭后 4~6 小时或空腹时进行。洗胃时，需记录胃内潴留量，以了解梗阻情况。

5. 吞服强酸、强碱等腐蚀性物质、消化道溃疡、食管狭窄、食管静脉曲张、胃癌等病人禁忌洗胃，昏迷病人洗胃应谨慎。

（三）氧气吸入技术

氧气吸入技术（oxygen inhalation）是常用的抢救措施之一，是指通过给氧提高病人的动脉血氧分压（PaO_2）和动脉血氧饱和度（SaO_2），预防和纠正各种原因引起的缺氧状态。如心肺功能不全引起的呼吸困难，中毒、昏迷、大出血、休克及分娩时产程过长或胎儿心音不良。

1. 缺氧程度判断　病人的临床表现和血气分析检验结果是用氧的重要依据（表 16-5）。

表 16-5 缺氧程度判断

缺氧程度	PaO_2(mmHg)	SaO_2(%)	临床表现
轻度	50~70	>80	无发绀或轻度发绀、神志清
中度	30~50	60~80	有发绀、呼吸困难、神志清或烦躁
重度	<30	<60	明显发绀、三凹征明显、嗜睡或昏迷

2. 氧气成分、氧浓度和氧流量的换算方法

（1）氧气成分与吸氧浓度：氧气在空气中占 20.93%。给氧时，浓度低于 25% 无治疗价值；在常压下吸入 40%~60% 的氧是安全的；高于 60% 的氧浓度，持续吸入时间超过 1~2 天，则会发生氧中毒，表现为眩晕、恶心、烦躁不安、面色苍白、进行性呼吸困难等。对慢性呼吸衰竭，缺氧和二氧化碳潴留并存者，应低流量、低浓度持续给氧，因此类病人呼吸中枢兴奋性主要靠缺氧维持，对二氧化碳刺激已不敏感，若吸入高浓度氧，解除缺氧对呼吸中枢的刺激作用，可使呼吸中枢兴奋性降低，甚至呼吸停止。

（2）氧浓度和氧流量的换算公式：

$$吸氧浓度（\%）=21+4×氧流量（L/min）$$

（3）氧浓度与氧流量的关系（表16-6）。

表16-6 氧浓度与氧流量对照

氧流量（L/min）	1	2	3	4	5	6	7	8	9
氧浓度（%）	25	29	33	37	41	45	49	53	57

3. 氧气筒内氧气可供时间计算公式

$$氧气供应时间 = \frac{\left[压力表压力 -5（kg/cm^2）\right]×氧气筒容积（L）}{1kg/cm^2×氧流量（L/min）×60min}$$

4. 供氧装置 常用的有中心管道供氧装置、氧气筒与氧气表装置两种。

（1）中心管道供氧装置：由医院中心供氧站通过管道把氧气输送到各病区、门诊、急诊室的各病室，中心管道供氧装置由流量表和湿化瓶组成（图16-6）。

（2）氧气筒与氧气表装置（图16-7）。

1）氧气筒：为圆柱形无缝钢筒，筒内高压达 14.7mPa（150kg/cm²），容纳氧气约 6000L。在筒的顶部有一总开关，可控制氧气的流出。顶部的侧面有一气门，可与氧气表相连，是氧气自筒中输出的途径。

2）氧气表：由压力表、减压器、流量表、湿化瓶、安全阀组成。压力表可测知氧气筒内的压力，以 mPa 或 kg/cm² 表示。减压器可将来自氧气筒内压力减低至 0.2~0.3mPa（2~3kg/cm²），使流量平稳，保证安全。流量表测量氧气每分钟的流出量，用 L/min 表示，以浮标上端平面所指刻度读数为标准。湿化瓶内盛灭菌蒸馏水（1/3~1/2），用来湿化氧气，以免呼吸道黏膜受到干燥气体的刺激。安全阀的作用是当氧气流量过大、压力过高时，内部活塞自行上推，使过多的氧气由四周的小孔流出，以保证用氧安全。

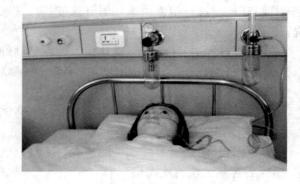

图16-6 中心管道供氧装置

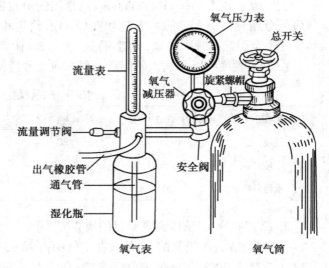

图16-7 氧气筒与氧气表装置

3）装表法：将氧气表装在氧气筒上，以备急用。先将氧气筒安置在氧气支架上，打开总开关放出少量氧气吹去气门处灰尘，将氧气表接在氧气筒的气门上，略向后倾斜，用手初步

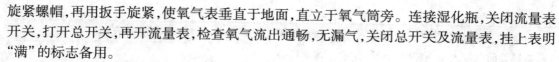

旋紧螺帽,再用扳手旋紧,使氧气表垂直于地面,直立于氧气筒旁。连接湿化瓶,关闭流量表开关,打开总开关,再开流量表,检查氧气流出通畅,无漏气,关闭总开关及流量表,挂上表明"满"的标志备用。

4)卸表法:氧气筒内氧气用至剩余 $0.5mPa(5kg/cm^2)$ 时,需将氧气表卸下。卸表时,先关闭总开关,再放出流量表内余气,关闭流量表,用左手托稳氧气表,右手持扳手旋松氧气表螺帽,再用手旋开,将氧气表卸下。卸表后,氧气筒挂标明"空"的标志,存放于指定地点。

5. 常用氧气吸入技术 临床上常用的氧气吸入技术有鼻导管法、鼻塞法、面罩法、头罩法、氧气枕法。

【目的】

1. 提高血氧含量及动脉血氧饱和度。

2. 纠正各种原因引起的缺氧。

【操作程序】

1. 评估

(1)病人的病情、意识、呼吸状况、合作程度及缺氧程度。

(2)鼻腔状况:有无鼻息肉、鼻中隔偏曲或分泌物阻塞等。

2. 计划

(1)病人准备:了解吸氧的目的、注意事项、配合要点。

(2)护士准备:着装整洁、修剪指甲、洗手、戴口罩。

(3)用物准备

1)治疗车上层:①治疗盘内备:棉签、鼻导管、蒸馏水、弯盘、小药杯或治疗碗(内装冷开水)、纱布。②治疗盘外备:吸氧装置、手消毒液、用氧记录单、笔、用氧"四防"标志、扳手,必要时备胶布。

2)治疗车下层:医用垃圾桶、生活垃圾桶。

(4)环境准备:温湿度适宜、安静整洁、禁止明火、避开热源。

3. 实施(表 16-7)

表 16-7 氧气吸入技术

操作过程	操作流程	要点解析
◆ 双侧鼻导管吸氧法(图 16-8)		
• 携用物至床前,核对床号、姓名、住院号,说明目的,取得合作	核对解释	• 核对床头卡、手腕带并询问,保证无误 • 合理解释,减轻病人的焦虑
• 流量表插入中心管道供氧装置插孔内 • 连接好湿化瓶	装表连接	• 湿化瓶内盛蒸馏水 1/3~1/2 满 • 若为氧气筒与氧气表装置,则按照一吹(尘)、二上(表)、三紧(拧紧)、四查(检查)的步骤进行装表
• 棉签蘸水清洁双侧鼻腔并检查	清洁检查	• 检查鼻腔有无分泌物堵塞及异常
• 将鼻导管与湿化瓶出口连接	连接导管	
• 打开流量表,根据需要调节好流量	调节流量	• 轻度缺氧 1~2L/min,中度缺氧 2~4L/min,重度缺氧 4~6L/min,小儿 1~2L/min

续表

操作过程	操作流程	要点解析
• 鼻导管前端放入小药杯蘸水湿润并检查鼻导管通畅	湿润检查	
• 将鼻导管轻轻插入双侧鼻孔 1cm,再将导管绕过耳后,固定于下颌	插管固定	• 动作轻柔,以免引起黏膜损伤 • 松紧适宜,防止因导管太紧引起皮肤破损
• 告知病人及家属 • 根据用氧方式,指导有效呼吸	用氧指导	• 用氧期间不可随意摘除吸氧管或调节氧流量,说明"四防"
• 观察呼吸状况及吸氧效果 • 整理用物归位,洗手,记录	观察记录	• 记录用氧时间、氧流量、用氧反应及效果
• 先拔出鼻导管,再关闭流量表 • 清洁鼻部,安置舒适体位,整理床单位 • 取下氧气表,整理用物归位	停用氧气	• 防止操作不当,引起肺部组织损伤 • 一次性用物消毒后集中处理,定期消毒更换,防止交叉感染 • 若为氧气筒与氧气表装置,则按照一关(总开关、流量表)、二扶(压力表)、三松(氧气筒气门与氧气表连接处)、四卸(表)的步骤进行卸表
• 洗手,记录		• 记录停止用氧的时间及效果
◆ **鼻塞法**(图 16-9)		• 适用于长期用氧的病人
• 将鼻塞直接塞入病人一侧鼻孔鼻前庭内给氧	轻插鼻塞	• 此法刺激性小,病人较为舒适,且两侧鼻孔可交替使用
◆ **面罩法**(图 16-10)		• 适用于张口呼吸且病情较重病人
• 将面罩置于病人口鼻部供氧 • 流量调至 6~8L/min,小儿 1~3 L/min	安置面罩	氧气自下端输入,呼出的气体自面罩两侧孔排出
◆ **氧气头罩法**(图 16-11)		• 主要用于小儿
• 将病人的头置于头罩里,罩面上有多个孔,可以保持罩内一定的氧浓度、温度和湿度	安置头罩	• 头罩与颈部之间要保持适当的空隙,防止二氧化碳潴留及重复吸入
◆ **氧气枕法**(图 16-12)		
• 氧气枕上有调节器可调节氧流量,充入氧气,接上湿化瓶即可使用	用氧气枕	• 可用于家庭氧疗、危重病人的抢救或转运途中,以枕代替氧气装置

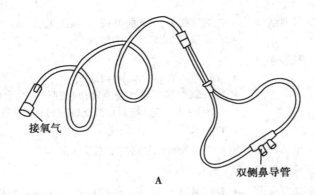

A   双侧鼻导管   B

接氧气

图 16-8 双侧鼻导管吸氧法

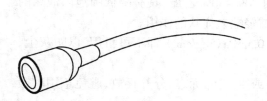

图 16-9 鼻塞吸氧法

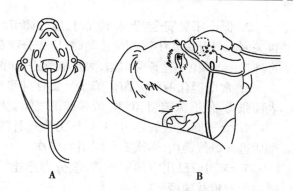

A   B

图 16-10 面罩吸氧法

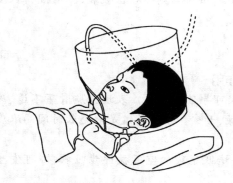

图 16-11 头罩吸氧法

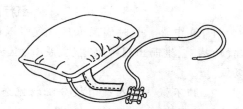

图 16-12 氧气枕吸氧法

 知识窗

高压氧疗法

高压氧疗法指在高气压(大于一个标准大气压)环境下呼吸纯氧或混合氧以达到治疗各种疾病的方法。一般而言,凡是机体全身性或局部性缺氧、急性或慢性缺氧引起的疾病都属于高压氧治疗的对象。如急性一氧化碳中毒及其迟发性脑病、心脏呼吸骤停复苏后、各种意外事故造成的急性缺氧(溺水、窒息、自缢、触电等)、高原反应等。它具有治疗范围广、治疗病种多及疗效可靠等特点。目前已向康复医学、潜水医学、航空医学、保健医学、高原医学、运动医学及军事医学等方面发展。

4. 评价

(1) 病人能够理解安全用氧知识,配合操作。

(2) 缺氧症状得到改善,无呼吸道损伤及其他意外发生。

(3) 操作规范、熟练迅速,安全用氧。

【注意事项】

1. 严格遵守操作规程,注意用氧安全,切实做好"四防",即:①防震:搬运时应避免倾倒、撞击,防止爆炸。②防火:周围严禁烟火和易燃品,至少距火源 5m 以上。③防热:氧气筒应放于阴凉处,距离暖气 1m 以上。④防油:氧气表及螺旋口上勿涂油,避免引起燃烧。

2. 保证用氧安全,吸入氧气时,应先调节流量而后应用。停用氧气时应先拔出鼻导管,再关闭氧气开关。中途改变流量时,应先分离鼻导管(鼻塞)与湿化瓶连接处,调节好流量后再连接上,以免一旦开关出错,大量氧气进入呼吸道损伤肺组织。

3. 常用湿化液为灭菌蒸馏水。急性肺水肿用 20%~30% 乙醇,具有降低肺泡内泡沫的表面张力,使泡沫破裂、消散,改善肺部气体交换,减轻缺氧症状的作用。

4. 氧气筒内氧气不可用尽,压力表指针降至 0.5mPa(5kg/cm²),即不可再用,以防灰尘、杂质进入氧气筒内,再次充气时引起爆炸。

5. 未用或已用空的氧气筒,应分别悬挂"满"或"空"的标志,分开存放,避免急用时搬错而影响抢救速度。

6. 每天更换湿化瓶,保持吸氧管道通畅。

7. 面罩吸氧时,检查面部、耳廓皮肤受压情况。如为单侧鼻导管吸氧,测量插管长度的方法为鼻尖至耳垂的 2/3。

 知识窗

氧疗的副作用

1. **氧中毒** 长时间高浓度氧气吸入的病人可导致氧中毒。表现为胸骨下不适、疼痛、灼热感,继而出现呼吸增快、恶心、呕吐、烦躁、干咳。预防关键是避免长时间高浓度吸氧。

2. **肺不张** 病人气道被分泌物完全堵塞,堵塞下段的空气被逐步吸收,即可发生吸收性肺不张。

3. **呼吸道分泌物干燥** 如持续吸入未被湿化且浓度较高的氧气,可致呼吸道黏膜干燥,分泌物黏稠、结痂、不易咳出。

4. **晶状体后纤维组织增生** 仅见于新生儿。维持吸氧浓度在 40% 以下,PaO_2 在 13.3~16kPa,可避免这一并发症的发生。

5. **呼吸抑制** 常发生于低氧血症伴二氧化碳潴留的病人吸入高浓度的氧气之后。

 临床应用

一次性使用吸氧装置吸氧法和家庭氧疗

一次性使用吸氧装置吸氧法:采用氧气湿化、过滤、输出及使用记录等一体式设计,吸氧操作所有环节可一次性完成,避免在吸氧过程中的细菌感染风险。

家庭氧疗:随着便携式供氧装置的面世和家庭用氧源的发展,一些慢性呼吸系统疾病和持续低氧血症的病人可以在家中进行氧疗。家庭氧疗一般采用制氧器、小型氧气瓶及氧气枕等方法,常用于肺心病、慢性阻塞性肺疾病(COPD)等疾患。通过家庭氧疗,改善病人的供氧状况,提高活动耐力和生活质量。

(四)简易呼吸器使用技术

简易呼吸器由呼吸囊、呼吸活瓣、面罩及衔接管构成(图16-13),是最简单的借助器械加压的人工呼吸装置。常用于呼吸停止或呼吸衰竭病人在未行气管插管建立紧急人工气道的

情况下,及辅助呼吸机突然出现
故障时使用。

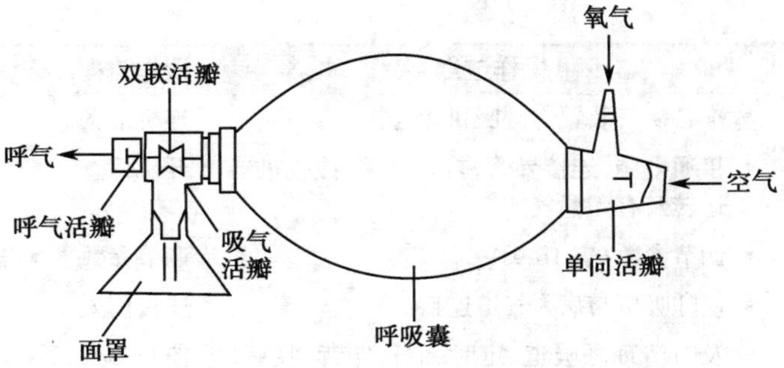

【目的】

1. 维持和增加机体通气、换气功能。

2. 纠正低氧血症。

【操作程序】

1. 评估

(1) 病人病情、年龄、呼吸状况、呼吸道是否通畅。

(2) 病人意识、生命体征、合作程度。

(3) 病室温度、湿度。

2. 计划

(1) 病人准备:畅通呼吸道。

(2) 护士准备:着装整洁、修剪指甲、洗手、戴口罩。

(3) 用物准备:简易呼吸器、手消毒液,必要时准备氧气装置。

(4) 环境准备:整洁、安静、空气流通、温湿度适宜。

3. 实施(表 16-8)

图 16-13 简易呼吸器结构

表 16-8 人工呼吸器使用技术

操作过程	操作流程	要点解析
• 携用物至床前,核对床号、姓名、住院号,说明目的,取得合作	核对解释	• 核对床头卡、手腕带并询问,保证无误 • 合理解释,减轻病人的焦虑
◆ **简易呼吸器使用技术**		
• 病人去枕平卧、颈下垫枕	安置体位	
• 清除上呼吸道分泌物或呕吐物,松解衣领、腰带	畅通气道	• 保持呼吸道通畅
• 病人头后仰,托起下颌,扣紧面罩,不漏气	扣紧面罩	• 用"EC"手势,左手固定面罩(中指、无名指、小指构成"E"字)钩住下颌,打开气道;拇指、示指(构成"C"字)固定面罩
• 右手挤压呼吸囊 1/2~2/3 处,一次挤压可有 500~1000ml 空气进入肺内。婴幼儿以胸廓隆起为宜 • 通气频率 16~20 次/分,反复而有规律地进行	挤压气囊	• 若有自主呼吸,应注意同步 • 避免过度通气
• 判断病人呼吸是否改善 • 遵医嘱吸氧,继续心电监护	观察判断	• 观察要点:胸廓随着挤压球体起伏,病人口唇面色转红润
• 取适宜体位,枕头立于头顶部,整理衣裤、盖被,给予解释、安慰	安置体位	• 若为昏迷病人,应安置仰卧位,头偏向一侧
• 整理,洗手,记录	整理记录	• 记录时间、病人呼吸改善情况,签名
◆ **人工呼吸机使用技术**		

续表

操作过程	操作流程	要点解析
• 准备氧气装置与呼吸机相连接	连机准备	
• 接通电源,连接导管,打开开关,检查机器运转及有无漏气	开机检查	
• 调节参数(表16-9)	调节参数	• 根据病人情况调节
• 使呼吸机与病人气道连接	连接病人	
• 及时清理呼吸道,定时翻身、叩背、吸痰、湿化吸入气体	控制感染	• 促进痰液排出,保持呼吸道通畅,防止呼吸道干燥、堵塞,引起呼吸道感染
• 记录	观察记录	• 记录呼吸机使用参数、时间、病人情况
• 停机前做好心理护理,适当减少呼吸机通气量,使自主呼吸发挥作用	撤机护理	• 减少病人对呼吸机的依赖,循序渐进地撤机
• 分离面罩或导管,拔管,吸氧,关闭呼吸机、电源、氧气开关	拔管停机	
• 整理用物,做好消毒处理及呼吸机保养,记录	整理记录	

表 16-9 呼吸机主要参数的设置

项目	数值
呼吸频率(R)	10~16 次/分
每分钟通气量(VE)	8~10L/min
潮气量(Vr)	10~15ml/kg(范围在 600~800ml)
吸/呼比值(I/E)	1:1.5~2.0
呼气压力(EPAP)	0.147~1.96kPa(一般应 <2.94kPa)
呼气末正压(PEEP)	0.49~0.98kPa(渐增)
供氧浓度(FiO_2)	30%~40%(一般 <60%)

4. 评价

(1) 病人及家属理解使用呼吸器的目的,愿意配合。

(2) 病人能维持有效呼吸,低氧血症得到纠正。

(3) 呼吸器工作状态正常。

【注意事项】

1. 保持气道通畅,及时清理分泌物。

2. 使用时注意呼吸活瓣有无漏气,病人出现自主呼吸应同步挤压呼吸囊。

3. 使用期间注意观察病人胸廓起伏、双肺呼吸音、脉搏、血氧及呼吸改善情况。

4. 观察胃区是否膨胀,避免过多气体挤压到胃部而影响呼吸的改善。

 边学边练

实践 33:吸痰技术

实践 34:洗胃技术

实践 35:氧气吸入技术

实践 36:简易呼吸器使用技术

(马英 刘齐)

思考题

1. 小方,28 岁,剖宫产术后 2 天,出现口唇发绀,血气分析结果显示动脉血氧分压(PaO₂)为 50mmHg,血氧饱和度(SaO₂)为 78%。

请问:

(1) 病人属于哪种程度的缺氧? 为什么?

(2) 你将如何给病人吸氧?

2. 小冰,男性,7 岁,误服灭鼠药物(磷化锌)污染的食物后被送至医院,护士立即实施抢救。

请问:

(1) 应选择哪种洗胃液?

(2) 针对小冰的年龄,在洗胃操作时应注意哪些问题?

3. 小杨,36 岁,第一胎妊娠,孕 29 周,因发热、咳嗽、痰多、呼吸急促入院。查体:T38.0℃,P100 次 / 分,R30 次 / 分,BP 130/80mmHg,肺部听诊有中细湿性啰音,双肺及喉头可闻及痰鸣音,咳嗽无力。产检:胎方位 ROA,胎心音 146 次 / 分,诊断为"肺炎、中期妊娠(孕 1 产 0,孕 29 周)"。

请问:

(1) 护理病人时应重点观察哪些方面的病情?

(2) 为病人吸痰应注意哪些问题?

第十七章 临终护理

 学习目标

1. 具有良好的职业道德修养、责任心及人道主义精神,尊重病人的生命价值和尊严。
2. 掌握临终病人的生理、心理变化及护理。
3. 熟悉死亡过程的分期、死亡的标准;临终关怀的内容、基本原则;尸体护理;丧亲者的护理。
4. 学会尸体护理技术操作。

生老病死是一个自然规律,临终和死亡是人生旅途的终点站。因此,护士应掌握临终护理的相关理论知识和技能,为临终病人及家属提供全方位的身心、社会等方面的支持和照料。

第一节 概　　述

一、临终及死亡的定义

临终(dying)即濒死,是生命活动的最后阶段,指病人在已接受治疗性或姑息性治疗后,虽然意识清醒,但病情加速恶化,各种迹象显示生命即将结束。

死亡(death)是指个体生命活动和新陈代谢的永久性停止。美国布拉克法律辞典将死亡定义为"生命的永息,生存的灭失,血液循环全部停止,同时导致呼吸、心跳等身体重要生命活动的终止。"

 知识窗

安　乐　死

安乐死一词来源于希腊文"euthanasia",原意是"幸福的死亡"或"无痛苦的死亡"。安乐死是医务人员应临终病人及其家属的自愿请求,停止无望的救治或用人为的方法,消除病人的痛苦或缩短痛苦的时间,使其安详地度过死亡阶段。它包括两层含义:一是无痛苦的死亡;二是无痛致死术。安乐死在许多国家引发了很大的争议。2001年荷兰通过"安乐死法案",成为世界上第一个把安乐死合法化的国家。目前,已立法允许安乐死的地方有荷兰、比利时、卢森堡、瑞士和美国的俄勒冈州等地。由于安乐死的问题比较复杂,涉及道德、伦理、法律、医学等诸多方面,我国至今尚未为之立法。

二、死亡过程的分期

死亡不是生命的骤然结束,而是一个逐渐进展的过程,一般分为三个阶段。

(一)濒死期

濒死期(agonal stage)又称临终状态,是死亡过程的开始阶段。主要特点是脑干以上的神经中枢功能丧失或深度抑制,导致机体各系统功能发生严重障碍。表现为意识模糊或丧失,各种反射减弱或迟钝,肌张力减退或消失;心跳减弱,血压下降,四肢发绀,皮肤湿冷;呼吸微弱,出现潮式呼吸或间断呼吸;肠蠕动逐渐减弱停止,感觉消失。

濒死期的持续时间与死亡、年龄、健康状况等密切相关。濒死期为可逆阶段,若得到及时、有效的抢救和治疗,生命仍可复苏;反之,将进入临床死亡期。猝死、严重的颅脑损伤等病人可直接进入临床死亡期。

(二)临床死亡期

临床死亡期(clinical death stage)又称躯体死亡或个体死亡。主要特点是中枢神经系统的抑制过程已由大脑皮层扩散到皮层以下部位,延髓处于极度抑制状态。表现为心跳、呼吸完全停止,各种反射消失,瞳孔散大,但各种组织细胞仍有微弱而短暂的代谢活动。此期一般持续5~6分钟,若超过这个时间,大脑将出现不可逆的变化。临床死亡期在低温或耗氧较低的情况下可能延长。

(三)生物学死亡期

生物学死亡期(biological death stage)又称全脑死亡、细胞死亡,是死亡过程的最后阶段。主要特点是从大脑皮层开始,整个中枢神经系统以及各器官的新陈代谢相继停止,并出现不可逆的变化。相继出现尸冷、尸斑、尸僵、尸体腐败等现象。

1. 尸冷(algor mortis) 指由于死亡后体内产热停止,散热继续,故尸体温度逐渐降低。室温下,一般死亡后10小时内尸温下降速度约为每小时下降1℃,10小时后下降速度逐渐减慢,大约24小时,尸温与环境温度相同。

2. 尸斑(livor mortis) 指死亡后血液循环停止,由于地心引力的作用,血液向身体的最低部位坠积,该处皮肤呈现暗红色斑块或条纹状。一般于死亡后2~4小时开始出现,12~14小时发展至高峰,最易发生于尸体的最低部位。

3. 尸僵(rigor mortis) 指尸体肌肉僵硬,关节固定。一般由咬肌、颈肌向下至躯干、上肢和下肢。一般于死后1~3小时开始出现,4~6小时扩展到全身,12~16小时发展至最高峰,24小时后尸僵开始减弱,肌肉逐渐变软,称为尸僵缓解。

4. 尸体腐败(postmortem decomposition) 指死亡后机体组织的蛋白质、脂肪和碳水化合物因腐败细菌的作用而分解的过程。表现为尸臭和尸绿。一般于死亡后24小时先在右下腹出现,逐渐扩展至全腹,最后蔓延至全身。

三、死亡的标准

将心跳、呼吸功能的永久性停止作为判断死亡的标准在医学上已沿袭了几千年,但随着现代医学科学的发展,这种标准受到了强烈的冲击。现代医学表明,心脏停搏时,人的大脑、肾脏、肝脏并没有死亡。在临床上,及时有效的心肺复苏术、心脏移植术以及人工呼吸机的广泛应用,使得部分人能够恢复心跳和呼吸功能而使其生命得以挽救。

1968年,在世界第22次医学大会上,美国哈佛医学院特设委员会提出了新的死亡定义,即脑死亡(brain death)——"脑功能不可逆性散失",并制定了世界上第一个脑死亡的诊断标准,包括:①不可逆的深度昏迷。②自发呼吸停止。③脑干反射消失。④脑电波消失(平坦)。

凡符合以上标准,并在 24 小时或 72 小时内反复测试检查,结果无变化,排除体温过低(<32.2℃)及中枢神经系统抑制剂的影响,即可作出脑死亡的诊断。

第二节 临终关怀

一、临终关怀的概念

临终关怀(hospice care)又称善终服务、安宁照顾等,是指由社会各层次人员组成的团队向临终病人及其家属提供的包括生理、心理和社会等方面的一种全面性支持和照料,使病人的生命得到尊重,症状得到控制,生命质量得以提高,能够无痛苦、安宁地走完人生的最后旅程,并使家属的身心健康得到维护和增强。

根据研究的范围和内容,临终关怀学可分为临终医学、临终护理学、临终关怀伦理学、临终关怀社会学、临终心理学以及临终关怀管理学等分支学科。

二、临终关怀的内容

临终关怀不仅是一种服务,也是一门探讨临终病人生理、心理特征和为临终病人及其家属提供全面照料的以实践规律为研究内容的新兴学科。其研究内容包括:

1. 临终病人及家属的需求 临终病人的需求包括生理、心理及社会方面的需求;临终病人家属的需求包括对临终病人治疗和护理的需求、心理需求及为其提供殡葬服务等。

2. 临终病人的全面照护 控制疼痛和不适,提供医疗护理、生活护理、心理护理。

3. 临终病人家属的照护 进行心理疏导和提供情感支持。为临终病人提供优质的护理照护,减少家属的忧虑。

4. 死亡观念教育 目的是帮助临终病人树立正确的生死观,正确对待和接受死亡,消除对死亡的恐惧心理。

5. 临终关怀的模式 由于东西方文化背景的不同导致病人对死亡的态度有很大的差异,这就决定了中国的临终关怀项目应具有中国特色。探讨适合我国国情的临终关怀模式和特点是临终关怀的重要内容之一。

6. 其他 包括临终关怀机构所采用的医疗体系;临终医疗护理原则;临终关怀机构的管理、实施的研究与实践;临终关怀工作人员的构成与培训;临终关怀与其他学科的关系;临终关怀与社会发展的关系等。

三、临终关怀的基本原则

(一) 以护理照顾为主的原则

不以延长生命为目的,而以减轻身心痛苦为宗旨。对临终病人要采取控制疼痛,缓解心理压力,姑息性治疗护理等措施。护理目标从治疗疾病为主转为对症处理和护理照顾、提高病人舒适度。

(二) 尊重生命的原则

临终关怀中强调尊重生命的原则,护理人员应维护并尊重病人的权利与尊严,尊重他们

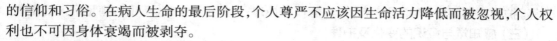

的信仰和习俗。在病人生命的最后阶段,个人尊严不应该因生命活力降低而被忽视,个人权利也不可因身体衰竭而被剥夺。

(三)提高生存质量的原则

让临终病人在有限的生存时间内,感受关怀,满足病人的需求,尊重生命,为临终病人提供优质的临终服务,提高其生活质量。对临终病人和家属进行生死观教育,消除病人及其家属对死亡的焦虑和恐惧。

(四)注重心理支持的原则

临终是人生旅途的最后阶段,此时病人的心理十分复杂,护理人员应与临终病人和家属进行有效沟通,对临终病人和家属进行心理疏导,及时发现他们的需求,让临终病人的亲人、子女、配偶陪伴在身边,提供亲情慰藉:如情感支持,重视病人的微小愿望,建立温暖的人际关系,保持平衡心态。

第三节 临终病人及家属的护理

 工作情景与任务

导入情景:

呼吸内科一病人王大爷,70岁,肺癌晚期。今早,护士小李发现其出现皮肤苍白湿冷、四肢发绀、脉搏弱而快、血压降低、呼吸频率不规则、大小便失禁、深度昏迷、瞳孔散大,对光反射迟钝。

工作任务:

1. 正确评估王大爷的生理变化。
2. 正确为王大爷实施临终前的护理。

一、概述

临终护理是对那些已失去治愈希望的濒死期病人实施积极的整体护理。其目的是尽可能减轻临终病人的痛苦、恐惧与不安,维护其尊严,使其安详地告别人世。

临终护理是临终关怀不可缺少的一项服务内容,临终护理的质量决定了临终关怀的质量,临终护理不仅对临终病人,而且对其家属也有着不可忽略的重要作用。临终护理以姑息治疗护理为主要内容,还包括对临终病人家属的心理支持与照护,并可促进家属和病人的情绪稳定,提供全面的、积极的综合护理。

二、临终病人的生理变化及护理

(一)循环与呼吸系统变化及护理

病人可出现脉搏减弱或逐渐消失,呼吸困难,点头样或叹气样呼吸,呼吸与呼吸暂停交替出现等循环及呼吸功能衰退的征象。护士应密切观察病人的生命体征,保持呼吸道通畅,必要时给予吸氧和吸痰。

(二)消化与泌尿系统变化及护理

病人消化和泌尿系统功能紊乱,可表现为呃逆、腹胀、吞咽困难,尿潴留、便秘、大小便失禁等。护士应调剂好饮食,补充营养,注意口腔护理;做好排泄护理,尊重和满足病人的需求。

（三）感知觉与意识的变化及护理

临终病人周身疼痛不适,视力、语言功能减退,可出现不同程度的意识障碍。护士应注意观察病人的意识状态,疼痛的性质、部位、程度和持续时间,协助病人选择最有效减轻疼痛的方法。环境要安静,空气清新,温湿度适宜,适当照明,增加病人的安全感。听力常为最后消失的感觉,护理中应避免在病人周围窃窃私语。

知识窗

三阶梯疗法控制疼痛

目前世界卫生组织（WHO）建议用三阶梯疗法控制疼痛:第一阶段:选用非麻醉性镇痛药,如阿司匹林、对乙酰氨基酚等;第二阶段:选用弱麻醉药,如可待因、美沙酮等;第三阶段:选用强麻醉性镇痛药,如吗啡、哌替啶等。

（四）瞳孔与肌张力的变化及护理

临终病人瞳孔散大,对光反射迟钝或消失,肌张力丧失,吞咽困难,大小便失禁,无法维持躯体功能位,肢体瘫软,呈希氏面容。护士应注意观察瞳孔与肌张力等改变,协助病人维持良好、舒适的体位。

（五）皮肤与黏膜的变化及护理

临终病人循环衰竭,皮肤黏膜可表现为苍白、湿冷、发绀;病人不能自己改变体位,容易发生压疮。护士应密切观察病人皮肤、黏膜情况,注意保暖,保持床褥舒适、整洁,勤翻身,预防压疮的发生。

三、临终病人的心理变化及护理

美国医学博士库布勒·罗斯（Kubler.Ross）将身患绝症病人的心理反应分为五个阶段。

（一）否认期（denial）

1. 心理变化　病人得知自己病重将面临死亡,表现出震惊与否认,"不,这不会是我,那不是真的",以此极力否认、拒绝接受自己病情恶化的事实。他们常怀着侥幸的心情四处求医,希望是误诊。否认是病人应对突然降临的不幸的一种正常心理防御机制。

2. 护理措施　不要轻易打破病人的防御机制,注意维持适当的希望。与病人坦诚沟通,耐心倾听,循循善诱,做好死亡教育,注意医护人员对病人的言语一致性。

（二）愤怒期（anger）

1. 心理变化　当病人对疾病事实无法否认,常表现为生气、愤怒或怨恨,"为什么是我？这不公平",将愤怒的情绪向家属、医护人员等人发泄,对医护人员百般挑剔,或对治疗、护理等表示不满。病人可能采取一些过激行为,如辱骂、摔打东西,甚至动粗,以发泄苦闷和无奈。

2. 护理措施　要充分理解病人的痛苦和无奈,正确对待病人发怒、抱怨、不合作的行为,允许其宣泄情感。给病人提供表达或发泄内心情感的适宜环境。注意预防意外事件的发生。

（三）协议期（bargaining）

1. 心理变化　病人愤怒的心理消失,开始接受自己临终的事实。为了尽量延长生命,

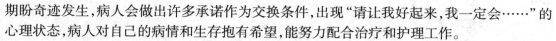

期盼奇迹发生,病人会做出许多承诺作为交换条件,出现"请让我好起来,我一定会……"的心理状态,病人对自己的病情和生存抱有希望,能努力配合治疗和护理工作。

2. 护理措施　应主动关心病人,鼓励其说出内心的感受,尽量满足其合理需要,使其更好地配合治疗和护理工作,积极教育和引导病人,减轻其痛苦和压力。

(四)忧郁期(depression)

1. 心理变化　当病人发现病情日益恶化,无法阻止死亡来临时,"好吧,那就是我",产生很强烈的失落感,出现悲伤、退缩、忧郁,甚至有轻生念头。病人要求与亲朋好友见面,希望有喜欢的人陪伴在身旁照顾自己。病人对周围事物淡漠,反应迟钝,言语减少。

2. 护理措施　应给予病人同情、照顾、鼓励和支持,允许其以不同方式宣泄情感。尽可能满足病人的合理需求,给予其精神上的支持和安慰。加强安全保护,预防病人轻生。

(五)接受期(acceptance)

1. 心理变化　在一切的努力、挣扎之后,病人变得平静,接受即将面临死亡的事实,"好吧,既然是我,那就去面对吧"。病人喜欢独处,情感减退,对死亡不再畏惧和悲伤,平静、安详地等待死亡的到来。

2. 护理措施　应积极帮助病人了却未完成的心愿,提供单独、安静的环境。尊重其选择,保持与病人的沟通,加强临终护理,使其平静、安详地告别人世。

四、临终病人家属的安抚及护理

1. 满足家属照顾病人的需要　让家属陪伴病人,参与日常照顾,了解病人死后的相关事宜。提供必要的信息和指导。

2. 鼓励家属表达感情　与家属积极沟通,鼓励家属表达内心的感受和遇到的困难,容忍和谅解其过激言行。

3. 指导家属对病人的生活照料　鼓励家属参与护理计划的制定和对病人的生活照料,耐心指导和示范照料病人的护理技术,使家属获得心理慰藉,让病人感到亲情温暖。

4. 协助维持家庭的完整性　协助家属安排日常的家庭活动,营造家庭生活氛围。

5. 满足家属生理、心理和社会方面的需求　关心理解家属,帮助其解决实际困难。

第四节　死亡后的护理

 工作情景与任务

导入情景:

重症医学科(ICU)一病人黄奶奶,80岁,因多器官功能衰竭,出现深度昏迷,心跳、呼吸停止,瞳孔散大、固定、对光反射消失,无吞咽反射、角膜反射,脑电波平坦。经医护人员全力抢救无效,宣告死亡,黄奶奶的子女听此噩耗,悲痛不已。

工作任务:

1. 正确进行尸体护理。

2. 正确做好黄奶奶亲属的护理。

一、尸体护理

尸体护理（postmortem care）是对临终病人实施整体护理的最后步骤，也是临终关怀的重要内容之一。做好尸体护理不仅体现对死者的同情与尊重，也是对家属最大的心理安慰，同时也体现了人道主义精神和护理人员崇高的职业道德。

【目的】

1. 使尸体整洁，姿势良好，易于辨认。

2. 尊重死者，给家属以安慰。

【操作程序】

1. 评估

（1）病人的诊断、治疗、抢救过程、死亡原因及时间，是否有传染性。

（2）尸体清洁程度、有无伤口、引流管等。

（3）死者的宗教信仰、家属对死亡的态度。

2. 计划

（1）护士准备：衣帽整洁、修剪指甲、洗手、戴口罩、戴手套。

（2）用物准备

1）治疗车上层：血管钳、剪刀、衣裤、鞋、袜等；尸袋或尸单、填好的尸体识别卡 3 张（表17-1）、松节油、别针 3 枚、不脱脂棉球适量、梳子、绷带等；有伤口者准备换药敷料，必要时备隔离衣和手套等；擦洗用具、手消毒液。

表 17-1 尸体识别卡

姓名＿＿＿＿＿＿ 住院号＿＿＿＿＿＿ 年龄＿＿＿＿＿ 性别＿＿＿＿＿
病室＿＿＿＿＿ 床号＿＿＿＿＿ 籍贯＿＿＿＿＿ 诊断＿＿＿＿＿
住址＿＿＿＿＿＿＿＿＿＿＿＿＿＿＿＿＿＿＿＿＿＿＿＿＿＿
死亡时间＿＿＿年＿＿＿月＿＿＿日＿＿＿时＿＿＿分
护士签名＿＿＿＿＿＿
＿＿＿＿＿医院

2）治疗车下层：生活垃圾桶、医用垃圾桶。

3）其他：酌情备屏风。

（3）环境准备：请其他不必要的人员回避，安静、肃穆，必要时屏风遮挡。

3. 实施（表 17-2）

表 17-2 尸体护理

操作过程	操作流程	要点解析
● 备齐用物，携至床旁，屏风遮挡	操作准备	● 维护死者隐私，尊重死者，减少对同病室其他病人情绪的影响
● 请家属暂离病房	劝慰家属	● 若家属不在，应尽快通知家属来医院
● 撤去一切治疗用物，如输液管、氧气管、导尿管、胃管等	撤去用物	● 便于尸体护理 ● 防止尸体受压，引起皮肤损伤
● 将床放平 ● 使尸体仰卧，双臂放于身体两侧，头下垫一软枕 ● 撤去被褥，留大单或被套（撤去棉胎）遮盖尸体	安置体位	● 防止面部瘀血变色 ● 维护死者尊严

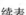

续表

操作过程	操作流程	要点解析
• 洗脸,如有义齿代为装上 • 闭合眼睑,若眼睑不能闭合,可按摩、用毛巾热湿敷眼周,或于上眼睑下垫少许棉花,使上眼睑下垂闭合 • 闭合嘴,若嘴不能闭紧,可轻揉下颌关节,必要时用多头绷带托住下颌	整理遗容	• 避免面部变形,使面部稍显丰满 • 眼、口闭合可维持尸体外观,符合习俗,以安慰家属
• 用血管钳将不脱脂棉球垫塞于口、鼻、耳、阴道、肛门等孔道	填塞孔道	• 防止体液外流,保持尸体整洁、无渗液 • 注意棉球勿外露
• 脱去衣裤,擦洗上肢、胸、腹、背、臀及下肢 • 更衣、梳发,用松节油清除胶布痕迹 • 有伤口者更换敷料,有引流管者拔出引流管,缝合伤口或用蝶形胶布封闭并包扎	清洁全身	• 保持尸体清洁、无渗液 • 维持良好的尸体外观
• 为死者穿上尸衣裤,将第一张尸体识别卡系于尸体右手腕部,把尸体放进尸袋里拉好拉链 • 也可用尸单包裹尸体,移尸体于尸单上,先将尸单两端遮盖尸体的头和脚,再将尸单左右两边整齐包好,用绷带将胸、腰、踝部固定 • 第二张识别卡别在尸体腰前的尸袋(尸单)上	包裹尸体	• 便于尸体运送 • 便于识别及避免认错尸体
• 移尸体于平车上,盖上大单送至太平间,安置于停尸屉内或殡仪馆的车上尸箱内 • 将第三张尸体识别卡挂在停尸屉外	运送尸体	• 冷藏,防止尸体腐败 • 便于识别及避免认错尸体
• 按终末消毒原则处理床单位、用物及病室	终末消毒	• 非传染病人按一般出院病人方法处理 • 传染病人按传染病人终末消毒方法处理
• 完成各项记录	整理病历	• 将死亡时间填写在当日体温单40~42℃之间相应时间栏内 • 注销各种执行单(治疗、药物、饮食卡等)
• 按出院手续办理结账		• 完整的出院护理记录,具有法律证明的作用
• 清点遗物交给家属 • 若家属不在,需两人共同清点,核对登记,列出清单,交护士长妥善保存	整理遗物	• 防止发生医疗纠纷

4. 评价

(1) 尸体整洁、无渗液,外观良好,易于辨认。

(2) 护士与家属沟通有效,家属对尸体护理表示满意。

【注意事项】

1. 尸体护理应在医生开出死亡通知、家属同意后立即进行,以防尸体僵硬。

2. 护理人员应具有高尚的职业道德和情感,态度严肃认真。

3. 传染病人尸体应使用消毒液擦洗,用消毒液浸泡的棉球填塞各孔道,尸体用尸单包裹后装入不透水的袋中,并做出传染标识。

二、丧亲者的护理

丧亲者是指死者的直系亲属。对于丧亲者,最亲近的人永远离开,是一种非常痛苦的经历,根据安格乐(Engel)理论,丧亲者的心理反应可分为六个阶段,即:冲击与怀疑期、逐渐承认期、恢复常态期、克服失落感期、理想化期、恢复期。影响丧亲者心理调试的因素是多方面的,如丧亲者对死者的依赖程度、死者病程的长短、年龄大小、宗教信仰、失去亲人后的生活改变、亲朋好友的支持等。护理人员应充分理解丧亲者的感受,给予必要的支持与安抚。

1. 认真做好尸体护理 体现对死者的尊重,对生者的抚慰。尸体护理要充分体现人道主义精神,尊重死者,这是对丧亲者的极大安慰。

2. 心理疏导与精神支持 鼓励家属宣泄情感,鼓励丧亲者之间互相安慰,认真倾听其诉说,及时耐心疏导,使其得到精神上的支持与安抚。

3. 尽量满足丧亲者的需要 提供生活指导、建议,对无法实现的要求,要耐心劝慰。争取社会各方面的支持,帮助解决实际问题。

4. 鼓励多参加社会活动 建立新的社会关系和培养新的兴趣爱好。

5. 对丧亲者进行随访 临终关怀机构可通过信件、电话、访视对死者家属进行追踪随访,给予必要的鼓励和支持。

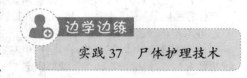

边学边练

实践 37　尸体护理技术

（刘　齐）

 思考题

1. 夏先生,50 岁,进食后胃部疼痛不适伴呕吐 1 个月到医院就诊。经胃镜检查,病理诊断为胃癌晚期。病人坚持认为是医生误诊,继续到多家医院就诊求医。

请问:

（1）夏先生的心理反应属于哪一个心理反应阶段(期)?

（2）护士应对夏先生采取哪些护理措施?

2. 小方爷爷,70 岁,平素身体健康,今天早晨在公园锻炼时突然晕倒,意识不清,送医院后抢救无效死亡。小方来到医院看到爷爷遗体时,表现为麻木、否认,放声大哭,精神崩溃。

请问:

（1）根据安格乐理论,丧亲者小方的心理反应会分为哪六个阶段?

（2）护士应在小方居丧期对其采取哪些护理措施?

第十八章 医疗与护理文件

学习目标

1. 具有严谨慎独的工作态度,具备处理医嘱与书写护理文件的能力。
2. 掌握医嘱单的种类、处理方法及注意事项;病室报告的书写。
3. 熟悉医疗与护理文件的管理工作。
4. 了解医疗与护理文件记录的重要性。
5. 熟练掌握体温单绘制和处理各种医嘱。

医疗与护理文件是医院和病人重要的档案资料,也是教学、科研、管理以及法律上的重要资料。医疗文件记录了病人疾病发生、诊断、治疗、发展及转归的全过程,其中一部分由护士负责书写。护理记录是护士对病人进行病情观察和实施护理措施的原始文字记载,是临床护理工作的重要组成部分。

第一节 概 述

工作情景与任务

导入情景:

产科病房来了一位孕妇,小李,27 岁,停经 30 周,因夜间发生阴道流血 2 小时,无腹痛,急诊入院。入院检查:血压 90/60mmHg,尿蛋白(−),血红蛋白 80g/L。腹部检查:胎心率140 次 / 分,胎方位为枕前位。B 超提示:胎盘位于子宫右后壁延至前壁覆盖宫颈口。诊断:前置胎盘,继发性贫血。

工作任务:

1. 正确填写小李的护理记录单。
2. 书写病室报告。

医疗与护理文件包括病历、医嘱单、体温单、护理记录单、病区交班报告、特别护理记录单等内容。护士在医疗与护理文件的记录和管理中必须明确准确记录的重要意义,做到认真、细致、负责,并遵守专业技术规范。

一、记录的意义

1. 提供病人的信息资料　医疗与护理文件是对病人疾病的发生、发展及转归的全过程进行客观、全面、系统的科学记载，是医护人员进行正确诊断、选择治疗方案和实施护理措施的科学依据。

2. 提供教学与科研资料　完整的医疗和护理资料体现了理论在实践中的应用，是医学教学的最好教材；特殊病例还为个案教学提供依据，也是开展科研工作的重要资料来源，特别是在回顾性研究、流行病学调查方面有重要的参考价值。

3. 提供法律依据　各种医疗与护理文件属法律相关性文件，具有重要的法律意义，在法庭上可作为判定医疗纠纷、保险索赔、犯罪刑案及遗嘱查验的依据。

4. 提供评价依据　医疗与护理文件反映了医院的医疗护理质量、管理水平和医护人员的业务素质，是评价医院工作和管理水平的重要指标之一。

二、记录的原则

医疗与护理文件是一种法律文件，记录过程中必须遵循标准要求。

1. 及时　医疗与护理文件记录必须及时，不能提前或延期，更不能漏记，以保证记录的时效性。若因抢救急、危重症病人不能及时记录时，相关医护人员应在抢救结束后6小时内据实补记，并注明抢救完成时间及补记时间。

2. 准确　记录内容必须准确、真实。使用医学术语、通用的中文和外文缩写，采用国家法定的计量单位。各种记录应按规定的内容和格式书写，书写工整，字迹清晰，表达准确，语句通顺，标点正确。记录者必须是执行者。记录过程中有书写错误时，应当用双线划在错字上，并在上面签全名，不得采用刮、粘、涂等方法掩盖或去除原来的字迹。

3. 客观　医疗与护理记录应是医护人员所观察和测量到的病人的客观信息，不应是医护人员的主观看法和解释。记录病人主观资料时，应记录其自诉内容，并用引号标明；同时应补充相应的客观资料。

4. 完整　医疗与护理记录应包括病人的所有信息。眉栏、页码须填写完整；各项记录应按要求逐项填写，避免遗漏，记录应连续，不可留有空行或空白；记录后签署全名。

5. 简要　记录内容要简明扼要，重点突出，不能用含糊其辞的语句表述。

6. 清晰　除特殊规定外，须根据规范要求分别使用红、蓝钢笔书写各种记录。一般白班用蓝钢笔书写，夜班用红钢笔书写。

三、管理的要求

1. 各种医疗与护理文件应按规定放置，记录和使用后必须及时放回原处。

2. 严禁任何人涂改、伪造、隐匿、销毁、抢夺、窃取医疗与护理文件。

3. 必须保持各种医疗与护理文件的清洁、完整，防止污染、破损、拆散和丢失。

4. 病人和家属未经医护人员同意不得翻阅各种医疗与护理文件，也不能擅自将其携带出病区。

5. 因科研、教学需要查阅病历时，需经相关部门同意，阅后应当立即归还，且不得泄露病人隐私。

6. 需要查阅、复印病历资料的病人、家属及其他机构的有关人员，应根据证明材料提出申请,由病区指定专门人员在申请人在场的情况下负责复印或者复制,并经申请人核对无误后,医疗机构加盖证明印记。

7. 医疗与护理文件应妥善保存。各种记录保存期限为:

(1) 体温单、医嘱单、特别护理记录单作为病历的一部分随病历放置,病人出院后送病案室长期保存。

(2) 门(急)诊病历档案的保存时间自病人最后一次就诊之日起不少于 15 年。

(3) 病区交班报告本由病区保存 1 年,以备需要时查阅。

知识窗

护理病案的法律意义

护理病案作为病历的一部分,是严肃的法律性文件。在法庭上可作为判定医疗纠纷、保险索赔、犯罪刑案及遗嘱查验的证明。护士应及时、准确无误、完整地书写好护理病案,不得任意丢失、涂改、隐匿、伪造或销毁。尤其是随着新的《医疗事故处理条例》和最高人民法院《关于民事诉讼证据的若干规定》中"举证责任倒置"的实施,病案记录的准确性、一致性和真实性对于司法正确、公正具有非常重要的意义。病案书写和管理的规范性也以法律法规的形式公示于众,从而使其得到了充分的重视和发展,对加强病案质量管理、提高医护服务质量、预防医疗事故的发生起到积极作用。

四、病历排列顺序

病人的病历通常按顺序排列,独立存放,妥善保存,以便管理和查阅(表 18-1)。

表 18-1 病历排列顺序

住院病历	出院病历
1. 体温单(按时间先后倒排)	1. 住院病历首页
2. 医嘱单(按时间先后倒排)	2. 住院证(或死亡报告单)
3. 入院病历及入院记录	3. 出院记录或死亡记录
4. 病史及体格检查	4. 入院病历及入院记录
5. 病程记录(手术、分娩记录单等)	5. 病史及体格检查
6. 会诊记录	6. 病程记录
7. 各项检验和检查报告单	7. 会诊记录
8. 护理病历	8. 各项检验和检查报告单
9. 住院病历首页	9. 护理病历
10. 住院证	10. 医嘱单
11. 门诊和(或)急诊病历	11. 体温单(按时间先后顺排)
	门诊病历一般由病人自行保管

第二节 常用护理相关文件的记录

一、体温单

体温单主要用于记录病人的生命体征及其他情况。通过它可以了解病人疾病的变化情况,为迅速掌握病情提供依据。住院期间,体温单排在住院病历的首页,以便查阅(表18-2,见文末表格)。

(一)眉栏

1. 用蓝(黑)钢笔填写病人姓名、科别、病室、床号、入院日期和住院病历号等项目。

2. 填写"日期"栏时,每页第1天应填写年、月、日,中间用短线隔开如"2014-1-13",其余6天只填日。如在6天中遇有新的月份或年度开始时,则应填写月、日或年、月、日。

3. 填写"住院日数"栏时,以病人入院当天为第一天开始填写,直至出院。

4. 填写"术后(分娩)日数"栏,用红钢笔填写,以手术(或分娩)次日为术后(或分娩后)第一日,用阿拉伯数字依次填写至第14日止;若在14日内进行第二次手术,则将第一次手术日数作为分母,第二次手术日数作为分子进行填写。

(二)40~42℃之间

1. 用红钢笔在40~42℃之间相应的时间格内纵向填写病人入院、转入、手术、分娩、出院、死亡等时间。除了手术不写具体时间外,其余均采用24小时制,精确到分钟。

2. 填写要求

(1) 入院、转入、分娩、出院、死亡等项目后写"于"或画一竖线,其下用中文书写时间,如"入院于十时二十分"。

(2) 手术不写具体手术名称和具体手术时间。

(3) 转入时间由转入病区填写,如"转入于二十时三十分"。

(三)体温、脉搏曲线绘制和呼吸记录

1. 体温曲线绘制

(1) 用蓝笔绘制,口温符号为"●"、腋温为"×"、肛温为"○"。

(2) 每一小格为0.2℃,将实际测量的度数用蓝笔绘制于体温单35~42℃相应的时间格内,相邻温度用蓝线相连,连续两次相同的体温间可不连线。

(3) 物理或药物降温30分钟后,应重测体温,测量的温度用红圈"○"表示,绘制在降温前体温符号的同一纵格内,并以红虚线与降温前的温度相连。下次所测温度用蓝线仍与降温前温度相连。

(4) 体温低于35℃时,为体温不升。应在35℃线以下相应时间纵格内用红钢笔写"不升",不再与相邻温度相连。

(5) 若病人体温与上次温度差异较大或与病情不符时,应重新测量,重测相符者在原体温符号上方用蓝笔写上一小写英文字母"v"(verified,核实)。

(6) 若病人因拒测、外出进行诊疗活动或请假等原因未能测量体温时,则在体温单40~42℃之间用红钢笔在相应时间纵格内填写"拒测"、"外出"或"请假"等,并且前后两次体温断开不相连。

2. 脉搏、心率曲线绘制

(1) 脉率符号为红点"●",心率符号为红圈"○"。

(2) 每一小格为4次/分,将实际测量的脉率或心率,用红笔绘制于体温单相应时间格内,相邻脉率或心率用红线相连,连续相同的两次脉率或心率间可不连线。

(3) 脉搏与体温重叠时,先绘制蓝色体温符号,外划红圈以表示脉搏。如系肛温,则先以蓝圈表示体温,其内以红点表示脉搏。

(4) 脉搏短绌时,相邻脉率或心率用红线相连,在脉率和心率之间用红笔划线填满。

3. 呼吸记录

(1) 用红钢笔将实际测量的呼吸次数以阿拉伯数字表示,填写在相应的呼吸栏内,免写计量单位。相邻两次呼吸上下错开填写,每页首记呼吸从上开始写。

(2) 使用呼吸机的病人的呼吸以®表示,在体温单相应时间内顶格用黑笔画®。

(四) 底栏

底栏的内容包括血压、入量、尿量、大便次数、体重、身高及其他等。数据以阿拉伯数字记录,免写计量单位,用蓝(黑)钢笔填写在相应栏内。

1. 血压 以毫米汞柱(mmHg)为单位填入。新入院病人应记录血压,根据病人病情及医嘱测量并记录。一日内连续测量血压时,上午血压写在前半格,下午血压写在后半格;术前血压写在前面,术后血压写在后面;如为下肢血压应当标注。

2. 入量 以毫升(ml)为单位,记录前一日24小时的摄入总量在相应的日期栏内。每天记录一次。

3. 尿量 以毫升(ml)为单位,记录前一日24小时的尿液总量,每日记录一次。尿失禁以"※"表示,导尿(持续导尿)后的尿量以"C"表示。如1800/C表示导尿病人排尿1800ml。

4. 大便次数 每日一次记录前一日的大便次数。未排大便记"0",大便失禁以"※"表示,人工肛门以"☆"表示;灌肠以"E"表示。灌肠后排便一次以"$\frac{1}{E}$"表示;"$1\frac{2}{E}$"表示自行排便1次,灌肠后又排便2次;"$\frac{4}{2E}$"表示灌肠2次后排便4次。

5. 体重 以千克(kg)为单位填入。一般新入院病人当日应测量体重并记录,根据病人病情及医嘱测量并记录。病情危重或卧床不起不能测量的病人,应在体重栏内注明"卧床"。

6. 身高 以厘米(cm)为单位填入,一般新入院病人当日应测量身高并记录。

7. 药物过敏 如有药物过敏需用红笔标注阳性反应,并于每次添加体温单时转抄过来。

8. "其他"栏作为机动,根据病人病情需要填写,如特殊用药、腹围等。

9. 页码 按页数用蓝(黑)笔连续填写。

二、医嘱单

医嘱(physician order)是医生根据病人病情需要,为达到诊治的目的而拟定的书面嘱咐,由医护人员共同执行。医嘱单是医护人员共同实施治疗和护理的重要依据,也是护士执行医嘱、完成治疗的核查依据,分为长期医嘱单和临时医嘱单。

(一) 医嘱的内容

医嘱的内容包括:日期、时间、床号、姓名、护理常规、隔离种类、护理级别、饮食、体位、药物(名称、剂量、浓度、方法、时间等)、各种检查、治疗、术前准备和医生、护士签名等。

(二) 医嘱的种类

1. 长期医嘱 有效时间在 24 小时以上,当医生注明停止时间后即失效。如一级护理、流质饮食、10% 葡萄糖 + 氨苄西林 3.0g ivgtt qd 等(表 18-3)。

表 18-3 长期医嘱单

姓名 张× 科别 内科 病室 2 床号 3 住院号 13679 第 1 页

开始					停止			
日期	时间	医嘱	签名		日期	时间	签名	
			医生	护士			医生	护士
14-1-2	8:00	冠心病护理常规	周文	贾梅				
1-2	8:00	二级护理	周文	贾梅				
1-2	8:00	低盐流质饮食	周文	贾梅				
1-2	8:00	持续心电监测	周文	贾梅	1-6	8:00	周文	王云
1-2	8:00	吸氧	周文	贾梅				
1-2	8:00	地高辛 0.25mg qd	周文	贾梅				
1-2	8:00	5% 葡萄糖 250ml	周文	贾梅	1-10	8:00	周文	贾梅
1-2	8:00	硝酸甘油 10mg/ivgtt qd	周文	贾梅				

2. 临时医嘱 有效时间在 24 小时以内,应在短时间内执行,一般只执行一次。有的需要立即执行,如阿托品 0.5mg H st;有的需要在限定时间内执行,如手术、会诊、X 线摄片及各项特殊检查等。此外,出院、转科、死亡等也列入临时医嘱(表 18-4)。

表 18-4 临时医嘱单

姓名 张× 科别 内科 病室 2 床号 3 住院号 13679 第 1 页

日期	时间	医嘱	医生签名	执行时间	执行者签名
14-1-2	8:00	心电图	周文	8:00	张敏
1-2	8:00	X 胸片	周文	8:00	张敏
1-2	8:00	血常规	周文	8:00	张敏
1-2	8:00	青霉素皮试(−)	周文	8:00	王云
1-2	10:00	哌替啶 50mg im st	周文	10:00	张敏

3. 备用医嘱 根据病情需要分长期备用医嘱和临时备用医嘱两种。

(1) 长期备用医嘱(prn):有效时间在 24 小时以上,必要时使用,两次执行之间有时间间隔,由医生注明停止时间方可失效。如哌替啶 50mg im q6h prn。

(2) 临时备用医嘱(sos):仅在 12 小时内有效,必要时使用,只执行一次,过期尚未执行则自动失效。如地西泮 5mg po sos。

(三) 医嘱的处理方法

1. 长期医嘱的处理 医生开写在长期医嘱单上,注明日期和时间并签全名。护士将长期医嘱单上的医嘱分别转抄至各种执行单上(如服药单、注射卡、治疗单、输液单、饮食单等),注明执行时间并签全名。定期执行的长期医嘱应在执行单上注明具体的执行时间,如地高辛 0.25mg qd,服药单上应注明地高辛 0.25mg 8am。护士执行长期医嘱后,应在长期医嘱执行单上注明执行的时间,并签全名。

2. 临时医嘱的处理 医生开写在临时医嘱单上,注明日期和时间并签全名。需要立即执行的医嘱,护士在执行后,必须注明时间并签全名。有限定执行时间的临时医嘱,护士应及时转抄到临时治疗本或交班记录本上。会诊、手术、检验等各种申请单应及时送到相关科室。

3. 备用医嘱的处理

(1) 长期备用医嘱的处理:医生开写在长期医嘱单上,必须注明执行时间,如哌替啶 50mg im q6h prn。每次执行后,在临时医嘱单上记录执行时间并签全名,供下一班次参考。

(2) 临时备用医嘱的处理:医生开写在临时医嘱单上,12 小时内有效,如地西泮 5mg po sos。过时未执行,护士应用红笔在该项医嘱栏内写"未用"两字。

4. 停止医嘱的处理 停止医嘱时,应把相应执行单上的有关项目注销,同时注明停止日期和时间,并在医嘱单原医嘱后,填写停止日期、时间,最后在执行者栏内签全名。

(四) 重整医嘱

凡长期医嘱单超过 3 页,或医嘱调整项目较多时要重整医嘱。重整医嘱时,由医生执行,在原医嘱最后一行下面画一红横线,在红线下面用蓝(黑)钢笔写"重整医嘱",再将红线以上有效的长期医嘱,按原日期、时间的排列顺序抄于红线下。抄录完毕核对无误后签上全名。

凡病人转科、手术或分娩后也要重整医嘱,即在原医嘱最后一项下面画一红横线,并在红线下面用蓝(黑)钢笔写上"转科医嘱"、"手术医嘱"、"分娩医嘱"等,然后再开写新医嘱,红线以上的医嘱自行停止。医生重整医嘱后,由当班护士核对无误后在整理之后的有效医嘱执行者栏内签上全名。

(五) 医嘱的处理原则和注意事项

1. 处理医嘱时,应先急后缓,即先执行临时医嘱,后执行长期医嘱。

2. 医嘱必须经医生签名后方可生效。一般情况下不执行口头医嘱,在抢救或手术过程中医生提出口头医嘱时,执行护士必须向医生复诵一遍,双方确认无误后方可执行,事后应及时据实补写医嘱。

3. 对有疑问的医嘱,必须核对清楚后方可执行。

4. 医嘱须每班、每日核对,每周总查对,查对后签全名。

5. 凡需下一班执行的临时医嘱要交班,并在护士交班记录上注明。

6. 凡已写在医嘱单上而又没有执行的医嘱,不得贴盖、涂改,应由医生在该项医嘱栏内用红笔写"取消"字样,并在医嘱后用蓝(黑)钢笔签全名。

电子病历系统

目前,很多医院开始使用临床信息系统(clinical information system,CIS)对病人的诊疗和护理信息进行管理。医生凭个人账号和密码登录医生工作站系统,将医嘱按照长期医嘱、临时医嘱、辅助检查、化验等分类录入系统,由护士凭个人账号和密码登录护士工作站系统进行处理,主要包括审核医嘱、执行医嘱、打印表单和医嘱单,护士打印出各种执行表单,以指导护士执行;同样,护士可将病人生命体征分项目录入后保存,则系统自动生成体温单。

使用 CIS 处理医疗与护理文件,不仅避免了纸质文件处理时存在的手工转抄、查对转抄及填写各种报表等繁琐工作,更重要的是通过规范化的录入界面、格式化的数据形式以及系统内部的质量控制,设置错误提示警告,保证了医疗与护理文件录入以及处理的正确性、完整性、及时性,有利于提高医疗护理质量,防止差错事故的发生。

三、出入液量记录单

正常人体每日液体的摄入量和排出量之间保持着动态的平稳。当摄入水分减少或是由于疾病导致水分排出过多,都可引起机体不同程度的脱水,应及时经口或其他途径(静脉或皮下等)补液以纠正脱水;相反,如果水分过多积聚在体内,则会出现水肿,应限制水分摄入。为此,护理人员有必要掌握正确地测量和记录病人每日液体的摄入量和排出量,以作为了解病情、作出诊断、决定治疗方案的重要依据。常用于休克、大面积烧伤、大手术后或心脏病、肾脏疾病、肝硬化腹水等病人。出入液量记录单见表18-5。

表18-5 出入液量记录单

姓名_____ 床号_____ 诊断_____ 科别_____ 病室_____ 住院号_____

日期	时间	入量		出量		签名
		项目	量(ml)	项目	量(ml)	

(一)记录内容和要求

1. 每日摄入量 包括每日的饮水量、食物中的含水量、输液量、输血量等。病人饮水时应使用固定的饮水容器,并测定其容量;固体食物应记录单位数量或重量,如米饭 1 中碗(约 100g)、苹果 1 个(约 100g)等,再根据医院常用食物含水量(表 18-6)及各种水果含水量(表 18-7)核算其含水量。

表 18-6   医院常用食物含水量

食物	单位	原料重量(g)	含水量(ml)	食物	单位	原料重量(g)	含水量(ml)
米饭	1 中碗	100	240	藕粉	1 大碗	50	210
大米粥	1 大碗	50	400	鸭蛋	1 个	100	72
大米粥	1 小碗	25	200	馄饨	1 大碗	100	350
面条	1 中碗	100	250	牛奶	1 大杯	250	217
馒头	1 个	50	25	豆浆	1 大杯	250	230
花卷	1 个	50	25	蒸鸡蛋	1 大碗	60	260
烧饼	1 个	50	20	牛肉		100	69
油饼	1 个	100	25	猪肉		100	29
豆沙包	1 个	50	34	羊肉		100	59
菜包	1 个	150	80	青菜		100	92
水饺	1 个	10	20	大白菜		100	96
蛋糕	1 块	50	25	冬瓜		100	97
饼干	1 块	7	2	豆腐		100	90
煮鸡蛋	1 个	40	30	带鱼		100	50

表 18-7   各种水果含水量

水果	原料重量(g)	含水量(ml)	水果	原料重量(g)	含水量(ml)
西瓜	100	79	葡萄	100	65
甜瓜	100	66	桃	100	82
西红柿	100	90	杏	100	80
萝卜	100	73	柿子	100	58
李子	100	68	香蕉	100	60
樱桃	100	67	橘子	100	54
黄瓜	100	83	菠萝	100	86
苹果	100	68	柚子	100	85
梨	100	71	广柑	100	88

    2. 每日排出量   主要为尿量,此外其他途径的排出液,如大便量、呕吐物量、咯出物量(咯血、咳痰)、出血量、引流量、创面渗液量等,也应作为排出量加以测量和记录。除大便记录次数外,液体以毫升(ml)为单位记录。为了记录的准确性,昏迷病人、尿失禁病人或需密切观察尿量的病人,最好留置尿管;婴幼儿测量尿量可先测量干尿布的重量,再测量湿尿布的重量,两者之差即为尿量;对于不易收集的排出量,可依据定量液体浸润棉织物的情况进行估算。

    (二)记录方法

    1. 用蓝(黑)钢笔填写眉栏各项,包括病人姓名、科别、床号、住院病历号、诊断及页码。

    2. 日间 7 时至 19 时用蓝(黑)钢笔记录,夜间 19 时至次晨 7 时用红钢笔记录。

3. 记录同一时间的摄入量和排出量,在同一横格上开始记录;对于不同时间的摄入量和排出量,应各自另起一行记录。

4. 12 小时或 24 小时就病人的出入量做一次小结或总结。12 小时做小结,用蓝(黑)钢笔在 19 时记录的下面一格上下各划一横线,将 12 小时小结的液体出入量记录在划好的格子上;24 小时做总结,用红钢笔在次晨 7 时记录的下面一格上下各划一横线,将 24 小时总结的液体出入量记录在划好的格子上,需要时应分类总结,并将结果分别填写在体温单相应的栏目上。

5. 不需继续记录出入液量后,记录单无须保存。

四、护理记录单

护理记录是病人住院期间,护士对病人实施整体护理全过程的真实记录。护理记录分为一般病人护理记录和危重病人护理记录。

(一)一般病人护理记录

1. 记录内容　包括病人的姓名、科别、住院病历号、床号、页码、记录日期和时间、病情观察情况、护理措施和效果、护士签名等。

2. 书写要求

(1) 一般病人入院、转入、转出、分娩当日应有记录。

(2) 择期手术前一日及其他手术当日应有记录。

(3) 二、三级护理的病人每周定期记录。

(4) 病情变化及护理措施和效果应随时记录。

(二)危重病人护理记录

凡危重、抢救、大手术后、特殊治疗或需严密观察病情的病人,应做好特别护理观察记录(表 18-8,见文末表格),以便及时了解病情变化,观察治疗或抢救后的效果。

1. 记录内容　包括病人的生命体征、出入量、病情动态、护理措施、药物治疗效果及反应等。

2. 书写要求

(1) 眉栏各项用蓝(黑)钢笔填写。

(2) 日间 7 时至 19 时用蓝(黑)钢笔记录,夜间 19 时至次晨 7 时用红钢笔记录。

(3) 及时准确地记录病人的体温、脉搏、呼吸、血压、出入量等。计量单位写在标题栏内,记录栏内只填写数字。记录出入量时,除填写量外,还应将颜色、性状记录于病情栏内,并将 24 小时总量填写在体温单的相应栏内。

(4) 病情及处理栏内要详细记录病人的病情动态、治疗、护理措施及效果,每次记录后应签全名。

(5) 12 小时或 24 小时就病人的总出入量、病情、治疗护理做一次小结或总结。12 小时小结用蓝(黑)钢笔书写,24 小时总结用红钢笔书写,以便于下一班快速、全面地掌握病人的情况。

(6) 病人出院或死亡后,特别护理记录单应随病历留档保存。

五、病室报告

病室报告(交班记录)是由值班护士书写的书面交班报告。内容包括护士值班期间病区情况及病人病情动态变化等(表 18-9,见文末表格)。通过阅读,可了解病区工作动态和病人的身心状况,使下一班护士能做到心中有数,护理工作能够连续和有计划地进行。

(一) 书写要求

1. 应在深入病室、全面了解病人病情的基础上书写。

2. 书写内容要全面、真实、重点突出、简明扼要,有连续性,以利于系统观察病情。

3. 书写字迹清楚,不得随意涂改。日间用蓝(黑)钢笔书写,夜间用红钢笔书写。

4. 填写时,先写姓名、床号、住院病历号、诊断,再简要记录病情、治疗和护理。

5. 对新入院、转入、手术、分娩及危重病人,在诊断的下方分别用红笔注明"新"、"转入"、"手术"、"分娩",危重病人应作出特殊红色标记"※",或用红笔注明"危"以示醒目。

6. 写完后,注明页数并签全名。

7. 护士长应对每班的病区交班报告进行检查,符合质量后签全名。

(二) 书写顺序

1. 用蓝(黑)钢笔填写眉栏各项,如病室、日期、时间、病人总数和入院、出院、转出、转入、手术、分娩、病危及死亡病人数等。

2. 先填写离开病区的病人,即出院、转出、死亡者。

3. 再填写进入病区的新病人,即新入院或转入的病人。

4. 最后填写本班重点护理的病人,即手术、分娩、危重及有异常情况的病人。同一栏内的内容,按床号先后顺序书写报告。

(三) 交班内容

1. 出院、转出、死亡的病人 出院病人注明离开时间;转出病人注明转往何院、何科及转出时间;死亡病人简要注明抢救过程及死亡时间。

2. 新入院或转入的病人 应写明入院或入科时间和状态,病人主诉和主要症状、体征,既往重要病史(尤其是过敏史),存在的护理问题以及下一班需要观察及注意的事项,给予的治疗、护理措施及效果。

3. 危重病人、有异常情况以及做特殊检查或治疗的病人 应写明病人主诉、生命体征、神志、病情动态、特殊抢救、护理措施、治疗效果及下一班需要重点观察和注意的事项。

4. 手术病人 准备手术的病人应写明术前准备和术前用药情况等。当日手术的病人需写明麻醉种类、手术名称及过程;麻醉清醒时间;回病室后的生命体征、伤口、引流、排尿及镇痛药物的使用情况。

5. 产妇 产前应报告胎次、胎心、宫缩及破水情况;产后应报告产式、产程、分娩时间、会阴切口或腹部切口及恶露情况等;自行排尿时间;新生儿性别及评分。

6. 老年、小儿及生活不能自理的病人 应报告生活护理情况,如口腔护理、压疮护理及饮食护理等。

此外,还应报告上述病人的心理状况和需要接班者重点观察及完成的事项。夜间记录还应注明病人的睡眠情况。

六、护理病历

护理病历是护理人员运用护理程序为服务对象解决健康问题的过程,显示了护理工作的内涵,具有法律效力,并有保存价值,其组成包括病人入院护理评估单、护理计划单、护理记录单、病人出院护理评估单等。在设计上运用了标准护理计划的内容格式,护士在完成护理病历时,文字书写内容少,只需依照标准护理计划设置的内容进行选择即可,既省时又完整,不易遗漏。

(一) 入院护理评估单

入院护理评估单是护理病历的首页(表 18-10),是病人入院后首次进行初步的护理评估记录。主要内容为病人的一般情况、简要病史、护理体检、生活状况及自理程度、心理、社会方面状态等。使用时在留有空白处填写、在符合的项目上打"√"即可。

表 18-10 病人入院护理评估单

姓名 <u>张×</u>　　　床号 <u>15</u>　　　科别 <u>内科</u>　　　病室 <u>5</u>　　　住院号 <u>62583</u>

(一) 一般资料

姓名 <u>张×</u>　　性别 <u>男</u>　　年龄 <u>53</u> 岁　　职业 <u>干部</u>　　民族 <u>汉</u>　　籍贯 <u>河南</u>　　婚姻 <u>已婚</u>

文化程度 <u>大学</u>　　宗教信仰 <u>无</u>

联系地址 <u>仁和小区 8-3-202</u>　　联系人 <u>李霞</u>　　电话 <u>123456789</u>

主管医师 <u>赵凯</u>　　护士 <u>王英</u>　　收集资料时间 <u>2014.1.25.3pm</u>

入院时间 <u>2014.1.25.2pm</u>　　　入院方式:步行　　扶行　　轮椅　　平车 √

入院医疗诊断 <u>急性广泛前壁心肌梗死</u>

入院原因(主诉和简要病史) <u>心前区持续疼痛 2h,有濒死感,出冷汗,舌下含化消心痛,疼痛仍不缓解。</u>

既往史:<u>冠心病</u>

过敏史:无 √　　有(药物_____ 食物_____ 其他_____)

家族史:高血压病 √、冠心病、糖尿病、_____ 肿瘤、癫痫、精神病、_____ 传染病、_____ 遗传病、其他_____

(二) 生活状况及自理程度

1. **饮食**　基本膳食:普食　　软饭 √　　半流质　　流质　　禁食

食欲:正常 √　　增加　　亢进_____ 天/周/月　　下降厌食_____ 天/周/月

近期体重变化:无 √　　增加/下降_____ kg/_____ 月(原因_____)

其他_____

2. **睡眠与休息**

休息后体力是否容易恢复:是 √　　否(原因_____)

睡眠:正常　　入睡困难　　易醒　　早醒　　多梦　　噩梦　　失眠 √

辅助睡眠:无　　药物　　其他方法

其他_____

3. **排泄**

排便:<u>1</u> 次/天　　性状_____正常 √/便秘/腹泻/便失禁造瘘

排尿:<u>5</u> 次/天　　颜色 <u>黄</u>　　性状 <u>透明</u>　　尿量 <u>1800</u> ml/24h　　尿失禁

4. **烟酒嗜好**

吸烟:无　　偶尔吸烟　　经常吸烟 √ <u>15</u> 年 <u>20</u> 支/天　　已戒_____ 年

饮酒/酗酒:无　　偶尔饮酒　　经常饮酒 √ <u>10</u> 年 <u>250</u> ml/d　　已戒_____ 年

5. **活动**

自理:全部　　障碍(进食　　沐浴/卫生 √　　穿着/修饰　　如厕 √)

步态:稳 √　　不稳(原因_____)

医疗/疾病限制:医嘱卧床 √　　持续静滴　　石膏固定　　牵引　　瘫痪

6. **其他**

(三) 体格检查

T <u>37.0</u> ℃　　P <u>112</u> 次/分　　R <u>28</u> 次/分　　BP <u>92/65</u> mmHg　　身高 <u>178</u> cm　　体重 <u>85</u> kg

1. **神经系统**

意识状态:清醒 √　　意识模糊　　嗜睡　　谵妄　　昏迷

语言表达:清醒 √　　含糊　　语言困难　　失语

定向能力:准确 √　　障碍(自我　　时间　　地点　　人物)

---

2. 皮肤黏膜

皮肤颜色:正常 √　　潮红　　苍白　　发绀　　黄染

皮肤温度:温 √　　凉　　热

皮肤湿度:正常　　干燥　　潮湿　　多汗 √

完整性:完整 √　　皮疹　　出血点　　其他＿＿＿＿＿＿＿＿＿＿＿＿

压疮(Ⅰ/Ⅱ/Ⅲ度)(部位/范围＿＿＿＿＿＿＿＿＿＿＿＿＿＿＿＿＿＿＿＿＿＿)

口腔黏膜:正常 √　　充血　　出血点　　糜烂　　溃疡　　疱疹　　白斑

其他:＿＿＿＿＿＿＿＿＿＿＿＿＿＿＿＿＿＿＿＿＿＿＿＿＿＿＿＿＿＿＿＿＿

3. 呼吸系统

呼吸方式:自主呼吸 √　　机械呼吸

节律:规则 √　　异常　　　　频率 28 次/分　　　　深浅度:正常 √　　深　　浅

呼吸困难:无 √　　轻度　　中度　　重度

咳嗽:无 √　　有

痰:无　　容易咳出　　不易咳出　　痰(色＿＿＿＿量＿＿＿＿黏稠度＿＿＿＿)

其他:＿＿＿＿＿＿＿＿＿＿＿＿＿＿＿＿＿＿＿＿＿＿＿＿＿＿＿＿＿＿＿＿＿

4. 循环系统

心律:规则　　心律不齐 √　　心率 112 次/分

水肿:无 √　　有(部位/程度＿＿＿＿＿＿＿＿＿＿＿＿＿＿＿＿＿＿＿＿＿＿)

其他:＿＿＿＿＿＿＿＿＿＿＿＿＿＿＿＿＿＿＿＿＿＿＿＿＿＿＿＿＿＿＿＿＿

5. 消化系统

胃肠道症状:恶心　　呕吐(颜色＿＿＿＿＿性质＿＿＿＿＿次数＿＿＿＿＿总量＿＿＿＿＿)

　　　　　　嗳气　　反酸　　烧灼感　　腹痛(部位/性质＿＿＿＿＿＿＿＿＿＿＿＿)

腹部:软 √　　肌紧张　　压痛/反跳痛　　可触及包块(部位/性质＿＿＿＿＿＿＿＿＿＿)

腹水(腹围＿＿＿＿＿＿＿cm)

其他:＿＿＿＿＿＿＿＿＿＿＿＿＿＿＿＿＿＿＿＿＿＿＿＿＿＿＿＿＿＿＿＿＿

6. 生殖系统

月经:正常　　紊乱　　痛经　　月经量过多　　绝经

其他:

7. 认知/感受

疼痛:无　　有 √　　部位/性质 心前区、压榨性

视力:正常 √　　远/近视　　失明(左/右/双侧)

听力:正常 √　　耳鸣　　重听　　耳聋(左/右/双侧)

触觉:正常 √　　障碍(部位＿＿＿＿＿＿＿＿＿＿＿＿＿＿＿＿＿＿＿＿＿＿＿)

嗅觉:正常 √　　减弱　　缺失

思维过程:正常　　注意力分散 √　　远/近期记忆力下降　　思维混乱

其他:＿＿＿＿＿＿＿＿＿＿＿＿＿＿＿＿＿＿＿＿＿＿＿＿＿＿＿＿＿＿＿＿＿

(四) 心理社会方面

1. 情绪状态　镇静　　易激动　　焦虑　　恐惧 √　　悲哀　　无反应

2. 就业状态　固定职业 √　　丧失劳动力　　失业　　待业

3. 沟通　希望与更多的人交往 √　　语言交流障碍　　不愿与人交流

4. 医疗费用来源　自费　　劳保　　公费　　医疗保险 √　　其他

5. 与亲友关系　和睦 √　　冷淡　　紧张

6. 遇到困难最愿向谁倾诉　父母　　配偶 √　　子女　　其他

(五) 入院介绍(病人知道)

负责自己的医生、护士姓名,病室环境,病室制度(查房、进餐、探视、熄灯时间)及粪、尿常规标本留取法

(二) 护理计划单

根据病人入院护理评估的资料,按先后顺序将病人的护理诊断列于计划单上(表18-11),并设定各自的预期目标,制定相应的护理措施,及时评价。

表 18-11 护理计划单

科别 <u>内科</u> 床号 <u>15</u> 姓名 <u>张×</u> 性别 <u>男</u> 年龄 <u>53 岁</u> 疾病诊断 <u>急性广泛前壁心肌梗死</u> 住院号 <u>62583</u>

开始日期	时间	护理诊断	预期目标	护理措施	签名	评价		
						日期时间	结果	签名
2014-1-25	4pm	疼痛(胸痛):与心肌缺血、缺氧、坏死有关	2日内病人诉说疼痛减轻或消失,无呻吟,表情自然	1. 密切观察心前区疼痛的性质、部位、程度、持续时间及用药效果 2. 遵医嘱及时静脉输入硝酸甘油等血管扩张药物及给予哌替啶或吗啡镇痛,注意观察用药后止痛效果 3. 持续吸氧 2~4L/min 4. 急性期应绝对卧床休息,取舒适体位,减少心肌耗氧量,防止病情加重。严格限制探视,保持情绪稳定,避免激动 5. 连接心电监护仪,持续监测心电图变化,定时监测心肌酶,并询问病人胸痛有无缓解	王英	1-28 8am	目标完全实现	王英
1-25	4pm	潜在并发症:心律失常	护士及时发现并及时报告医生处理	1. 持续心电监护,观察有无室性、室上性心律失常 2. 备齐抢救设备及药品。遵医嘱使用抗心律失常药物,监测药物的作用及相关不良反应 3. 严密观察有无心衰及心源性休克的发生 4. 监测血清电解质情况 5. 嘱病人身心休息,限制探视 6. 一旦发生室颤,立即除颤	王英	2-5 8am	未发生并发症	王英
1-25	4pm	恐惧:与预感生命受到威胁有关	2日内病人的恐惧感减轻,能平静休息或入睡	1. 评估病人恐惧的原因、程度 2. 给病人讲解心电监护的必要性 3. 安慰病人,嘱病人多休息,使病人处于放松状态 4. 当病人胸痛剧烈时,应尽量保证有一名护士陪伴在病人身旁 5. 向病人讲解心肌梗死病人入院及时治疗的预后情况 6. 讲解积极配合医生治疗的意义 7. 关心病人的生活需求,消除病人的顾虑	王英	1-28 8am	目标完全实现	李维

续表

开始日期	时间	护理诊断	预期目标	护理措施	签名	评价		
						日期时间	结果	签名
1-25	4pm	自理缺陷:与绝对卧床休息有关	1. 一日内病人能描述出限制自行如厕和卫生的目的 2. 在绝对卧床期间,生活需求得到满足	1. 向病人和家属讲解绝对卧床的目的 2. 加强巡视,关心体贴病人,给予精神支持,解除思想顾虑,鼓励病人说出需求 3. 急性期病人绝对卧床休息。护士协助病人洗漱、进食、排便、翻身等生活护理,满足生活需求 4. 鼓励病人遵医嘱进食低热量、低盐、低脂、高纤维素饮食,记录病人摄入量及病人个人的饮食喜好 5. 嘱病人排便困难时勿用力,可应用缓泻剂,以防止因用力而诱发再次心肌梗死	王英 王英	1-27 8am 2-3 8am	目标完全实现 目标完全实现	王英 李维
1-25	4pm	知识缺乏:缺乏冠心病心绞痛的预防、治疗,饮食、运动等知识	1. 两日内病人对急性心肌梗死的治疗过程表示理解,并积极配合 2. 三日内病人能复述有关急性心肌梗死的知识、药物、饮食、活动限度	1. 评估病人的学习态度、文化水平,鼓励病人提出问题,并做正确的解释,纠正病人错误观念 2. 详细解释病情及疾病的危险因素,劝其改变不良习惯。告诉病人大量吸烟、饮酒及大量脂肪餐对病情的不良影响 3. 告知病人少量多餐,避免过饱,禁忌用力排便 4. 向病人讲解定时服药的重要性。讲解常用药的名称、剂量、用法、作用和不良反应以及药物的保存方法 5. 解释疾病诱发因素,发作时的症状以及应采取的自救措施 6. 告诉病人保持心境平和,改变急躁易怒、争强好胜的性格,有利于健康 7. 知道自我控制活动量的标准	王英 王英	1-28 8am 1-29 8am	目标完全实现 目标完全实现	王英 赵合
1-28	8am	焦虑:与不知如何应对疾病有关	病人在住院期间,主诉紧张感减轻,舒适感增加	1. 评估病人的焦虑程度 2. 与病人多沟通,鼓励病人说出心理感受 3. 教会预防和处理心绞痛的方法 4. 教会病人放松术 5. 鼓励病人及家属参与制定病人的护理计划	王英	2-3 8am	目标完全实现	李维

353

续表

开始日期	时间	护理诊断	预期目标	护理措施	签名	评价		
						日期时间	结果	签名
2-3	8am	活动无耐力:与心肌缺血致全身组织器官供血不足有关	出院时日常生活能自理	1. 制定活动及恢复计划,活动量由轻微逐渐过渡到能够自理 2. 逐渐增加活动量,监测不同阶段的耐受力。开始由床上坐起,逐渐过渡到坐在床边或椅子上、在床边完成洗漱等个人卫生活动,以后根据病情可到室外走廊活动,如厕或洗漱 3. 教会病人在活动前及活动后3分钟测脉搏的方法 4. 嘱病人活动时动作要缓慢,或在活动中进行短暂多次的休息,以免过度劳累 5. 告知病人在进行自理活动时若出现头晕、心悸、呼吸困难、心前区疼痛或心率较安静时增加20~30次/分时,应立即停止活动,卧床休息 6. 指导病人活动期间保持休息	王英	2-7 8am	目标完全实现	李维

(三) PIO 护理记录单

PIO 护理记录单是护理人员应用护理程序的具体方法,是解决病人健康问题的记录。PIO 护理记录单记载着病人的护理诊断、护理人员针对健康问题实施的护理措施和执行措施后病人是否达到预期目标。如果病人的健康问题没有解决,需要及时分析原因,以便及时调整修改措施。书写时采用 PIO 护理记录格式(表 18-12)。

表 18-12 PIO 护理记录单

科别:内科 床号:15 姓名:张× 性别:男 年龄:53 岁 疾病诊断:急性广泛前壁心肌梗死 住院号:62583

日期	时间	护理记录 PIO		护士签名
2014-1-25	4pm	P_1	疼痛:胸痛与心肌缺血、缺氧、坏死有关	王英
1-25	4pm	I_1	(1) 哌替啶 1 支,肌内注射 (2) 持续吸氧 2~4L/min (3) 绝对卧床休息	王英
1-25	4pm	P_2	PC:心律失常	王英
1-25	4pm	I_2	(1) 持续心电监护 (2) 备齐抢救设备及药品	王英
1-25	4pm	P_4	自理缺陷 与绝对卧床休息有关	王英
1-25	4pm	I_4	护士协助完成进食、排便、洗漱、翻身等活动	王英
1-25	5pm	O_1	疼痛缓解	王英

续表

日期	时间	护理记录 PIO	护士签名
1-26	7am	O_2　未发生并发症	王英
1-26	8am	P_3　恐惧　与预感生命受到威胁有关	王英
1-26	8am	I_3　(1) 评估病人恐惧的原因、程度 (2) 给病人讲解进行心电监护的必要性 (3) 向病人讲解心肌梗死病人入院及时治疗的预后情况	王英
1-26	8am	P_5　知识缺乏　与缺乏冠心病的预防、治疗、饮食、运动等知识有关	王英
1-26	8am	I_5　(1) 评估病人的学习态度、文化水平,鼓励病人提出问题,并作正确的解释,纠正病人的错误观念 (2) 向病人详细解释病情及疾病的危险因素,劝其改变不良习惯告诉病人大量吸烟、饮酒及大量食用脂肪餐对病情的不良影响 (3) 告知病人少量多餐,避免过饱,禁忌用力排便 (4) 向病人讲解定时服药的重要性。讲解常用药的名称、剂量、用法、作用和不良反应以及药物的保存方法 (5) 向病人解释疾病诱发因素,发作时的症状以及应采取的自救措施 (6) 告诉病人保持心境平和,改变急躁易怒、争强好胜的性格,有利于健康 (7) 让病人知道自我控制活动量的标准	王英
1-26	9am	I_1　吗啡 1 支,肌内注射	王英
1-26	10am	O_1　疼痛缓解	王英
1-26	1am	I_4　开塞露 1 支,直肠给药	王英
1-26	12n	O_4　排便 1 次,干硬便	李维
1-26	10pm	O_3　恐惧感减轻,安静入睡	赵合
1-27	8am	O_2　未发生并发症	王英
1-28	8am	P_6　焦虑　与不如何应对疾病有关	王英
1-28	8am	I_6　(1) 评估病人的焦虑程度 (2) 与病人多沟通,鼓励病人说出心里感受 (3) 教会病人预防和处理心肌梗死的方法 (4) 教会病人放松术	王英
1-28	8am	O_2　未发生并发症	王英
1-28	8am	O_4　病人对急性心肌梗死的治疗过程表示理解,并能配合治疗	王英
1-30	8am	O_6　病人主诉紧张感减轻,舒适感增加	王英
2-3	8am	P_7　活动无耐力　与心肌缺血所致全身组织器官供血不足有关	王英
2-3	8am	I_7　由床上坐起开始,逐渐过渡到坐在床边或椅子上,在床边完成洗漱等个人卫生活动	王英
2-5	8am	O_7　床边活动不气短	王英

(四)出院护理评估单

1. 出院小结　是病人在住院期间,护理人员按护理程序对病人进行护理活动的概括记录。包括护理措施是否落实、病人的健康问题是否解决、预期目标是否达到、护理效果是否满意等。

2. 出院指导 出院前要针对病人现状,提出出院后在饮食、服药、休息、功能锻炼和定期复查等方面的注意事项,必要时可为病人或家属提供有关的书面材料,护理人员要帮助不同病人在各自原有的基础上,获得更高水平的身心健康(表18-13)。

表18-13 出院护理评估单

科别:<u>内科</u> 床号:<u>15</u> 姓名:<u>张×</u> 性别:<u>男</u> 年龄:<u>53岁</u> 疾病诊断:<u>急性广泛前壁心肌梗死</u>
住院号 <u>62583</u> 入院日期 <u>2014.1.25</u> 出院日期 <u>2014.2.7</u> 住院天数 <u>12天</u>

出院小结(护理过程与效果评价):病人张×,男,53岁,以"急性广泛前壁心肌梗死"于2014年1月25日2pm入院,神志清,心前区持续疼痛2h,表情痛苦,经过入院评估,护理诊断:疼痛(胸痛)与心肌缺血、缺氧、坏死有关;潜在并发症:心律失常;恐惧 与预感生命受到威胁有关;自理缺陷 与绝对卧床休息有关;知识缺乏:缺乏冠心病的预防、治疗、饮食、运动等知识有关。

措施:遵医嘱给予哌替啶或吗啡镇痛,持续心电监护,持续吸氧2~4L/min,急性期绝对卧床休息,入院2天后疼痛缓解,未发生潜在并发症。向病人讲解心肌梗死病人入院及时治疗的预后情况及积极配合医生治疗的意义,告知病人常用药的名称、剂量、用法及药物的保存方法及大量吸烟、饮酒、大量脂肪餐对病情的影响。嘱病人排便困难时勿用力,教会病人放松术,制定活动及恢复计划,使病人在缓解期活动量由轻微逐渐过渡到能够自理。

出院指导:1. 保持情绪稳定,生活有规律。
　　　　　2. 戒烟酒,低盐、低脂饮食,少量多餐,避免过饱。
　　　　　3. 保持排便通畅,避免用力排便。
　　　　　4. 适量活动,控制体重。
　　　　　5. 定期复查,病情变化及时就诊。

特殊指导:1. 按时口服用药,循序渐进锻炼,避免过度劳累。
　　　　　2. 若有胸痛、气短或胃部胀痛、恶心、呕吐,舌下含服硝酸甘油,5min服1片,最大限量3片,若不缓解,呼叫急救车。

复诊时间:<u>2次/月</u>

评价(由护士长全面了解情况后负责评价):
1. 病人评价:优√　良　中　差
2. 整体护理效果评价:优√　良　中　差

护士长签名:<u>刘珊</u>　护士签名:<u>王英</u>
2014年2月7日

护理警示

没有记录,就等于没有做

病人入院分娩。根据护士记录,凌晨2:45开始使用静脉缩宫素诱发分娩。按照操作规定,使用缩宫素的病人应该持续监护以防止子宫收缩过强引起胎儿窒息或子宫破裂等并发症的发生。然而,直至凌晨5:15,护士的护理记录单上仍未记录病人的临床表现。分娩后,病人由于出现严重子宫出血且无法止血而行全宫切除术。后来病人向法院起诉并控告医院,称其并发症的发生是由于不当的缩宫素使用和用药后病情监护缺乏造成的。虽然负责手术的两名医生都证明用药的同时确实进行了监护,然而他们却没有证据证明他们按照医院的规定对病人的诊断和治疗的资料进行了详细的记录,包括病人对治疗的反应。由此,病人获得了赔偿。

本案例中,医院被病人控告由于不当的用药和监护导致子宫出血,由于护士没有记录病人使用静脉缩宫素后的病情变化,无法证明自己所进行的正确的护理活动。

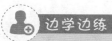

边学边练

实践38：护理相关文件的书写技术

（刘晨冰）

思考题

1. 病人李某，科别：消化内科，病室：2，床号：6，住院号：656358，入院日期：2013 年 5 月 8 日，入院时间：9 时 45 分，入院体温：腋温 38.5℃，体重 56kg，血压 100/70mmHg，病人有青霉素过敏史。

请问：

(1) 体温单的内容包括哪些？

(2) 根据所提供的相关资料，如何绘制体温单？

2. 病人，刘某，女性，20 岁，于两天前淋雨受凉后高热，最高达 40.0℃，服用退烧药后出汗多，体温下降，但不久又发热，并有咳嗽，痰不多，白色黏液，咳时伴胸痛，急诊入院。查体：体温 39.5℃，脉搏 96 次 / 分，呼吸 21 次 / 分，血压 120/80mmHg，两肺底可闻及湿啰音，心（−），腹（−）。医嘱：急查血常规，胸部 X 片，青霉素皮试，青霉素 400 万 U ivgtt bid。

请问：

(1) 上述医嘱各属于哪一类？

(2) 各类医嘱有何特点？

(3) 如何处理各类医嘱？

3. 病人，男性，60 岁，因肝硬化腹水入院，医嘱要求准确记录病人出入液量。

请问：

(1) 出入液量的记录内容包括哪些？

(2) 如何正确记录出入液量？

附　　录

附录1:护理诊断一览表(按 NANDA 分类法 II 排列)

领域 1　促进健康(health promotion)

执行治疗方案有效(effective therapeutic regimen management)

执行治疗方案无效(ineffective therapeutic regimen management)

家庭执行治疗方案无效(ineffective family therapeutic regimen management)

社区执行治疗方案无效(ineffective community therapeutic regimen management)

寻求健康行为(具体说明)(health-seeking behaviors[specify])

保持健康无效(ineffective health maintenance)

持家能力障碍(impaired home maintenance)

领域 2　营养(nutrition)

无效性婴儿喂养型态(ineffective infant feeding pattern)

吞咽障碍(impaired swallowing)

营养失调:低于机体需要量(imbalanced nutrition:less than body requirements)

营养失调:高于机体需要量(imbalanced nutrition:more than body requirements)

有营养失调的危险:高于机体需要量(risk for imbalanced nutrition:more than body requirements)

体液不足(deficient fluid volume)

有体液不足的危险(risk for deficient fluid volume)

体液过多(excess fluid volume)

有体液失衡的危险(risk for deficient fluid volume)

领域 3　排泄(elimination)

排尿障碍(impaired urinary elimination)

尿潴留(urinary retention)

完全性尿失禁(total urinary incontinence)

功能性尿失禁(functional urinary incontinence)

压力性尿失禁(stress urinary incontinence)

急迫性尿失禁(urge urinary incontinence)

反射性尿失禁(reflex urinary incontinence)

有急迫性尿失禁的危险(risk for urge urinary incontinence)

排便失禁(bowel incontinence)

腹泻（diarrhea）

便秘（constipation）

有便秘的危险（risk for constipation）

感知性便秘（perceived constipation）

气体交换受损（Impaired gas exchange）

领域 4　活动 / 休息（activity/rest）

睡眠型态紊乱（disturbed sleep pattern）

睡眠剥夺（sleep deprivation）

有失用综合征的危险（risk for disuse mobility）

躯体移动障碍（impaired physical mobility）

床上活动障碍（impaired bed mobility）

借助轮椅活动障碍（impaired wheelchair mobility）

转移能力障碍（impaired transfer ability）

行走障碍（impaired walking）

缺乏娱乐活动（diversional activity deficit）

漫游状态（wandering）

穿着 / 修饰自理缺陷（dressing/grooming self-care deficit）

沐浴 / 卫生自理缺陷（bathing/hygiene self-care deficit）

进食自理缺陷（feeding self-care deficit）

如厕自理缺陷（toileting self-care deficit）

术后康复迟缓（delayed surgical recovery）

能量场紊乱（disturbed energy field）

疲乏（fatigue）

心输出量减少（decrease cardiac output）

自主呼吸受损（impaired spontaneous ventilation）

低效性呼吸型态（ineffective breathing pattern）

活动无耐力（activity intolerance）

有活动无耐力的危险（risk for activity intolerance）

功能障碍性撤离呼吸机反应（dysfunctional ventilator weaning response, DVWR）

组织灌注无效（具体说明类型：肾脏、大脑、心肺、胃肠道、外周）（ineffective tissue perfusion［specify type：renal, cerebral, cardiopulmonary, gastrointestinal, peripheral］）

领域 5　感知 / 认识（perception/cognition）

单侧性忽视（unilateral neglect）

认识环境障碍综合征（impaired environmental interpretation syndrome）

感知紊乱（具体说明：视觉、听觉、运动觉、味觉、触觉、嗅觉）（disturbed sensory perception［specify：visual, auditory, kinesthetic, gustatory, tactile, olfactory］）

知识缺乏（具体说明）（deficient knowledge［specify］）

急性意识障碍（acute confusion）

慢性意识障碍（chronic confusion）

记忆受损（impaired memory）

思维过程紊乱（disturbed thought processes）

语言沟通障碍（impaired verbal communication）

领域 6　自我感知（self-perception）

自我认可紊乱（disturbed personal identity）

无能为力感（powerlessness）

有无能为力感的危险（risk for powerlessness）

无望感（hopelessness）

有孤独的危险（risk for loneliness）

长期自尊低下（chronic low self-esteem）

情境性自尊低下（situational low self-esteem）

有情境性自尊低下的危险（risk for situational low self-esteem）

体像紊乱（disturbed body image）

领域 7　角色关系（role relationship）

照顾者角色紧张（caregiver role strain）

有照顾者角色紧张的危险（risk for caregiver role strain）

父母不称职（impaired parenting）

有父母不称职的危险（risk for altered parenting）

家庭运作中断（interrupted family processes）

家庭运作功能不全：酗酒（dysfunctional family processes：alcoholism）

有亲子依恋受损的危险（risk for impaired parent/infant/child attachment）

母乳喂养有效（effective breastfeeding）

母乳喂养无效（ineffective breastfeeding）

母乳喂养中断（interrupted breastfeeding）

无效性角色行为（ineffective role performance）

父母角色冲突（parental role conflict）

社交障碍（impaired social interaction）

领域 8　性（sexuality）

性功能障碍（sexual dysfunction）

无效性性生活形态（ineffective sexuality patterns）

领域 9　应对 / 应激耐受性（coping/stress tolerance）

迁居应激综合征（relocation stress syndrome）

有迁居应激综合征的危险（risk for relocation stress syndrome）

强暴创伤综合征（rape-trauma syndrome）

强暴创伤综合征：隐匿性反应（rape-trauma syndrome：silent reaction）

强暴创伤综合征：复合性反应（rape-trauma syndrome：compound reaction）

创伤后反应（post-trauma response）

有创伤后反应的危险（risk for post-trauma response）

恐惧（fear）

焦虑（anxiety）

对死亡的焦虑（death anxiety）

长期悲伤（chronic sorrow）

无效性否认（ineffective denial）

预感性悲哀（anticipatory grieving）

功能障碍性悲哀（dysfunctional grieving）

调节障碍（impaired adjustment）

应对无效（ineffective coping）

无能性家庭应对（disabled family coping）

妥协性家庭应对（compromised family coping）

防卫性应对（defensive coping）

社区应对无效（ineffective community coping）

有增强家庭应对的趋势（readiness for enhanced family coping）

有增强社区应对的趋势（readiness for enhanced community coping）

自主性反射失调（autonomic dysreflexia）

有自主性反射失调的危险（risk for autonomic dysreflexia）

婴儿行为紊乱（disorganized infant behavior）

有婴儿行为紊乱的危险（risk for disorganized infant behavior）

有增强调节婴儿行为的趋势（readiness for enhanced organized infant behavior）

颅内适应能力低下（decreased intracranial adaptive capacity）

领域 10　生活准则（life principles）

有增强精神健康的趋势（readiness for enhanced spiritual well-being）

精神困扰（spiritual distress）

有精神困扰的危险（risk for spiritual distress）

抉择冲突（具体说明）（decisional conflict［specify］）

不依从行为（具体说明）（noncompliance［specify］）

领域 11　安全 / 防御（safety/protection）

有感染的危险（risk for infection）

口腔黏膜受损（impaired oral mucous membrane）

有受伤的危险（risk for injury）

有围手术期体位性损伤的危险（risk for perioperative-positioning injury）

有摔倒的危险（risk for falls）

有外伤的危险（risk for trauma）

皮肤完整性受损（impaired skin integrity）

有皮肤完整性受损的危险（risk for impaired skin integrity）

组织完整性受损（impaired tissue integrity）

牙齿受损（impaired dentition）

有窒息的危险（risk for suffocation）

有误吸的危险（risk for aspiration）

清理呼吸道无效（ineffective airway clearance）

有外周神经血管功能障碍的危险（risk for neurovascular dysfunction）

防护无效（ineffective protection）

自伤（self-mutilation）

有自伤的危险（risk for self-mutilation）

有对他人施行暴力的危险（risk for other-directed violence）

有对自己施行暴力的危险（risk for self-directed violence）

有自杀的危险（risk for suicide）

有中毒的危险（risk for poisoning）

乳胶过敏反应（latex allergy response）

有乳胶过敏反应的危险（risk for latex allergy response）

有体温失调的危险（risk for imbalanced body temperature）

体温调节无效（ineffective thermoregulation）

体温过低（hypothermia）

体温过高（hyperthermia）

领域 12　舒适（comfort）

急性疼痛（acute pain）

慢性疼痛（chronic pain）

恶心（nausea）

社交孤立（social isolation）

领域 13　成长 / 发展（growth/development）

成长发展迟缓（delayed growth and development）

成人身心衰竭（adult failure to thrive）

有发展迟滞的危险（risk for delayed development）

有成长比例失调的危险（risk for disproportional growth）

附录 2：临床常用护理诊断

1. 营养失调：高于机体需要量　个体处于营养物质的摄入量超过代谢需要量,有超重的危险的状态。

2. 营养失调：低于机体需要量　非禁食的个体处于摄入的营养物质不足,不能满足机体代谢需要的状态。

3. 有感染的危险　个体处于易受内源或外源性病原体侵犯的危险状态。

4. 有体温改变的危险　个体处于可能无法维持体温在正常范围内的危险状态。

5. 体温调节无效　个体在面临有害因素或变化的外界因素时,处于或有可能处于不能有效地维持正常体温的状态。

6. 便秘　个体处于一种正常排便习惯有改变的状态,其特征为排便次数减少和(或)排出干硬便。

7. 腹泻　个体处于正常的排便习惯有改变的状态,其特征为频繁排出松散的水样、不成形便。

8. 排尿型态异常　个体处于或有危险处于排尿功能障碍的一种状态。

9. 功能性尿失禁　个体处于由于无能力或难以及时到达卫生间而尿失禁的一种状态。

10. 体液过多　个体处于组织液过多的状态(个体经受的液体滞留增加和水肿状态)。

11. 体液不足　没有禁食的个体处于血管内、细胞间质或细胞内的脱水状态。

12. 清理呼吸道无效　个体处于不能清理呼吸道中的分泌物和阻塞物以维持呼吸道通畅的状态。

13. 低效性呼吸型态　个体处于因呼吸型态发生改变而引起实际的或潜在的丧失充足换气功能的状态。

14. 有失用综合征的危险　由于医生嘱咐规定或因无法避免的肌肉骨骼不能活动,个体处于或有可能处于躯体系统退化或功能发生改变的状态。

15. 有皮肤完整性受损的危险　个体的皮肤处于可能受损的危险状态。

16. 语言沟通障碍　个体在与人的交往中所需经历的使用或理解语言的能力低于或缺如的状态。

17. 个人应对无效　个体处在感到或可能感到因为身体的、精神的、行为的或认识的能力不足而不能充分处理内在或外来的压力的状态。

18. 躯体移动障碍　个体处于或有可能处于躯体活动受限的状态,但并非不能活动。

19. 活动无耐力　个体处于生理能力降低,不能耐受日常所希望或必要的活动的状态。

20. 疲乏　是自己意识到的一种状态,在此状态下感到过度的、持续的疲劳,以及体力及脑力活动能力下降,而且休息后不能缓解。

21. 睡眠型态紊乱　是指个体处于或有危险处于其休息方式的量和质改变,且导致不舒适和影响正常生活的一种状态。

22. 睡眠剥夺　是指个体处于长期缺乏持续的、自然的、周期性睡眠的状态。

23. 术后恢复延迟　个人处于或有危险处于手术后至开始能进行自理活动之间的时间延长的一种状态。

24. 进食自理缺陷　个体处于进行或完成自我进食活动的能力出现障碍的状态。

25. 沐浴或卫生自理缺陷　个体处于自我进行或完成沐浴或卫生活动的能力受损的状态。

26. 如厕自理缺陷　个体处于进入或完成如厕活动的能力出现障碍的状态。

27. 自我形象紊乱　个体处于或有危险处于对自己身体的知觉方式混乱的状态。

28. 绝望　是一种持续的、主观的情绪状态,在这种情况下个体对于所期望的事情或需要解决的问题,觉得没有任何的选择机会或办法,而且无法用自己的能力实现个人的目标。

29. 知识缺乏　个体处于对有关疾病或治疗计划的认知或技能不足的状态。

30. 疼痛　个体经受或叙述有严重不适或不舒服的感觉。

31. 慢性疼痛　个体处于感到持续的或断断续续的疼痛超过 6 个月的状态。

32. 恶心　个体处于感到喉咙后部、腹上部或整个腹部有一种起伏的、不舒服感觉的状态。这种感觉可能会也可能不会导致呕吐。

33. 焦虑　个体或群体处于对模糊的、不具体的威胁感到不安、忧虑及自主神经系统受到刺激的状态。

34. 恐惧　个体或群体在感知到可识别的危险时所经历的生理或情绪困扰状态。

附录3：人体需要营养素的基本资料

营养素		主要来源	缺乏表现	每日供给量
蛋白质		肉类、水产类、鱼类、乳类、蛋类、豆类等	儿童：蛋白质缺乏症、消瘦症；孕妇：流产、早产、贫血；新生儿：体重不足、发育不良、水肿、低血清蛋白症	0.8~1.2g/kg 占总热量的10%~14%
脂肪		食用油、肉类、鱼肝油、蛋类、芝麻、花生、核桃、豆类	过多可出现：高脂血症及冠心病、肥胖症	0.8~1.0g/kg 占总热量的20%~30%
碳水化合物		谷类、根茎类食物（薯类）、各种食糖（蔗糖、麦芽糖等）	低血糖、心肌内储存不足可致心绞痛（过多出现动脉硬化、心脏病、肥胖病、儿童出现龋齿	5~8g/kg 占总热量的55%~65%
矿物质	钙	奶及奶制品、海带、小虾米皮、芝麻酱、豆类、绿色蔬菜、骨粉、蛋壳粉	骨骼牙齿发育迟缓；佝偻病、软骨症、骨质疏松症；过多出现高血钙、胃肠不适、软组织软化	800mg
	铁	动物肝脏、动物全血、肉鱼禽蛋类、豆类、绿色蔬菜	缺铁性贫血	男性 15mg 女性 20mg
	锌	动物食品、海产品、奶、蛋、坚果类	生长发育停滞；性成熟抑制；食欲缺乏；味觉和嗅觉异常或有异食癖；伤口愈合不良	15mg
	碘	海产品、海盐（如海带、紫菜）	甲状腺肿；严重缺铁可使儿童生长停滞、智力低下	150μg
	磷	动植物食品、海产品、奶类、蛋类	软骨病；甲状腺功能亢进（过多出现肾及甲状腺功能低下、手足抽搐）	700mg
维生素	脂溶性维生素 VitA	鱼肝油、动物肝脏、蛋黄、奶制品、绿叶菜、黄色蔬菜、水果	干眼症、夜盲症、角膜软化、呼吸道细菌感染、毛囊性皮肤角化、全身性上皮组织角质化、儿童生长停滞	男性：800μgRE 女性：700μgRE （视黄醇当量）
	VitD	鱼肝油、海鱼、动物肝脏、蛋黄、奶油；体内转化	儿童：佝偻病、骨骼生长不良；成人：软骨症；幼儿：痉挛、鸡胸、头盖骨软化、囟门延迟闭合	10μg
	VitE	植物油、谷类、坚果、绿叶蔬菜等	溶血性贫血、不孕、更年期障碍、习惯性流产	14mg
	VitK	肠内细菌合成、绿色蔬菜、乳酪、蛋黄、动物肝脏	新生儿出血症、胆囊疾病或手术者出血倾向、肠道疾病、长期使用抗生素和抗凝血药易产生缺陷	20~100μg

续表

营养素		主要来源	缺乏表现	每日供给量
维生素	水溶性维生素	VitB$_1$ 动物内脏、肉类、花生、豆类、未过分加工精细的粮谷类	脚气病、厌食、食欲缺乏、便秘、心律不齐、肌肉酸痛、头痛、失眠	男性 1.4mg 女性 1.3mg
		VitB$_2$ 动物肝脏、禽蛋类、螃蟹、鳝鱼、奶类、豆类、花生、绿色蔬菜	口舌发炎、组织不易修复、结膜充血、唇炎、口角炎、阴囊炎	男性 1.4mg 女性 1.2mg
		VitB$_6$ 畜禽肉及其内脏、鱼类、奶类、蛋黄、红薯、五谷类	手足痉挛、关节炎、神经炎、贫血、体重减轻、神经异常 婴儿：惊厥和过敏；成人：小细胞低色素性贫血	1.2mg （1g 蛋白质需 0.02mg VitB$_6$）
		VitC 新鲜蔬菜、水果和柑橘、柠檬、柚子	伤口愈合不良、情绪不安、生长迟缓、坏血病、牙龈红肿或溢血、疲倦、皮下出血	100mg
		VitB$_{12}$/叶酸 动物内脏、发酵、豆制品、新鲜绿叶蔬菜	恶性贫血、舌炎、厌食、腹部不适、体重减轻、神经异常、巨细胞性贫血症（叶酸缺乏）	VitB$_{12}$：2.4μg 叶酸：400μg/kg
水		饮用水、食物中水、体内代谢水	脱水、酸中毒、碱中毒（过多出现水中毒，表现为眼睑等其他部位水肿）	2~3L

教 学 大 纲

一、课程任务

基础护理是中等卫生职业教育助产、护理专业的一门重要的专业核心课程。本课程的主要内容包括护理学的基本理论;护士的素质与角色;护理相关理论;护理程序;医院感染的预防与控制;病人清洁、舒适、营养、排泄等需要的基本知识与技能;用药知识与技能;抢救知识与技能等。本课程的任务是培养学生具有良好的职业素质,掌握护理学的基本理论与知识,具有熟练的操作技能,运用护理程序的工作方法对病人实施整体护理。为学生实习、"零距离"就业和参加护士执业资格的考试奠定基础。本课程的先修课程包括解剖学基础、生理学基础、药物学基础等。同步和后续课程包括产科学基础、助产技术、成人护理等。

二、课程目标

通过本课程的学习,学生能够达到下列要求:

（一）职业素养目标

1. 具有严谨的工作态度和慎独精神。

2. 具有良好的人际沟通能力与团队合作意识。

3. 具有良好的护士职业素质、行为规范和职业道德修养,自觉尊重服务对象的人格,保护其隐私。

4. 具有健康的身体和心理,能给予服务对象以人文关怀。

5. 具有良好的法律意识,自觉遵守医疗卫生、计划生育、母婴保健等相关法律法规,依法实施助产、护理任务。

6. 具有救死扶伤、爱岗敬业、乐于奉献的精神。

（二）专业知识和技能目标

1. 掌握护理的基本理论、基本知识和基本技能,并能熟练地运用到实践操作中。

2. 掌握护理程序的工作方法,能按照护理程序,发现并解决问题,评价护理效果,并体现对"人"的整体护理观,体现科学的护理理念。

3. 熟练掌握护理操作技能,能进行日常基础护理操作及孕产妇和婴幼儿的专科护理操作,能进行应急处理和配合医师抢救急危重症病人。

4. 掌握健康教育知识,能与服务对象进行沟通,能进行医疗团队内的专业交流。

5. 熟悉护理学的基本概念、护士的角色。

6. 了解护理学的形成及未来的发展趋势。

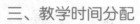

三、教学时间分配

序号	课程内容	学时分配		
		理论	实践	合计
一	护理学概述	10		10
二	护理程序	5	1	6
三	医院与住院环境	4	8	12
四	医院感染的预防与控制	8	10	18
五	护理安全防范与职业防护	1	1	2
六	入院和出院护理	2	2	4
七	生命体征的评估及护理	6	4	10
八	卧位与安全的护理	2	2	4
九	清洁护理	4	10	14
十	饮食护理	6	6	12
十一	排泄护理	6	10	16
十二	冷热疗技术	2	2	4
十三	药物疗法	8	14	22
十四	静脉输液与静脉输血	6	10	16
十五	标本采集	3	1	4
十六	危重病人的护理及抢救技术	6	12	18
十七	临终护理	2	2	4
十八	医疗与护理文件	1	1	2
	机动	2		2
	合　　计	84	96	180

四、教学内容和要求

单元	教学内容	教学要求	教学活动参考	参考学时	
				理论	实践
一、护理学概述	（一）护理学的发展史		理论讲授	10	
	1. 护理学的形成与发展	了解	多媒体演示		
	2. 中国护理的发展历程	掌握	角色扮演		
	3. 中国护理的发展趋势	熟悉	情景教学		
	（二）护理学的任务、范畴、工作方式		示教		
	1. 护理学的任务	掌握	案例分析		
	2. 护理学的范畴	熟悉	讨论		
	3. 护理工作方式	掌握			
	（三）护士素质及角色				
	1. 护士素质	掌握			
	2. 护士角色	熟悉			

续表

单元	教学内容	教学要求	教学活动参考	参考学时	
				理论	实践
一、护理学概述	（四）护理学的基本概念				
	1. 人	熟悉			
	2. 健康	掌握			
	3. 环境	熟悉			
	4. 护理	掌握			
	（五）护理相关理论				
	1. 系统理论	掌握			
	2. 需要层次理论	掌握			
	3. 压力与适应理论	熟悉			
二、护理程序	（一）护理程序的概述		理论讲授	5	
	1. 护理程序的概念	掌握	多媒体演示		
	2. 护理程序的发展背景	了解	角色扮演		
	3. 护理程序的意义	熟悉	情景教学		
	（二）护理程序的步骤		案例分析		
	1. 护理评估	掌握	讨论		
	2. 护理诊断	掌握			
	3. 护理计划	掌握			
	4. 护理实施	掌握			
	5. 护理评价	掌握			
	实践1:病例分析	学会	讨论		1
三、医院与住院环境	（一）医院		理论讲授	4	
	1. 医院的性质与任务	掌握	多媒体演示		
	2. 医院的种类	熟悉	角色扮演		
	3. 医院的组织机构	熟悉	情景教学		
	（二）门诊部		示教		
	1. 门诊	掌握			
	2. 急诊	掌握			
	（三）病区				
	1. 病区设置与布局	熟悉			
	2. 病区环境管理	掌握			
	3. 病床单位及设备	掌握			
	4. 铺床技术	掌握			
	实践2:参观医院	学会	见习		8
	实践3:铺床技术	熟练掌握	技能实践		
四、医院感染的预防与控制	（一）医院感染		理论讲授	8	
	1. 医院感染的概念与分类	熟悉	多媒体演示		
	2. 医院感染发生的主要因素	熟悉	案例分析		
	3. 医院感染的预防与控制	掌握	角色扮演		
	（二）清洁、消毒、灭菌		情景教学		
	1. 清洁、消毒、灭菌的概念	掌握	示教		
	2. 清洁技术	熟悉			
	3. 物理消毒灭菌技术	掌握			
	4. 化学消毒灭菌技术	掌握			

续表

单元	教学内容	教学要求	教学活动参考	参考学时 理论	参考学时 实践
四、医院感染的预防与控制	（三）无菌技术 1. 概念 2. 无菌技术的操作原则 3. 无菌技术的基本操作 （四）隔离技术 1. 隔离基本知识 2. 隔离原则 3. 隔离种类及措施 4. 常用隔离技术	掌握 掌握 掌握 掌握 掌握 熟悉 掌握			
	实践4:无菌技术基本操作 实践5:隔离技术基本操作	熟练掌握 熟练掌握	技能实践 见习		10
五、护理安全防范与职业防护	（一）护理安全防范 1. 概述 2. 护理安全的影响因素 3. 护理安全的防范原则 （二）护理职业防护 1. 概述 2. 职业损伤的危险因素 3. 常见护理职业损伤的防护	 熟悉 掌握 掌握 熟悉 掌握 掌握	理论讲授 多媒体演示 案例分析 角色扮演 情景教学 示教 见习	1	
	实践6:案例分析	学会	讨论		1
六、入院和出院护理	（一）入院护理 1. 入院程序 2. 入病区后的初步护理 3. 分级护理 （二）出院护理 1. 出院前护理工作 2. 出院时护理工作 3. 出院后护理工作 （三）运送病人技术 1. 轮椅运送技术 2. 平车运送技术 3. 担架运送技术	 熟悉 掌握 掌握 掌握 掌握 掌握 熟悉 熟悉 熟悉	理论讲授 多媒体演示 案例分析 角色扮演 情景教学 示教	2	
	实践7:运送技术	学会	技能实践 见习		2
七、生命体征的评估及护理	（一）体温的评估及护理 1. 正常体温及生理性变化 2. 异常体温的评估及护理 3. 体温测量的技术 （二）脉搏的评估及护理 1. 正常脉搏及生理性变化 2. 异常脉搏的评估及护理 3. 脉搏测量的技术	 掌握 掌握 掌握 掌握 掌握 掌握	理论讲授 多媒体演示 案例分析 角色扮演 情景教学 示教	6	

续表

单元	教学内容	教学要求	教学活动参考	参考学时 理论	参考学时 实践
七、生命体征的评估及护理	（三）呼吸的评估及护理 1. 正常呼吸及生理性变化 2. 异常呼吸的评估及护理 3. 呼吸测量的技术 4. 促进有效呼吸的护理措施 （四）血压的评估及护理 1. 正常血压及生理性变化 2. 异常血压的评估及护理 3. 血压测量的技术	掌握 掌握 掌握 熟悉 掌握 掌握 掌握			
	实践8：生命体征测量技术 实践9：体温单的绘制与填写	熟练掌握	技能实践 见习		4
八、卧位与安全的护理	（一）临床常用卧位 1. 卧位的性质 2. 卧位的种类 （二）协助病人更换卧位 1. 协助病人翻身侧卧 2. 协助病人移向床头 （三）保护具 1. 适用范围 2. 保护具的种类 3. 保护具的使用 4. 注意事项	掌握 掌握 掌握 掌握 熟悉 熟悉	理论讲授 多媒体演示 案例分析 角色扮演 情景教学 示教	2	
	实践10：安置各种卧位 实践11：协助病人更换卧位 实践12：保护具的使用技术	学会 学会 学会	技能实践		2
九、清洁护理	（一）口腔护理 1. 口腔护理技术 2. 口腔健康维护 （二）头发护理 1. 头发护理技术 2. 头发健康与保养 （三）皮肤护理 1. 皮肤护理技术 2. 压疮的预防及护理 3. 会阴部清洁护理 （四）晨晚间护理 1. 晨间护理 2. 晚间护理 3. 卧床病人更换床单技术	熟悉 掌握 熟悉 熟悉 熟悉 掌握 掌握 熟悉 熟悉 熟悉	理论讲授 多媒体演示 案例分析 角色扮演 情景教学 示教	4	
	实践13：口腔护理技术 实践14：压疮的预防及护理技术 实践15：会阴部护理技术 实践16：卧床病人更换床单技术 实践17：床上擦浴技术	熟练掌握 熟练掌握 熟练掌握 学会 学会	技能实践 见习		10

续表

单元	教学内容	教学要求	教学活动参考	参考学时	
				理论	实践
十、饮食护理	（一）医院饮食 1. 基本饮食 2. 治疗饮食 3. 试验饮食 （二）一般饮食的护理 1. 营养状况评估 2. 病人的饮食护理 （三）特殊饮食的护理 1. 鼻饲技术 2. 要素饮食	熟悉 熟悉 熟悉 熟悉 掌握 掌握 熟悉	理论讲授 多媒体演示 案例分析 角色扮演 情景教学 示教	6	
	实践18：鼻饲技术	熟悉熟练	技能实践 见习		6
十一、排泄护理	（一）排尿护理 1. 排尿状况评估 2. 排尿异常的护理 3. 导尿技术 4. 导尿管留置技术 5. 膀胱冲洗技术 （二）排便护理 1. 排便状况评估 2. 排便异常的护理 3. 灌肠技术 4. 排气护理	掌握 掌握 掌握 掌握 熟悉 掌握 掌握 掌握 熟悉	技能实践 理论讲授 多媒体演示 案例分析 情景教学 讨论	6	
	实践19：导尿技术 实践20：导尿管留置技术 实践21：灌肠技术 实践22：肛管排气技术	熟练掌握 熟练掌握 熟练掌握 学会	技能实践 见习		10
十二、冷热疗技术	（一）概述 1. 冷热疗的作用 2. 冷热疗的禁忌证 3. 影响冷热疗的因素 （二）常用的热疗技术 1. 热水袋的使用 2. 烤灯的使用 3. 热湿敷 4. 热水坐浴 5. 温水浸泡 （三）常用的冷疗技术 1. 冰袋、冰囊的使用 2. 冰帽、冰槽的使用 3. 冷湿敷 4. 乙醇拭浴或温水拭浴	熟悉 掌握 熟悉 掌握 熟悉 熟悉 熟悉 熟悉 熟悉 熟悉 熟悉 掌握	理论讲授 多媒体演示 角色扮演 示教	2	

续表

单元	教学内容	教学要求	教学活动参考	参考学时 理论	参考学时 实践
十二、冷热疗技术	实践23:乙醇拭浴技术 实践24:热疗技术	熟练掌握 熟练掌握	技能实践		2
十三、药物疗法	(一) 给药的基本知识 　1. 概述 　2. 给药的原则 　3. 影响药物作用的因素 　4. 给药常用外文缩写及中文译意 (二) 口服给药 　1. 安全口服给药指导 　2. 口服给药技术 (三) 吸入给药 　1. 超声波雾化吸入 　2. 氧气雾化吸入 　3. 手压式雾化吸入 (四) 注射给药 　1. 注射原则 　2. 药液抽吸技术 　3. 常用注射技术 (五) 药物过敏试验 　1. 药物过敏反应的特点 　2. 常用药物过敏试验技术 (六) 局部给药 　1. 滴入给药技术 　2. 栓剂给药技术 　3. 皮肤给药技术 　4. 舌下给药技术	 熟悉 掌握 掌握 熟悉 掌握 掌握 掌握 熟悉 熟悉 掌握 掌握 掌握 掌握 掌握 了解 了解 了解 了解	理论讲授 多媒体演示 案例分析 角色扮演 情景教学 讨论 示教	8	
	实践25:口服给药技术 实践26:氧气雾化吸入技术 实践27:药物抽吸技术 实践28:注射技术 实践29:青霉素过敏试验技术	学会 学会 熟练掌握 熟练掌握 熟练掌握	技能实践 见习		14
十四、静脉输液与静脉输血	(一) 静脉输液 　1. 静脉输液的目的 　2. 常用溶液与作用 　3. 静脉输液技术 　4. 输液故障排除技术 　5. 输液反应与护理 (二) 静脉输血 　1. 静脉输血的目的 　2. 血液制品的种类 　3. 静脉输血的技术 　4. 输血反应与护理	 熟悉 熟悉 掌握 掌握 掌握 掌握 熟悉 掌握 掌握	理论讲授 多媒体演示 案例分析 角色扮演 情景教学 讨论 示教	6	

续表

单元	教学内容	教学要求	教学活动参考	参考学时 理论	参考学时 实践
十四、静脉输液与静脉输血	实践30:静脉输液技术 实践31:静脉输血技术	熟练掌握 学会	技能实践 见习		10
十五、标本采集	（一）标本采集的意义和原则 1. 标本采集的意义 2. 标本采集的原则 （二）各种标本采集技术 1. 血标本采集技术 2. 尿标本采集技术 3. 粪便标本采集技术 4. 痰标本采集技术 5. 咽拭子标本采集技术 6. 呕吐物标本采集技术	 了解 掌握 掌握 掌握 掌握 掌握 熟悉 了解	理论讲授 多媒体演示 讨论 示教	3	
	实践32:各种标本采集技术	学会	技能实践 见习		1
十六、危重病人的护理及抢救技术	（一）危重病人的护理 1. 危重病人的病情评估 2. 危重病人的支持性护理 （二）危重病人的抢救技术 1. 抢救工作管理 2. 常用抢救技术	 熟悉 熟悉 熟悉 掌握	理论讲授 多媒体演示 案例分析 讨论 示教	6	
	实践33:吸痰技术 实践34:洗胃技术 实践35:氧气吸入技术 实践36:简易呼吸器使用技术	熟练掌握 熟练掌握 熟练掌握 熟练掌握	技能实践		12
十七、临终护理	（一）概述 1. 临终及死亡的定义 2. 死亡过程的分期 3. 死亡的标准 （二）临终关怀 1. 临终关怀的概念 2. 临终关怀的内容 3. 临终关怀的基本原则 （三）临终病人及家属的护理 1. 概述 2. 临终病人的生理变化及护理 3. 临终病人的心理变化及护理 4. 临终病人家属的安抚及护理 （四）死亡后的护理 1. 尸体护理 2. 丧亲者的护理	 熟悉 熟悉 熟悉 熟悉 熟悉 熟悉 熟悉 掌握 掌握 了解 掌握 熟悉	理论讲授 多媒体演示 案例分析 讨论 示教	2	
	实践37:尸体护理技术	学会	技能实践		2

续表

单元	教学内容	教学要求	教学活动参考	参考学时	
				理论	实践
十八、医疗与护理文件	（一）概述 1. 记录的意义 2. 记录的原则 3. 管理的要求 4. 病历排列顺序 （二）常用护理相关文件的记录 1. 体温单 2. 医嘱单 3. 出入液量记录单 4. 护理记录单 5. 病室报告 6. 护理病历	 熟悉 掌握 熟悉 掌握 熟悉 掌握 掌握 掌握 熟悉	理论讲授 多媒体演示 案例分析 角色扮演 情景教学 讨论 示教	1	
	实践38：护理相关文件的书写技术	学会	技能实践 见习		1

五、说明

（一）教学安排

本教学大纲主要供中等卫生职业教育助产、护理专业教学使用，在第二学期和第三学期开设，总学时为180学时，其中理论教学84学时，实践教学96学时。学分为10学分。

（二）教学要求

1. 本课程对理论部分教学要求分为掌握、熟悉、了解3个层次。掌握：指对基本知识、基本理论有较深刻的认识，并能综合、灵活地运用所学的知识解决实际问题。熟悉：指能够领会概念、原理的基本含义，解释护理现象。了解：指对基本知识、基本理论能有一定的认识，能够记忆所学的知识要点。

2. 本课程重点突出以岗位胜任力为导向的教学理念，在实践技能方面分为熟练掌握和学会2个层次。熟练掌握：指能独立、规范地解决问题，完成技能操作。学会：指在教师的指导下能初步实施护理工作。

（三）教学建议

1. 本课程依据助产、护理岗位的工作任务、职业能力要求，强化理论实践一体化，突出"做中学、做中教"的职业教育特色，根据培养目标、教学内容和学生的学习特点以及职业资格考核要求，提倡项目教学、案例教学、任务教学、角色扮演、情境教学等方法，利用校内外实训基地，将学生的自主学习、合作学习和教师引导教学等教学组织形式有机结合。

2. 教学过程中，可通过测验、观察记录、技能考核和理论考试等多种形式对学生的职业素养、专业知识和技能进行综合考评。应体现评价主体的多元化，评价过程的多元化，评价方式的多元化。评价内容不仅关注学生对知识的理解和技能的掌握，更要关注知识在护理实践中运用与解决实际问题的能力水平，重视护士、助产士职业素质的形成。

中英文名词对照索引

B

半污染区（half-contaminated area） 77
半坐卧位（fowler position） 142
保护具（protective devices） 151
保留灌肠（retention enema） 213
被动卧位（passive lying position） 140
被迫卧位（compelled lying position） 140
鼻饲（nasal feeding） 187
毕奥呼吸（Biot's respiration） 128
便秘（constipation） 207
标本采集（specimens collection） 298
濒死期（agonal stage） 331
冰槽（ice trough） 229
冰袋（ice bag） 229
冰帽（ice cap） 229
冰囊（ice capsule） 229
病床单位（patient's unit） 50
不规则热（irregular fever） 117

C

侧卧位（side-lying position） 142
蝉鸣样（strident）呼吸 129
肠胀气（intestinal tympanites） 215
超声波雾化吸入（ultrasonic nebulization） 244
陈 - 施呼吸（Cheyne-Stokes respiration） 128
晨间护理（morning care） 174
弛张热（remittent fever） 116
传播途径（modes of transmission） 58
床档（side rails） 151
床上擦浴（bed bath） 165

D

导尿管留置技术（retention catheterization） 202
导尿技术（catheterization） 198

低血压（hypotension） 134
端坐位（sitting position） 143
多尿（polyuria） 196

F

非无菌区（non-aseptic area） 66
非无菌物品（non-aseptic supplies） 66
愤怒期（anger） 334
否认期（denial） 334
俯卧位（prone position） 142
腹泻（diarrhea） 207

G

感染源（source of infection） 58
高血压（hypertension） 133
隔离（isolation） 77
灌肠（enema） 209
过敏反应（anaphylactic reaction） 264

H

鼾声（stertorous） 129
洪脉（bounding pulse） 124
呼吸（respiration） 128
呼吸过缓（bradypnea） 128
呼吸过速（tachypnea） 128
呼吸困难（dyspnea） 129
护理（nursing） 17
护理安全（nursing safety） 91
护理差错（nursing error） 91
护理程序（nursing process） 28
护理计划（nursing care plan） 37
护理评估（nursing assessment） 30
护理事故（accident） 91
护理系统（care system） 20
护理学（nursing science） 1

护理诊断（nursing diagnosis） 34
护理职业暴露（nursing occupational exposure） 93
护理职业防护（nursing occupational protection） 94
护理职业风险（nursing occupational risk） 94
护士角色（nursing role） 12
护士素质（nursing quality） 10
缓脉（bradycardia） 124
会阴部护理（perineal care） 172

J

肌内注射（intramuscular injection，IM） 256
基本饮食（general diet） 179
稽留热（constant fever） 116
急诊（emergency） 45
急诊重症监护单元（emergency intensive care unit，EICU） 47
疾病（disease） 15
间断呼吸（cogwheel breathing） 128
间歇脉（intermittent pulse） 124
间歇热（intermittent fever） 116
健康（health） 14
交替脉（alternating pulses） 124
胶体溶液（colloid solution） 276
角色（role） 11
接受期（acceptance） 335
截石位（lithotomy position） 145
晶体溶液（crystal solution） 276
静脉输血（blood transfusion） 287
静脉输液（intravenous infusion） 275
静脉注射（intravenous injection，IV） 259

K

烤灯（hot lamp） 221
口服给药（administering oral medication） 241
库斯莫呼吸（kussmaul's respiration） 128

L

冷疗（cold therapy） 218
冷湿敷（cold moist compress） 229
链霉素过敏试验（streptomycin allergy test） 267
临床死亡期（clinical death stage） 331
临终（dying） 330
临终关怀（hospice care） 332

M

脉搏（pulse） 123
脉搏短绌（pulse deficit） 124
灭菌（sterilization） 60

N

脑死亡（brain death 332
尿急（urgent micturition） 196
尿频（frequent micturition） 196
尿失禁（incontinence of urine） 197
尿痛（dysuria） 196
尿潴留（retention of urine） 197

P

排便失禁（faecal incontinence） 207
膀胱冲洗技术（bladder irrigation） 204
皮内注射（intradermic injection，ID） 252
皮下注射（hypodermic injection，H） 254
评价（evaluation） 40
破伤风抗毒素（tetanus antitoxin，TAT） 268

Q

奇脉（paradoxical pulse） 125
潜在并发症（potential complication） 36
青霉素过敏试验（penicillin allergic test） 264
清洁（cleaning） 59
清洁区（cleaning area） 77
全血（whole blood） 287

R

热疗（heat therapy） 218
热湿敷（hot moist compress） 221
热水袋（hot water bags） 221
热水坐浴（hot site bath） 221
入院护理（admission nursing） 101

S

少尿（oliguria） 196
生命体征（vital signs） 114
生物学死亡期（biological death stage） 331
尸斑（livor mortis） 331
尸僵（rigor mortis） 331

尸冷（algor mortis） 331
尸体腐败（postmortem decomposition） 331
尸体护理（postmortem care） 336
实施（implementation） 39
试验饮食（test diet） 181
手压式雾化吸入（hand pressure atomizing inhalation） 247
水冲脉（water hammer pulse） 125
丝脉（thread pulse） 124
死亡（death） 330
速脉（tachycardia） 124

T

特殊口腔护理（special oral care） 156
体温过低（hypothermia） 118
体温过高（hyperthermia） 116
头低足高位（trendelenburg position） 144
头高足低位（dorsal elevated position） 144

W

完全胃肠外营养（total parenteral nutrition, TPN） 193
晚间护理（evening care） 175
危重病人（critical clients） 310
温水浸泡（warm soak） 221
温水拭浴（tepid water sponge bath） 229
卧位（lying position） 140
污染区（contaminated area） 78
无菌技术（aseptic technique） 66
无菌区（aseptic area） 66
无菌物品（aseptic supplies） 66
无尿（anuria） 196

X

吸入给药（inhalation） 244
吸痰技术（aspiration of sputum） 314
膝胸卧位（knee-chest position） 144
洗胃技术（gastric savage） 317

系统（system） 19
系统化整体护理（systematic approach to holistic nursing care） 9
消毒（disinfection） 60
消毒供应中心（central sterile supply department, CSSD） 88
协议期（bargaining） 334
需要（need） 21
血压（blood pressure, BP） 133

Y

压疮（pressure ulcer） 167
压力（stress） 23
压力反应（stress reaction） 24
压力性溃疡（pressure ulcer） 167
压力源（pressure source） 23
仰卧位（supine position） 141
氧气雾化吸入（oxygen nebulization） 246
氧气吸入技术（oxygen inhalation） 321
药物疗法（pharmacotherapy） 237
要素饮食（elemental diet） 191
医院（hospital） 42
医院感染（nosocomial infection） 58
医嘱（physician order） 343
乙醇拭浴（alcohol sponge bath） 229
易感宿主（susceptible host） 59
饮食（diet） 179
饮食护理（diet nursing） 182
忧郁期（depression） 335
预期目标（scheduled target） 37
约束带（restraints） 151

Z

治疗饮食（therapeutic diet） 180
主动卧位（active lying position） 140
注射给药法（administering injection） 249
注射原则（principles of injection） 249

参 考 文 献

1. 古海荣,吴世芬.基础护理技术.北京:人民卫生出版社,2013.

2. 霍清华.基础护理技术实训.北京:军事医学科学出版社,2012.

3. 姜安丽.新编护理学基础.北京:人民卫生出版社,2011.

4. 金中杰,林梅英.内科护理.第2版.北京:人民卫生出版社,2011.

5. 李小寒,尚少梅.基础护理学.第5版.北京:人民卫生出版社,2012.

6. 李晓松.护理学基础.第2版.北京:人民卫生出版社,2014.

7. 李晓松.基础护理技术.第2版.北京:人民卫生出版社,2011.

8. 刘丰萍,沙丽艳.基础护理技术实训.北京:人民军医出版社,2012.

9. 刘玉村,梁铭会.医院消毒供应中心岗位培训教程.北京:人民军医出版社,2013.

10. 龙霖.护理学基础.北京:人民军医出版社,2010.

11. 马小琴.护理学基础.北京:人民卫生出版社,2012.

12. 全国护士执业资格考试用书编写专家委员会.全国护士执业资格考试指导.北京:人民卫生出版社,2014.

13. 徐小兰.护理学基础.第2版.北京:高等教育出版社,2013.

14. 余菊芬.护理学基础.第2版.北京:高等教育出版社,2011.

15. 殷磊.护理学基础.第3版.北京:人民卫生出版社,2003.

16. 周春美,张连辉.基础护理学.第3版.北京.人民卫生出版社,2014.

17. 张美琴.护理专业技术实训.北京:人民卫生出版社,2008.

18. 周意丹.护理学基础.北京:中国中医药出版社,2013.

19. 邹仲之,李继承.组织学与胚胎学.第8版.北京:人民卫生出版社,2013.

20. 中华人民共和国国务院令.麻醉药品和精神药品管理条例.2013.

21. 中华人民共和国卫生行业标准.WS/T 367-2012.医院消毒技术规范.

22. 中华人民共和国卫生行业标准.WS/T 310.1-2009 医院消毒供应中心.第1部分:管理规范.

23. 中华人民共和国卫生行业标准.WS/T 310.2-2009 医院消毒供应中心.第2部分:清洗消毒及灭菌技术操作规范.

表 18-2 体温单

体 温 单

姓名 张兰　性别 女　年龄 45　入院日期 2013年8月28日　科别 普外　病室 一　床号 2　住院号 13846

日 期	2013-08-28	29	30	31	09-01	02	03	脉搏
住院天数	1	2	3	4	5	6	7	
手术后天数		1	2	1/3	2/4	3/5	4/6	
时 间	4 8 12 16 20 0	4 8 12 16 20 0	4 8 12 16 20 0	4 8 12 16 20 0	4 8 12 16 20 0	4 8 12 16 20 0	4 8 12 16 20 0	

体温图（42℃～34℃，脉搏 180～20）

入院于八时二十分　转入于八时十五分　手术　死亡于十九时三十分

V 不升 不升

呼吸	18 24 18 20	18 22 20	20 28 26	26 24 28 24	24 20 24 24 24	18 20	Ⓡ Ⓡ	
大便次数	1	1 2/E	0	1	1	1	※	
总入量ml	2000	2350	2700	2300	2100	2000		
总出量ml	1900	2250	2500	1500	1700	1450		
引流量ml								
血压mmHg	120/80	130/90	136/96	124/80	136/80 140/90	126/76 110/70	90/60 60/40	
身高cm	170							
体重kg	51							
过敏药物	青霉素（+）							

表 18-8　特别护理记录单

姓名 王× 　　　性别 女 　　　科别 内科 　　　床号 6 　　　住院病历号 03678

日期	时间	生命体征				入量		出量		病情观察及护理	签名
		体温℃	脉搏次/分	呼吸次/分	血压mmHg	项目	ml	项目	ml		
2014-7-10	10:00	36.5	108	24	80/50	10%GS	500	呕血	400	病人诉心慌,头晕,呕吐一次,为暗红色。通知医生,抽血,作血型鉴定。给予止血药物,给予胃肠减压,观察生命体征	
						VitK₁	2				
						低分子右旋糖酐	250				
											洪杏
	10:45		110	23	90/55	0.9%NS	10			血压略有回升,洛赛克 40mg iv	
						洛赛克 40mg	4			胃管通畅,抽出血性液体约100ml	洪杏
	11:30		108	23	90/60	新鲜血	200			输血	洪杏
	12:30		100	20	100/60	新鲜血	200	尿	100	继续输血	洪杏
	14:00	36.8	90	20	110/64	平衡液	500			血压恢复正常,继续观察	洪杏
						止血敏 2g	4				
	16:00		88	20	112/64	0.9% NS	10				
						洛赛克 40mg	4				洪杏
	17:00					10%GS	500	尿	300	胃管通畅,引流液少,咖啡色	洪杏
	18:00							胃液	200	病人今呕血 400ml,血压下降,给予胃肠减压,静脉应用止血药物,输血输液处理,目前血压恢复正常,胃管内有少许咖啡样液体引出,维持输液,继续观察	洪杏
12h 小结						输入	2184	排出	1000	尿400ml,胃液200ml,呕血400ml	
	19:00	36.6	82	18	110/76	0.9%NS	10			胃管内引流液转为淡黄色	赵华
						洛赛克 40mg	4				
	22:00		80	18	112/70					输液完毕	赵华
7-11	0:00		82	16	100/64					病人晚间无出血情况,生命体征平稳,安静入睡,继续观察	赵华

表 18-9　病室报告

床号 姓名 诊断 病情 病人总报告	日班	中班	夜班
	总数:36 入院:1 转出:1	总数:36 入院:0 转出:0	总数:36 入院:1 转出:1
	出院:1 转入:0 死亡:0	出院:0 转入:0 死亡:0	出院:0 转入:0 死亡:0
	手术:0 分娩:0 病危:1	手术:0 分娩:0 病危:1	手术:0 分娩:0 病危:1
2 床 赵 × 心肌炎	于 10:00 出院		
7 床 吴 × 腹痛待查	于 10:00 转心外科		
10 床 王 × 病毒性心肌炎 "新"	病人男性,18 岁,"因心慌、胸闷 1 周,加重 1 天"于 9am 入院,平车推入,T37.5℃,P98 次/分,R24 次/分,BP120/80mmHg,神志清楚,精神萎靡,心电图示频发室早,ST 段压低,T 波倒置。给予:I 级护理,半流质饮食,吸氧,5% 葡萄糖 500ml 加丹参静滴,补液已结束,病人无不良反应。病人较紧张,已做心理护理,心慌、胸闷稍有好转。请加强病情观察,明晨空腹抽血	20:30 T37.2℃,P94 次/分,R22 次/分,病人主诉心慌,对病室环境不习惯,入睡困难。告知病人明晨空腹抽血。 22:00 遵医嘱给予病人地西泮 5mg st,病人很快入睡,病情稳定	6:00 T37.0℃,P80 次/分,R20 次/分,BP112/74mmHg。病人主诉心慌、胸闷稍缓解,睡眠好。已采集血标本
31 床 孙 × 急性前壁心肌梗死 "※"	4pm T37℃,P86 次/分,R20 次/分,BP120/80mmHg,今日心梗发作后第三天,3pm 诉胸闷及疼痛,遵医嘱含硝酸甘油一片后缓解。病人仍需卧床休息,现输液通畅,请加强病情观察	20:30 T37℃,P86 次/分,R20 次/分,BP120/80mmHg,病人病情平稳,无不适主诉。 22:00 主诉入睡困难,遵医嘱给予地西泮 5mg st 口服,效果好,现已安静入睡,请继续加强观察	6:00 T37.0℃,P86 次/分,R20 次/分,BP110/80mmHg。病人夜间睡眠好。病情稳定,无不适主诉
	签名	签名	签名